인체 해부학 대백과

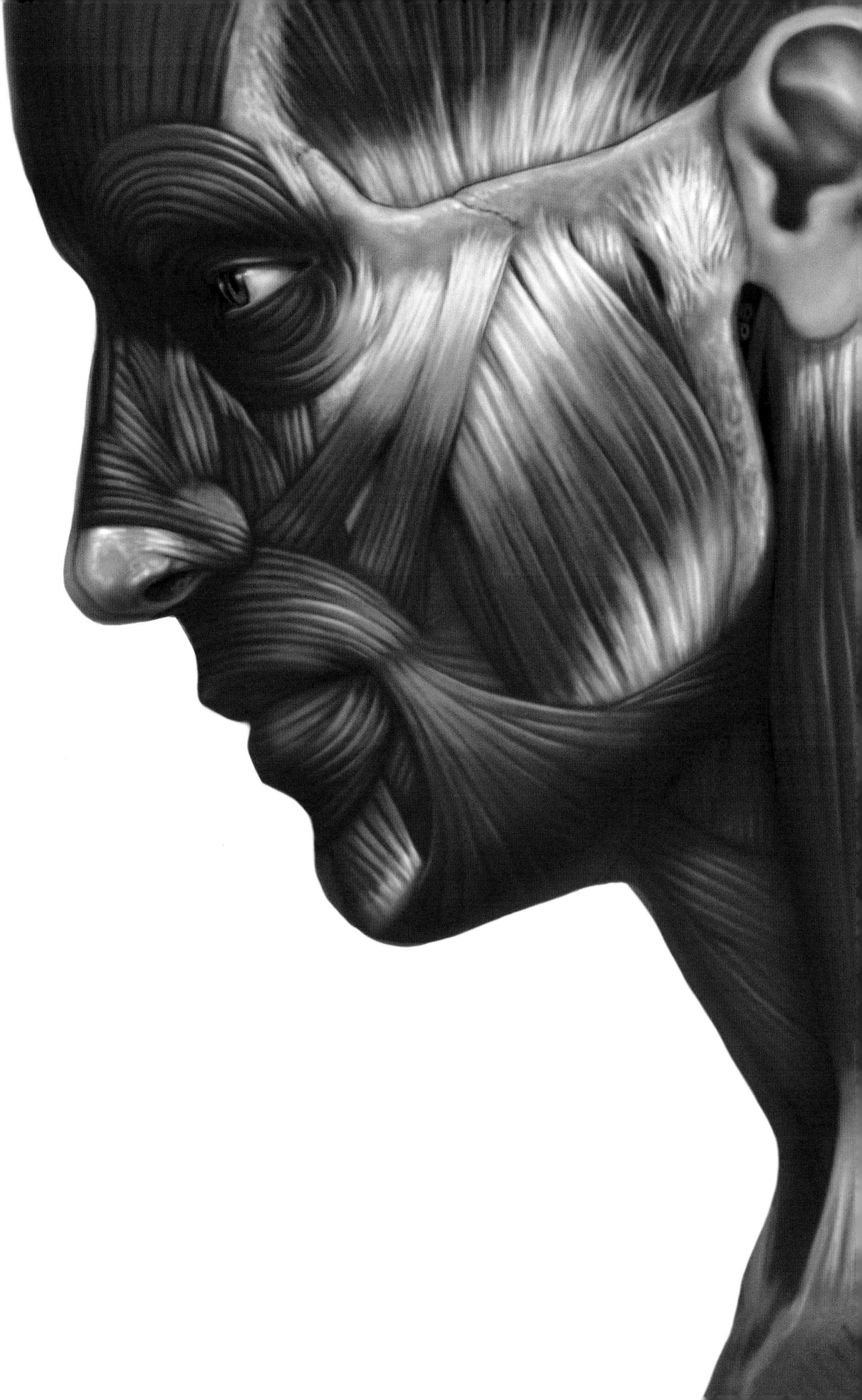

인체 해부학 대백과

The Human Body Atlas : How the Human Body Works

내 몸이 아플 때 찾아보는 해부학 교수의 인체 의학 도감

켄 에슈웰 Ph. D. 외 지음
한소영 옮김

보누스

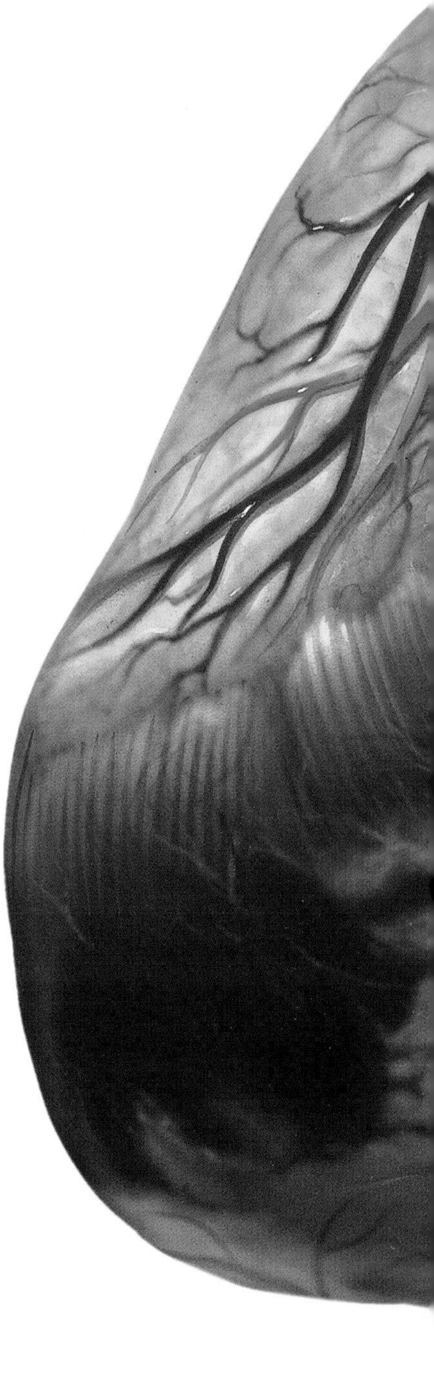

The Human Body Atlas New edition

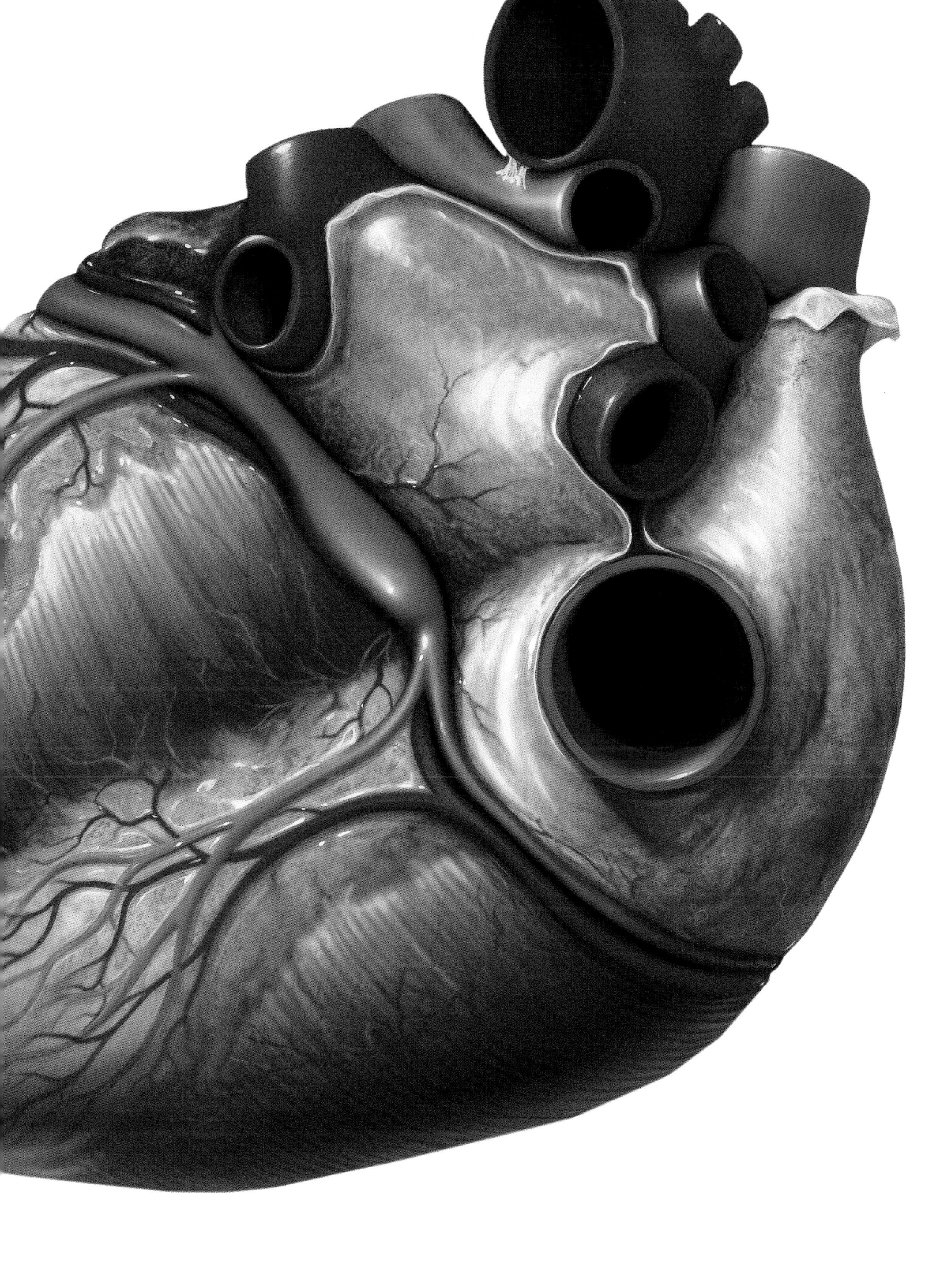

차례

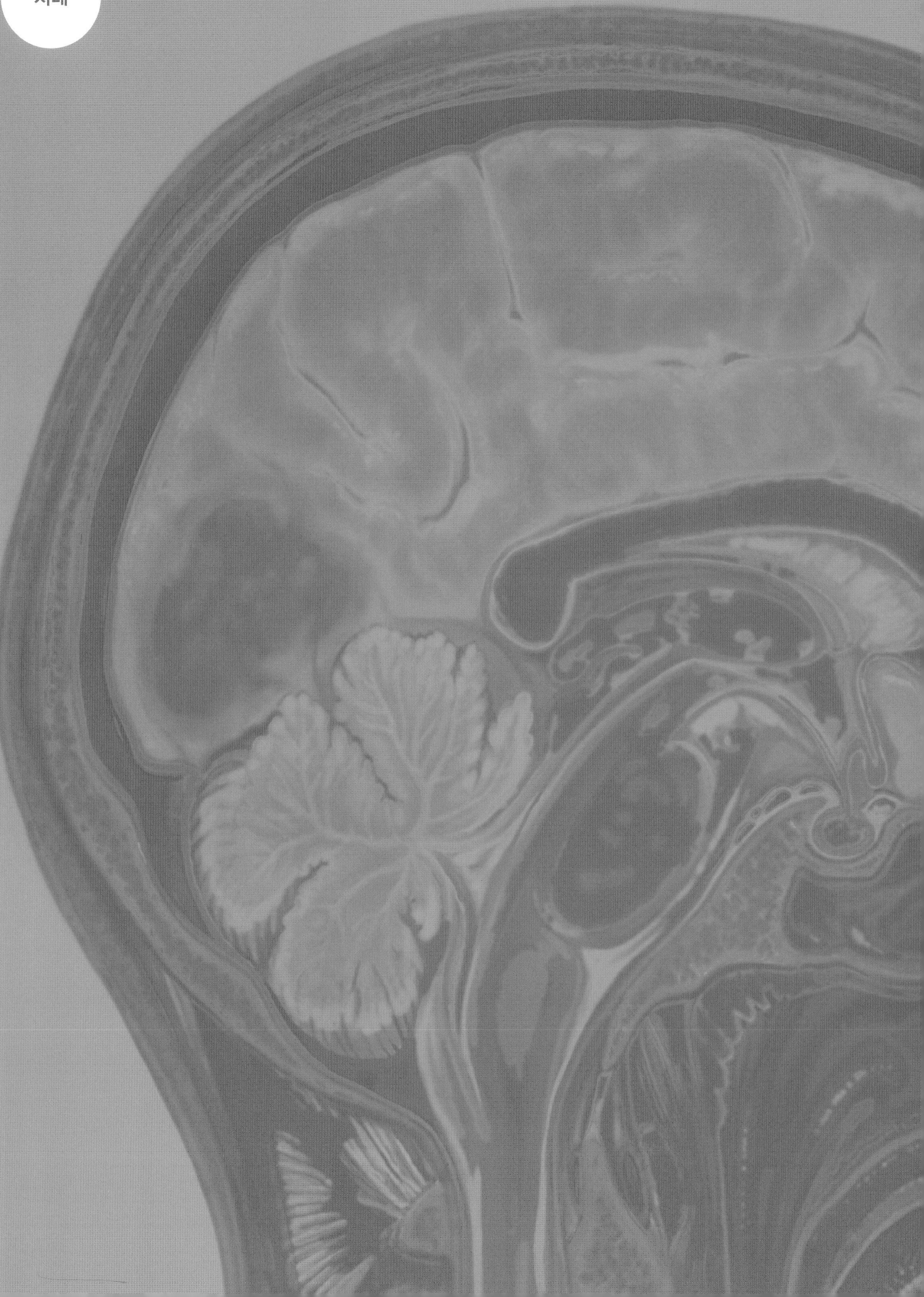

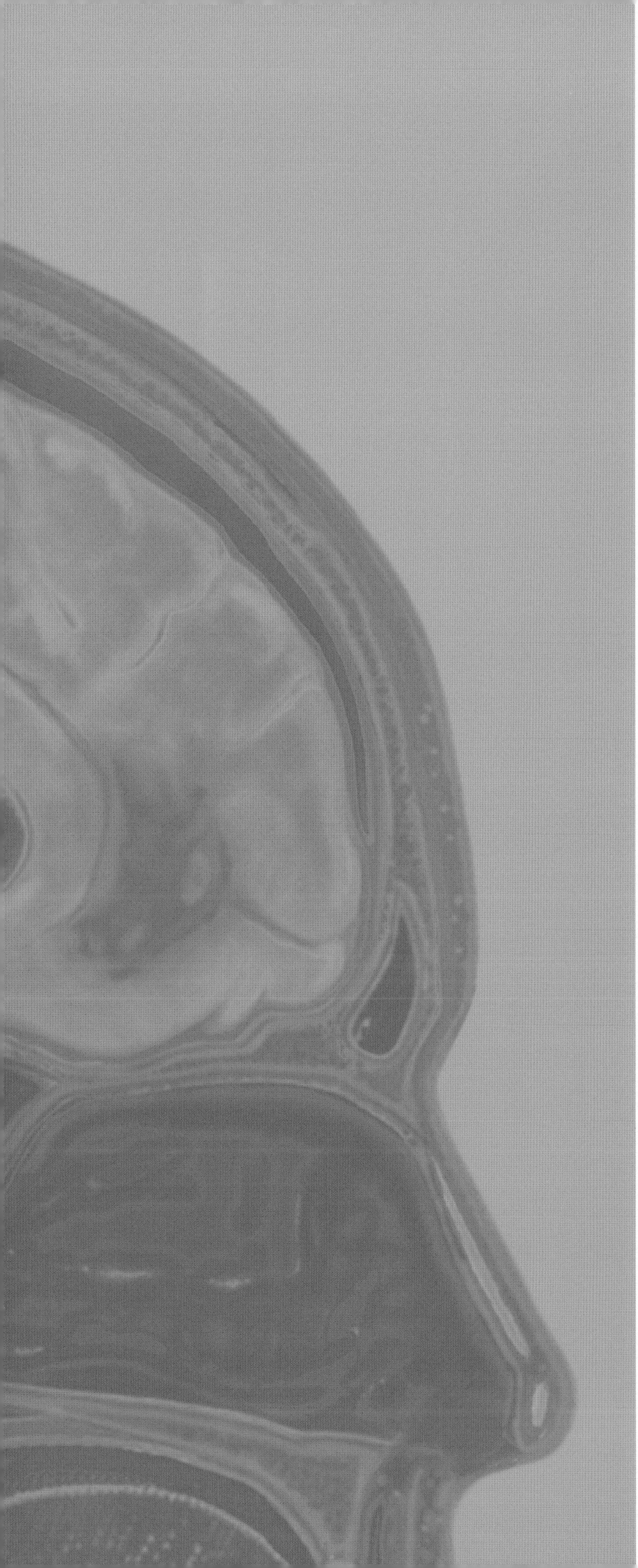

들어가는 말 9

인체의 계통 11

인체의 계통 12
뼈대계통 14
근육계통 20
신경계통 24
자율신경계통 29
순환계통 30
림프관과 면역계통 34
소화계통 38
소화기관 40
호흡계통 42
비뇨계통 46
남성의 생식계통 50
여성의 생식계통 52
내분비계통 54
피부 56

인체의 각 부위 59

머리 60
목 98
몸통 106
가슴과 가슴안 116
복부 128
비뇨생식계통 146
어깨, 팔과 손 162
엉덩 부위, 다리, 발 172
사람의 생애주기 182

찾아보기 209

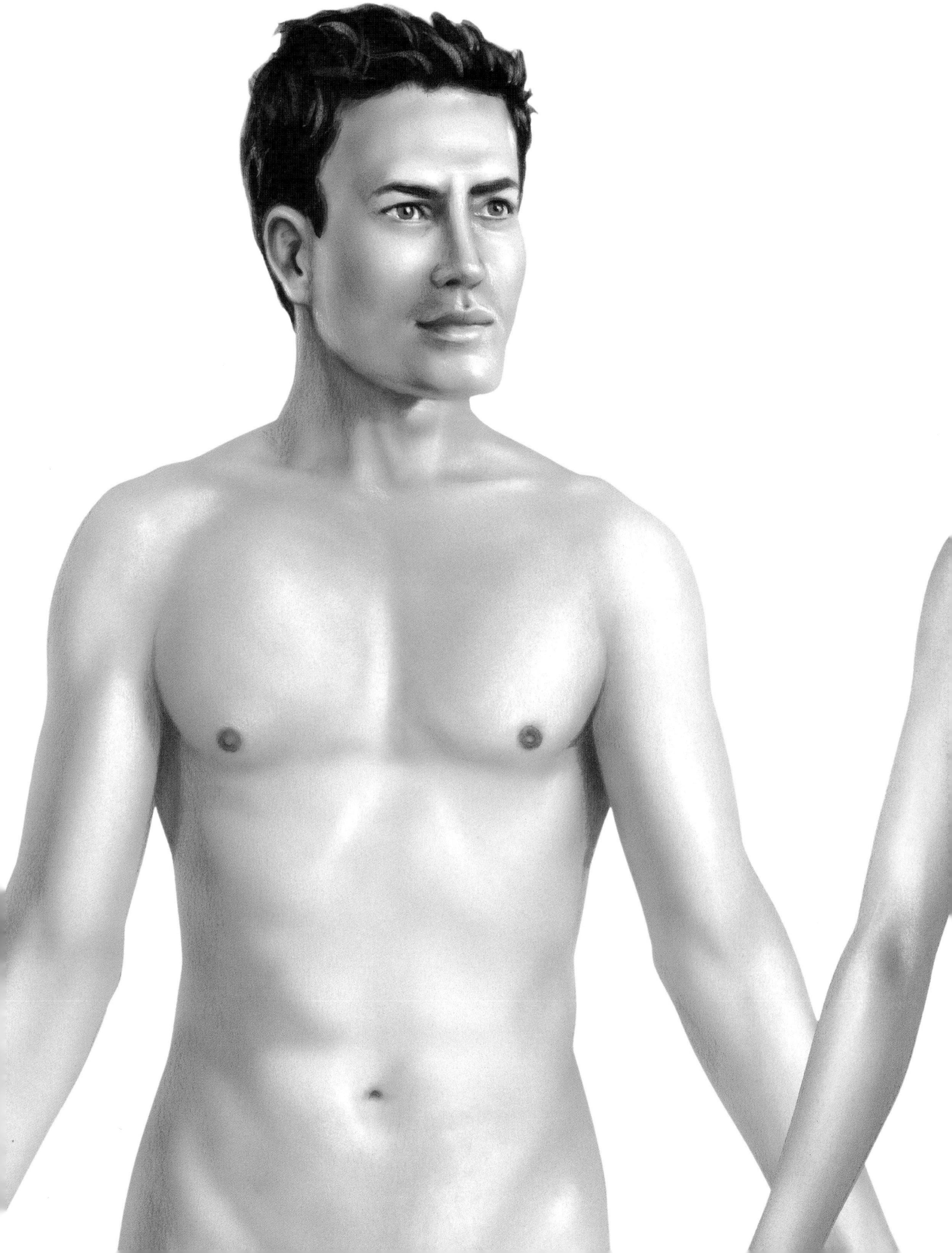

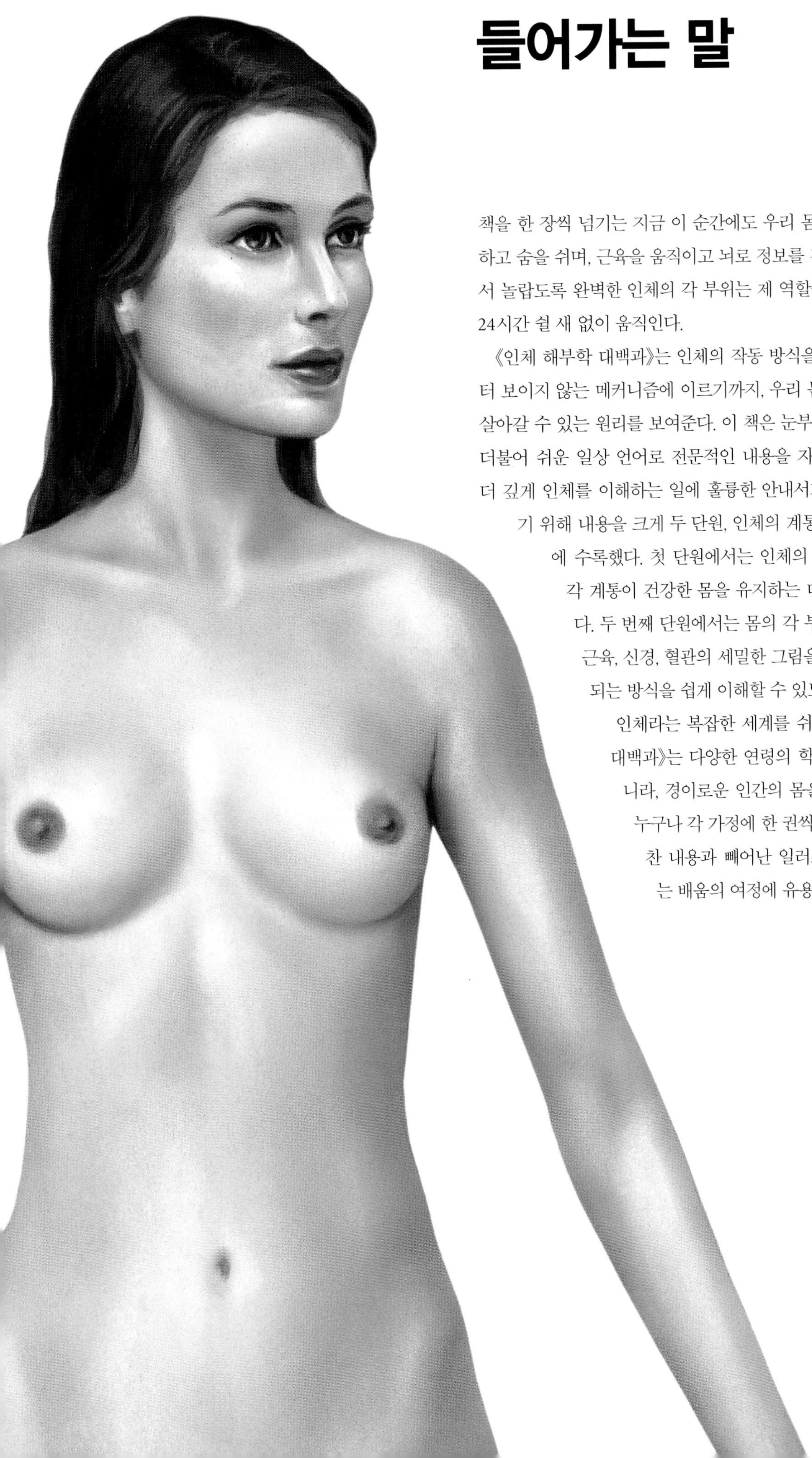

들어가는 말

책을 한 장씩 넘기는 지금 이 순간에도 우리 몸은 매우 바쁘다. 혈액을 펌프질하고 숨을 쉬며, 근육을 움직이고 뇌로 정보를 전달한다. 형태와 기능의 측면에서 놀랍도록 완벽한 인체의 각 부위는 제 역할을 수행하면서도 긴밀히 연결돼 24시간 쉴 새 없이 움직인다.

《인체 해부학 대백과》는 인체의 작동 방식을 설명하고, 각 부위의 생김새부터 보이지 않는 메커니즘에 이르기까지, 우리 몸이 매 순간 생명력을 유지하며 살아갈 수 있는 원리를 보여준다. 이 책은 눈부시게 아름답고 사실적인 삽화와 더불어 쉬운 일상 언어로 전문적인 내용을 자세히 풀어낸다. 이 덕분에 한층 더 깊게 인체를 이해하는 일에 훌륭한 안내서가 될 것이다. 독자의 이해를 돕기 위해 내용을 크게 두 단원, 인체의 계통과 인체의 각 부위로 나누어 책에 수록했다. 첫 단원에서는 인체의 주요 계통에 관한 정보를 담고, 각 계통이 건강한 몸을 유지하는 데에 어떤 역할을 하는지 설명했다. 두 번째 단원에서는 몸의 각 부위를 구성하는 여러 기관과 뼈, 근육, 신경, 혈관의 세밀한 그림을 보면서 각 부위가 긴밀히 연결되는 방식을 쉽게 이해할 수 있도록 구성했다.

인체라는 복잡한 세계를 쉬운 언어로 풀어낸《인체 해부학 대백과》는 다양한 연령의 학생을 위한 참고서가 될 뿐만 아니라, 경이로운 인간의 몸을 자세히 알고 싶은 사람이라면 누구나 각 가정에 한 권씩 두고 볼만한 책이다. 이 책의 알찬 내용과 빼어난 일러스트가 인체를 이해하고 알아가는 배움의 여정에 유용한 길잡이가 되기를 소망한다.

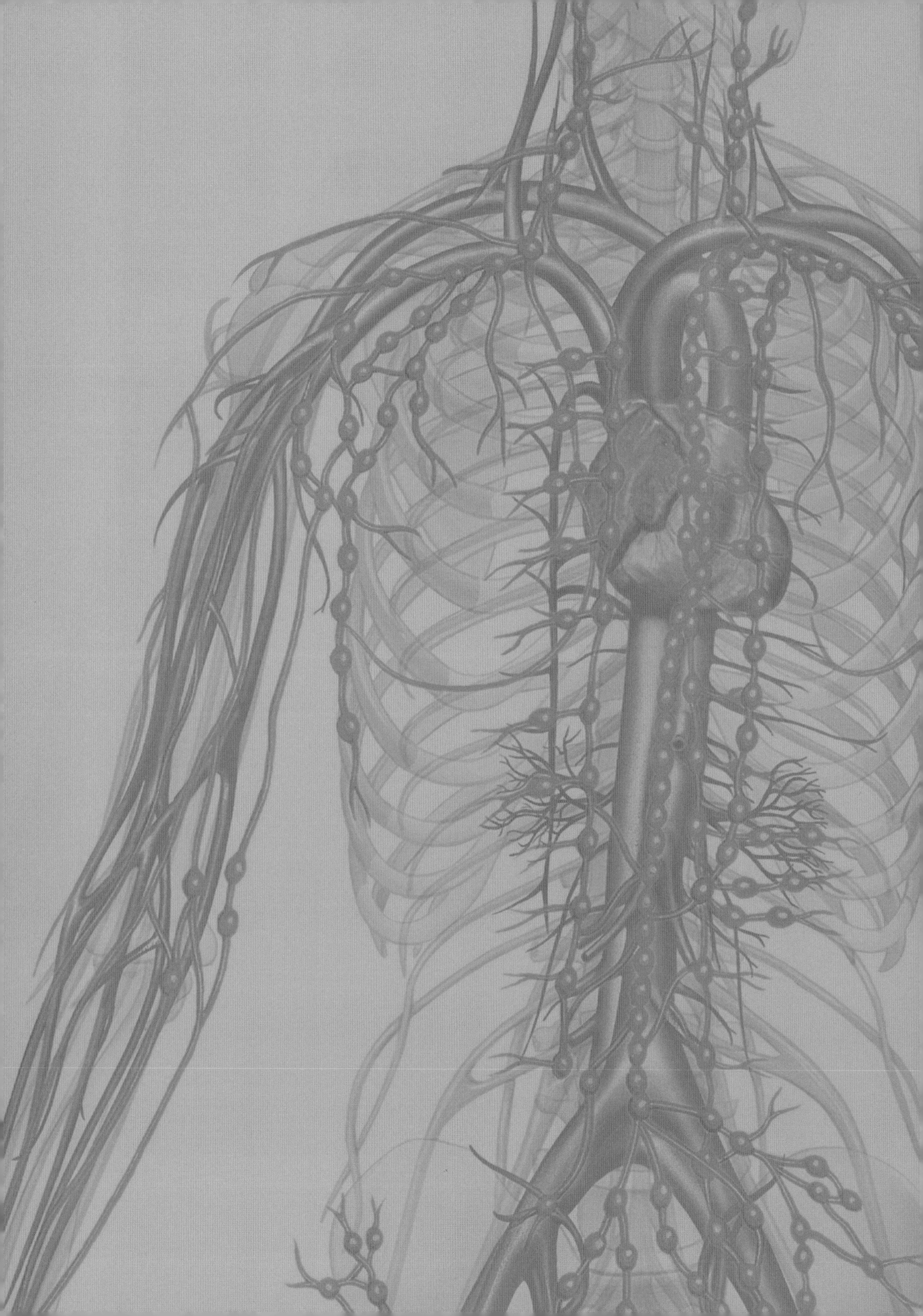

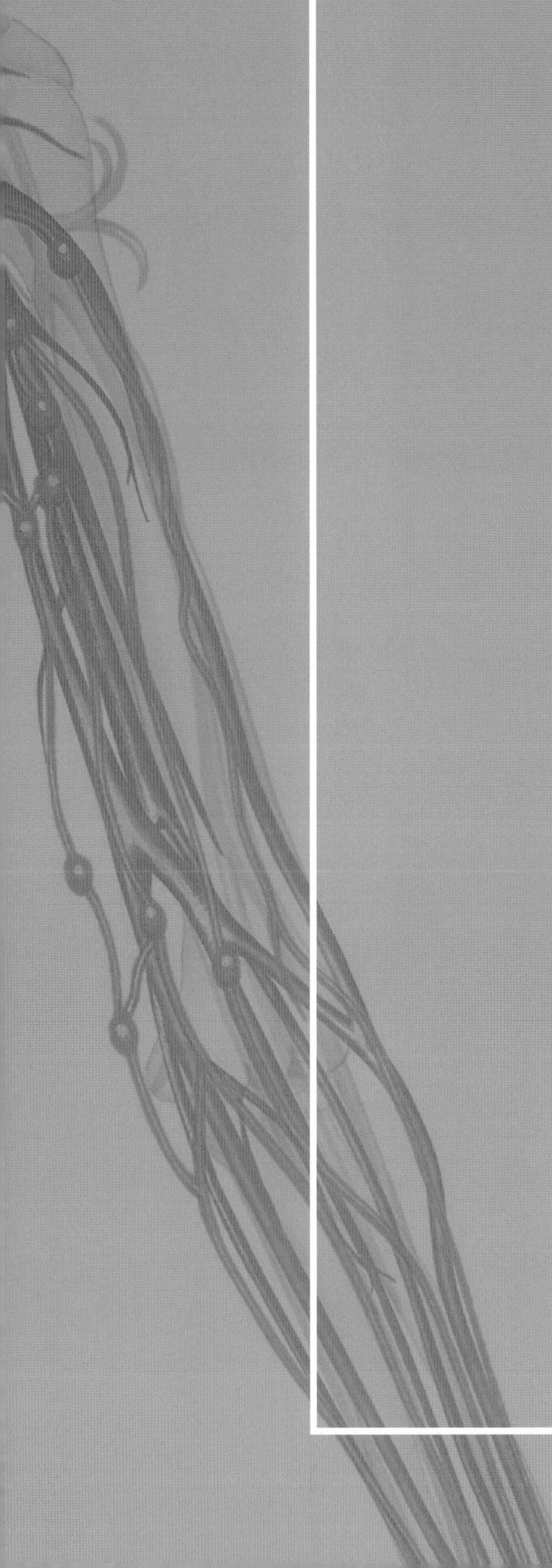

인체의 계통

인체의 계통

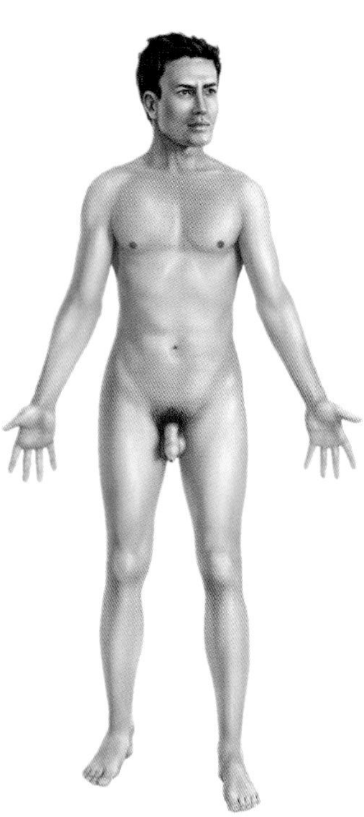

근육계통

근육계통은 의식적으로 움직일 수 있는 뼈대근육을 중심으로 구성된다. 인체의 움직임을 조절하는 근육은 700여 개쯤 되며, 총 질량이 체중의 60%에 이른다.

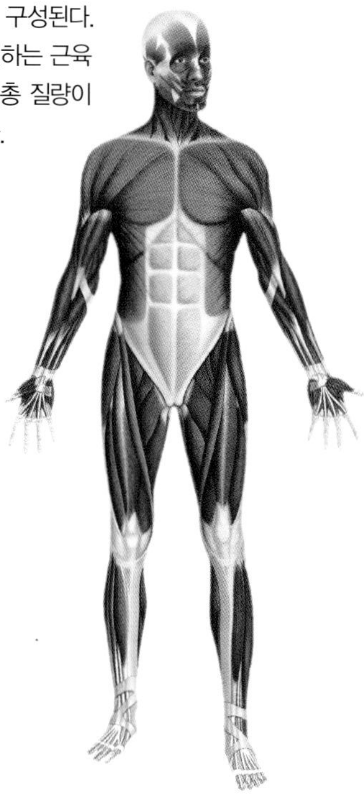

뼈대계통

인체의 뼈대를 이루는 계통이다. 몸통뼈대(축골격)는 머리뼈, 척추, 갈비뼈, 복장뼈로 구성되고, 팔다리뼈대는 팔과 다리로 구성된다.

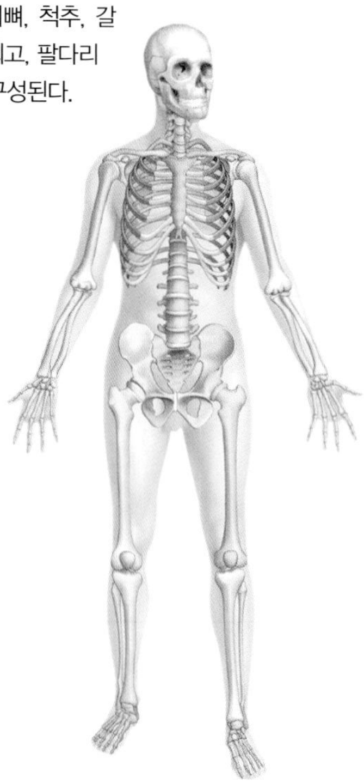

소화계통

소화계통에서는 음식물을 작게 쪼개고 단순한 분자로 나누어 영양소를 흡수한다. 세포를 구성하는 물질로 활용하는 과정을 수행한다.

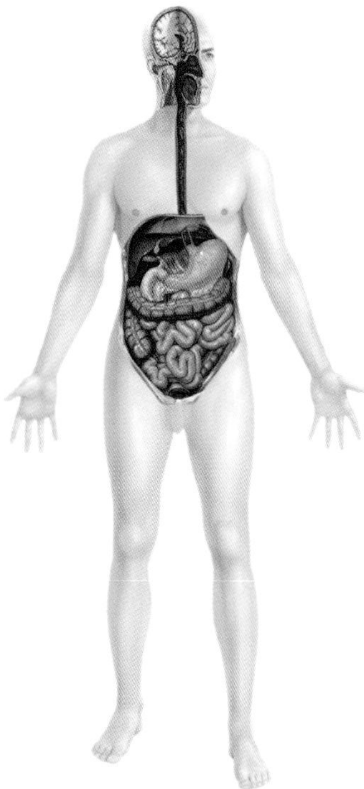

호흡계통

호흡계통에서는 혈액 내에 축적된 이산화탄소를 호흡 과정을 통해 받아들인 공기 중의 산소와 교환한다. 기도(숨길)로 유입된 공기가 허파로 들어가 기체교환 과정을 거쳐 다시 나갈 때, 이산화탄소도 함께 배출된다.

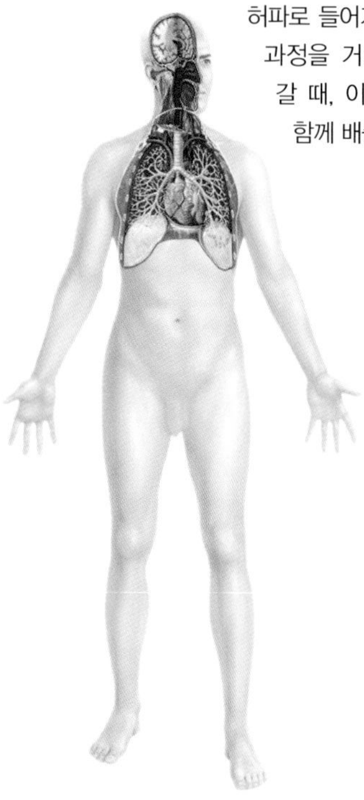

내분비계통

내분비샘에서는 인체의 성장, 대사, 성적 성숙, 그 밖의 여러 인체 기능을 조절하는 호르몬을 분비한다. 성별에 따라 여성은 난소에서 에스트로겐과 프로게스테론을, 남성은 고환에서 테스토스테론을 생성한다는 점이 서로 다르다.

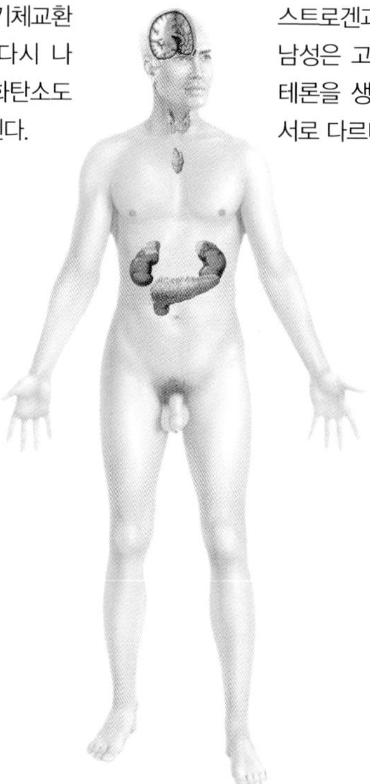

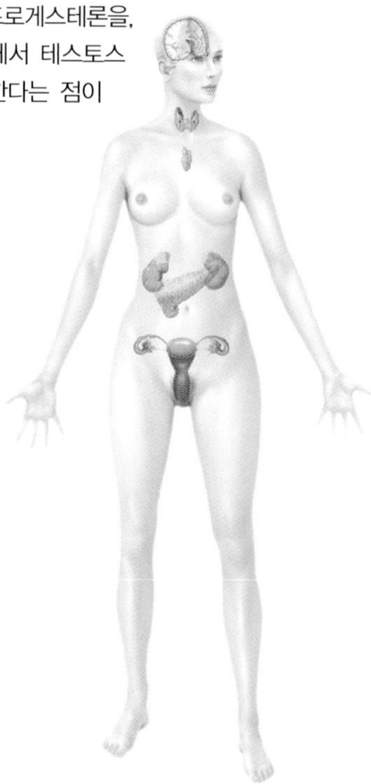

순환계통

우리 몸에서는 온몸순환과 허파순환이 각각 진행된다. 독립된 이 두 가지 순환 과정은 심장에서 하나로 연결된다. 두 가지 순환의 조화 덕분에 인체 구석구석에 산소를 쉼 없이 공급할 수 있다.

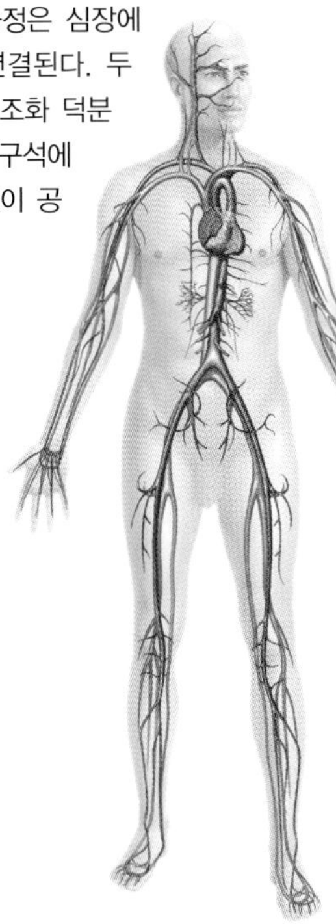

신경계통

신경계통은 뇌와 척수로 구성되는 중추신경계통과 몸에 있는 나머지 신경으로 구성되는 말초신경계통으로 나뉜다. 신경계통은 몸속 기관과 바깥 환경으로부터 전달받은 자극에 대해 몸이 하는 반응과 몸에서 나타나는 움직임을 조절한다.

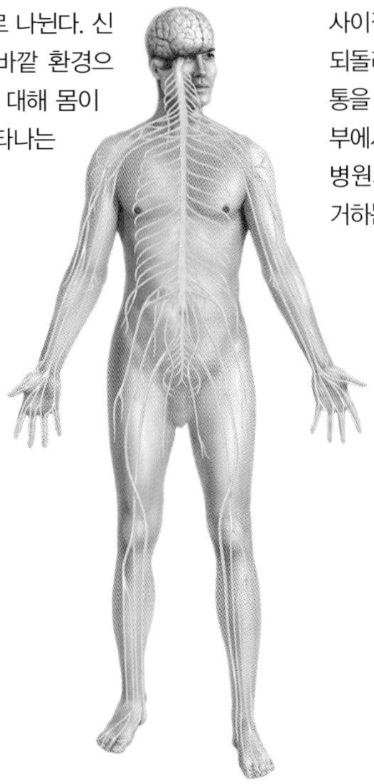

림프계통 · 면역계통

림프계통은 몸속 동맥과 정맥을 따라 뻗으면서 세포와 조직에서 회수한 사이질액(간질액)을 심장으로 되돌려 보낸다. 림프 · 면역계통을 이루는 여러 요소는 외부에서 침입한 물질이나 병원체를 감시하고 제거하는 역할을 한다.

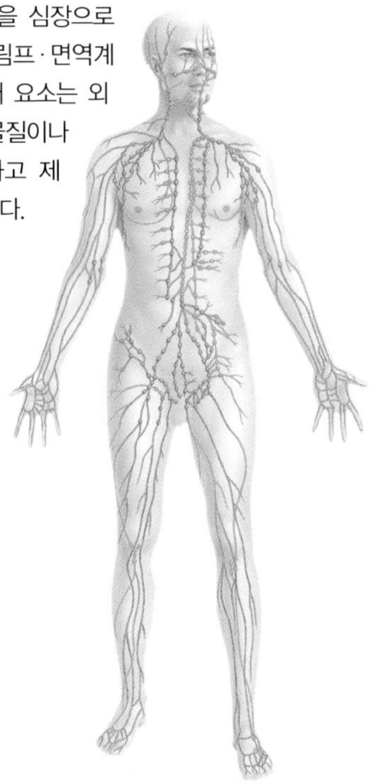

비뇨계통

비뇨계통은 몸속 수분과 전해질의 적정 수준을 유지하고 혈액을 거른다. 노폐물이나 남는 물질을 배출하는 데에도 중요한 역할을 한다. 비뇨계통은 콩팥, 요관, 방광과 요도로 구성된다.

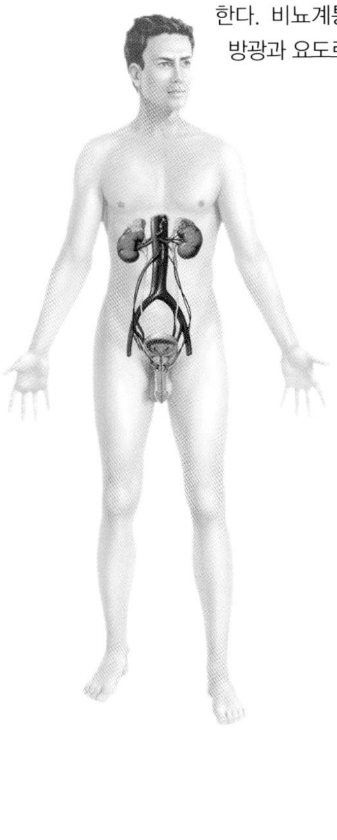

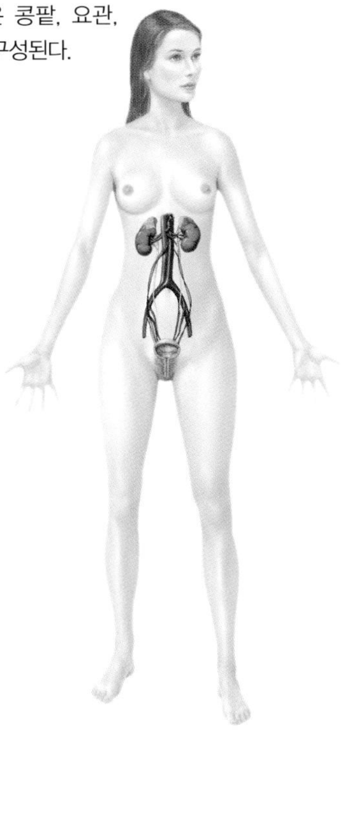

생식계통

여성의 생식계통은 난소, 자궁관, 자궁, 질, 바깥생식기관으로 구성된다. 남성의 생식계통은 고환, 정관, 정낭, 전립샘(전립선)과 음경으로 구성된다.

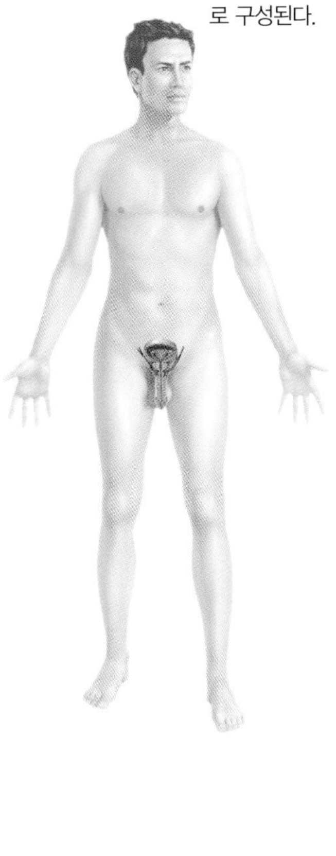

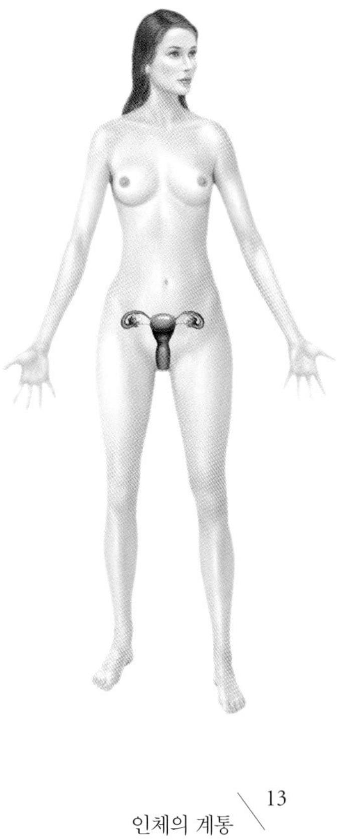

뼈대계통

인체를 구성하는 골격계는 일반적으로 몸통뼈대(축골격)와 팔다리뼈대(사지골격)로 나뉜다.

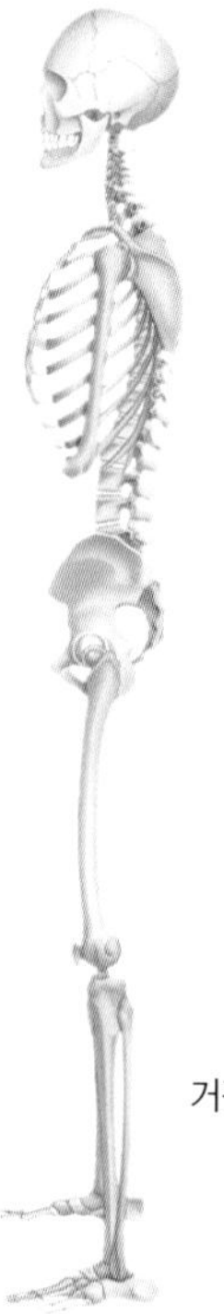

몸통뼈대

머리뼈, 척주, 가슴우리(흉곽), 복장뼈가 우리 몸의 축을 구성한다. 머리뼈의 위쪽은 뇌와 감각기관을 보호하는 부분이고, 아래쪽은 얼굴 형태를 이룬다. 머리뼈의 바닥 부분은 척주의 첫째 뼈인 고리뼈와 맞닿아, 고개를 끄덕이도록 운동하는 관절을 이룬다. 머리뼈에 난 구멍은 얼굴의 눈, 코, 귀, 입 부분이 된다. 머리뼈를 구성하는 낱개머리뼈는 '봉합'이라는 독특한 관절을 이룬다. 서로 맞물린 구불구불한 봉합선은 섬유조직으로 단단히 연결돼 있다.

척주는 척추뼈로 이뤄진 기둥이다. 각각의 척추뼈 사이에는 섬유연골로 된 척추사이원반이 충격을 흡수한다. 각각의 척추뼈는 매우 제한된 범위 안에서만 움직일 수 있지만, 척주의 전체적인 움직임은 매우 유연하고 다양하다. 등 근육에 단단히 고정된 척주는 필요할 때 기둥처럼 작용해 물건을 들어 올리는 운동을 수행한다.

흉곽을 구성하는 갈비뼈와 척추뼈는 등 쪽에서 서로 연결돼 심장과 허파를 에워싼다. 첫 갈비뼈인 참갈비뼈 7개는 몸의 앞쪽에서 복장뼈와 부착한다. 그 아래로 이어지는 갈비뼈 3개는 거짓갈비뼈라고 한다. 서로 연결돼 마지막 참갈비뼈로 이어진다. 갈비뼈 12쌍 중 나머지 2쌍은 뜬갈비뼈다. 나머지 갈비뼈와 다르게 앞으로 뻗어 복장뼈와 연결되지 않는다.

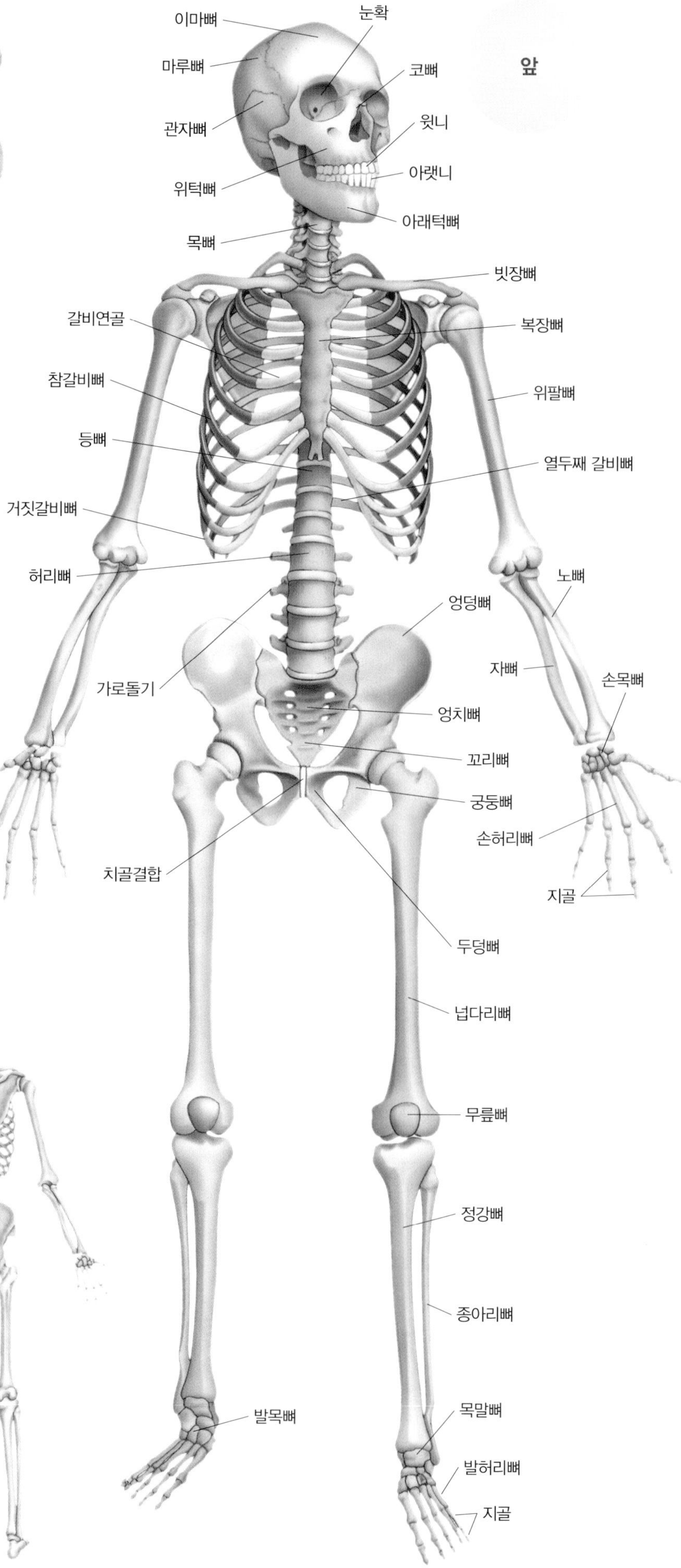

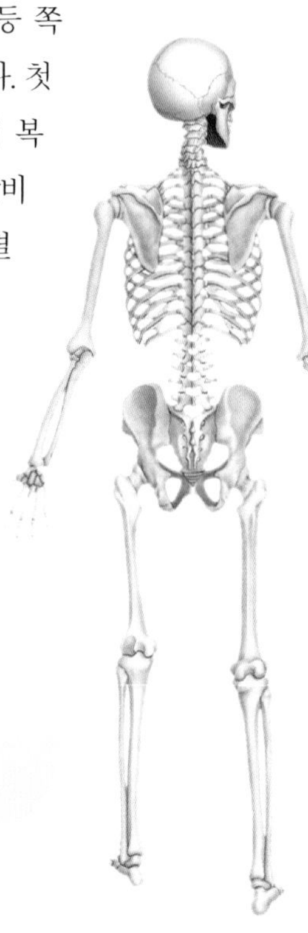

팔다리뼈대

팔다리뼈대(사지골격, 부속골격)는 팔(상지)과 다리(하지)를 구성하는 사지골, 사지골을 몸통뼈대와 연결하는 팔이음뼈와 다리이음뼈로 구성된다. 팔의 위팔뼈·노뼈·자뼈, 다리의 넙다리뼈·정강뼈·종아리뼈는 긴뼈(장골)다.

손과 발을 구성하는 뼈의 구조는 매우 비슷하다. 뼈 14개가 각각 손가락과 발가락을 형성하며, 손목은 뼈 8개, 발목은 뼈 7개로 이뤄진다. 손바닥과 발바닥을 이루는 뼈도 각각 5개씩이다.

다리는 체중을 감당해 몸을 지탱해야 한다. 그러므로 다리이음뼈는 비교적 움직임이 제한적인 엉치엉덩관절에서 몸통뼈대와 연결된다. 반면, 팔이음뼈(어깨뼈와 빗장뼈가 이루는 뼈 부위)의 움직임은 다리이음뼈의 연결 부위보다 자유롭다. 팔이음뼈와 가슴우리 사이는 거의 근육으로만 연결돼 있다. 팔이음뼈가 고정된 관절로 연결된 부분은 빗장뼈뿐이다.

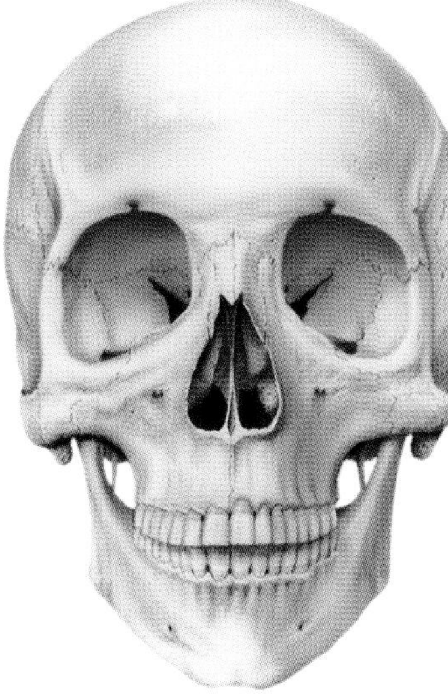

머리뼈

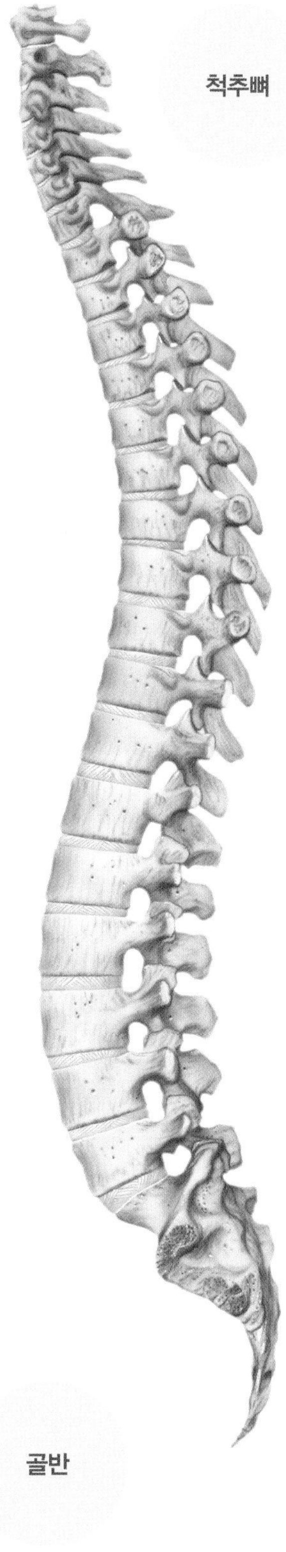

척추뼈

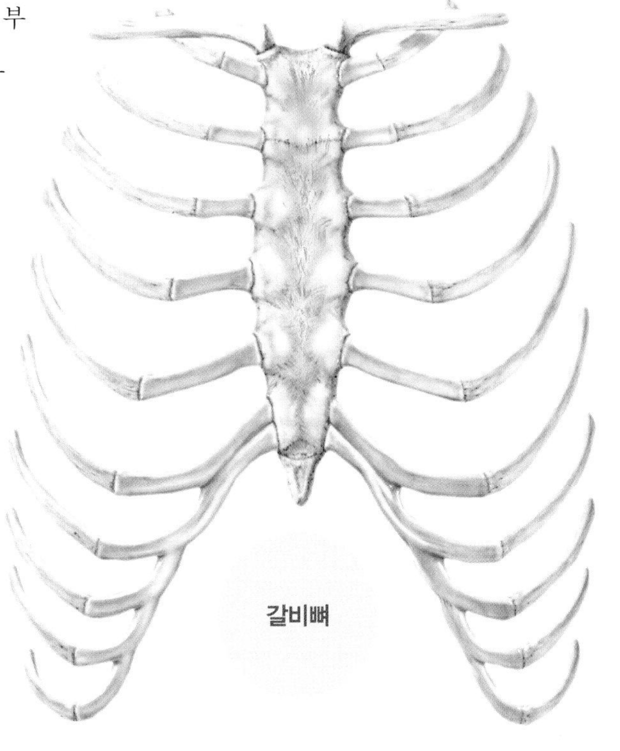

갈비뼈

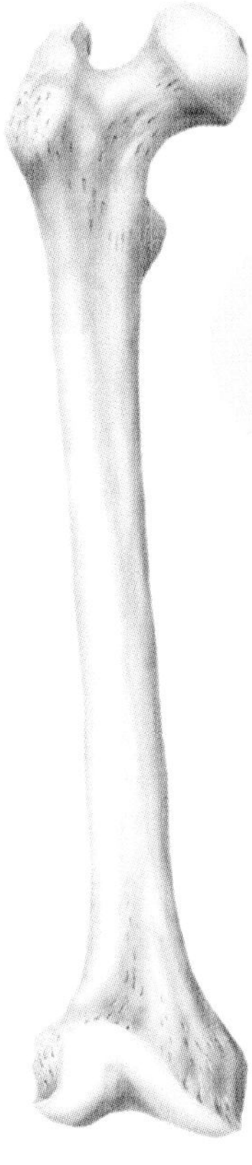

넙다리뼈

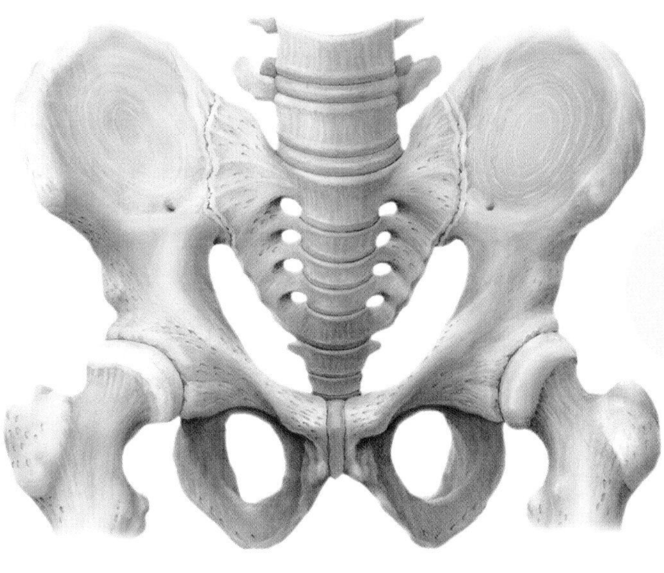

골반

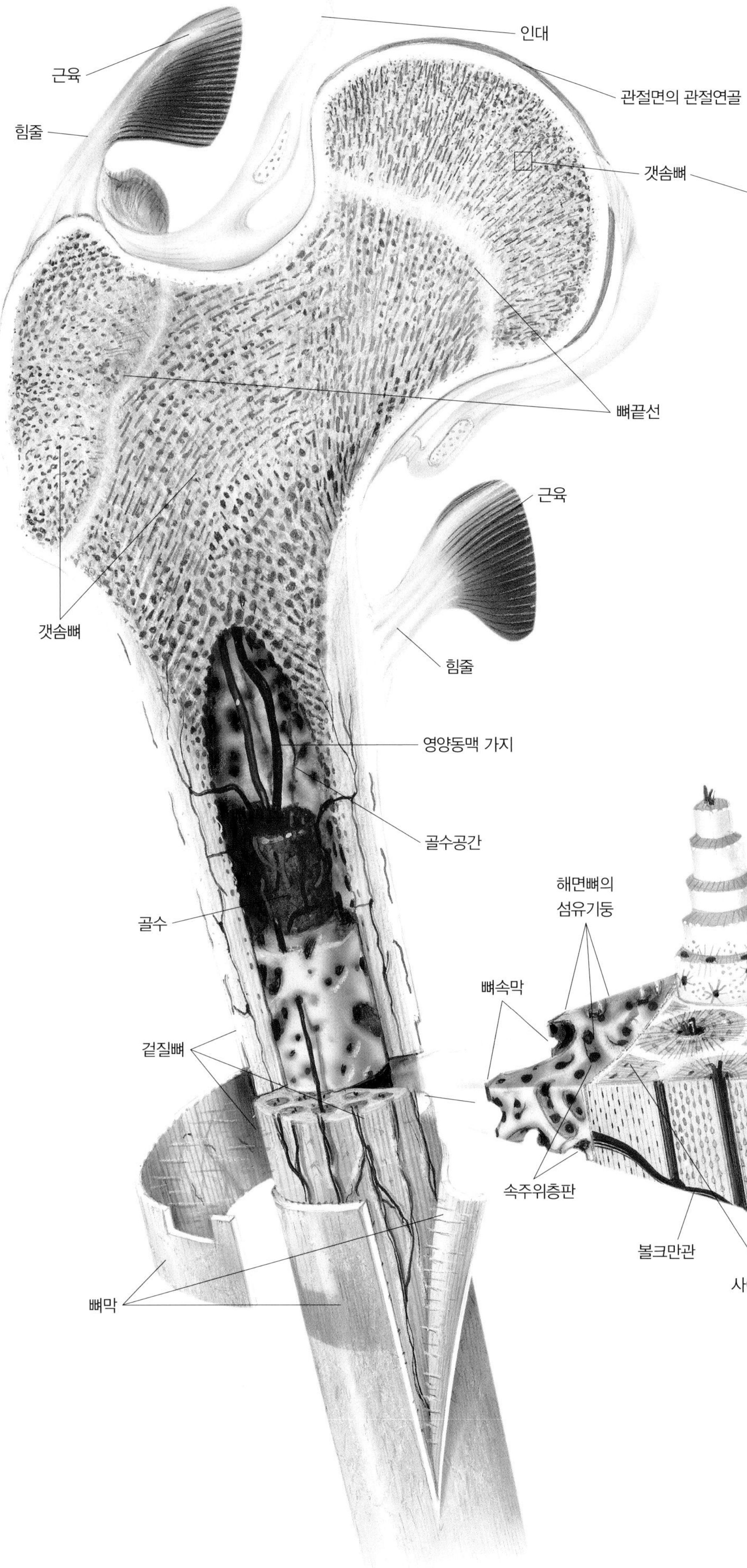

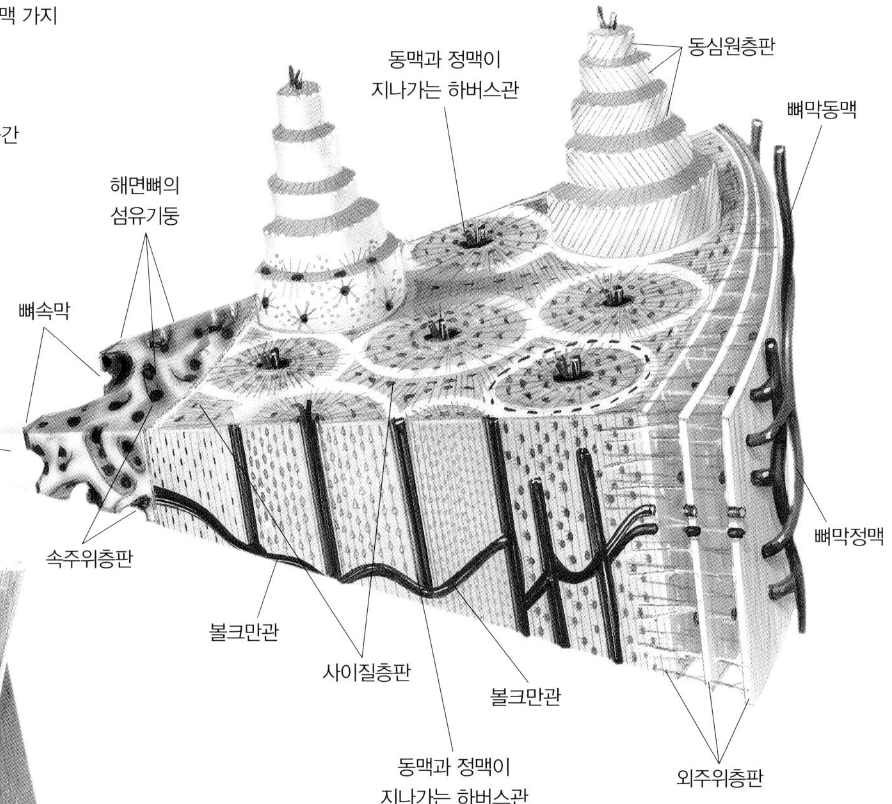

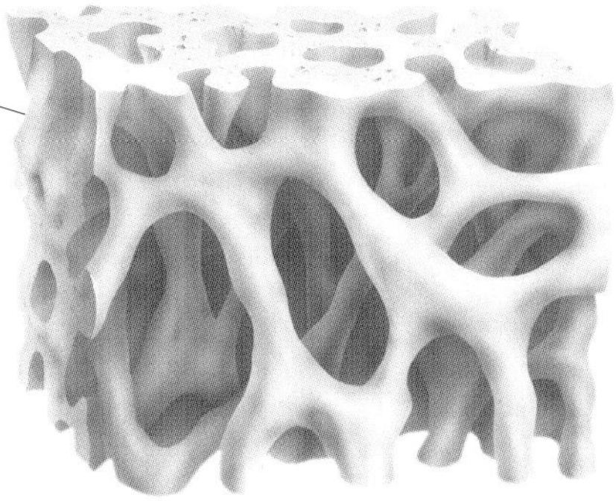

갯솜뼈 조직
가지처럼 뻗은 섬유성 구조가 공간을
형성하며 가볍지만 단단하다.

뼈의 구조

인체 골격은 단단하고 석회화된 조직인 뼈로 구성된다. 뼈는 쉽게 부러질 것 같은 생김새와는 달리 훨씬 더 단단한 조직이다. 사람 뼈대는 몸속의 섬세한 장기를 에워싸는 골격이 되고, 근육의 부착점으로 기능한다. 뼈를 채우는 골수에서는 적혈구를 생산하기도 한다.

긴뼈는 생김새가 전형적으로 기다란 뼈몸통(골간)과 둥그런 뼈끝(골단)으로 이뤄졌다. 뼈의 바깥 표면은 뼈에 신경과 혈관을 공급하는 골막이 덮고 있다. 골막은 연골이 둘러싸고 있는 관절을 제외한 우리 몸의 모든 뼈 표면을 둘러싼 막 층이다.

뼈는 기질에 둘러싸인 세포로 구성된다. 이 뼈세포는 뼈조직을 형성하고 유지하는 등 다양한 기능을 수행한다. 이 기질을 구성하는 주요 성분 가운데 무기질 염은 뼈의 단단함(경도)을 좌우하고, 아교섬유는 강도에 영향을 준다.

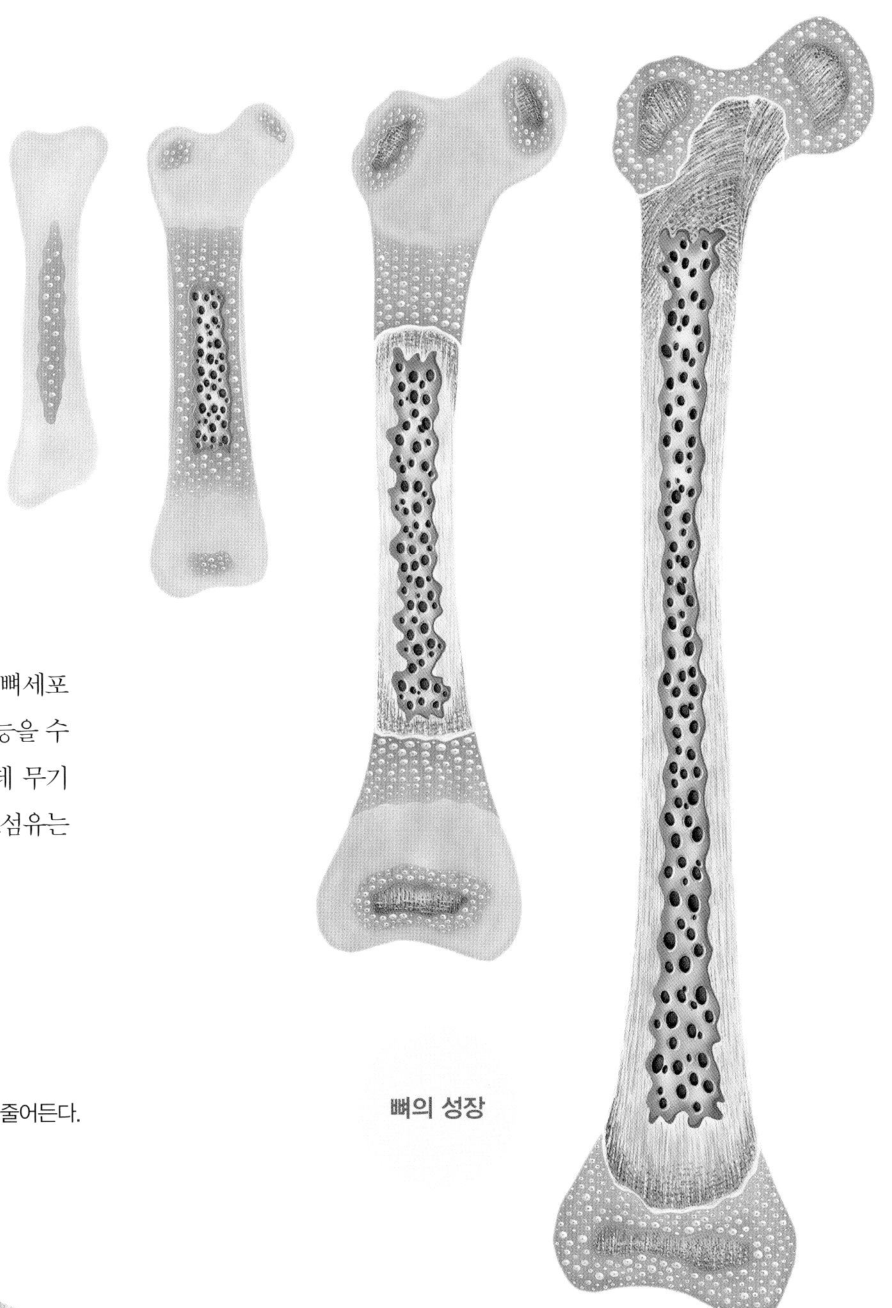

뼈의 형성 과정

(ㄱ) 능선을 따라 자라면서 뼈가 굵어진다.
(ㄴ) 능선이 혈관을 점차 에워싼다.
(ㄷ) 뼈바탕질이 더 쌓이면 혈관을 둘러싼 공간이 점점 줄어든다.
(ㄹ) 마침내 뼈단위가 형성된다.

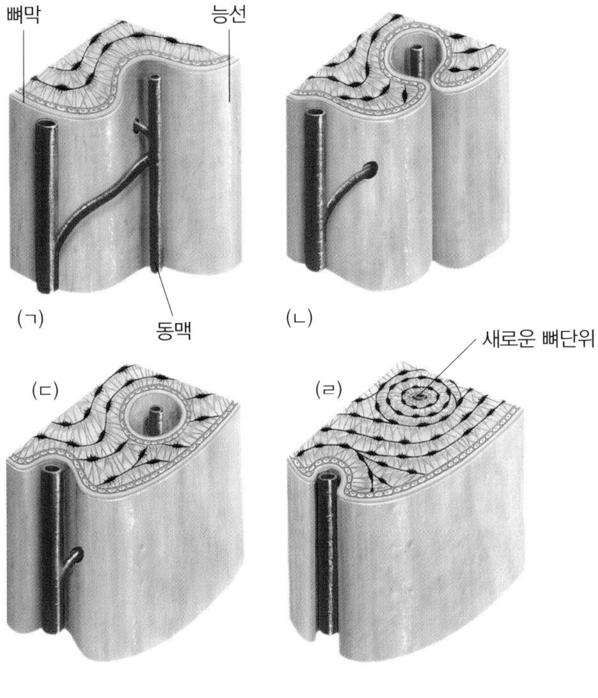

뼈의 성장

뼈는 배아의 발생 과정에서 연골로부터 만들어진다. 출생 무렵에는 거의 모든 연골의 바탕질에서 뼈형성(골화) 과정이 진행된다. 그렇게 자라 아이가 출생하면, 긴뼈의 뼈몸통 양 끝에서 새로운 뼈가 성장하는 중심이 형성된다. 자라는 뼈와 뼈형성 과정이 진행된 뼈 사이에는 '성장판'으로 불리는 연골층이 있다. 성장판은 연골끝이 모두 골화될 때까지 긴뼈의 양 끝을 향해 점차 이동한다.

관절

두 뼈가 만나 연결되는 지점에서 몸을 구부리고 돌리거나 비트는 움직임이 일어날 수 있는 것은 관절 덕분이다. 다만 머리뼈는 여러 뼈가 움직임 없이 단단히 봉합돼 있을 뿐 아니라, 섬유성 결합조직으로 딱딱하게 연결돼 있다.

머리뼈를 제외한 나머지 관절은 절구관절, 경첩관절, 미끄럼관절, 타원관절, 중쇠관절, 안장관절로 분류할 수 있다. 관절은 유형에 따라 구조와 운동 가능 범위가 다르다. 절구관절의 운동성이 가장 크다. 반면에 골반 앞쪽의 두덩결합 같은 부위처럼 운동성이 적어 연골로 연결되고 섬유 인대로 단단히 고정된 부위도 있다.

미끄럼관절의 표면은 부드러운 연골로 덮여 있고, 윤활막이 에워싸는 관절주머니에 들어 있다. 윤활막은 관절연골 사이의 공간에 윤활액(활액)을 분비해 관절이 마찰 없이 매끄럽게 움직이도록 한다.

관절은 인대로 강화돼 과도한 움직임을 방지한다. 관절에 따라서는 한 가지 이상의 움직임이 가능하기도 하다. 예를 들면, 팔꿈치는 경첩관절처럼 앞뒤로 움직이는 동시에 중쇠관절같이 회전도 할 수 있다.

경첩관절

팔꿈치를 굽히고 펴는 움직임처럼 한 평면상에 한정된 운동을 하는 관절이다.

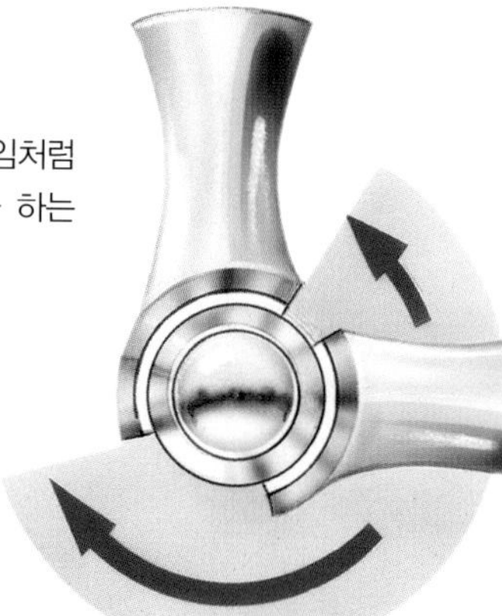

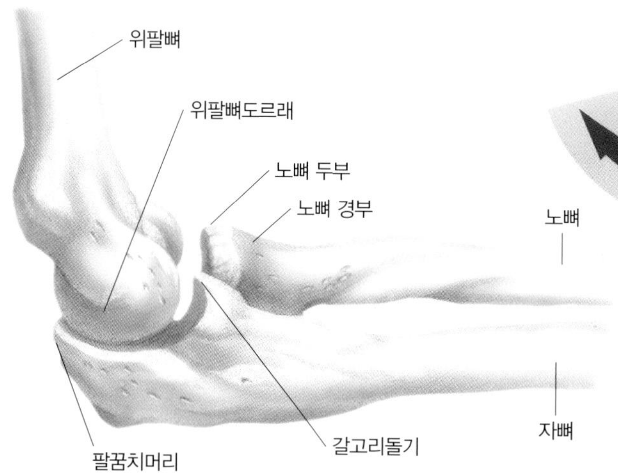

절구관절

모든 관절의 유형 가운데 운동성이 가장 크다. 이는 절구관절의 형태 덕분이다. 한쪽 뼈의 절구처럼 생긴 오목에 다른 뼈의 둥근 머리 부분이 들어맞아 관절의 움직임을 형성한다.

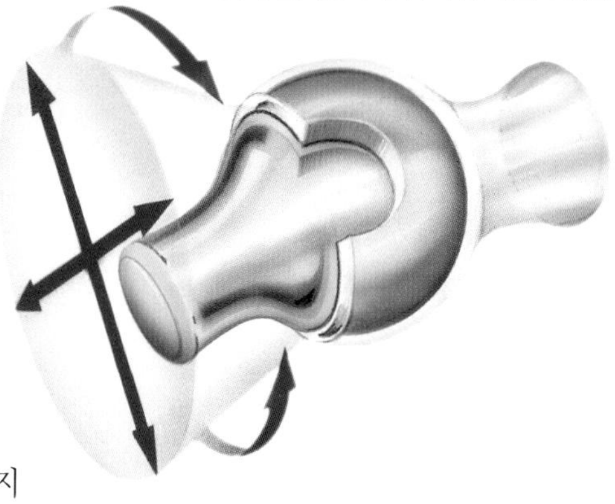

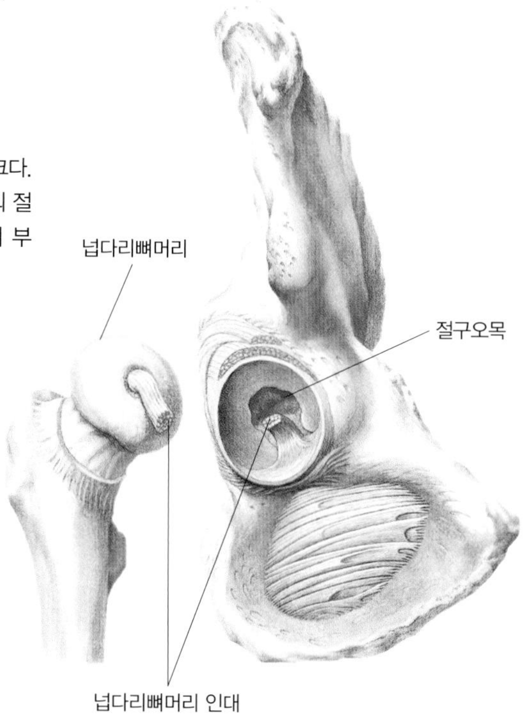

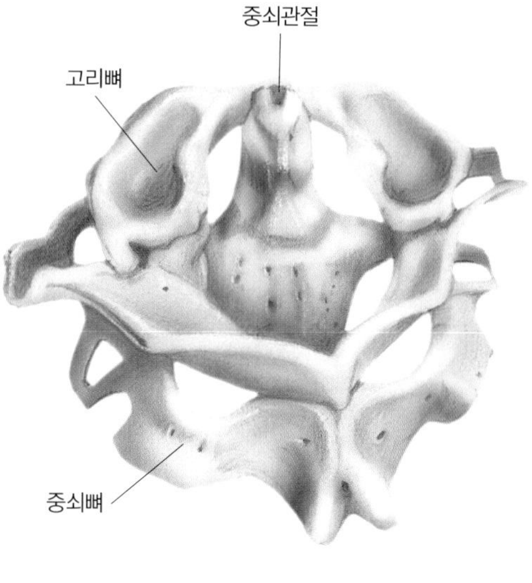

중쇠관절

목 위쪽의 두 목뼈, 고리뼈와 중쇠뼈가 이루는 관절은 회전 운동이 가능한 중쇠관절(차축관절)이다.

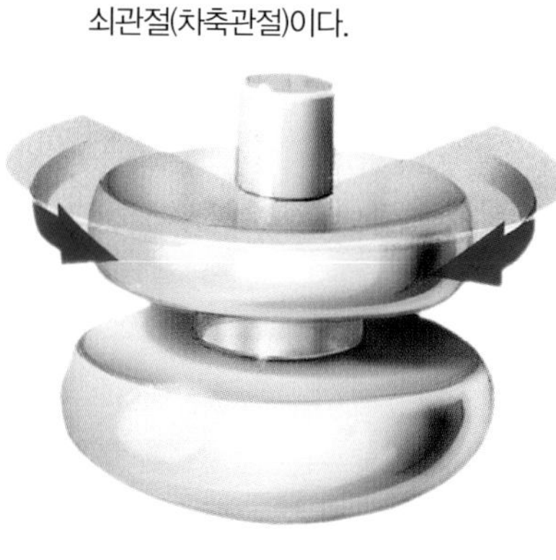

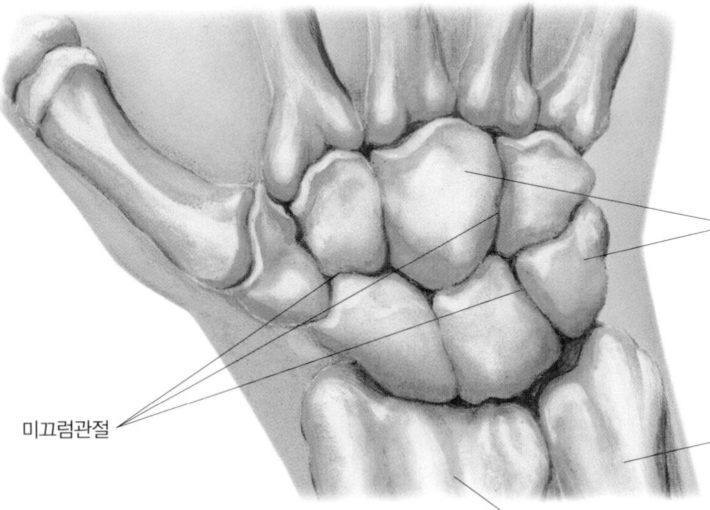

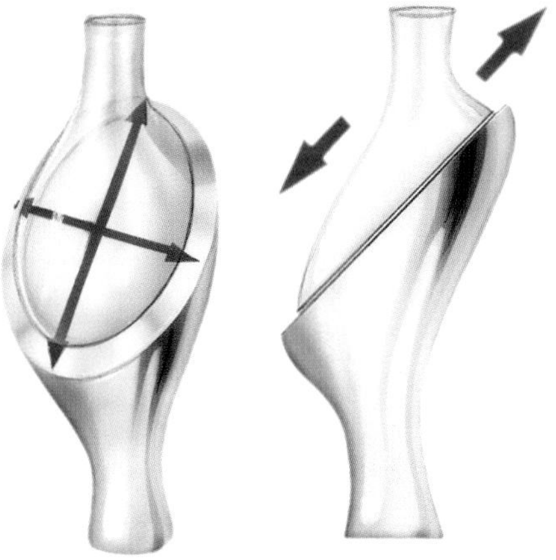

미끄럼관절
미끄럼관절을 이루는 뼈는 윤활액 덕분에 제한된 범위 내에서 서로를 가로질러 미끄러지며 움직일 수 있다.

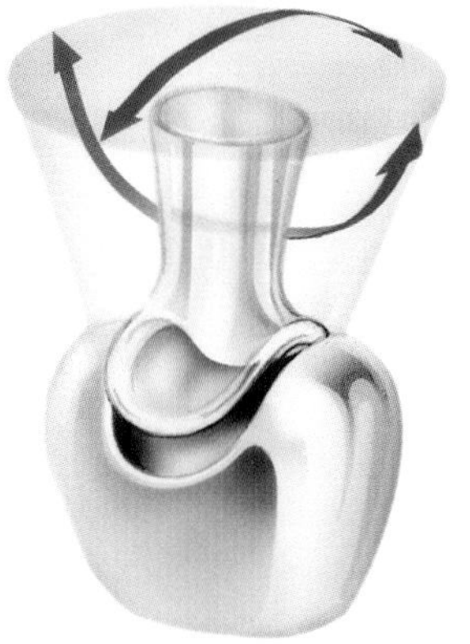

안장관절
안장관절은 두 방향으로 미끄러지며 움직일 수 있어 절구관절의 움직임과 거의 흡사하다.

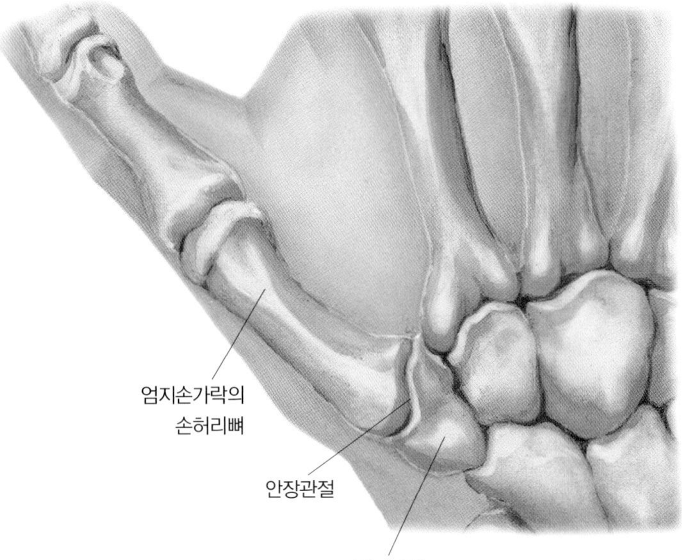

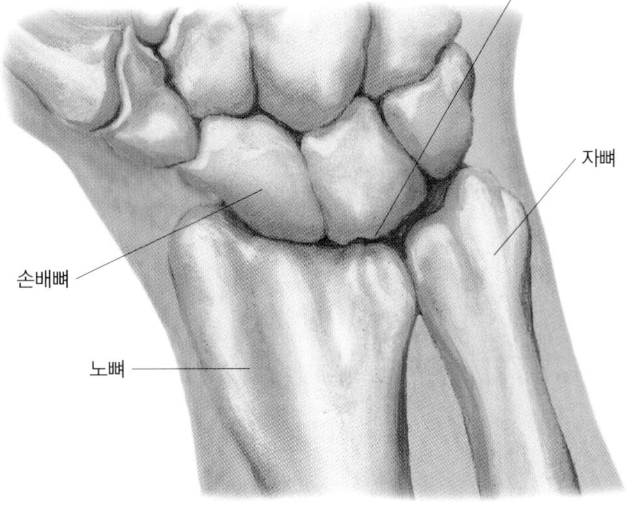

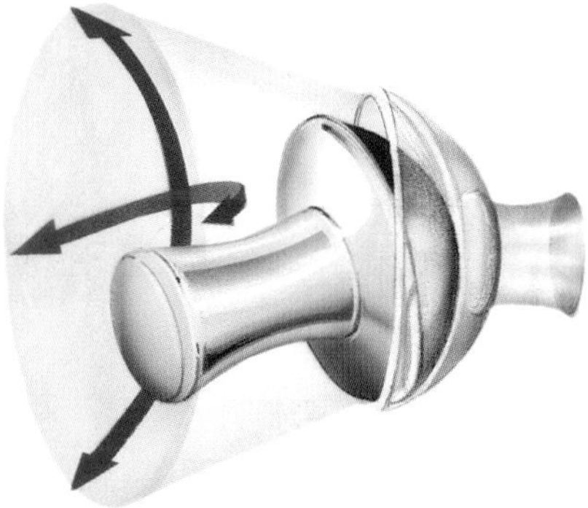

타원관절
타원관절은 손목관절이 움직이듯 두 방향으로 움직인다.

근육계통

우리가 약간만 몸을 움직일 때도 반드시 근육의 도움이 필요하다. 인체는 뇌가 전달한 신호에 근육계통이 반응해서 움직인다. 몸을 움직이지 않을 때도 근육계통은 골격을 지지하고 있다. 작은 움직임부터 호흡과 관련된 근육들의 조화로운 움직임까지 인체의 모든 움직임을 주관한다.

근육계통은 의식적으로 움직일 수 있는 맘대로근(수의근)뿐만 아니라, 심장에만 존재하는 심장근육과 다른 여러 장기에 존재하는 민무늬근육도 포함한다. 후자에 속하는 두 근육은 제대로근(불수의근)에 속하고, 자율신경계에 의해 조절된다.

피부 표면 안쪽에서는 뼈대근육의 층이 둘러싸고 있어 우리 몸의 형태를 이룬다. 뼈대근육이 부착 지점 두 곳에 연결돼 있기 때문에 우리는 몸의 각 부분을 구부리거나 펴고, 들어 올리거나 내리고, 이완하고 수축할 수 있다.

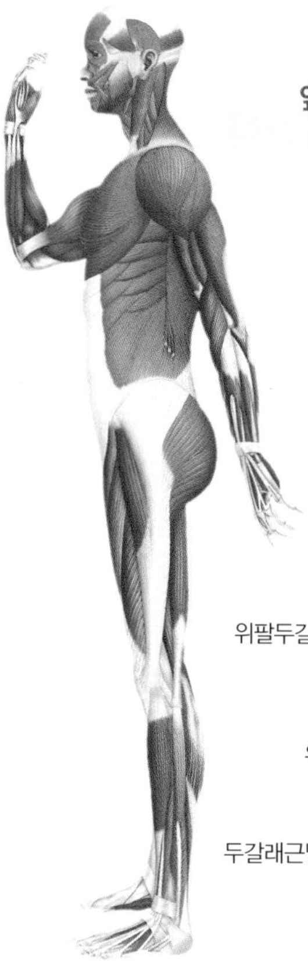
옆

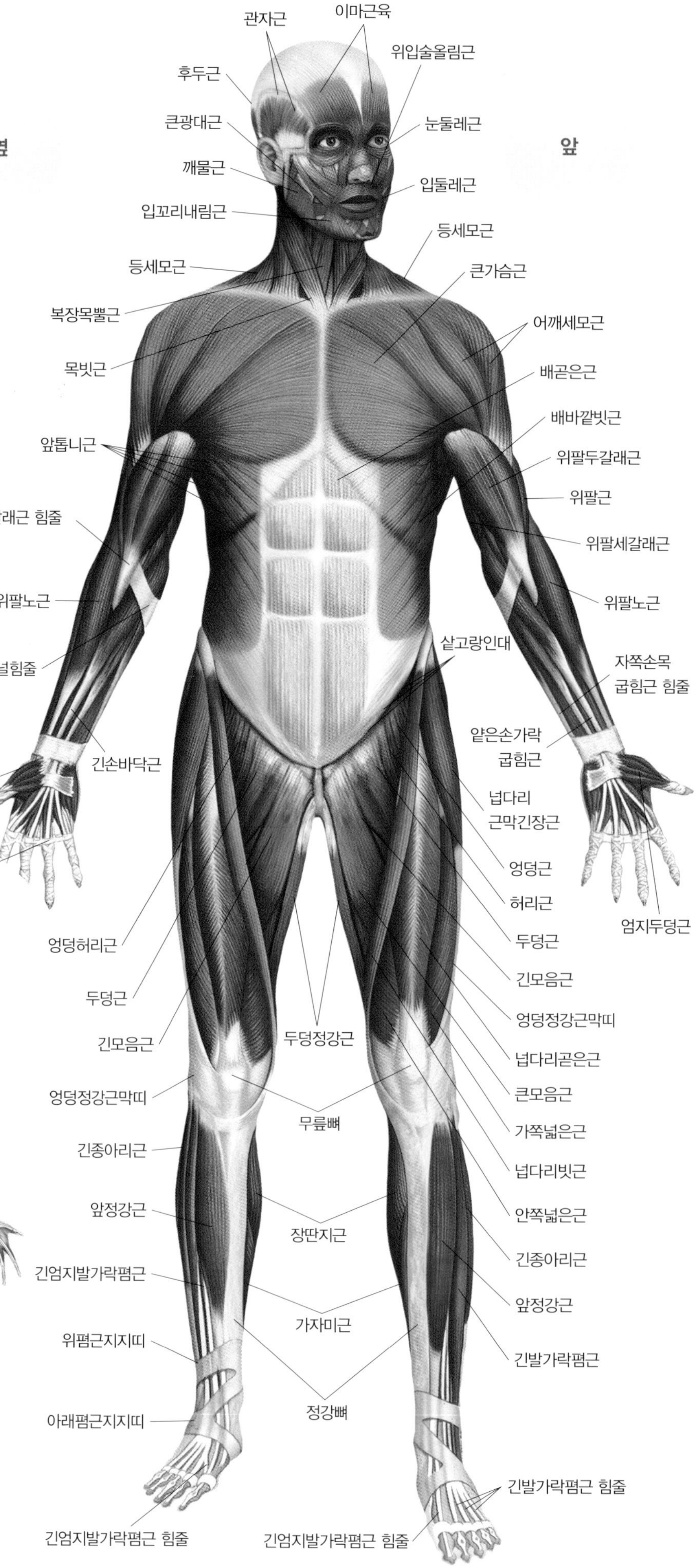
앞

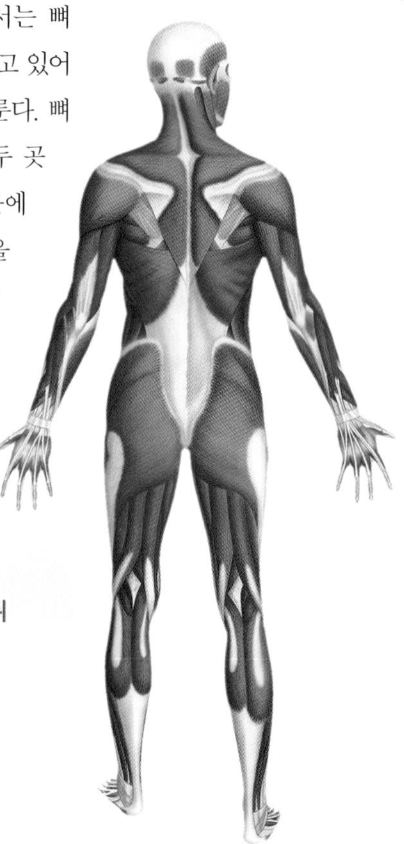
뒤

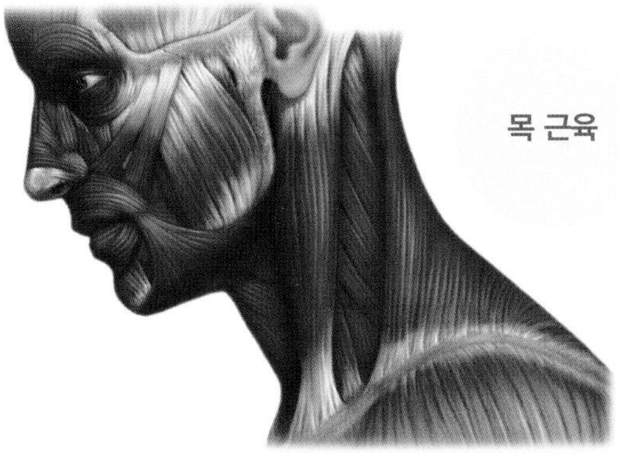

목 근육

턱 근육

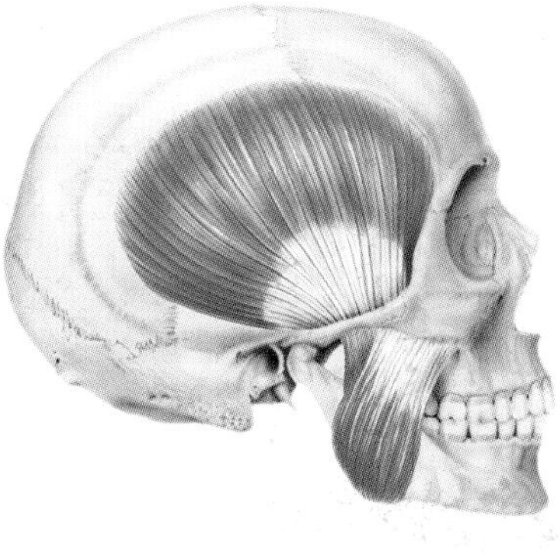

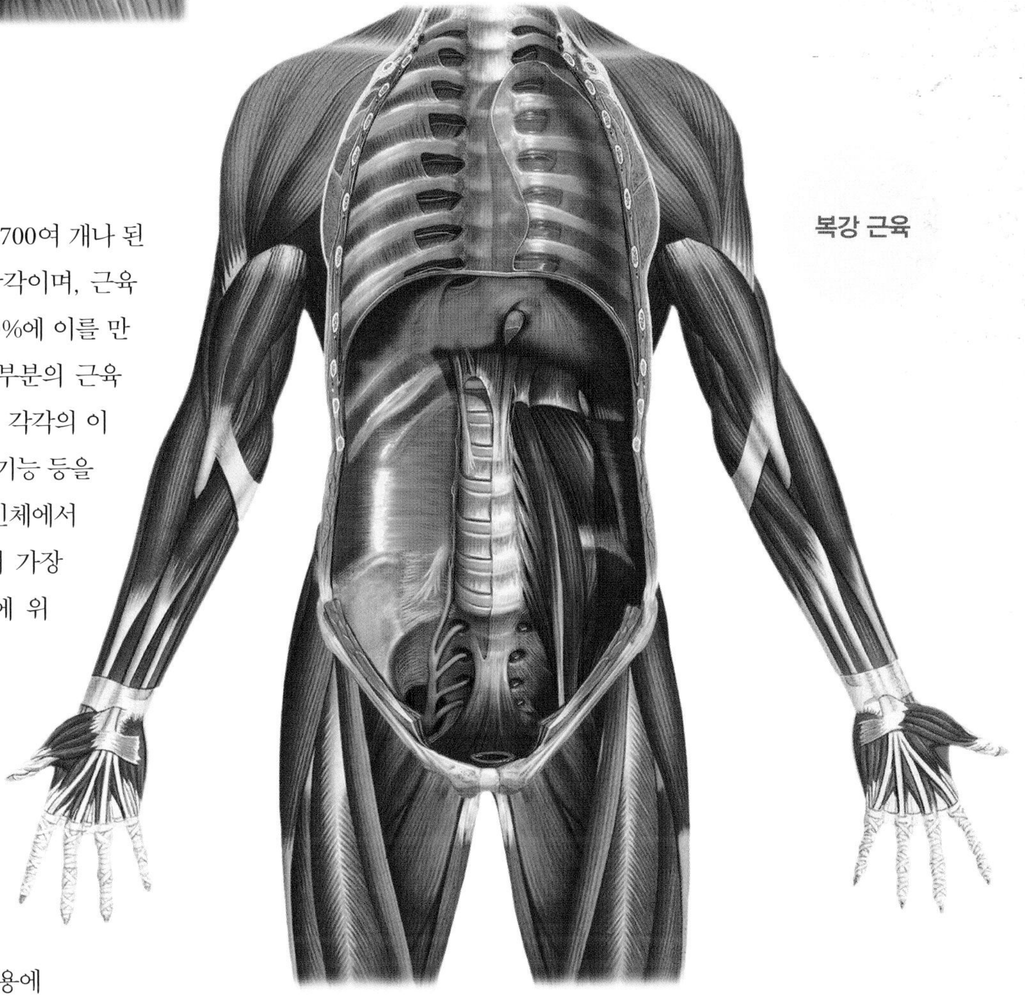

복강 근육

인체를 이루는 근육은 모두 700여 개나 된다. 근육 크기는 저마다 제각각이며, 근육 무게를 모두 합하면 체중의 60%에 이를 만큼 무겁다. 의학 용어에서 대부분의 근육 이름은 라틴어에 기원을 둔다. 각각의 이름을 보면 근육의 모양, 위치, 기능 등을 짐작할 수 있다. 큰볼기근은 인체에서 가장 커다란 근육으로 꼽히며 가장 작은 근육은 가운데귀(중이)에 위치한 등자근(등골근)이다.

근육은 층을 이루며 배열된다. 얕은 근육은 피부 표면과 가까운 곳에 위치한 반면, 깊은 근육은 그 아래쪽에 자리 잡아 몸속의 각종 장기와 구조를 보호한다.

각 근육이 다른 근육의 작용에 대응해 움직일 수 있도록 근육은 종종 쌍을 이뤄 동작한다. 이렇게 서로 맞물려 움직이는 근육의 쌍을 작용근과 대항근이라고 한다.

근육이 몸을 움직이려면 산소와 포도당이 필요하다. 산소와 포도당은 온몸을 향해 뻗은 혈관 네트워크가 공급한다. 근육은 그렇게 쓰고 남은 포도당을 글리코겐의 형태로 저장해 또다시 에너지원으로 사용한다.

골반 근육

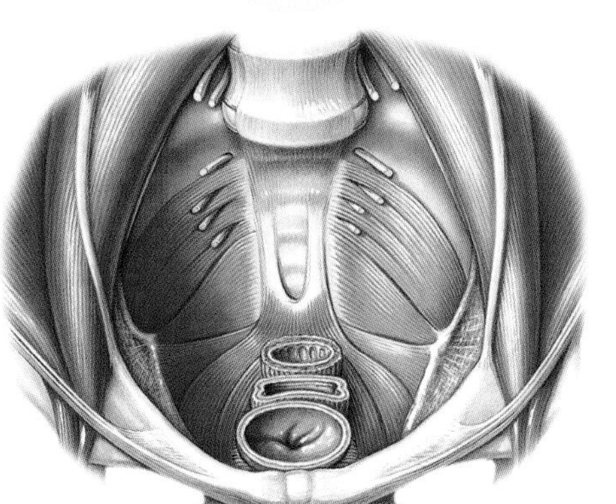

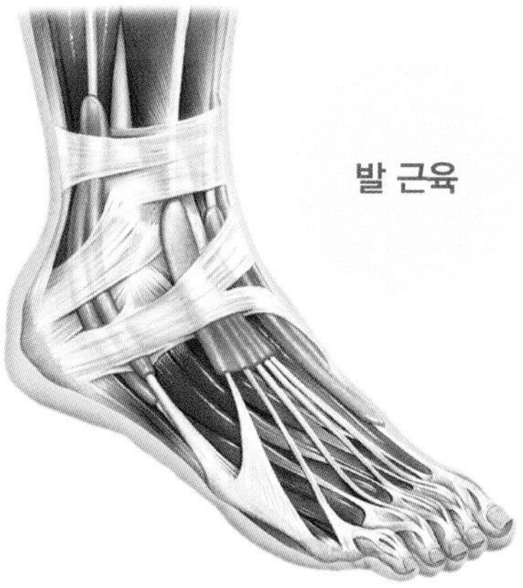

발 근육

근육조직

근육은 크게 세 가지로 나눌 수 있다. 뼈대근육(골격근), 민무늬근육, 심장근육이다. 그림에서 볼 수 있듯이 각각의 근육은 고유한 기능에 따라 서로 모양과 구조가 다르다. 예를 들면 뼈대근육과 심장근육은 나란히 배열된 가로무늬근육(횡문근)이 나타나지만, 민무늬근육에는 가로무늬가 없다.

근육의 여러 유형

뼈대근육은 근육섬유 다발로 구성된다. 결합조직의 얇은 막으로 둘러싸인 근육다발은 그 배열에 따라 근육의 기능과 작용이 달라진다. 대부분의 뼈대근육에서는 근육다발이 나란히 배열돼 있지만, 근육의 기능에 따라 그 형태와 생김새는 각기 다르다. 인체 내부의 장기와 물렁조직을 지지하는 근육의 경우에는 근육다발이 서로 연결돼 있다. 근육다발은 둥그런 고리 모양을 띠기도 한다. 이런 근육은 인체의 주요 통로에서 입구를 조이거나 여는 기능을 담당한다.

근육섬유의 미세구조

근육섬유가 모인 근육다발이 근육을 구성한다. 좀 더 자세히 살펴보면, 근육다발은 굵고 가는 근육잔섬유가 모인 근육원섬유로 이뤄진다. 신경이 뇌에서 근육으로 신호를 전달하면, 굵은근육잔섬유의 미오신과 가는근육잔섬유의 액틴이 맞물리면서 상호작용해 근육이 수축한다. 반대로, 액틴과 미오신의 결합 상태가 느슨해지고 근육잔섬유가 제자리로 되돌아오면 근육이 이완한다.

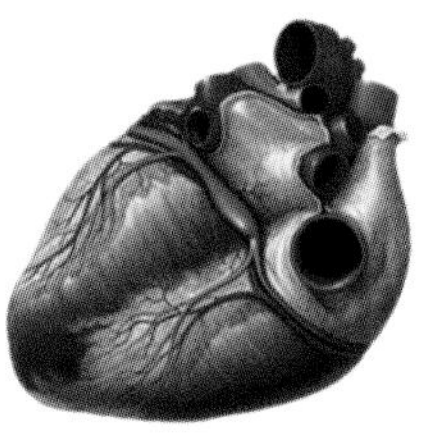
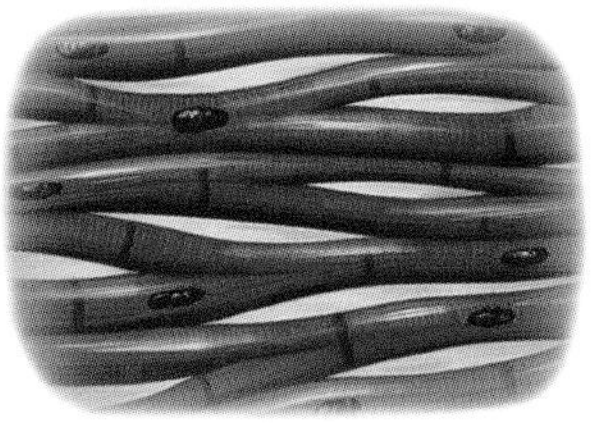

심장근육

심장근육(심근)의 주기적인 박동은 박동조율기인 굴심방결절에서 시작된다. 자율신경계는 박동수와 수축 강도를 조절한다.

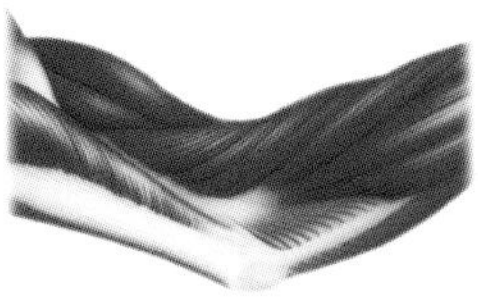
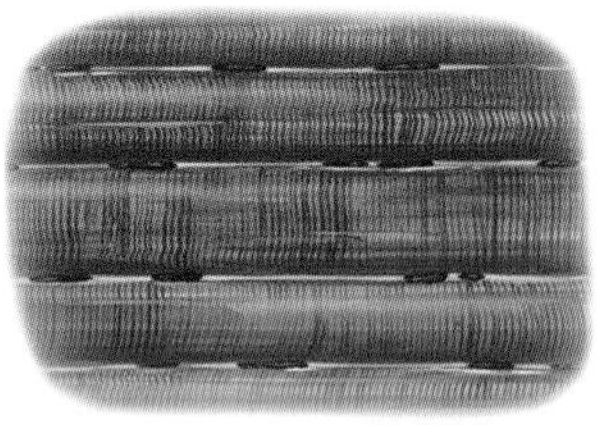

뼈대근육

뼈대근육은 뇌와 척수의 조절을 받아 인체를 움직인다. 피부 표면 바로 밑에 위치해 골격과 더불어 우리 몸의 체형을 이룬다.

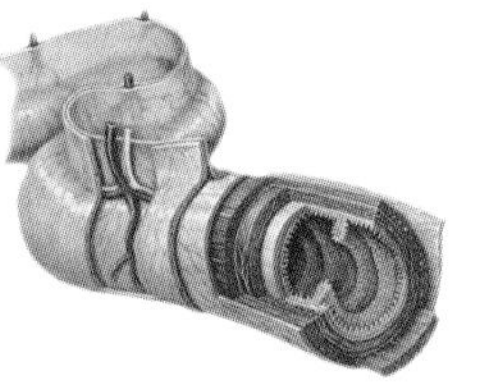
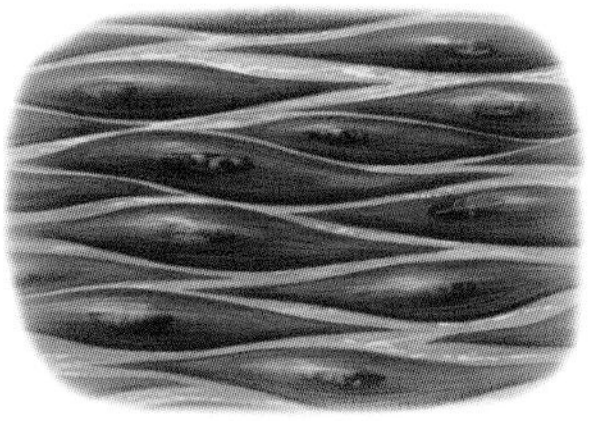

민무늬근육

자율신경계에 의해 활성화되는 민무늬근육은 피부, 혈관, 생식 및 소화계통에 분포하는 제대로근이다.

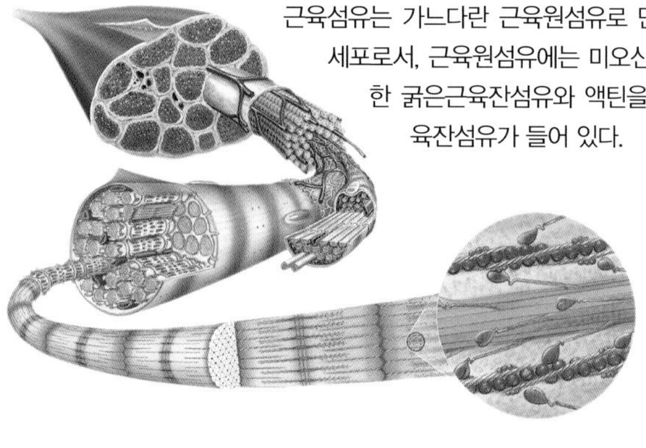

근육섬유의 미세구조

근육섬유는 가느다란 근육원섬유로 만들어진 원통형 세포로서, 근육원섬유에는 미오신 단백질을 포함한 굵은근육잔섬유와 액틴을 포함한 가는근육잔섬유가 들어 있다.

근육의 종류

근육섬유의 배열에 따라 근육의 전체적인 모양과 각 근육의 기능이 달라진다. 그러므로 근육 모양에 따라 종류를 구분한다. 예컨대 뼈를 움직이게 하는 근육의 섬유는 뼈대와 나란히 배열되는 반면, 물렁조직을 지지하는 근육의 근육섬유는 뼈대근육과는 달리 격자식으로 겹쳐 있다. 한편, 장 또는 요로 등의 입구가 열리고 닫히는 데에 필요한 원형근육은 근육섬유가 원형 패턴으로 배열된다.

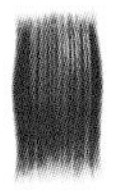
네모근육

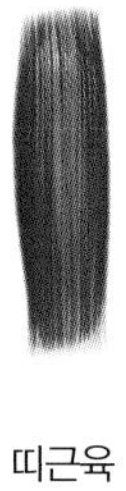
띠근육

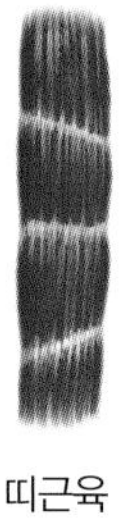
띠근육

십자근육

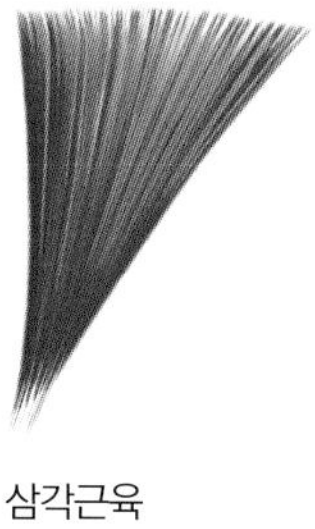
삼각근육

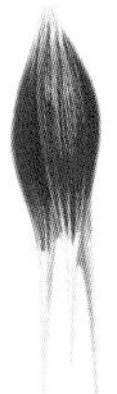
뭇꼬리근육

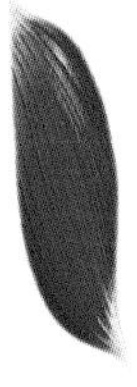
반깃근육

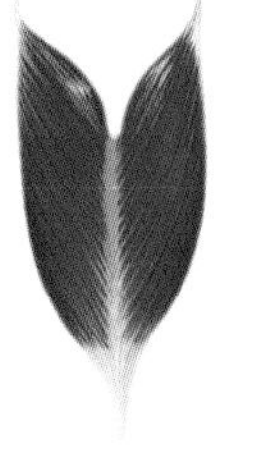
깃근육

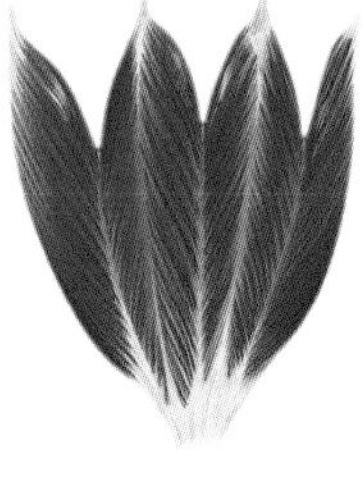
뭇깃근육

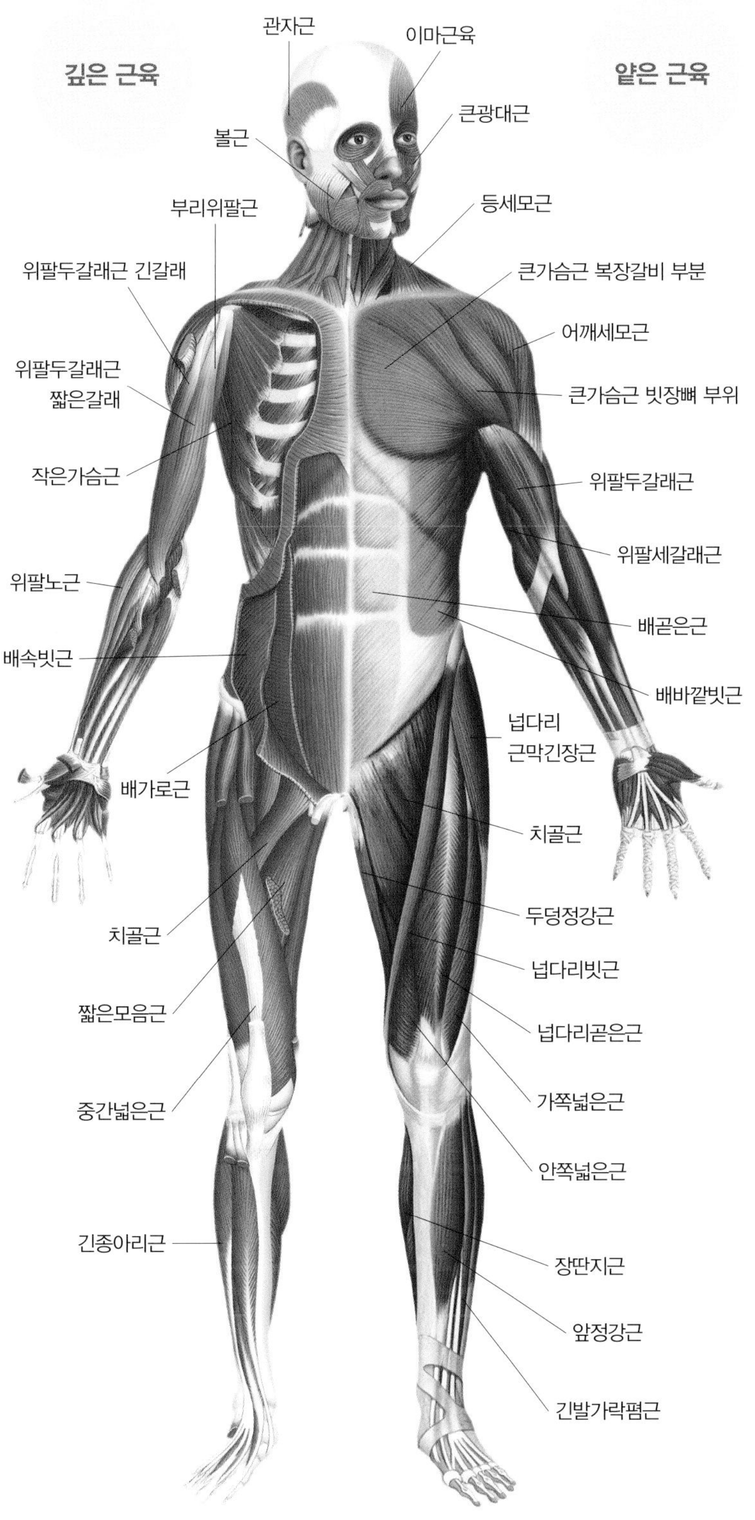

앞에서 본 근육 모습

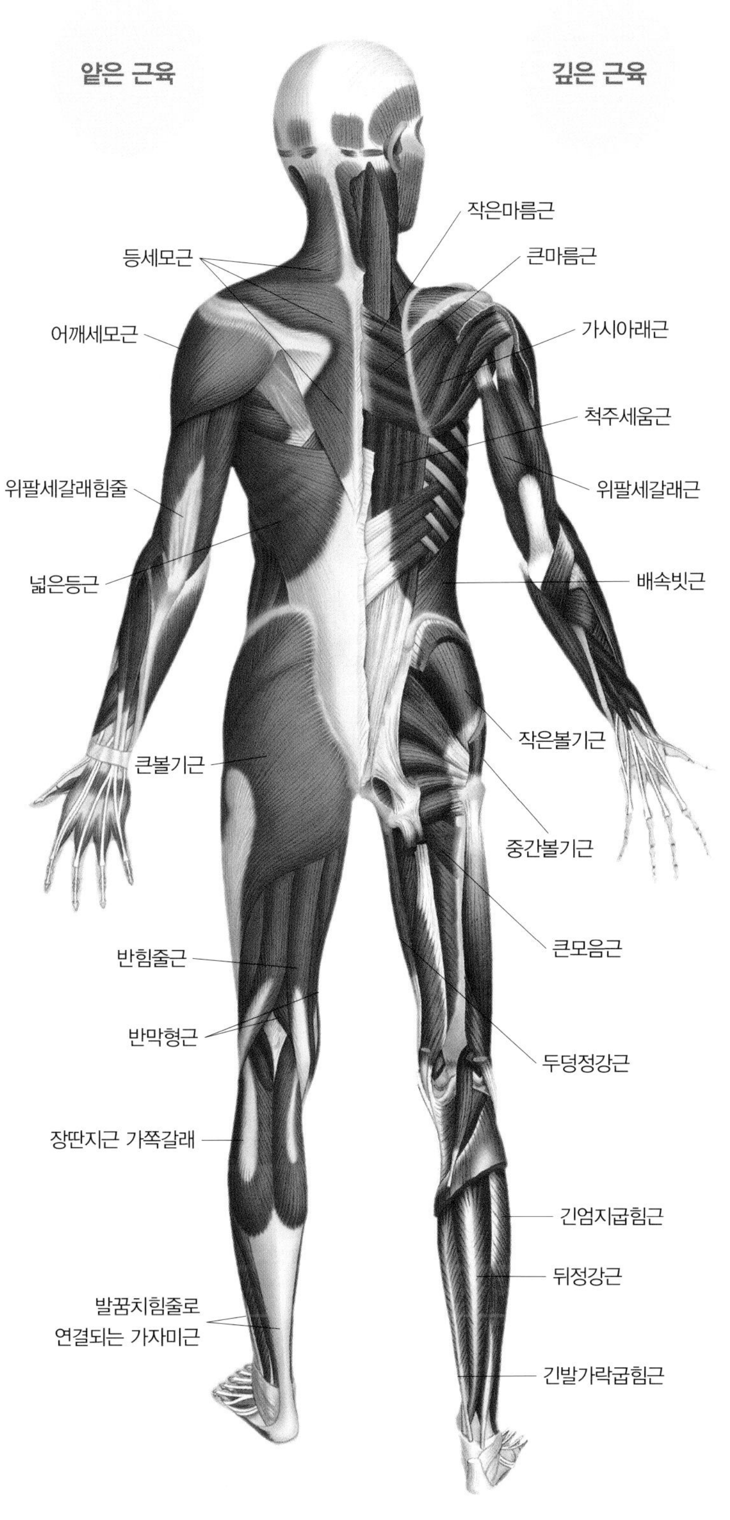

뒤에서 본 근육 모습

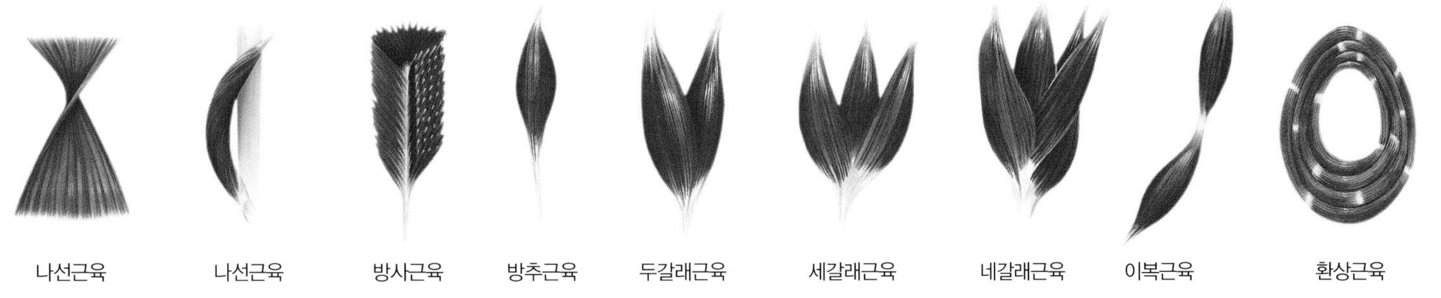

신경계통

중추신경계는 뇌와 척수로 이뤄지며 몸의 운동 및 감각 기능을 제어한다. 뇌의 무게는 1.4킬로그램 정도로 단단한 두개골에 싸여 보호받는다. 뇌의 표면에는 깊은 틈새가 있어, 불룩 튀어나온 이랑과 움푹하게 파인 고랑이 울퉁불퉁 반복되는 모양이다.

뇌의 여러 부위 가운데 가장 커다란 대뇌 표면은 이 틈새에 따라 여러 엽으로 나뉘며, 각 엽은 감각 및 운동정보를 받아들이고 전달하는 통제 센터의 기능을 수행한다. 한편, 뇌는 가운데를 지나는 세로틈새에 의해서도 나누어진다. 왼쪽 반구는 몸의 오른쪽을 조절하고, 오른쪽 반구는 몸의 왼쪽을 제어한다.

뇌의 나머지 부분에 분포돼 있는 소뇌와 뇌줄기(뇌간)는 척수의 신경세포와 이어져 네트워크를 형성하고 중추신경계통을 완성한다. 척수는 말초신경계통이 수집한 신경자극과 정보를 뇌로 전달하고, 정보를 다시 뇌에서 말초 부위로 전달하는 역할을 한다. 말초신경계통에는 온몸에 분포하는 모든 신경 계통이 포함된다.

뇌의 기능

운동 및 감각정보를 전달받고 분석하는 일은 뇌의 각 엽에서 각기 수행한다. 이마엽(전두엽)은 창의적으로 사고하는 부위이며 마루엽은 통증, 온도, 촉각 등의 느낌을 처리한다. 뒤통수엽(후두엽)은 시각을 담당하며, 관자엽(측두엽)은 소리를 인식하고 분석한다.

뇌신경

머리뼈 바닥에서 올라와 뇌로 연결되는 12쌍의 뇌신경은 몸의 움직임이나 감각과 관련된 정보를 몸의 각 부위로 전달한다. 시각, 후각, 청각, 미각, 균형의 다섯 감각과 관련된 신경자극을 뇌의 각 부위에서 처리하도록 전달하는 역할도 뇌신경의 몫이다.

뇌줄기

뇌줄기는 중간뇌, 다리뇌, 숨뇌(연수)를 포괄하는 부위로 뇌와 척수를 연결하는 다리 역할을 한다. 뇌에서 척수로 내려가는 하행 신경로이자 척수에서 뇌로 올라가는 상행 신경로인 뇌줄기는 양방향으로 신호를 전달한다. 뇌신경 대부분이 뇌줄기에서 시작하고 얼굴의 감각, 맛, 청각 등의 정보를 처리하는 과정도 뇌줄기에서 시작한다. 뇌줄기는 호흡이나 혈압, 심장 기능을 조절하는 중요한 역할을 함께 수행한다.

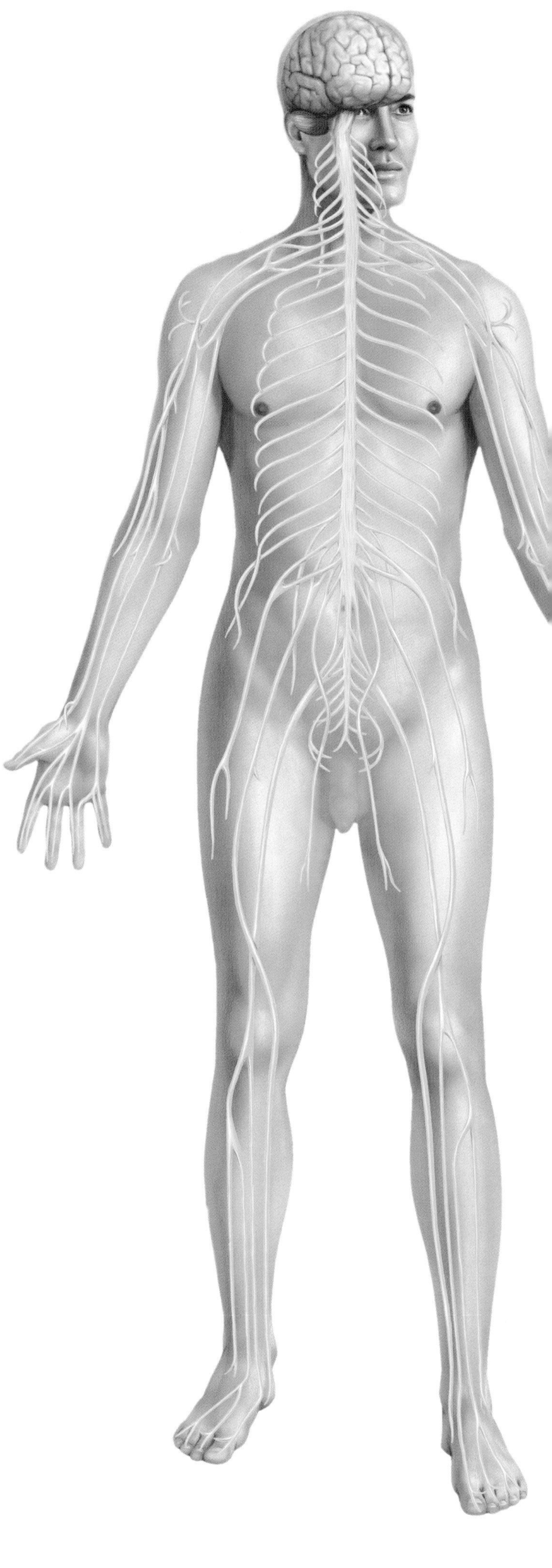

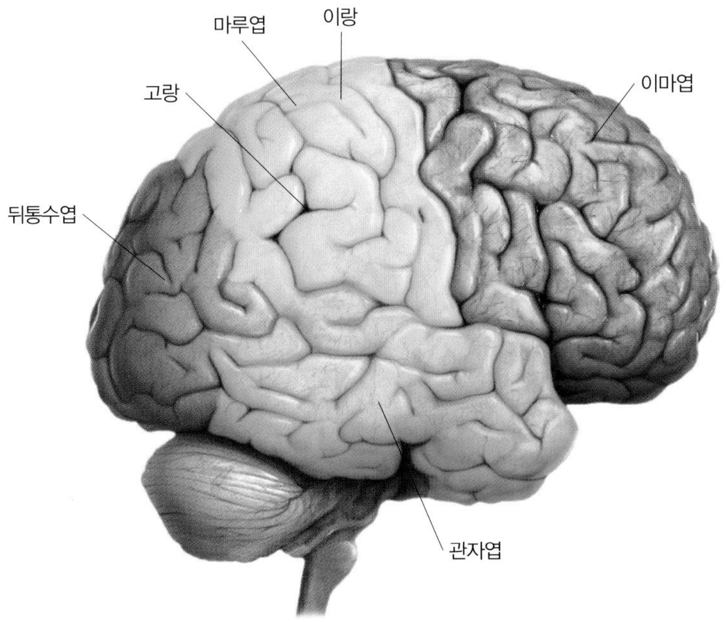

뇌의 엽

뇌는 인체의 중추신경계통을 이루는 핵심 기관이다. 뇌를 이루는 엽 4개는 각기 다른 유형의 정보를 분석하도록 설계돼 있다. 이마엽에서는 사고를 주관하며, 문제를 해결하고 추론하거나 감정을 느끼는 기능을 한다. 관자엽에서는 청각적 이해와 기억을 담당한다. 뒤통수엽에서는 시각정보를 해석하며, 마루엽은 통증, 촉각, 공간 감각 등을 처리한다.

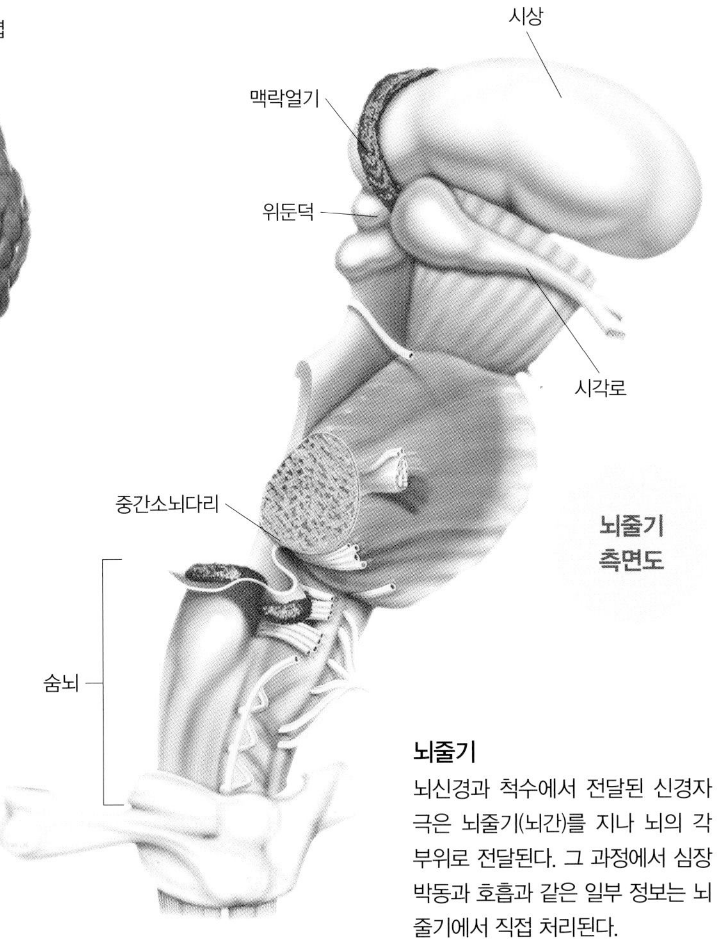

뇌줄기

뇌신경과 척수에서 전달된 신경자극은 뇌줄기(뇌간)를 지나 뇌의 각 부위로 전달된다. 그 과정에서 심장박동과 호흡과 같은 일부 정보는 뇌줄기에서 직접 처리된다.

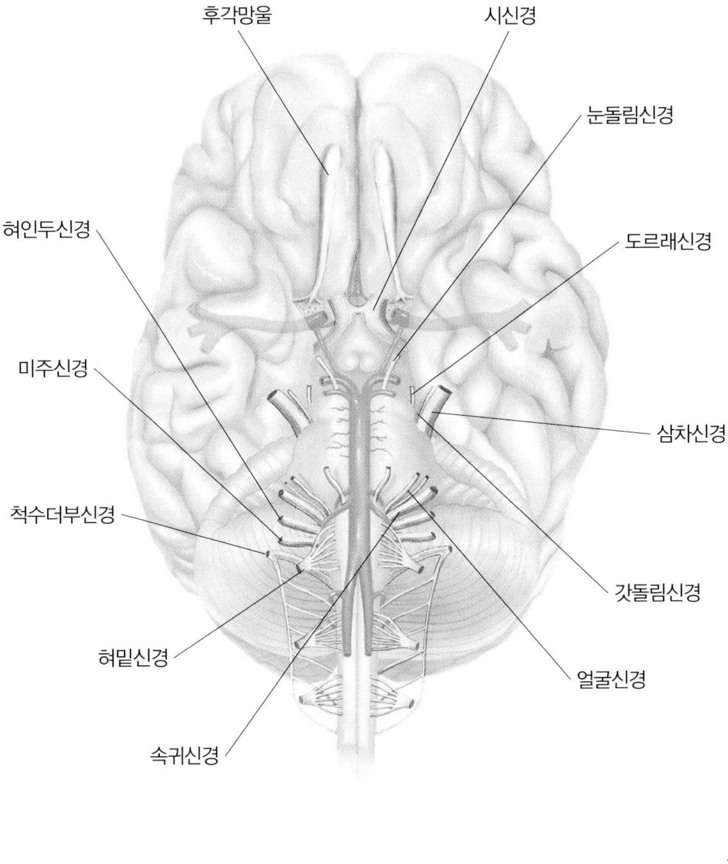

뇌신경

뇌신경은 주로 뇌줄기에서 갈라져 시작된다. 이 12쌍의 신경은 뇌의 각 부위와 목 쪽, 가슴의 여러 기관, 상부위장관 등을 향해 뻗어 있고 (피부, 근육, 막 등을 포괄하는) 얼굴, 혀, 눈, 목의 움직임을 조절하는 동시에 각각의 감각기관에서 받아들인 감각정보를 수용한다. 그런 다음 시각, 후각, 청각, 균형, 미각 등과 관련된 정보를 뇌로 전달해 분석하도록 한다.

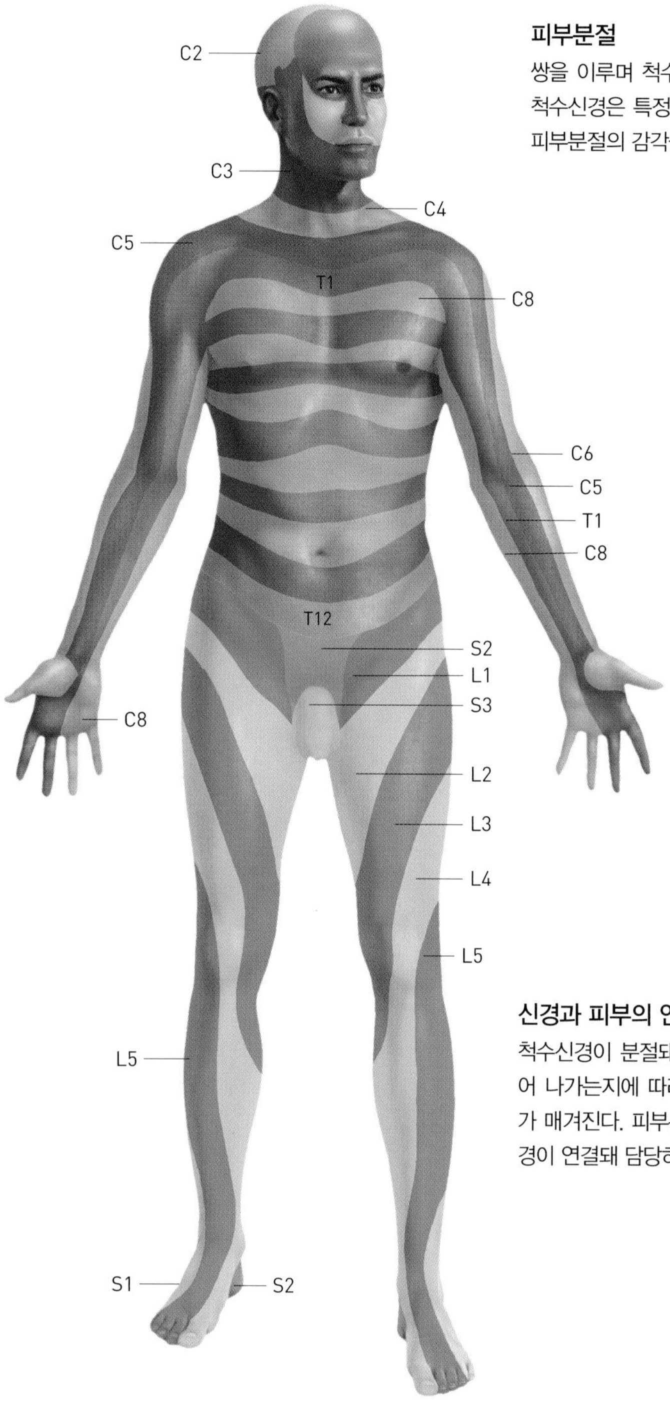

피부분절

쌍을 이루며 척수에서 시작된 척수신경은 특정 피부 영역인 피부분절의 감각을 담당한다.

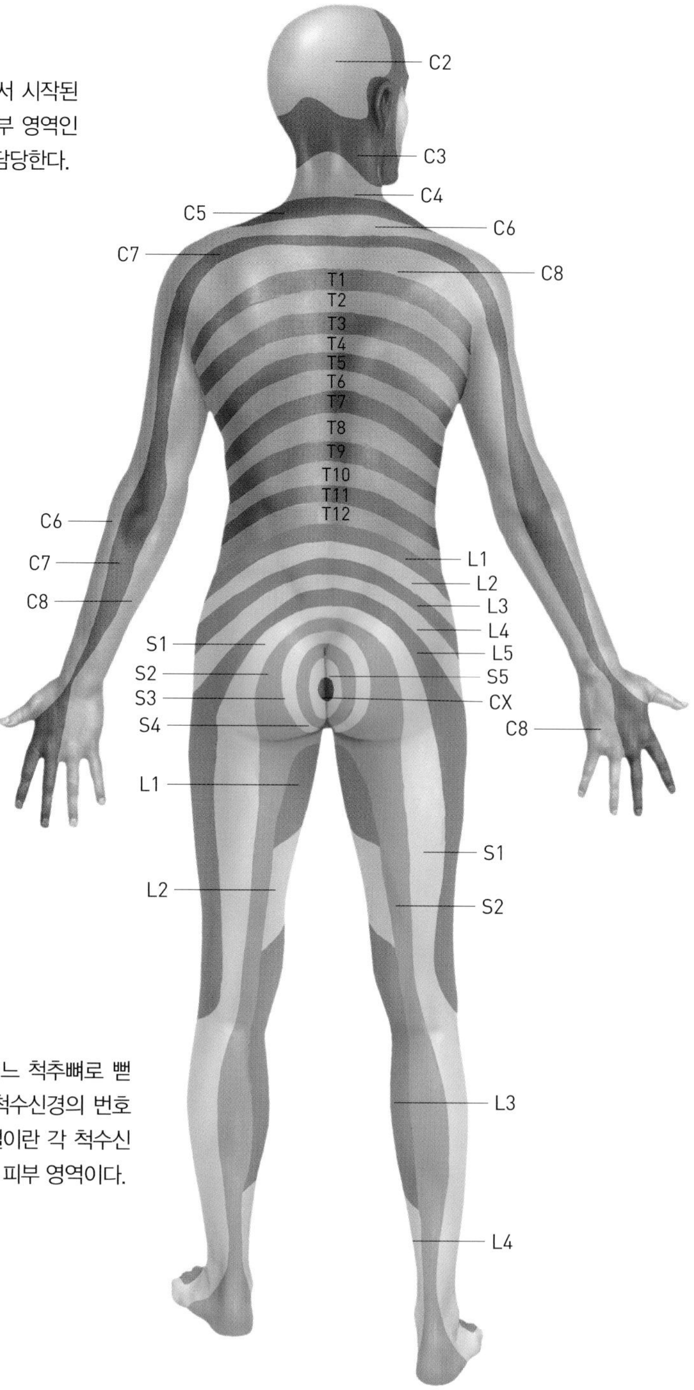

신경과 피부의 연결

척수신경이 분절돼 어느 척추뼈로 뻗어 나가는지에 따라 척수신경의 번호가 매겨진다. 피부분절이란 각 척수신경이 연결돼 담당하는 피부 영역이다.

척수

중추신경계통의 핵심 기관인 척수는 말초신경계통과 뇌를 연결하는 다리 역할을 한다. 척수의 중심부에는 회색질이 있고, 이 회색질은 다시 뒷뿔, 배쪽뿔과 중간 영역으로 나뉜다. 회색질은 감각정보를 수용하고 분석해 근육에 명령을 전달하는 역할을 한다. 회색질을 둘러싸고 있는 백색질은 뇌와 척수 사이의 신호를 전달하는 축삭이 분포하는 부위다. 총 31쌍의 척수신경은 촉각, 통증, 온도, 근육의 긴장, 관절의 상태 등과 관련된 정보를 전달할 뿐만 아니라, 특정 말초 부위를 제어하려고 온몸에 뻗어 있다. 척수신경은 쌍을 이루며 뻗어 나가 피부의 해당 영역인 피부분절과 연결된다.

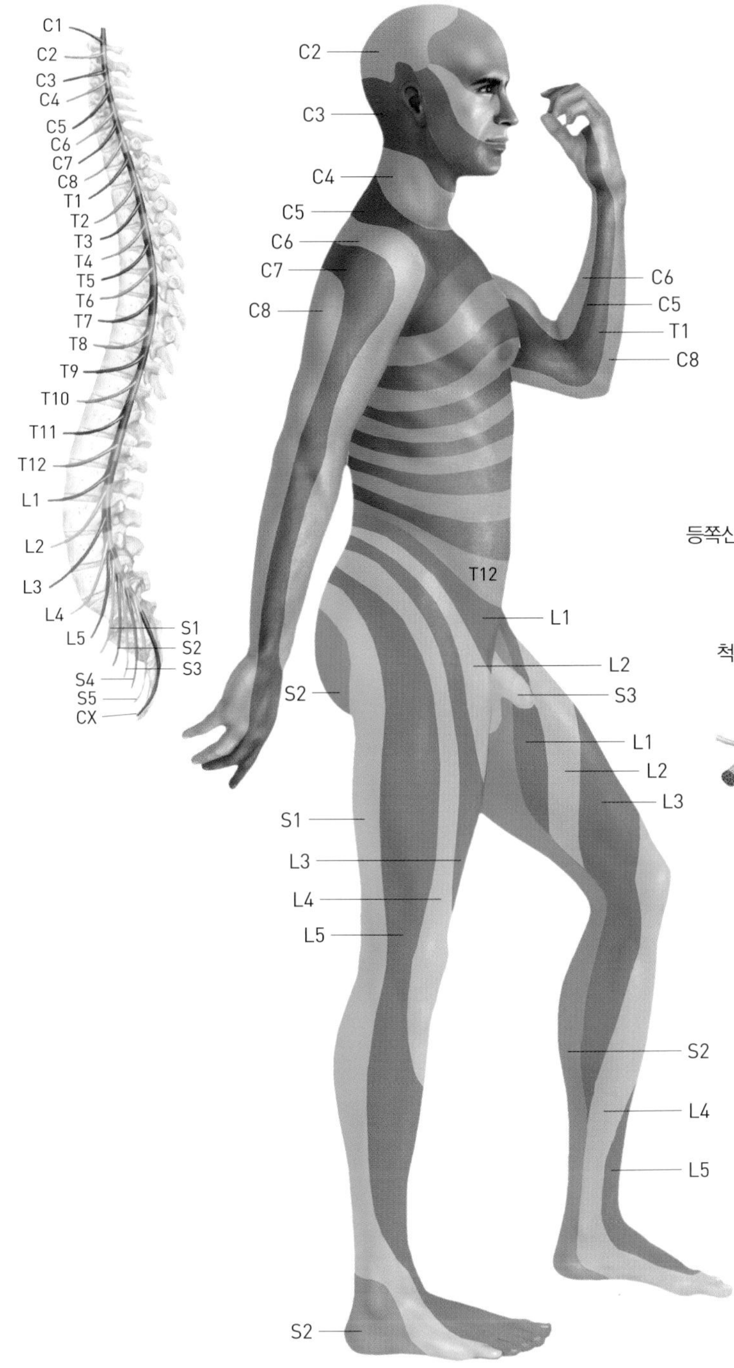

척수

중추신경계통의 주요 부분인 척수는 척주관을 따라 아래로 뻗으면서 수많은 가지가 달린 신경 다발을 형성한다. 말초신경과 뇌 사이를 오가는 여러 신호는 척수의 신경조직을 거쳐 전달된다.

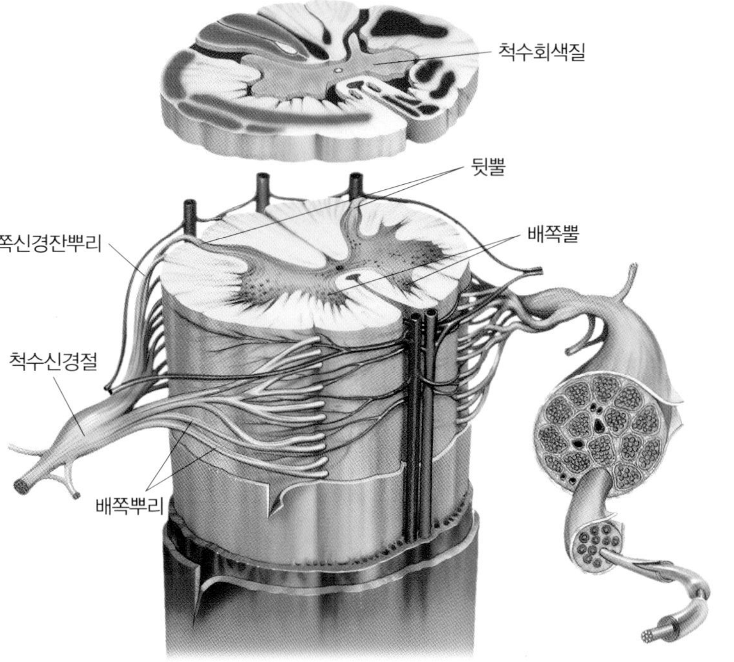

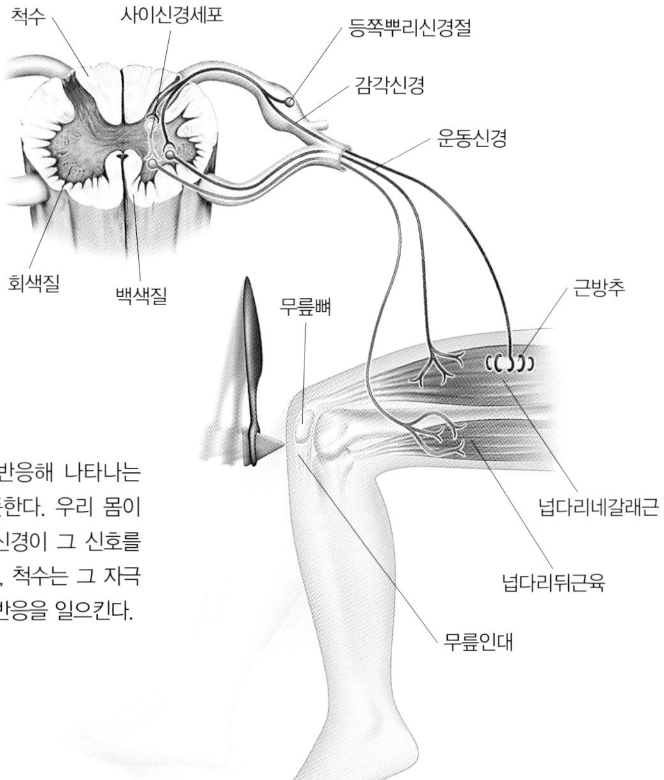

반사

반사는 다양한 자극과 관련해 나타나는 불수의적 반응이다. 뜨거운 물체에 손이 닿는 순간, 우리는 반사 반응 때문에 무의식적으로 손을 떼면서 물러선다. 척수의 신경중추는 온몸에 분포하는 신경에서 자극을 받아들이고, 각각의 자극에 따른 명령을 내려 근육이나 샘기관에서 적절히 반응할 수 있도록 한다.

반사

반사는 자극에 반응해 나타나는 불수의운동을 뜻한다. 우리 몸이 자극을 받으면 신경이 그 신호를 척수로 전달하고, 척수는 그 자극에 대한 적절한 반응을 일으킨다.

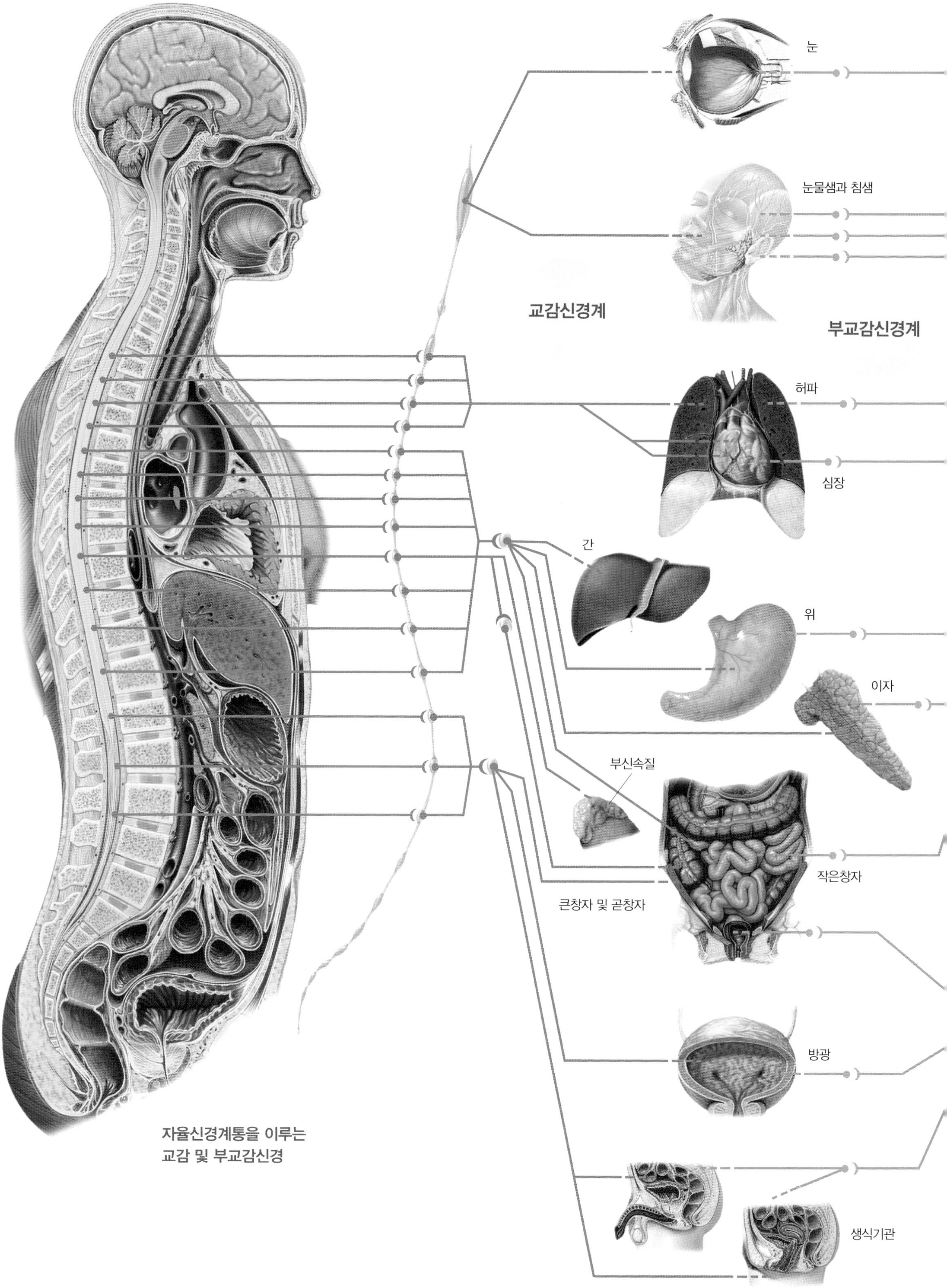

자율신경계통을 이루는
교감 및 부교감신경

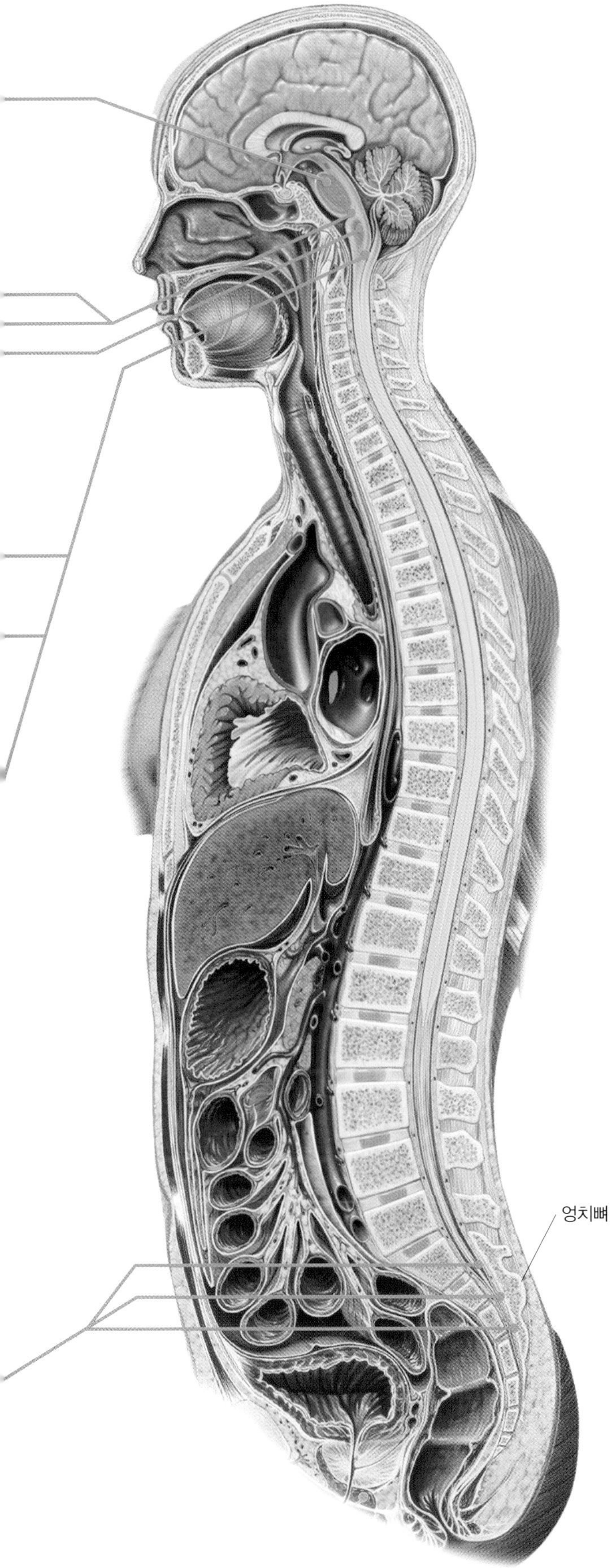

자율신경계통

자율신경계통은 인체의 움직임 가운데 상대적으로 자동으로 나타나는 반응에 관여한다. 인체의 내부 환경을 모니터링하면서 몸이 겪는 변화와 관련된 정보를 뇌와 척수에 전달한다. 내부 장기의 상태와 대사 과정을 조절하고 지시하는 자율신경계통은 그 역할의 특성에 맞게 주로 인지 과정 없이 반응하고 조절한다.

자율신경계통은 교감신경계통과 부교감신경계통으로 나뉘어 각기 다른 기능을 수행하지만, 일부 기능과 관련해서는 같은 작용을 하는 경우도 있다.

교감신경줄기로 불리는 교감신경계통은 척추를 따라 뻗는 긴 신경세포의 사슬과 가슴·허리뼈 부위의 척수신경세포로 이뤄진다. 교감신경계통의 반응은 소위 '투쟁 도피' 양상을 나타낸다. 갑작스러운 상황에서 주로 나타나는 자극반응이 여기에 포함된다. 교감신경계통이 작용하면 심장박동이 빨라지고 호흡수가 증가하며, 동공이 확장하는 현상이 나타난다. 다른 변화도 일어난다. 혈압이 증가하고 입이 마르며, 혈당이 높아지고 기도가 확장된다. 근육으로 전달되는 혈류가 증가하기도 한다. 이 모든 변화는 응급 상황에 인체가 대처하도록 준비시키기 위함이다. 교감신경계통은 체온조절과도 밀접하게 관련된다.

부교감신경계통은 신체가 위협을 받지 않고 편안할 때 주로 활성화된다. 부교감신경은 에너지를 보존하는 일을 한다. 또한 소화를 촉진하고 소변과 대변을 배출하도록 신호를 보내, 인체의 내부 환경을 평소대로 유지한다.

자율신경계통

가슴, 배, 골반에 위치하는 장기와 조직은 자율신경계통에 속하는 교감 및 부교감신경계통의 영향을 동시에 받는다. 두 신경계통이 함께 작용해서 비교적 일정한 활성 상태를 유지한다. 눈, 침샘, 땀샘과 피부근육 등의 자율적 움직임도 자율신경계통이 통제한다.

순환계통

혈액을 분출하는 근육 주머니 역할을 하는 심장은 완벽한 회로처럼 연결된 온몸의 혈관망을 통해 혈액을 순환시키면서 각 기관과 조직에 산소를 전달하는 순환계통을 이룬다. 심장은 산소가 풍부한 혈액을 동맥과 모세혈관을 통해 온몸으로 직접 전달해서 장기와 조직이 제대로 기능하는 데에 필요한 산소와 영양소를 공급한다. 주변 조직에 산소를 내보내고 조직으로부터 이산화탄소를 받아들인 혈액은 정맥을 통해 심장으로 다시 돌아간다. 이것이 바로 인체에서 일어나는 두 가지 독립적인 순환 과정 중 하나인 온몸순환이다. 또 다른 순환 과정인 허파순환은 심장으로 회수되는 혈액을 허파동맥을 따라 허파로 운반해 산소를 보충하고 이산화탄소를 방출한다. 이렇게 허파순환을 하면서 산소를 보충한 신선한 혈액은 심장으로 돌아가 온몸순환을 다시 시작한다.

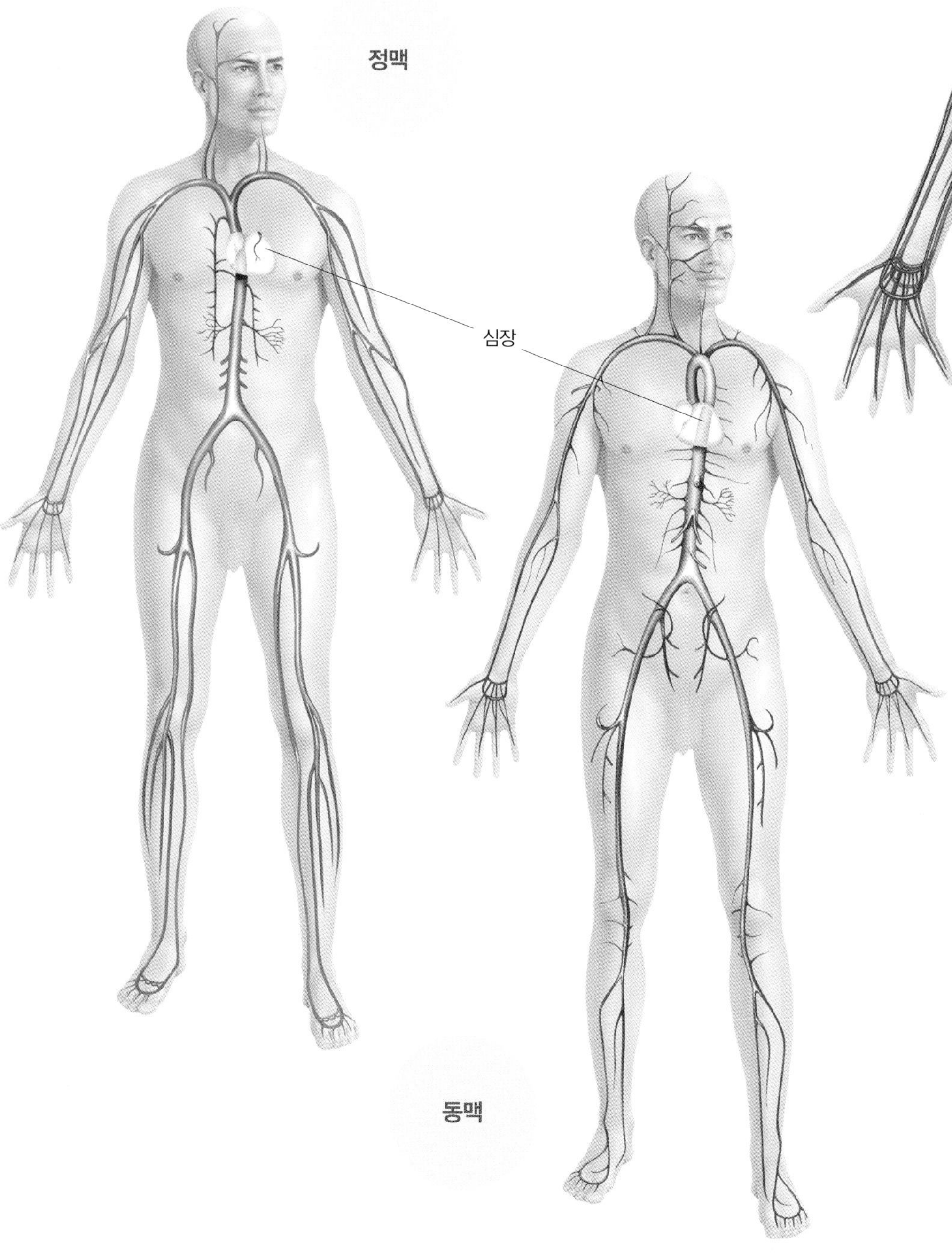

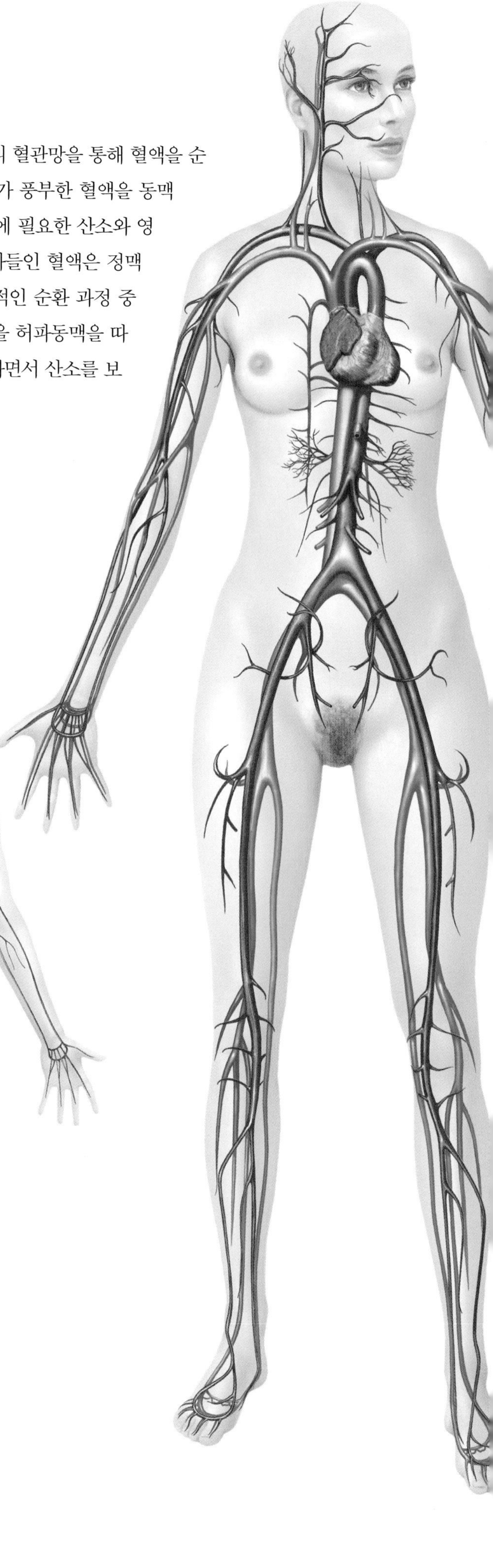

심장

주먹 크기의 심장은 근육질의 펌프와 같아서, 심실에서 온몸으로 혈액을 연속적으로 공급하기 위해 리드미컬하게 박동한다. 왼심실의 혈액은 온몸순환을 통해 산소와 영양소를 몸 전체로 운반한다. 온몸을 다 순환한 혈액은 다시 우심실에서 허파순환을 시작하고, 다시금 산소를 받아들인다. 온몸순환과 허파순환의 흐름은 심장의 판막에 의해 조절된다. 방실판막은 반달판막과 함께 기능해 혈류를 조절하고, 판막의 열고 닫음을 정확히 조절한다. 닫혔을 때는 혈류를 완전히 차단해 심장으로 혈액이 역류해 들어가지 않게 한다. 방실판막은 승모판막과 삼첨판막으로, 반달판막은 대동맥판막과 허파동맥판막으로 이뤄진다. 심실이 수축하면(심실수축기) 대동맥판막과 허파동맥판막이 열리면서 혈액을 내뿜어 온몸순환과 허파순환을 시작하는데, 그사이 승모판막과 삼천판막은 닫혀 있다. 반대로 심실이 이완하면(심실확장기) 대동맥판막과 허파동맥판막은 닫히고 삼첨판막과 승모판막은 열려, 심방에서 심실로 혈액이 이동할 수 있다.

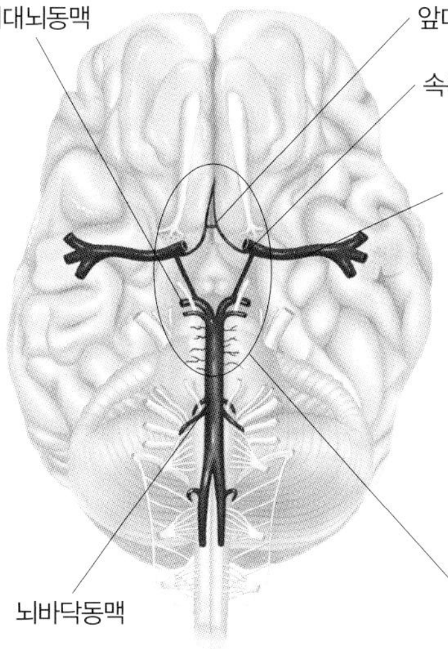

아래에서 바라본 뇌

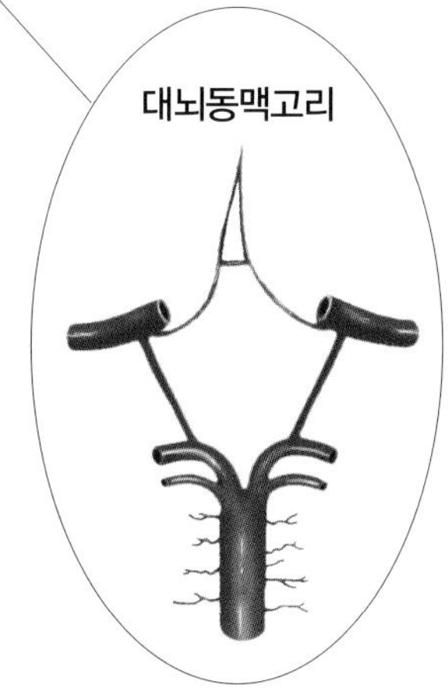

대뇌동맥고리

대뇌동맥고리

대뇌동맥고리는 뇌의 바닥 부분에서 대뇌동맥이 교통동맥으로 연결돼 생긴 고리를 가리킨다.

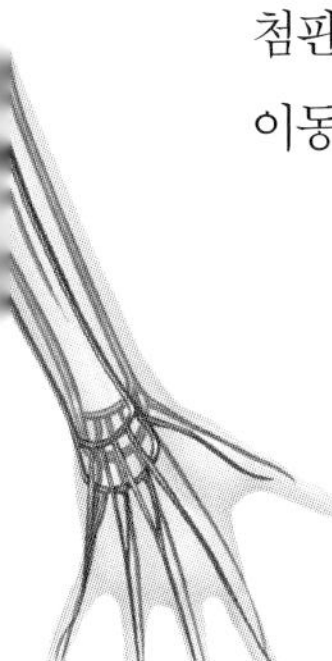

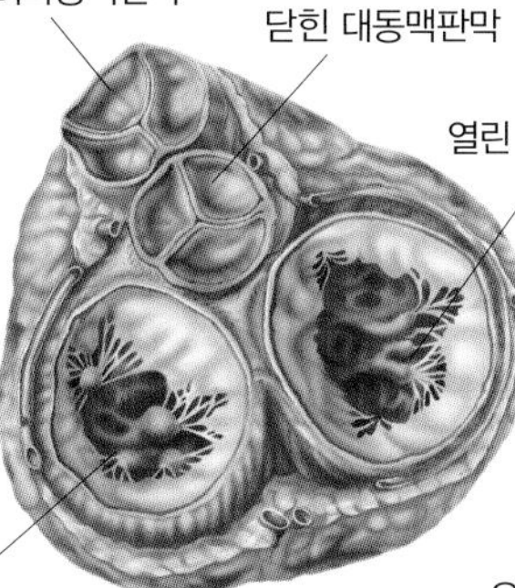

심장의 확장기

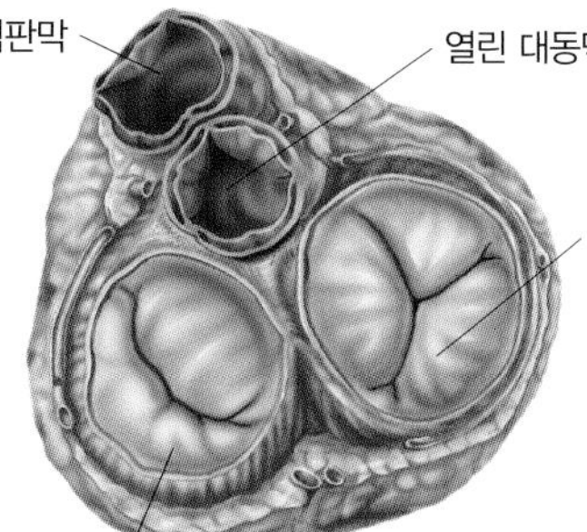

심장의 수축기

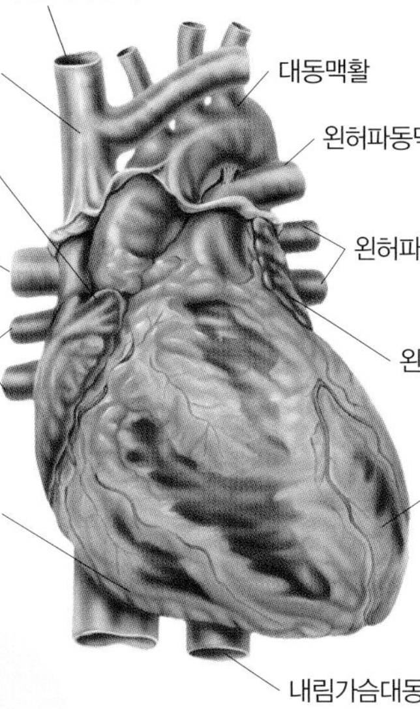

심장
앞에서 본 모습

심장판막

우리 몸의 혈액은 심장판막이 유기적으로 열리고 닫히는 덕분에 일정한 흐름을 유지할 수 있다. 승모판막과 삼첨판막이 열리면 심방에서 심실로 혈액이 유입되며, 대동맥판막과 허파동맥판막이 닫힌다. 반대로 승모판막과 삼첨판막이 닫히면 대동맥판막과 허파동맥판막이 열리고, 심실에서 빠져나온 혈액이 온몸과 허파를 순환한다.

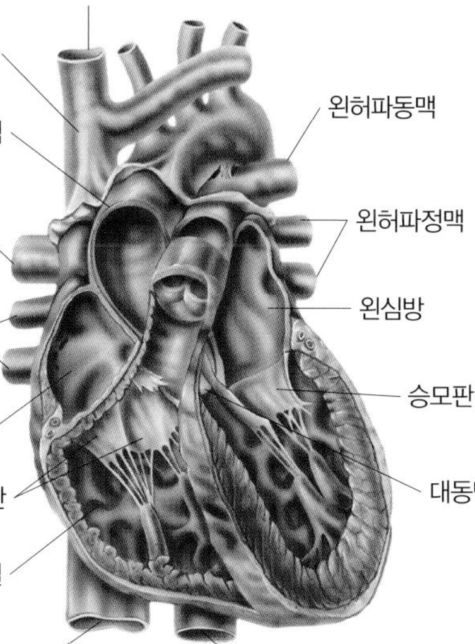

심장
앞에서 본 관상단면

심장

심장은 좌우 심방과 좌우 심실의 네 공간으로 나뉜다. 왼심실과 오른심실에서는 혈액을 펌프해 온몸으로 내보내고, 좌우 심방에서는 혈액을 회수한다.

혈액

혈액은 혈장이라는 액체에 적혈구, 백혈구, 혈소판, 각종 단백질과 화학 물질이 떠 있는 혼합물이다. 혈장의 부피는 일반적으로 혈액의 절반 정도를 차지하며, 나머지 절반의 대부분은 백혈구와 적혈구로 구성된다. 혈액은 허파와 소화기관으로부터 산소와 각종 중요한 영양소를 받아 온몸 곳곳에 전달할 뿐 아니라, 노폐물을 콩팥과 허파 등의 기관으로 운반해 배출하도록 돕는다.

적혈구는 골수에서 만들어진다. 적혈구는 온몸의 조직에 산소를 운반해 이산화탄소와 교환한다. 적혈구는 교환한 이산화탄소를 허파로 운반해 이산화탄소가 호흡을 통해 배출될 수 있도록 한다. 백혈구는 면역계통에서 각기 다른 역할을 수행하는데, 조직 손상과 감염에 대응할 항체를 생산하고, 세균과 외부 병원체를 포식해 제거하기도 한다. 혈소판은 골수에서 생성되는 거대핵세포의 조각이며 혈액응고에 중요한 역할을 맡는다.

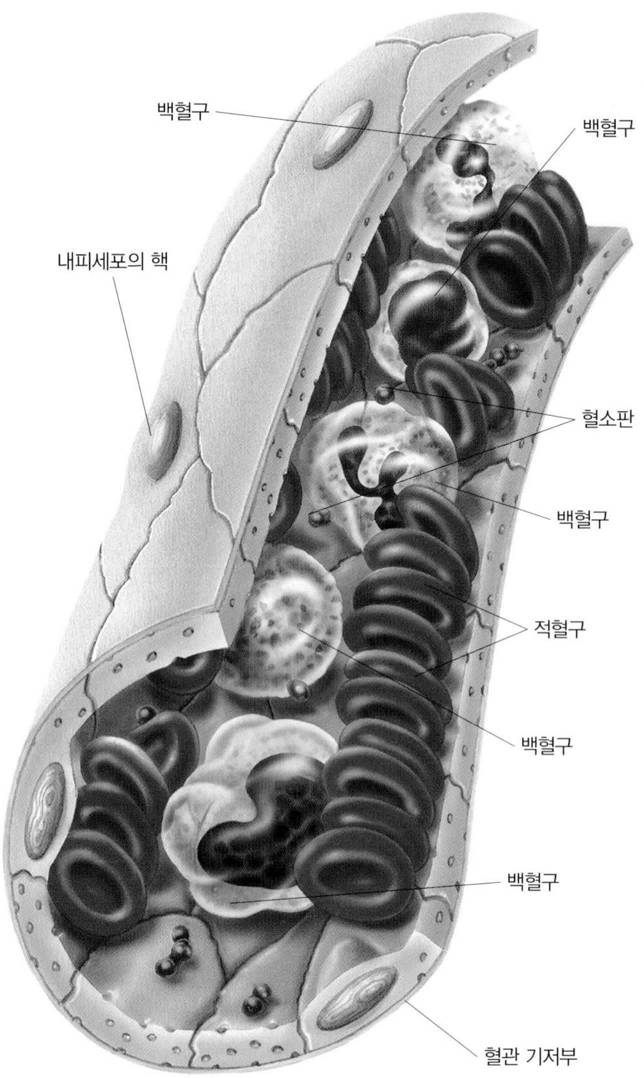

혈관

인체 곳곳에 거대한 혈관망이 분포해 혈액을 순환시킨다. 심장에서 분출한 혈액은 굵고 유연성이 큰 동맥인 대동맥으로 빠져나가 동맥으로 전달되고, 나뭇가지처럼 연속해서 갈라져 점점 더 가는 혈관으로 나뉘다가, 모세혈관까지 도달한다. 모세혈관에 도달한 혈액은 운반해 간 산소를 조직으로 내보내고 이산화탄소를 거둬들인다. 임무를 완수한 혈액은 팔다리와 각 조직의 모세혈관에서 출발해 점점 더 굵은 정맥으로 합류하다가, 마침내 심장에 이르러 이 순환 과정을 또다시 반복한다.

백혈구

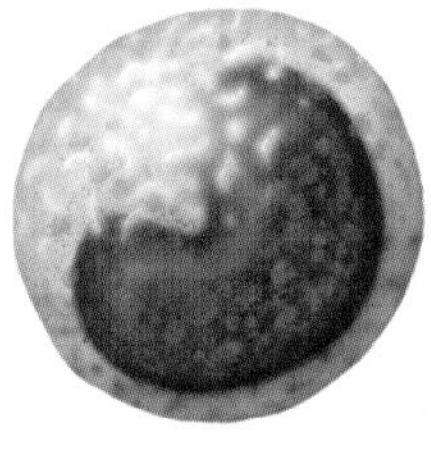

단핵구

전구세포인 단핵구는 혈액 내에서 하루 이틀 순환하면서 큰포식세포로 분화한다.

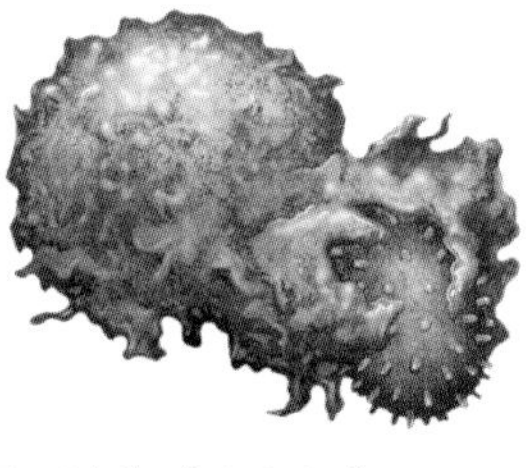

큰포식세포(대식세포)

큰포식세포는 외부에서 침입한 병원체나 조직 파편 등을 에워싸 감염에 저항한다.

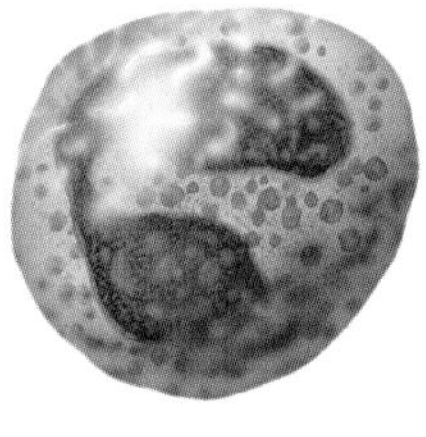

호산구

염증세포인 호산구가 분비하는 효소는 인체의 알레르기반응에 관여하며 일부 기생충을 제거하기도 한다.

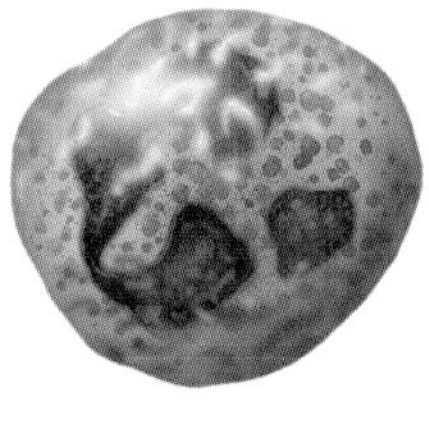

중성구(호중구)

중성구는 미생물을 삼키는 포식작용을 담당해 세균의 공격으로부터 인체를 방어한다.

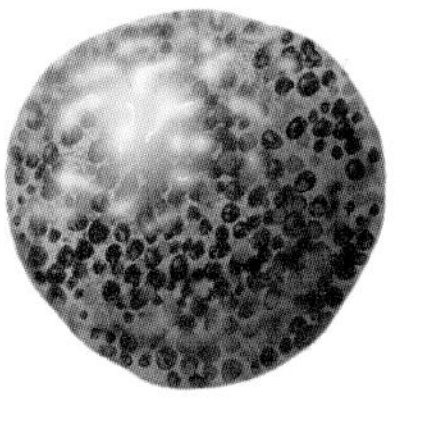

호염기구

염증세포인 호염기구가 분비하는 물질은 외부에서 침투한 알레르기항원에 대한 인체의 저항성을 증가시킨다.

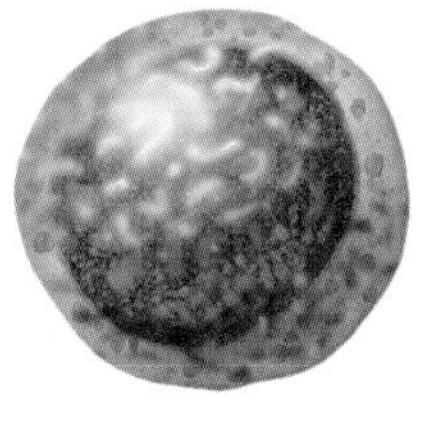

림프구

림프구는 크게 세 가지로 나뉜다. 자연살해세포(NK 세포)와 T림프구(T세포)는 외부의 침입자를 직접 공격하는 반면, B림프구(B세포)는 항체를 생성한다.

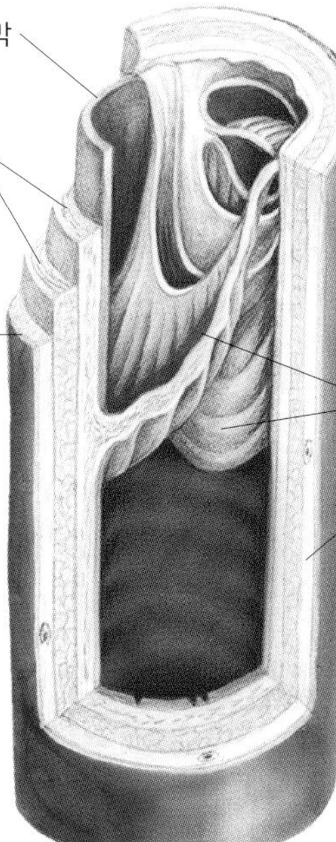

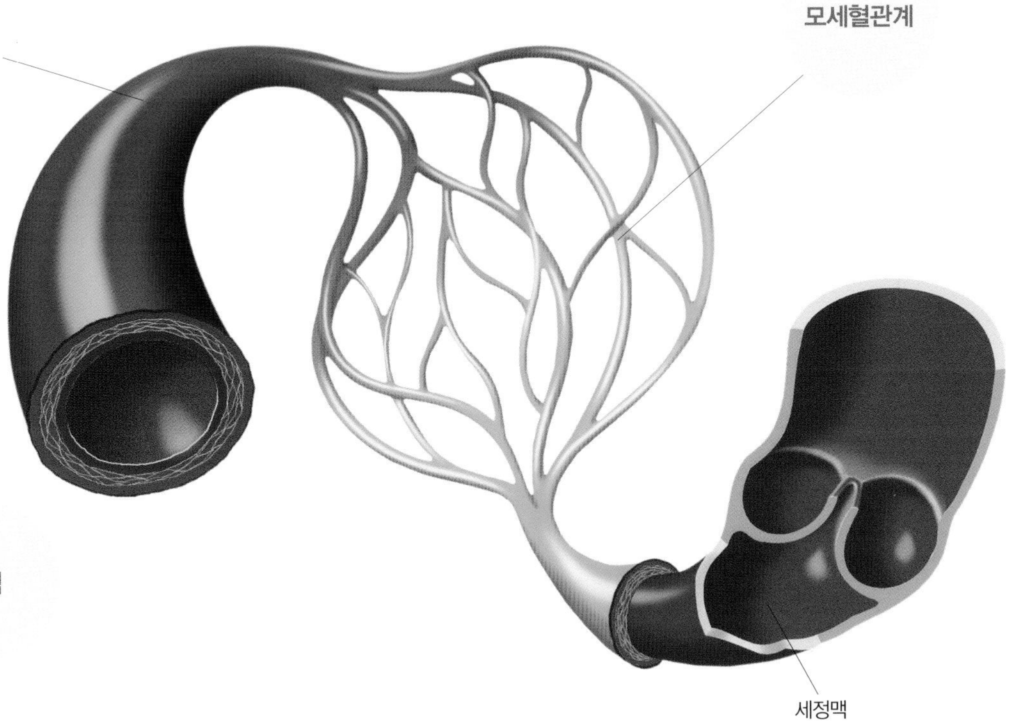

혈관

인체에는 다양한 혈관이 있어서 각자 특별한 임무를 맡아 수행한다. 동맥은 혈관 벽이 두껍고 유연하며 정맥은 혈관 벽이 얇고 혈액의 역류를 방지하도록 곳곳에 판막이 있다. 동맥과 정맥은 나뭇가지처럼 갈라지면서 모세혈관계를 이룬다. 모세혈관은 혈관 벽이 얇아 온몸의 체세포에 산소와 영양소를 내보내고, 이산화탄소를 거둬들이는 기체교환에 적합하다.

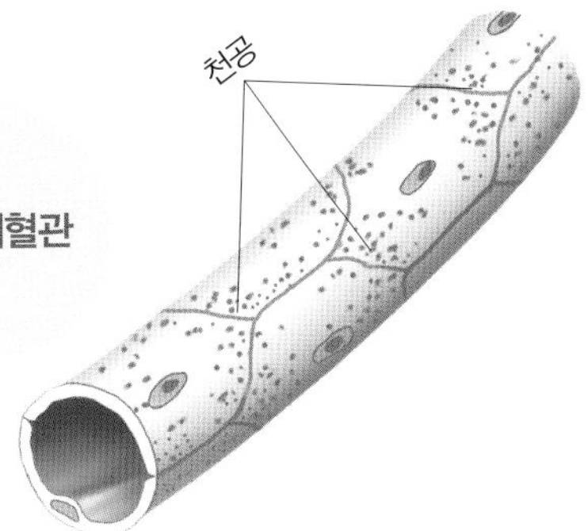

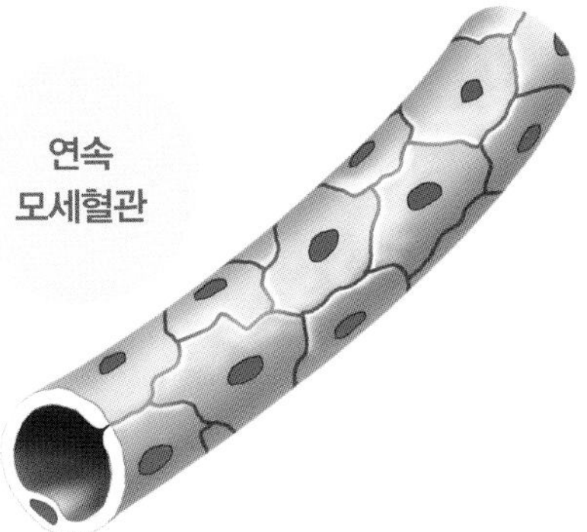

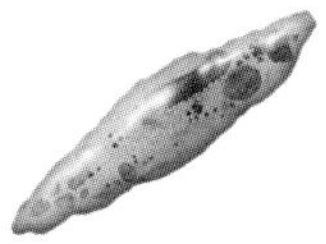

혈소판

작은 혈소판은 혈관이 손상된 부위로 몰려가 혈액응고를 유도해 타박상과 출혈을 막는다.

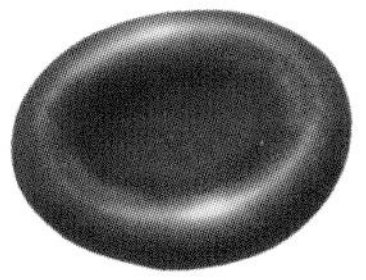

적혈구

적혈구는 가운데가 오목한 원반 모양으로 표면적이 넓어 기체교환에 효율적일 뿐만 아니라, 좁은 모세혈관 사이를 빠져갈 수 있을 만큼 유연하다. 혈액의 흐름을 촉진하도록 차곡차곡 쌓이는 데에 적합한 모양이다.

적혈구 생산

적혈구는 골수에서 만들어져 순환계통으로 들어온다. 인체가 정상적으로 기능하려면 엄청난 양의 적혈구가 필요한데, 골수에서 적혈구가 생산되는 속도도 매우 빠르다. 노화된 적혈구는 지라(비장)의 여과 시스템에서 걸러 배출한다. 그 밖에도 지라는 필요할 때 혈관으로 즉시 내보낼 수 있도록 적혈구를 비축한다.

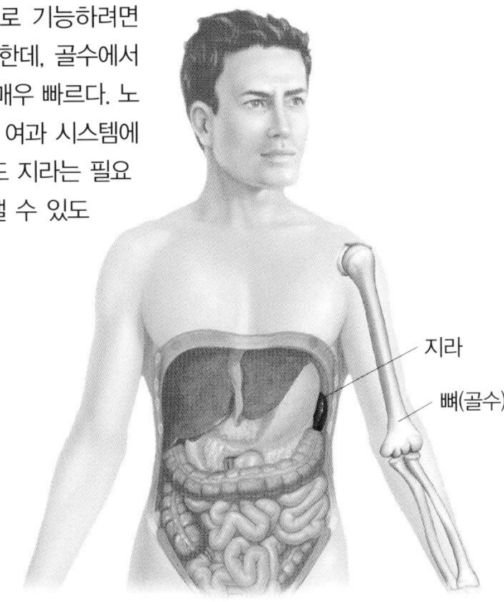

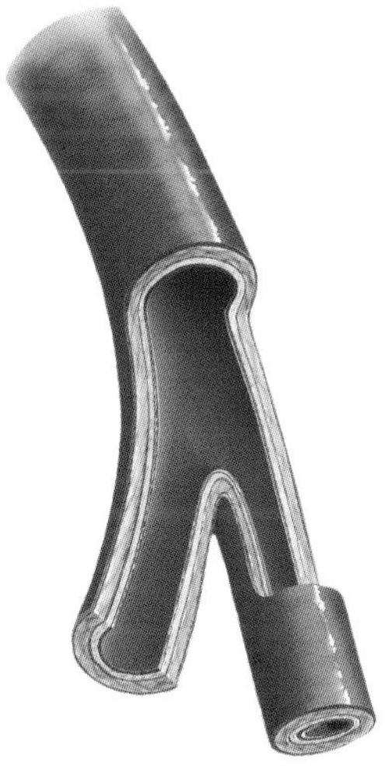

림프관과 면역계통

림프관, 림프절, 림프기관의 연결망으로 이뤄진 림프계통은 우리 몸에서 두 가지 역할을 한다.

우선, 림프계통은 사이질액을 순환계통으로 돌려보내는 일을 한다. 사이질액은 혈관에서 빠져나와 몸속 조직들의 세포를 감싸 적신 다음, 각 조직과 세포에서 배출한 노폐물과 함께 림프관으로 재흡수된다. 림프관을 따라 흐르는 조직액을 '림프'라고 한다. 림프관의 림프는 여과된 다음에 다시 림프관으로 합류하는 순환 과정을 연속적으로 거친다. 림프 안에는 물, 단백질 분자, 각종 염, 포도당, 요소, 감염에 맞서 싸우는 백혈구 등이 들어 있다.

림프계통의 또 다른 일은 질병에 맞서 싸우는 면역반응이다. 림프계통에서는 여러 종류의 백혈구가 각기 다른 역할을 맡아 면역반응을 수행한다. 박테리아나 바이러스 등의 병원체나 암세포 등을 파괴한다.

림프관

인체의 림프관은 한쪽 방향으로 순환하며 림프계통을 이룬다. 림프관은 맹관인 모세림프관에서 시작돼 점점 굵어지고 림프조직 또는 림프절의 집합체를 지난다. 림프는 굵은 림프관과 합류하면서 각각의 림프관과 가슴림프관(흉관)으로 전달되고, 마침내 순환계통의 정맥으로 운반된다.

림프관에는 판막이 있어 림프가 역류되지 않는다. 림프계통에는 펌프질 체계가 없기 때문에, 뼈대근육의 움직임에 의존해 온몸의 림프를 심장으로 되돌려보낸다.

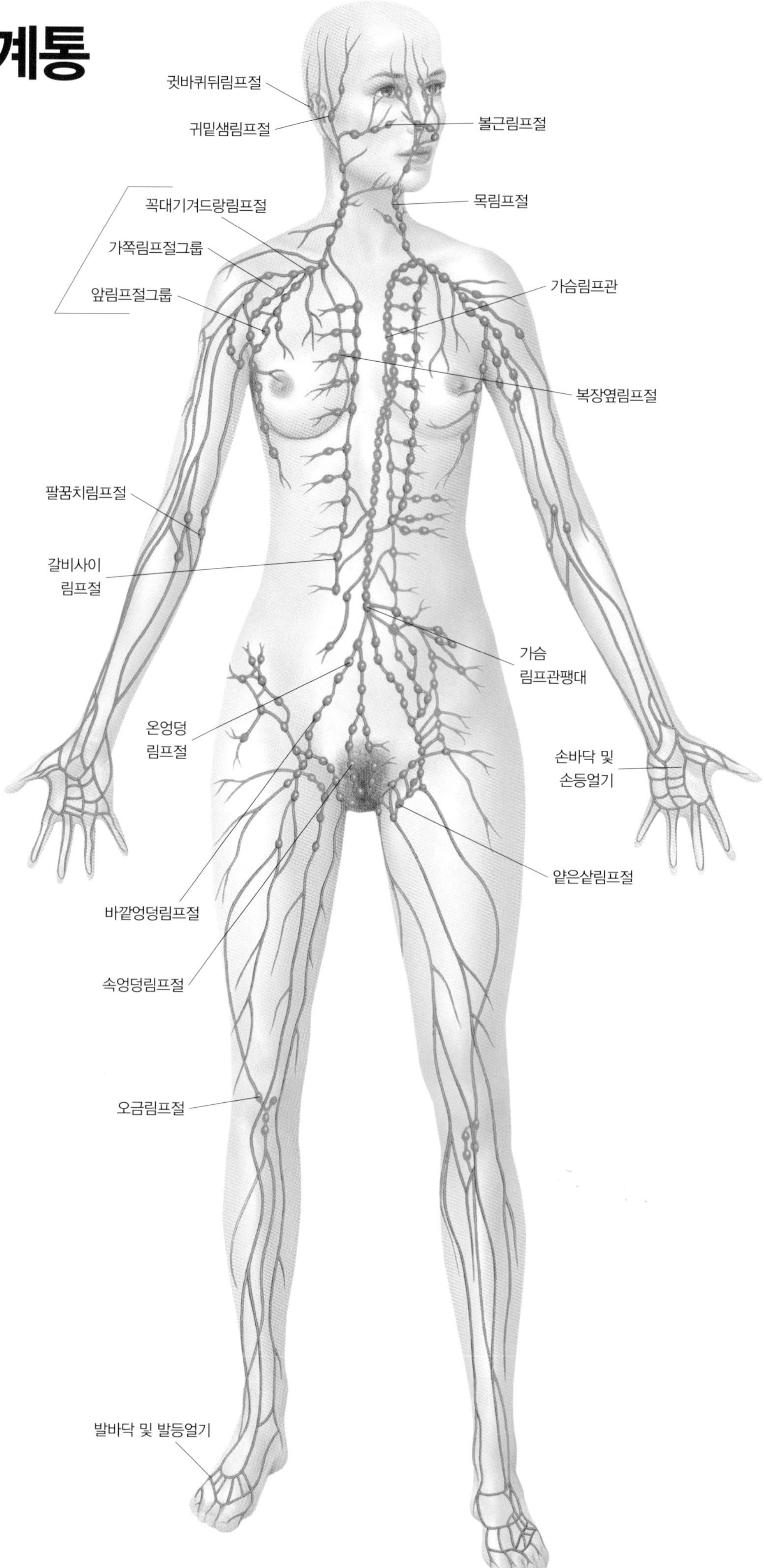

림프절

림프절은 림프구를 생산하며 림프관이 통과하는 곳이기도 하다. 들어오는 림프관과 나가는 림프관이 각각의 림프절마다 연결돼 있다. 각각의 림프절은 섬유성 피막에 감싸인 림프조직의 덩어리로, 분포하는 위치와 작용 부위에 따라 구분한다. 예를 들면, 머리와 팔다리에 작용하는 림프절은 아래턱과 목, 겨드랑이, 샅굴 부위(서혜부)에 분포한다. 가슴과 배 쪽 장기를 순환한 림프액은 주요 동맥 및 대동맥을 따라 뻗은 림프절 사슬로 유입된다. 소화기관의 벽에 분포하는 유미관은 지방흡수에 중요한 역할을 하는 림프관이다. 우리가 먹은 음식물에서 유래한 각종 영양소(거대 분자의 형태)와 지방(유미)을 유미관이 흡수한다.

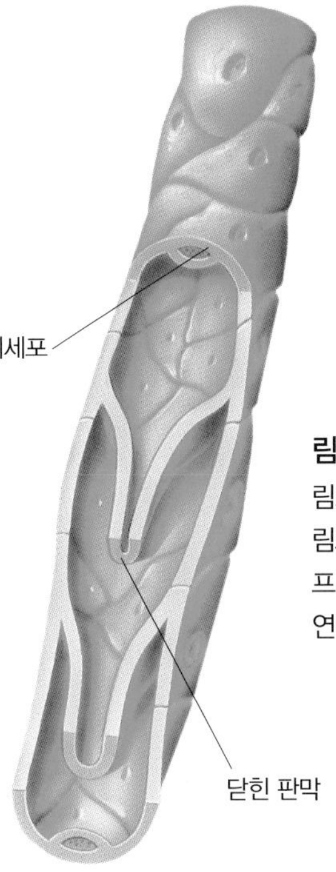

림프절

림프절은 섬유성 피막에 둘러싸인 림프 조직이다. 각각의 림프절은 림프가 유입되고 배출되는 림프관과 연결돼 있다.

림프순환

림프관의 수많은 판막은 림프의 역류를 막는다. 림프는 목의 시작 부분에 있는 굵은 정맥과 연결된 굵은 림프관 2개를 거쳐 다시금 혈액순환으로 유입된다.

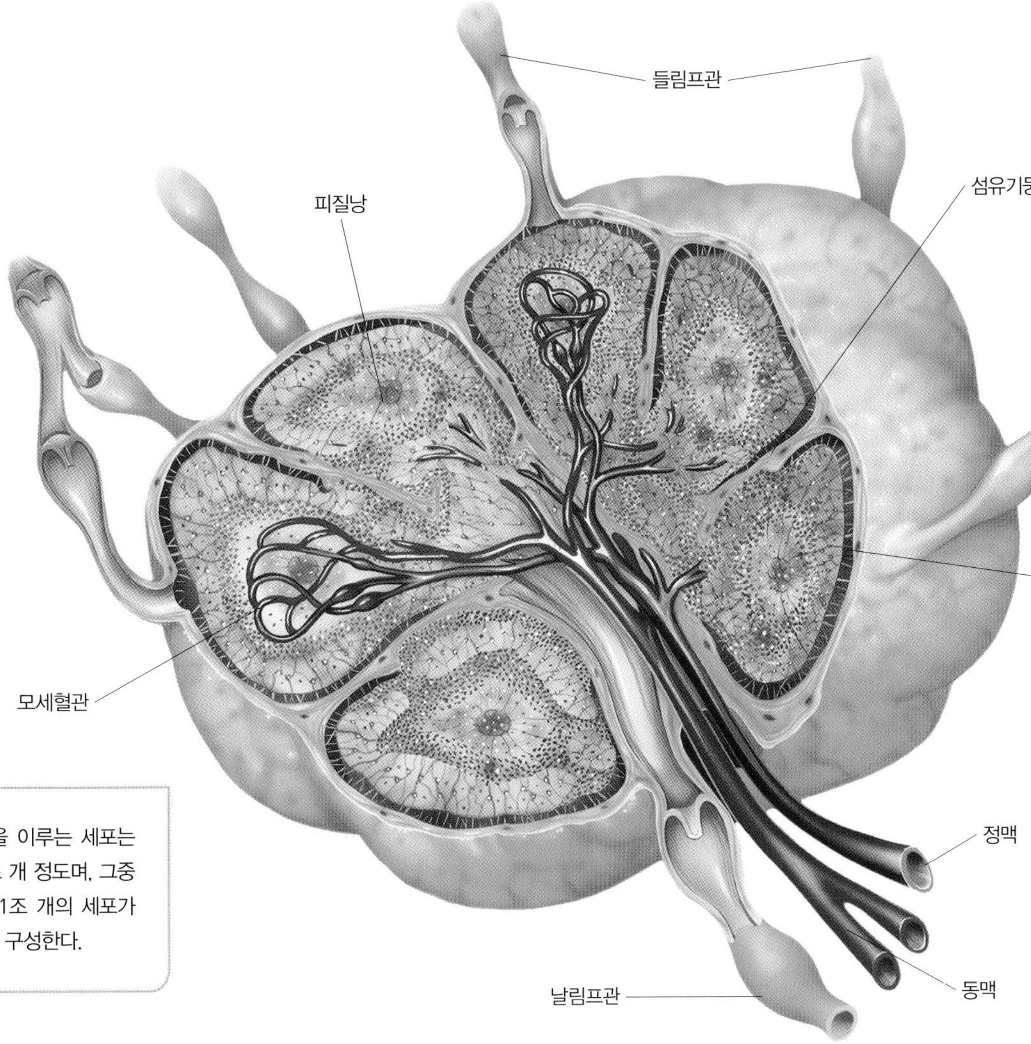

NOTE

성인의 몸을 이루는 세포는 평균 100조 개 정도며, 그중에서 대략 1조 개의 세포가 면역계통을 구성한다.

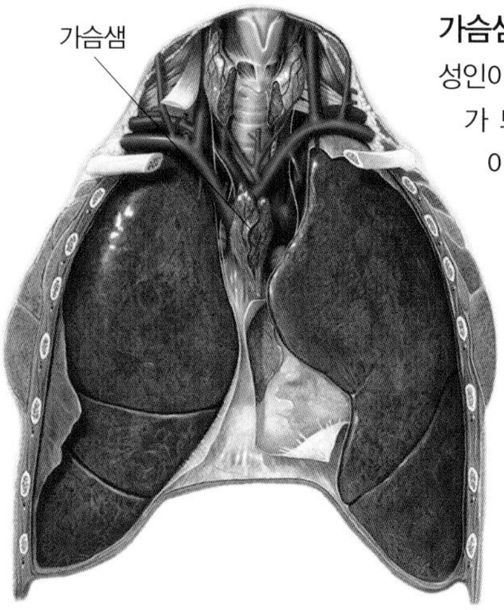

가슴샘

성인이 되면 가슴샘(흉선)은 기능과 크기가 퇴화한다. 하지만 소아 때는 가슴샘이 T림프구의 성숙을 담당하는 중요한 면역기관이다. T림프구는 각종 바이러스와 암세포로부터 인체를 방어하는 세포다. 사춘기 이후에 가슴샘이 지방과 조직으로 퇴화하더라도 일생 동안 필요한 T림프구는 계속 생성된다.

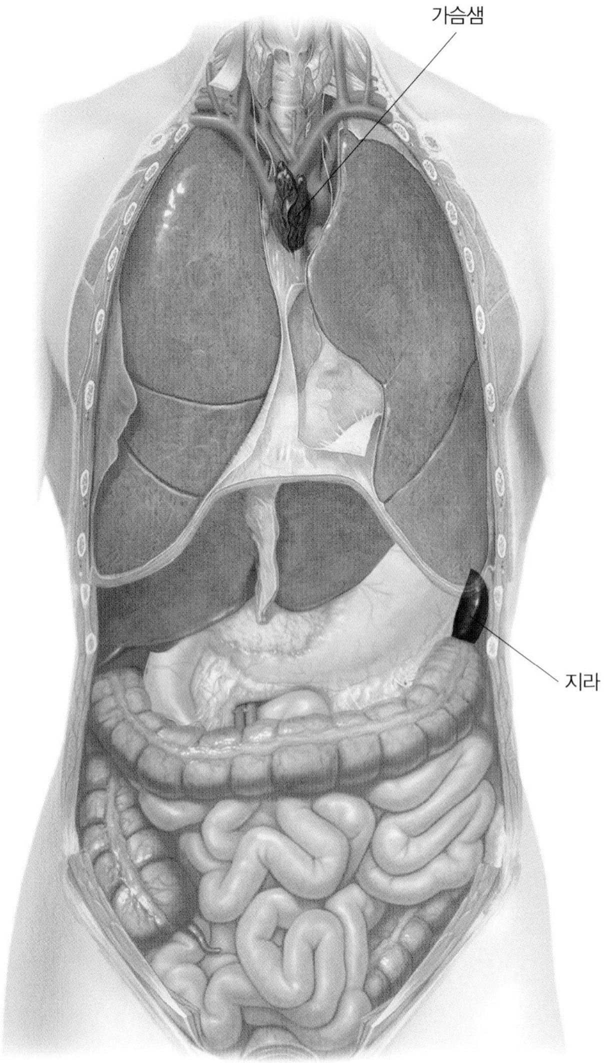

지라

림프계통에서 가장 큰 장기인 지라는 혈액순환을 마친 혈구를 걸러 제거하는 필터로 기능한다. 동시에 림프구를 생산하고 저장한다.

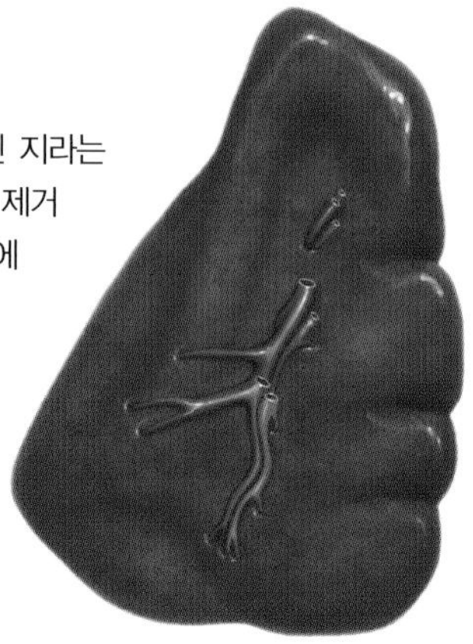

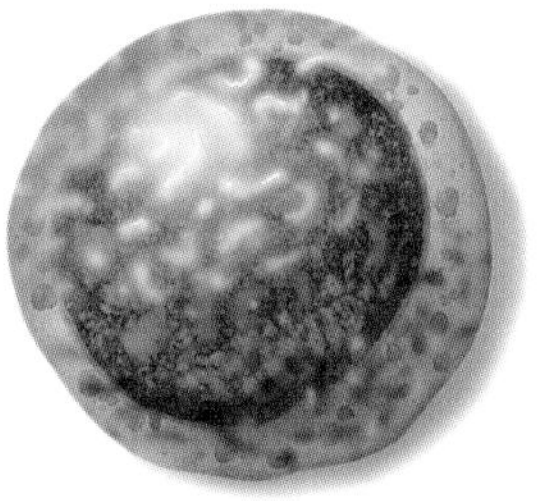

림프구

림프구에는 세 종류가 있다. 자연살해세포와 T림프구는 외부에서 침입한 병원체를 직접 공격하고, B림프구(B세포)는 항체를 만든다.

림프계통을 이루는 기관

림프계통을 형성하는 주요 기관으로는 가슴샘, 지라, 기도, 생식·비뇨기관의 관[track]을 따라 분포하는 림프조직을 들 수 있다.

림프기관

림프기관에는 가슴샘, 지라, 점막연관림프조직이 속한다. 가슴샘은 심장과 복장뼈 사이의 가슴 위쪽에 있는데, 배아 단계에서 진행되는 발생 과정에서 가장 먼저 발달하는 림프기관이다. 가슴샘은 계속 자라다가 사춘기가 되면 30~40그램 정도가 되고, 그 이후에는 점점 작아져 14그램 정도인 지방 섬유조직으로 퇴화한다. 가슴샘에서는 T림프구의 성숙을 유도하는 호르몬이 분비된다. 면역반응이 진행될 때, 이 특별한 림프구는 외부에서 침입한 병원체의 항원을 인식한다. 가슴샘은 사춘기 이후에 사라지지만 T림프구는 평생 필요한 만큼 계속 생성되고 성숙한다.

거미막 아래 복부 왼쪽에 자리 잡은 지라는 림프계통에서 가장 커다란 림프기관이다. 모세혈관과 공동이 밀집한 적색속질에서는 혈액을 여과하고, 백색속질에는 림프구가 가득 채워져 있다. 림프구는 지라에서 생산되고 저장된다.

점막연관림프조직은 기도, 비뇨생식로 및 소화관의 관 안쪽에 있는 점막을 따라 분포한다. 이들 관강은 항상 외부 환경에 노출되므로, 이 조직의 B림프구와 T림프구는 인체에 침입한 병원체를 물리치기 위한 일련의 방어막을 형성한다.

림프구

림프구는 인체의 면역계통에서 중요한 역할을 담당한다. 크게 B림프구, T림프구, 자연살해세포로 나뉜다. B림프구는 골수에서, T림프구는 가슴샘에서 성숙한다. 림프구는 항체 생성을 촉진해서 특정 항원을 공격하거나, 인체에 침입한 외부 병원체를 둘러싸고 삼켜서 면역반응을 수행한다.

체액성면역반응

B림프구는 외부에서 유입된 박테리아 또는 바이러스의 항원을 식별하고 제거하기 위한 항체를 생성한다. 온몸을 순환하는 T림프구와 큰포식세포가 이 과정을 돕는다.

(ㄱ) 몸의 표면을 이루는 세포를 뚫고 침입한 바이러스 입자가 증식한다.
(ㄴ) 큰포식세포가 바이러스 입자를 삼켜서 가둔다.
(ㄷ) 큰포식세포가 온몸을 순환하는 T림프구에 항원을 제시하면 더 많은 T세포와 B세포가 활성화돼 몸을 방어한다.
(ㄹ) B림프구는 바이러스에 특이적인 항체를 생산해 공격하는 형질B세포와 기억B세포로 나뉘어 면역반응을 진행한다.
(ㅁ) 온몸을 순환하는 항체가 바이러스 입자를 인식해 결합한다.
(ㅂ) 이것을 큰포식세포가 인식하고 바이러스를 에워싸 공격해, 감염원으로부터 인체를 보호한다.

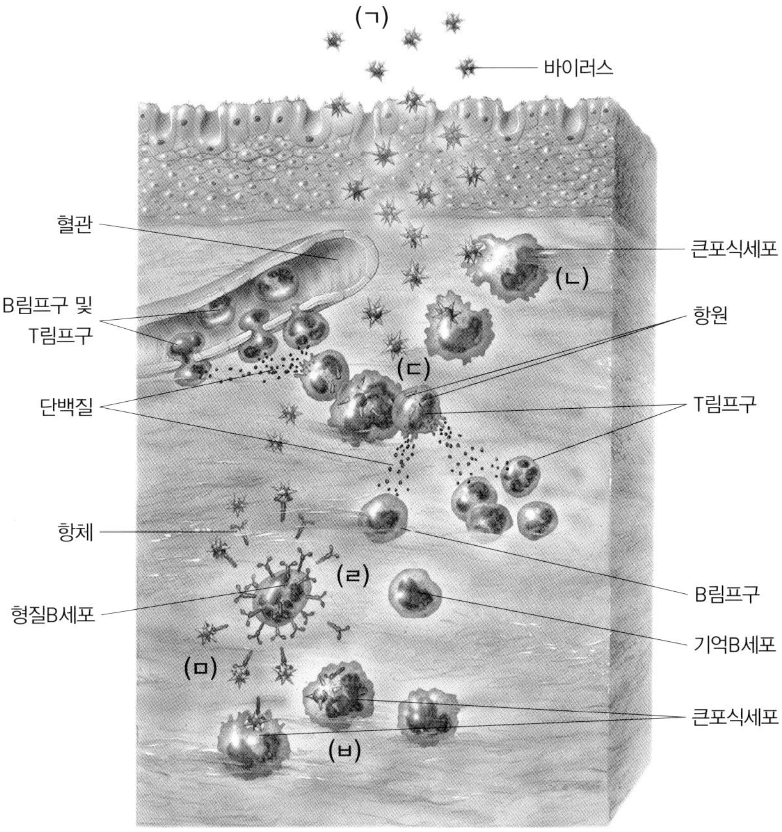

알레르기반응

알레르기반응이란 알레르기항원이라는 외부의 자극원에 대한 인체 반응을 가리킨다.

(ㄱ) 알레르기항원이 인체에 유입되면 형질세포가 항체를 생산한다.
(ㄴ) 항체는 몸속 조직을 순환하는 비만세포와 결합한다.
(ㄷ) 알레르기항원이 몸에 다시 들어오면 여기에 비만세포 표면의 항체가 결합한다.
(ㄹ) 비만세포가 염증인자인 히스타민을 분비하면 각종 알레르기 증상이 나타난다.

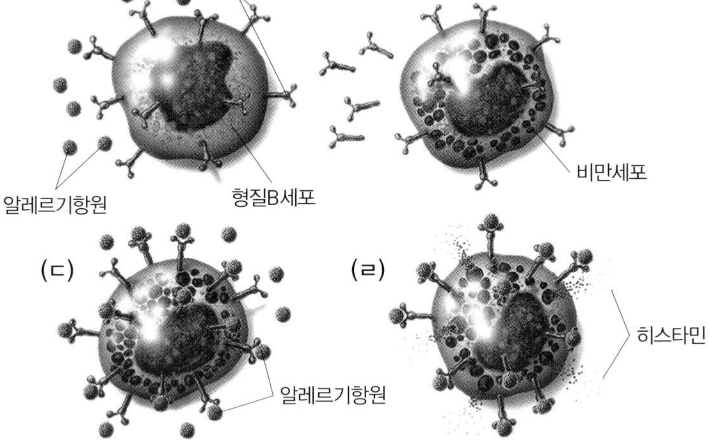

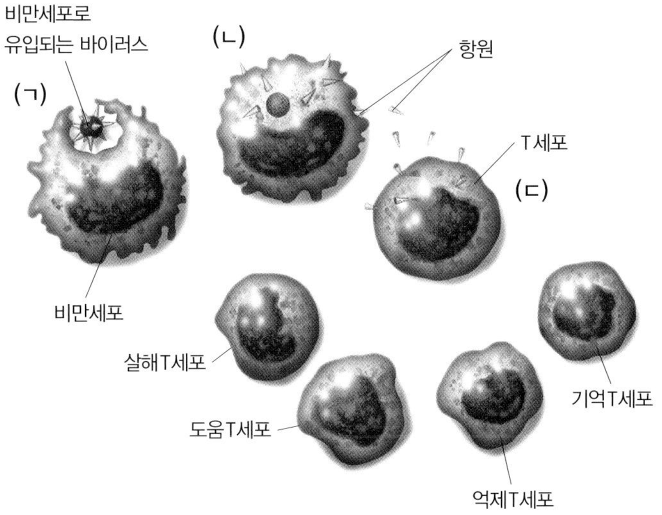

세포매개면역반응

T림프구는 서서히 진행되는 세포매개면역반응에서 중요한 역할을 한다.

(ㄱ) 몸속을 순환하는 비만세포가 침입한 바이러스 입자를 삼킨다.
(ㄴ) 비만세포가 바이러스를 T세포에게 가져가서 항원을 제시한다.
(ㄷ) T세포는 면역반응에 중요한 역할을 담당하는 각 클론을 생성한다. 기억T세포는 침입한 항원을 기억해 미래의 감염에 대비한다. 도움T세포는 항원이 침입한 부위로 B세포와 T세포를 모으고 활성을 유도하는 신호를 보내며, 억제T세포는 B세포와 T세포의 작용을 억제한다. 살해T세포는 침입한 항원을 인식해 외부 병원체를 파괴한다.

소화계통

소화계통은 우리가 섭취한 음식물을 몸에서 흡수할 수 있게 작은 분자 단위로 쪼개고, 영양소를 흡수하는 일을 한다. 음식에 들어 있는 탄수화물, 비타민과 각종 무기질, 단백질, 지방을 포함해 모든 영양소는 인체의 여러 중요한 기능을 유지하는 데에 꼭 필요하며, 음식물이 잘게 부서지고 소화되는 곳인 위장관(소화관)에서 흡수된다.

소화관

입의 근육이 음식물을 이리저리 움직이는 동안, 치아는 음식물을 잘게 갈고 씹고 으깨어 부순다. 침샘에서 생산하는 침은 입안의 음식물에 수분을 공급해 좀 더 씹고 삼키기 쉽도록 미끈미끈한 덩어리로 만든다. 치아에 잘게 씹힌 음식물이 덩어리가 돼 입 뒤쪽으로 이동하면 근육이 움직이면서 음식물 덩어리를 식도로 밀어 넣는다. 식도를 구성하는 민무늬근육은 파도처럼 수축하며 음식물을 위(胃)로 이동시킨다.

위에서는 음식물이 위액의 위산, 소화효소인 펩신과 잘 혼합해 반응하도록 위 근육을 수축해 내용물을 뒤섞는데, 그렇게 미즙[chyme]이 만들어진다. 작은창자의 가장 윗부분인 샘창자(십이지장)와 연결되는 위의 출구는 두꺼운 돌림근육섬유다발인 날문(유문)에서 개폐를 조절한다. 날문은 영양소가 흡수되는 샘창자로 미즙을 조금씩 내려보낸다. 이때 간에서 생산된 담즙과 이자(췌장)에서 분비하는 분해효소도 샘창자로 함께 유입된다.

샘창자와 빈창자(공장)의 안쪽 벽은 주름이 많이 잡혀 있는 데다, 각각의 주름은 더 작은 융모로 뒤덮여 영양소가 충분히 흡수될 수 있을 만큼 표면적을 넓게 확보한다. 소화된 음식물에 들어 있는 영양소는 대부분 샘창자와 빈창자에서 흡수된다. 작은 영양 분자는 모세혈관으로 흡수되고, 큰 영양 분자는 작은창자의 모세림프관인 유미관에서 흡수된다.

작은창자의 마지막 부분인 돌창자는 비타민 B12를 흡수하고, 담즙산을 재흡수해서 간으로 돌려보내는 일을 담당한다.

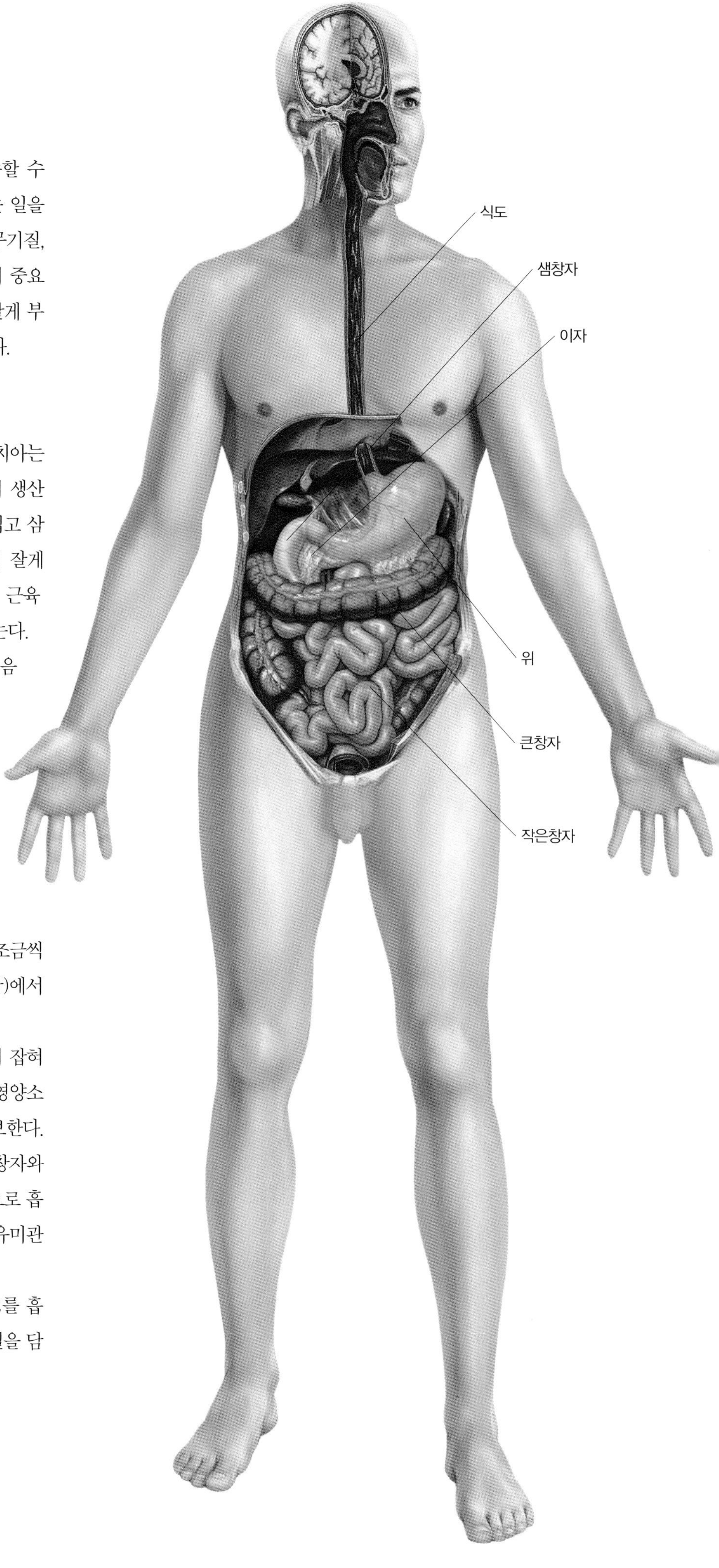

꿈틀운동

연동운동

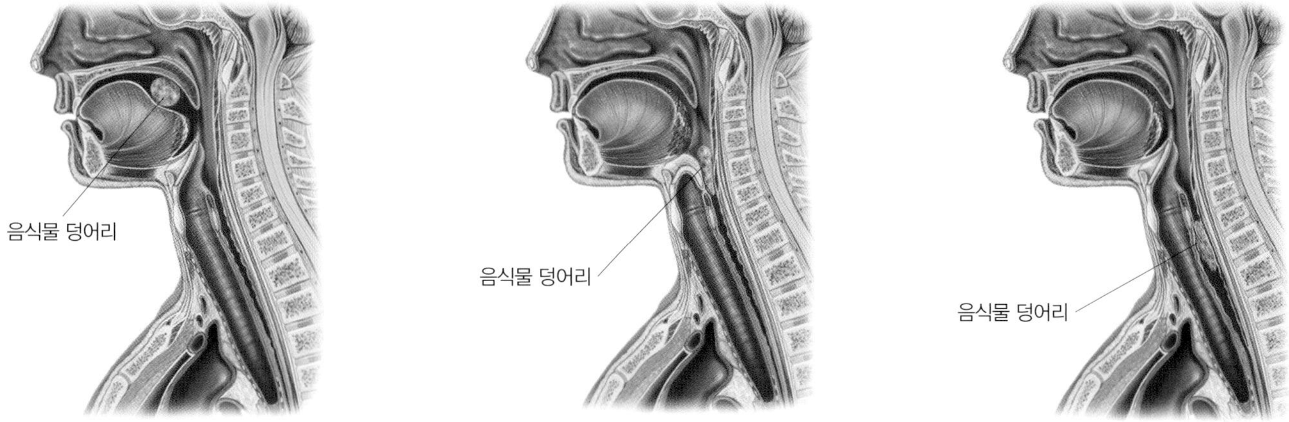

삼키기는 우리가 자발적으로 통제할 수 있는 움직임이다. 음식을 삼키는 과정이 시작되면 혀는 음식물 덩어리를 인두로 밀어 넣고, 인두근육의 자발적인 운동이 함께 작용하면서 음식 덩이가 식도의 위쪽으로 내려간다. 일단 식도로 한번 들어간 음식물은 물결치듯 수축하는 꿈틀운동에 의해 위까지 도달한다.

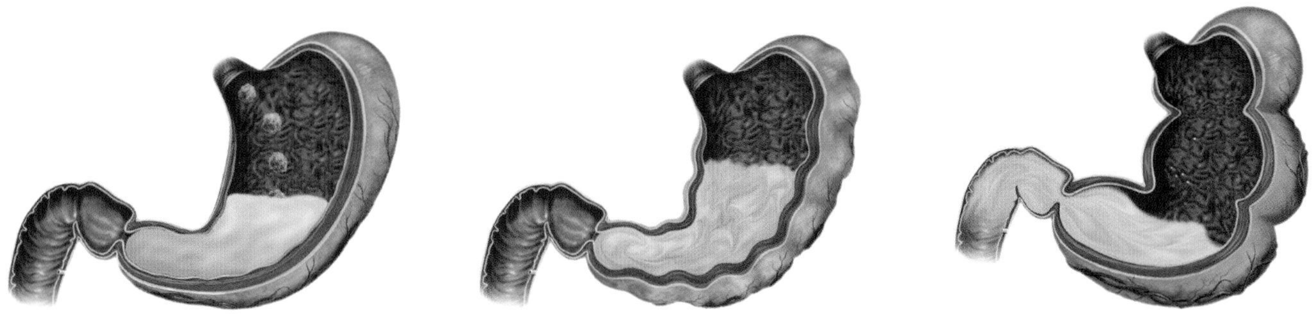

위는 내용물을 휘저어 위액과 반응시켜서 걸쭉한 유동물질인 미즙으로 바꾸고, 날문조임근(유문괄약근)의 조절을 받아 미즙을 조금씩 샘창자로 내보낸다.

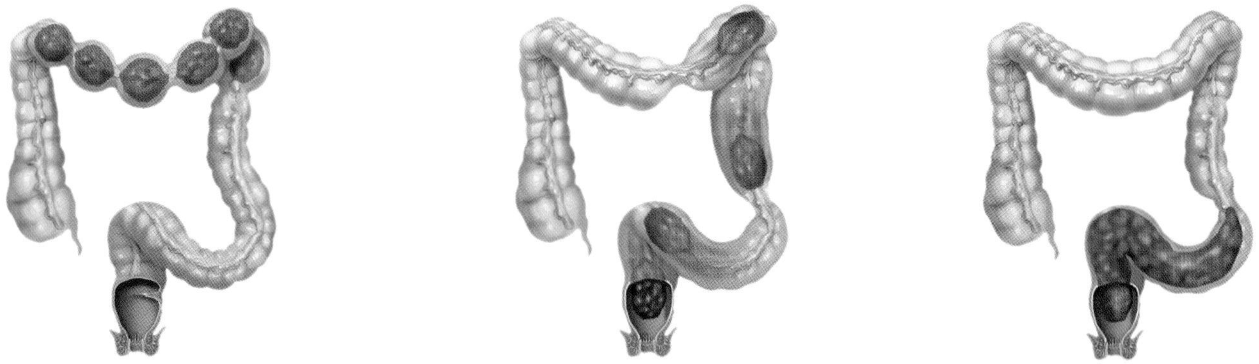

영양소는 작은창자에서 흡수된다. 소화 과정 중에 생성된 노폐물 덩어리가 곧창자에서 한꺼번에 배출되기 전에 잘록창자에서 수분과 쓸개즙염(담즙산염)을 흡수한다.

돌창자는 돌막창자 경계부에서 큰창자와 만나는데, 여기서 큰창자는 막창자(맹장), 잘록창자(결장), 곧창자(직장)로 나뉜다. 소화된 음식물의 찌꺼기가 큰창자 안쪽을 따라 이동하는 동안 수분과 쓸개즙염이 재흡수되면 마침내 대변만 남는다. 대변은 곧창자를 지나 항문으로 이동해 한꺼번에 몸 밖으로 배출된다.

소화 과정은 전반적으로 자율신경계통의 지배를 받아 관련 근육과 기관, 효소 및 호르몬의 활성이 조절된다.

소화기관

식도
이 근육질 장기를 구성하는 민무늬근육은 파도가 밀려오듯 수축하는 운동을 해서 음식물을 입에서 위로 전달한다. 가로막으로 위와 연결되는 식도는 위식도조임근(위식도괄약근)을 이용해 음식물을 위로 내려보낸다.

위
위는 여러 근육층으로 이뤄진 주머니로, 식도에서 내려온 음식물을 근육 운동으로 휘젓고 잘게 부수어 미즙이라는 형태의 끈적한 내용물로 만든다. 위의 내막을 구성하는 점막과 점막밑층에서는 소화 과정을 돕는 위액을 분비한다. 위의 근육층이 반복해 수축하고 이완하면서 내용물이 뒤섞이고, 그 결과물이 작은창자로 조금씩 내려간다. 주머니 모양을 이루는 바깥층은 부드러워서 위 근육의 원활한 운동을 돕는다.

간
간은 쓸개즙(담즙)을 생산한다. 쓸개즙은 쪼개진 일부 음식물을 더 잘게 소화한다. 간에서 만들어진 쓸개즙은 쓸개로 이동해 저장되는 동안 농축되고, 샘창자로 분비될 준비를 한다.

이자
이자에서 분비하는 소화효소는 샘창자에서 진행되는 소화 과정에 중요한 역할을 한다. 이자 효소와 쓸개즙은 같은 구멍인 샘창자팽대를 거쳐 샘창자로 유입된다.

창자
작은창자는 샘창자, 빈창자, 돌창자(회장)로 구성되며, 큰창자는 막창자, 잘록창자, 곧창자, 항문으로 나뉜다. 음식물에 들어 있는 영양소는 대부분 작은창자에서 흡수되는 반면, 잘록창자에서는 수분과 쓸개즙염을 처리한다. 소화계통을 지나온 내용물은 큰창자를 지나면 찌꺼기인 대변만 남는다. 곧창자에 모여 있다가 한꺼번에 항문에서 배출된다.

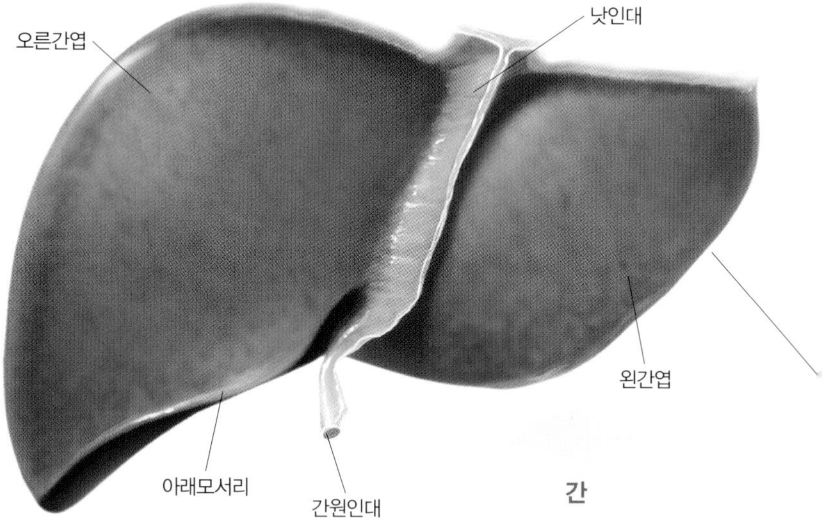

간

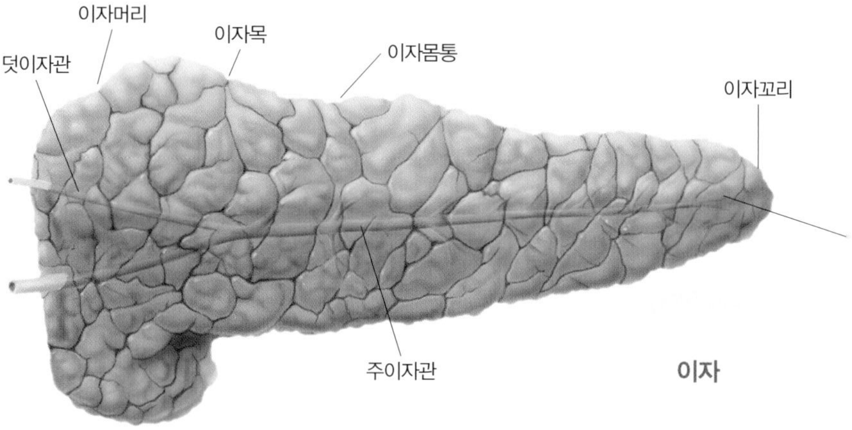

이자

창자

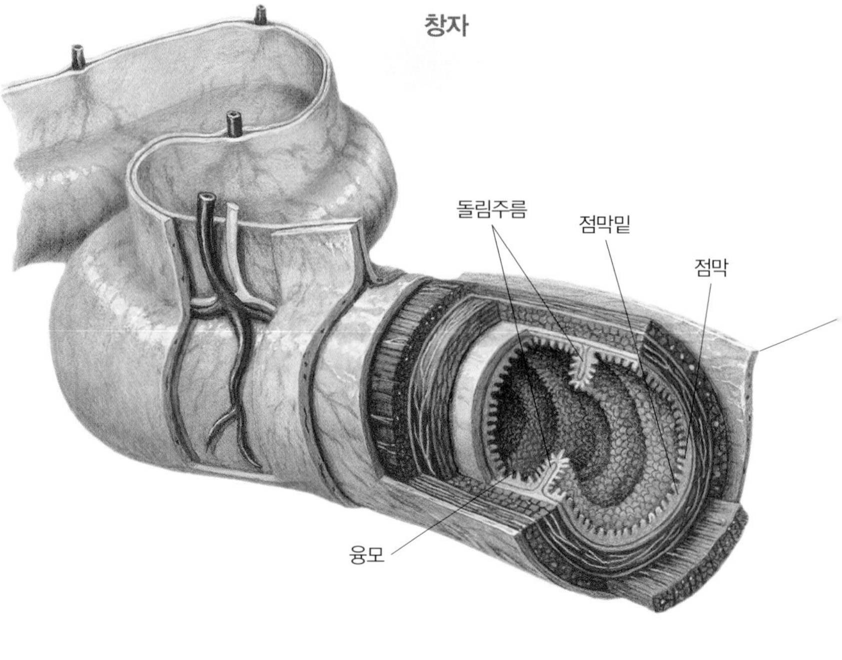

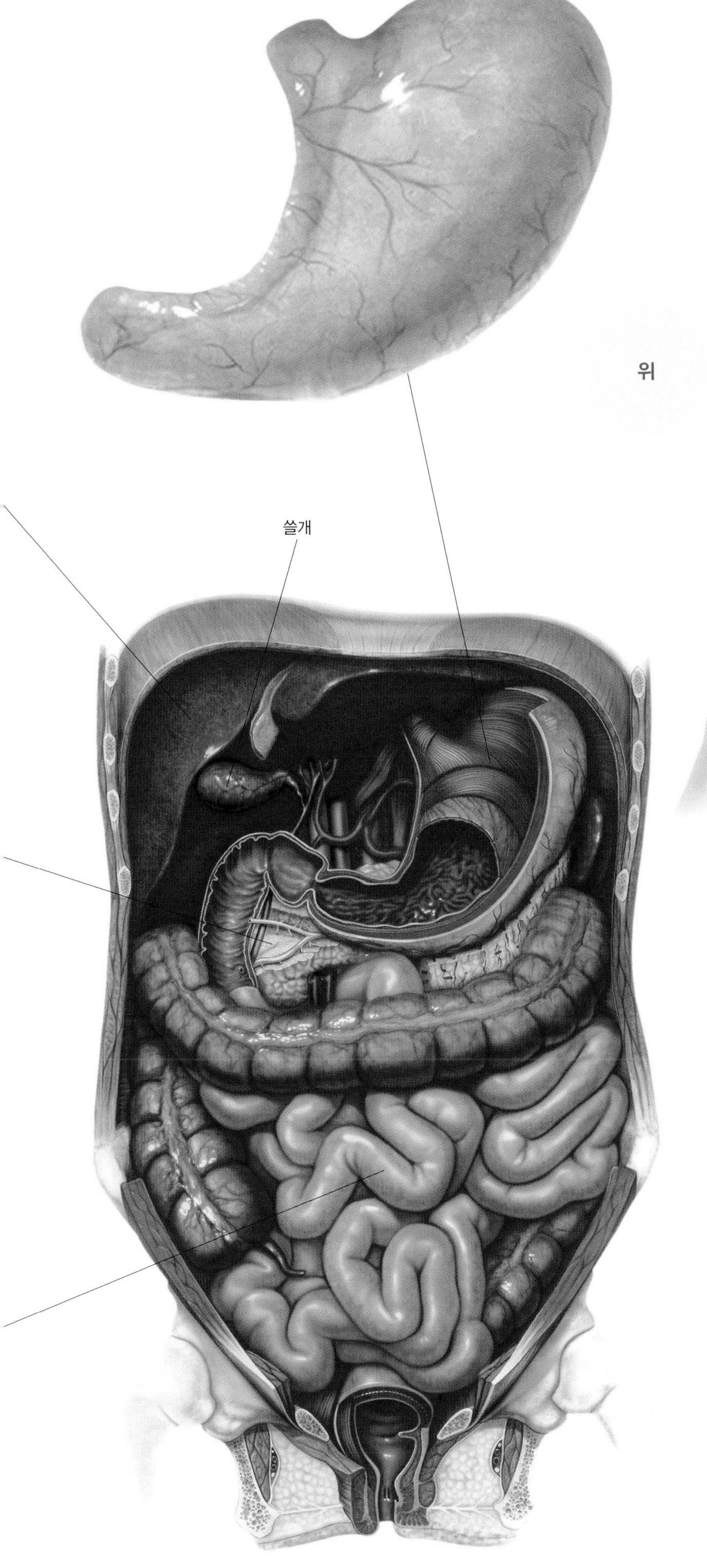

식도

소화계통의 한 부분인 식도는 음식물을 인두에서 위까지 운반하는 근육질의 통로다. 식도를 이루는 근육은 자율신경계통의 지배를 받는 제대로근육이다.

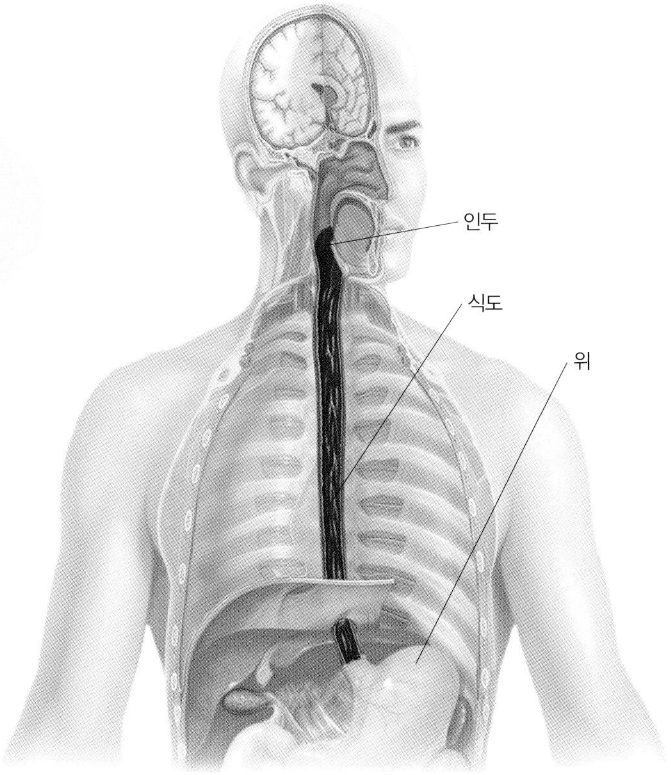

NOTE

위는 강력한 산성 위액으로부터 내벽을 보호하기 위해 두꺼운 점막층을 만든다. 위내막에 분포하는 벽세포(또는 산분비세포)는 염산을 분비하는데, 염산은 쇠못도 녹일 수 있을 정도로 강력한 산[acid]이다.

소화기관

소화기관에는 입에서 항문까지 이어지는 근육질의 소화관뿐만 아니라 간과 쓸개, 이자 같은 부속기관이 모두 포함된다.

설명 : 이 그림에서는 쓸개의 위치를 보여주고자 간의 위치를 실제보다 위쪽에 그렸다.

호흡계통

인체가 세포를 만들고 조직을 재생하려면 산소가 꼭 필요하다. 산소를 소비하면 부산물로 이산화탄소가 생성된다. 바깥에서 들이마신 공기가 허파로 유입되면, 우리 몸은 공기 중의 산소는 받아들이고 그 대신에 이산화탄소를 내보낸다. 이 과정이 온전히 진행되려면 호흡계통의 코, 인두, 후두, 기관, 기관지가 갈비사이근, 가로막과 유기적으로 기능해야 한다.

호흡기의 윗부분에는 코, 코안(비강), 인두가 위치한다. 공기 중의 각종 이물질이 기도로 진입하는 것을 막기 위해 콧구멍의 안쪽 표면에는 들숨에 포함된 먼지를 걸러내는 털이 나 있다.

인두는 호흡계통과 소화계통 모두에 관여하는 통로로, 음식물을 삼킬 때는 후두덮개가 후두를 막아 기도로 음식물이 들어가지 않도록 한다.

호흡 과정

숨을 들이마시면 공기가 코와 인두, 후두, 기관, 기관지를 거쳐 몸속에 들어온다. 이때 척추 관절 주위를 에워싼 갈비뼈가 움직이면서 복장뼈가 상승하고 가로막이 내려간다. 가로막 근육이 수축해 편평해지면서 가슴안 부피가 늘어나면, 가슴안 압력이 대기압보다 낮아지면서 숨이 빨려 들어간다.

허파 안쪽에서는 기관지가 여러 차례 가지를 치며 더 작은 세기관지로 나뉘다가, 마침내 허파꽈리(허파포)에 도달한다. 허파꽈리주머니의 벽은 가느다란 혈관이 에워싸고 있다. 허파꽈리에서는 공기 중의 산소를 혈관으로 전달하고 혈액에 축적된 이산화탄소를 공기로 내보내는 작업이 이뤄진다.

들이마셨던 숨을 다시 내쉬는 날숨은 갈비뼈와 허파, 가로막이 제자리로 돌아가는 수동적인 과정을 거쳐 공기를 내보낸다.

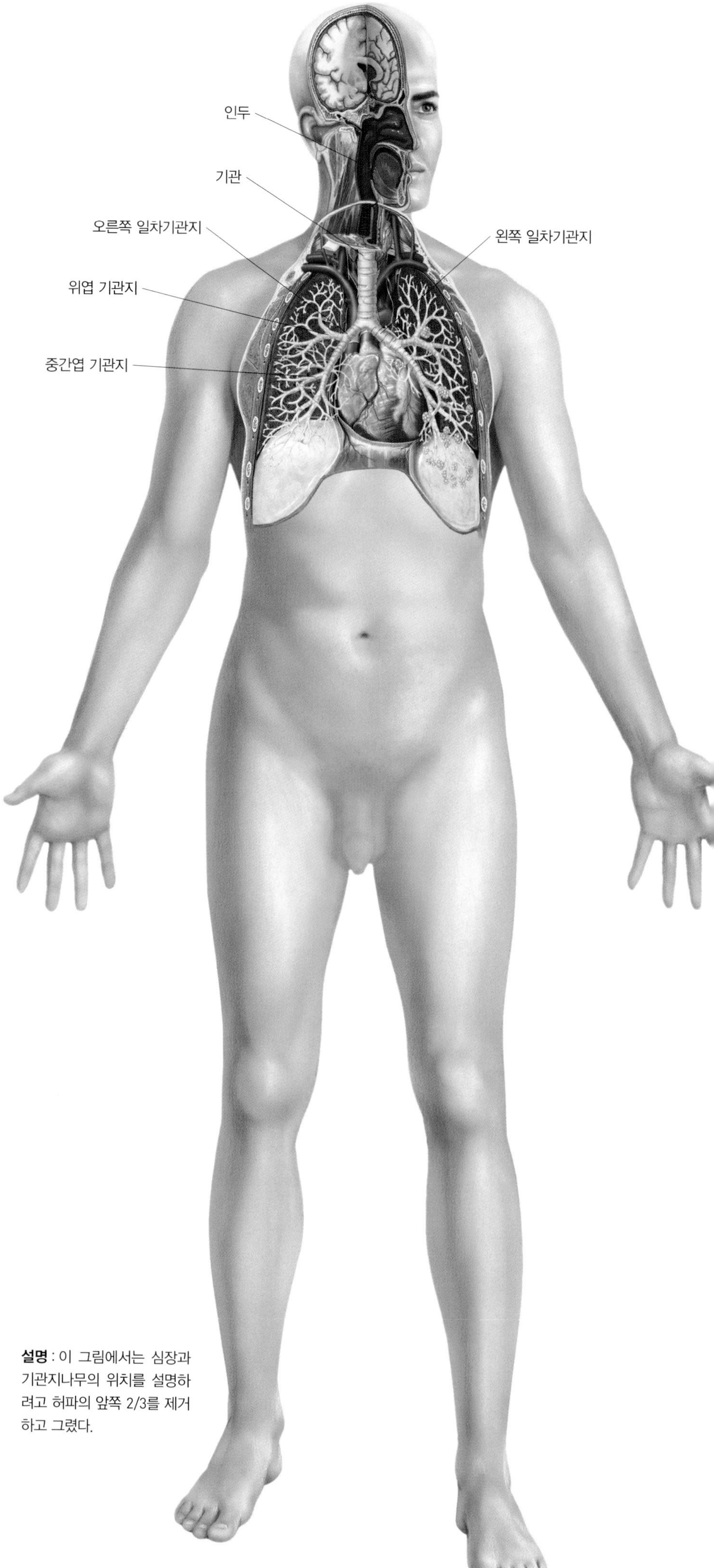

설명 : 이 그림에서는 심장과 기관지나무의 위치를 설명하려고 허파의 앞쪽 2/3를 제거하고 그렸다.

호흡

호흡은 숨을 쉬는 행동이자, 산소를 허파에서 몸의 각 조직으로 전달하고 이산화탄소를 몸의 구석구석에서 회수해서 허파로 운반하는 과정을 뜻한다.

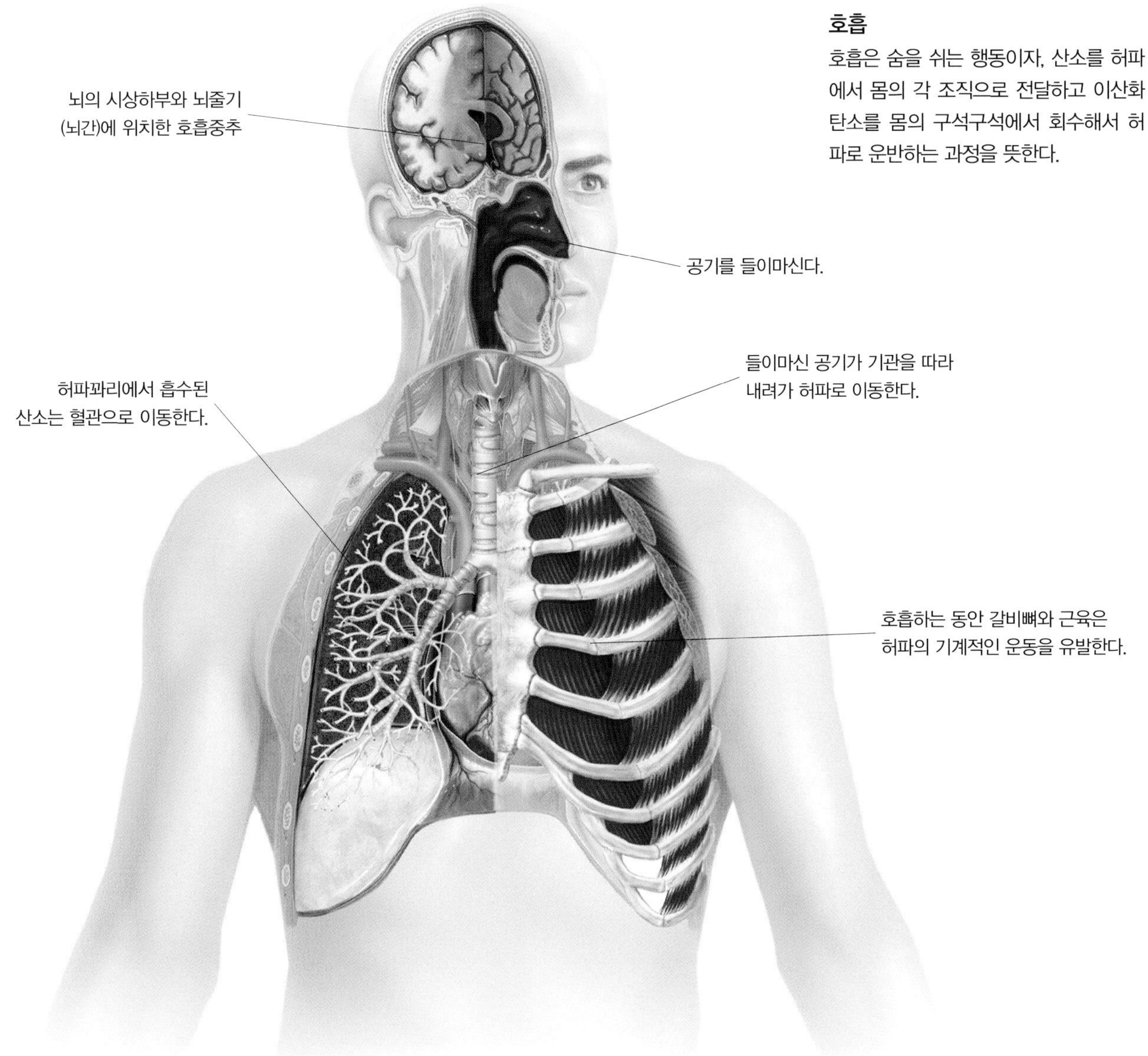

뇌의 시상하부와 뇌줄기
(뇌간)에 위치한 호흡중추
공기를 들이마신다.
허파꽈리에서 흡수된
산소는 혈관으로 이동한다.
들이마신 공기가 기관을 따라
내려가 허파로 이동한다.
호흡하는 동안 갈비뼈와 근육은
허파의 기계적인 운동을 유발한다.

NOTE

사람의 허파에는 무려 3억 개의 허파꽈리가 존재한다. 그 덕분에 꽈리의 표면적이 93m²나 될 정도로 매우 넓어, 혈액의 이산화탄소를 허파로 유입된 신선한 산소와 맞바꾸는 기체교환이 잘 일어난다.

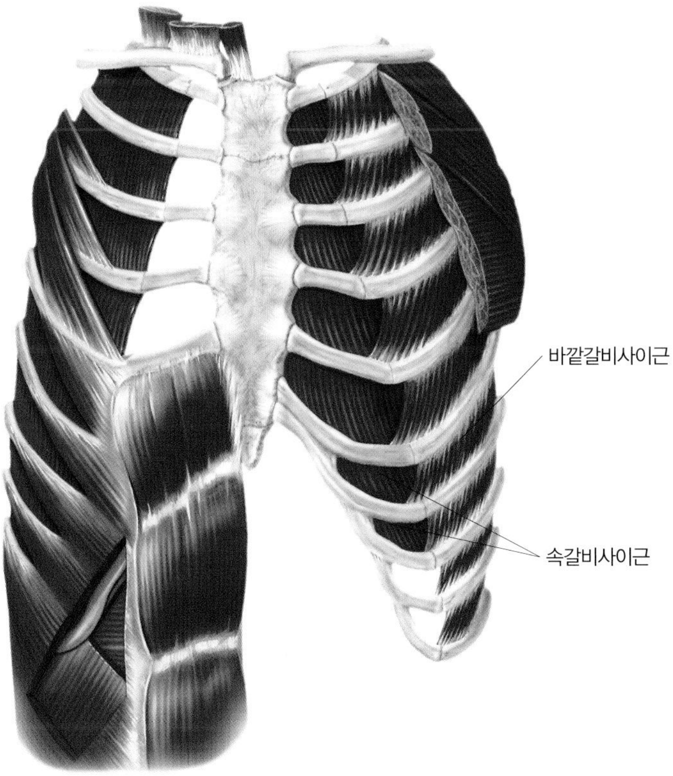

바깥갈비사이근
속갈비사이근

갈비사이근(늑간근)

갈비사이근은 세 근육층으로 구성되며, 허파에서 환기가 일어나는 동안 갈비뼈를 움직인다. 가로막은 들숨을 가능하게 하는 주요 근육으로, 가로막이 수축하면 가슴안 부피가 늘어나고 허파로 공기가 유입된다. 한편 날숨을 쉴 때 수동적으로 공기를 내보내면서 갈비뼈는 다시 제자리로 돌아온다.

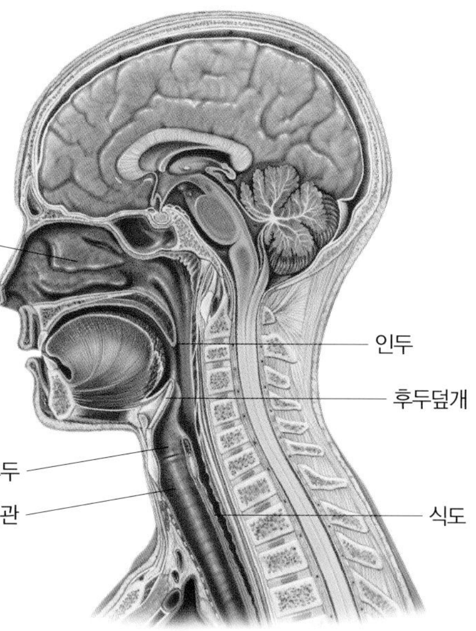

기도의 윗부분
코, 코안, 인두, 후두는 기도의 위쪽에서 호흡계통의 역할을 담당한다. 후두는 더 내려와 기관으로 연결된다.

허파꽈리
사람의 허파에는 작은 허파꽈리가 3억 개 이상 있다. 꽈리의 크기는 작지만, 총 표면적이 넓어 기체교환이 잘 일어난다.

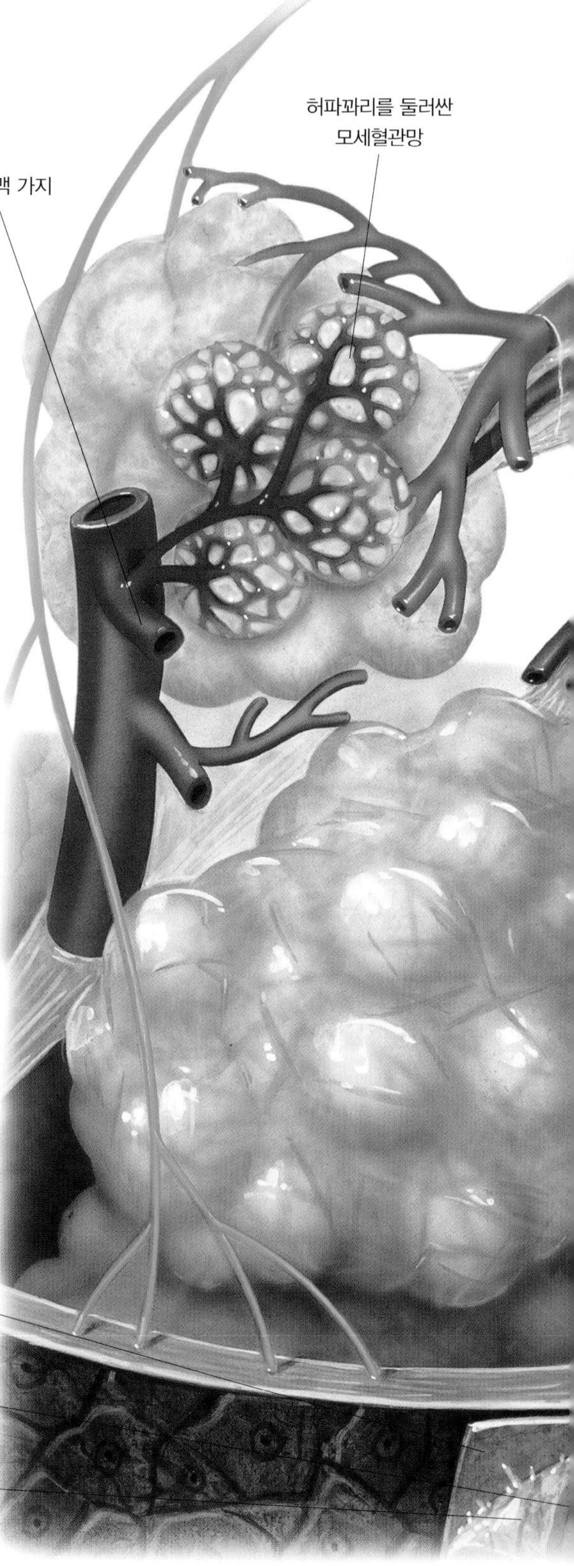

기관, 기관지, 허파

9~12센티미터 길이의 기다란 관 모양을 하고 있는 기관은 섬유조직과 C자 모양의 연골 고리가 기다랗게 배열된 구조 덕분에 일정한 대롱 형태를 유지하며 열려 있다. 연골의 양 끝은 기관근육이 다리를 놓듯 연결돼 대롱 모양을 완성한다. 기관은 왼쪽과 오른쪽에 있는 두 일차기관지로 갈라져, 양쪽 허파로 들어간다.

허파는 엽 구조로 돼 있는데, 왼쪽 허파는 위아래로 엽이 2개 있고, 오른쪽 허파는 위, 중간, 아래의 세 엽으로 구성된다. 기관지는 허파로 들어가서 엽기관지로 다시 세분되고, 점점 더 작은 가지로 갈라지다가 마침내 허파꽈리에서 끝난다. 얇은 막구조에서 기체교환이 일어나는 허파꽈리는 세기관지 끝에 포도송이처럼 달려 있으며, 허파꽈리사이막 덕분에 하나씩 분리돼 있다.

허파에서는 들이마신 공기의 산소와 허파동맥의 혈액에 포함된 이산화탄소가 서로 바뀌면서 '기체교환'이 일어난다. 산소와 이산화탄소는 허파꽈리 표면의 막을 건너 이동한다. 산소는 허파꽈리를 둘러싼 모세혈관을 통해 혈액으로 확산하고, 이산화탄소는 꽈리로 나와 기관지로 이동해 날숨 형태로 밖으로 나간다.

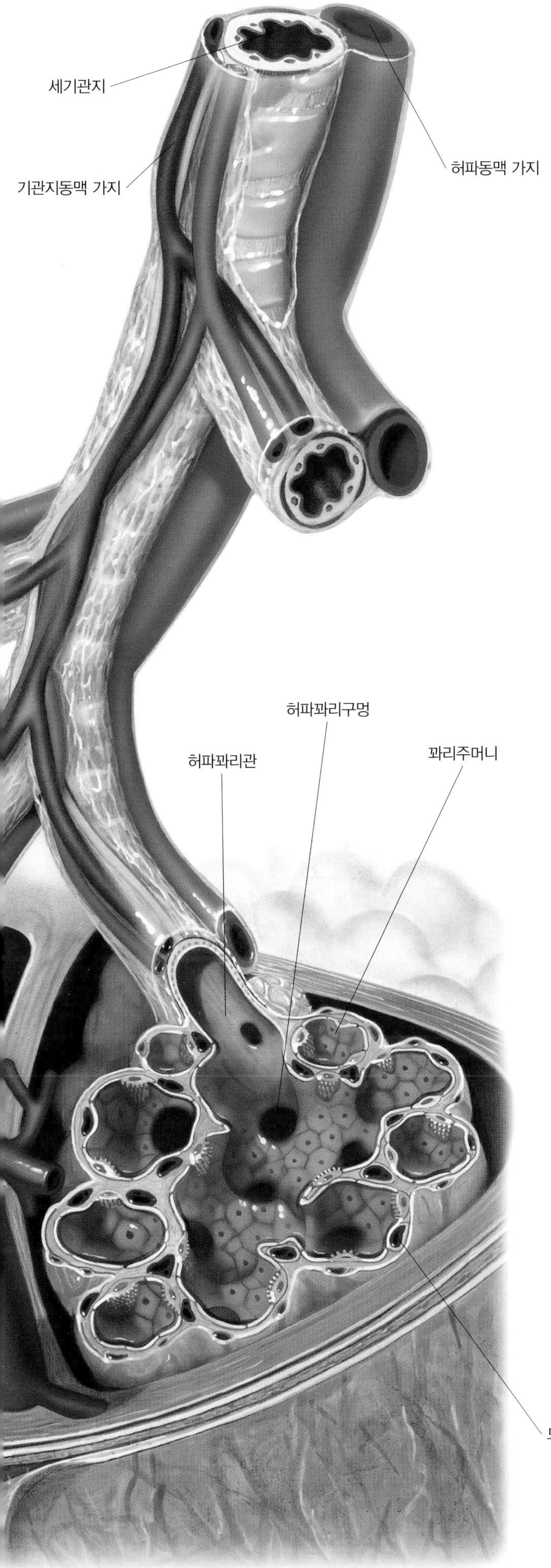

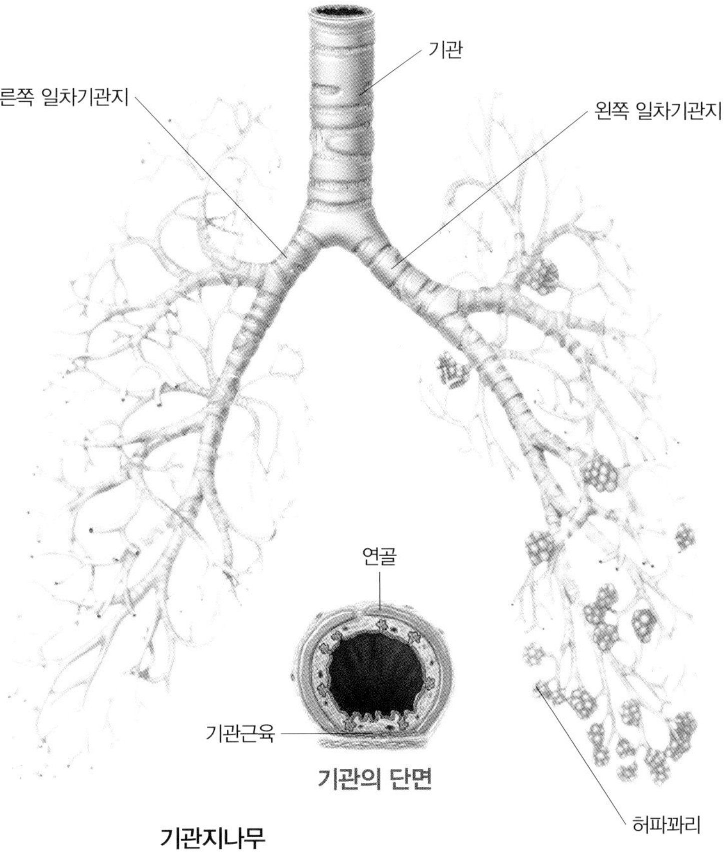

기관지나무

들이마신 공기가 나무처럼 가지를 뻗은 기관지와 세기관지로 들어가면 산소 분자가 허파꽈리로 이동한다. 이처럼 나뭇가지처럼 생긴 기관지의 연결망을 기관지나무라고 한다.

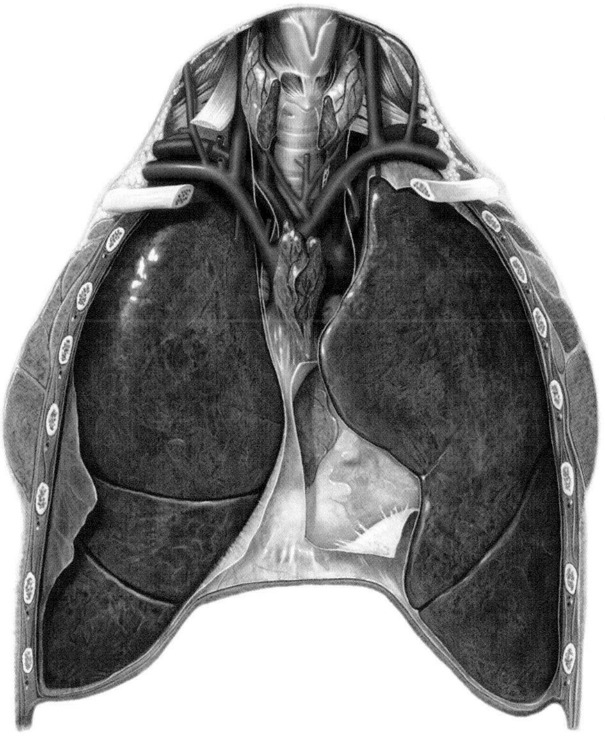

허파

호흡계통의 중심인 허파는 표면적이 넓어서 기체교환이 효율적으로 일어난다. 덕분에 인체가 생명을 유지하는 데에 꼭 필요한 산소를 충분히 공급할 수 있다.

비뇨계통

비뇨계통은 우리 몸의 수분 및 혈액 속 전해질의 균형을 유지하고, 대사 과정에서 생성된 노폐물을 배출하는 역할을 한다.

콩팥

콩팥은 배안 뒤쪽 벽 주변 척추뼈 양옆에 위치하며, 오른쪽 콩팥이 왼쪽보다 약간 아래쪽에 있다. 부신(콩팥위샘)은 양쪽 콩팥의 위쪽에 있다. 양쪽 콩팥은 바깥의 겉질과 안쪽의 속질로 구성된다. 겉질 안쪽에는 콩팥의 여과단위인 네프론이 있고, 속질에는 여남은 개 정도의 콩팥피라미드가 있다. 콩팥피라미드의 집합관에서는 겉질의 네프론에서 혈액을 여과한 후 생성된 소변을 모아 콩팥깔때기를 통해 요도로 내보낸다.

콩팥의 배설 기능은 대사 과정에서 생성된 요산을 포함해 여러 가지 노폐물을 배출한다. 혈액 속 전해질과 체수분의 균형을 일정하게 유지하는 것도 콩팥의 역할이다. 콩팥단위인 네프론은 혈액에서 적혈구, 백혈구, 각종 단백질을 빼낸 혈장성분인 여과액을 만들고 물과 포도당, 염분을 재흡수한다. 노폐물은 여과액에 모여 소변이 된 후 몸 밖으로 배출된다. 성인이 배출하는 소변의 양은 하루에 보통 1~1.5L 정도다.

또한 콩팥은 내분비계통에도 작용해 조혈 과정이나 칼슘 대사 과정에 필요한 호르몬을 분비한다.

콩팥에는 굵은 콩팥동맥이 각각 하나씩 연결돼 혈액과 산소를 공급하고, 이 동맥에서 뻗어 나간 가지가 다시금 부신과 요관에 연결된다. 콩팥동맥은 계속해서 갈라져 앞뒤동맥으로 나뉘어 콩팥으로 들어간다.

각각의 동맥 가지는 더 가느다란 가지로 세분되다가 마침내 모세혈관에 이르러, 콩팥 조직에 산소를 공급하고 혈액의 여과 과정을 돕는다.

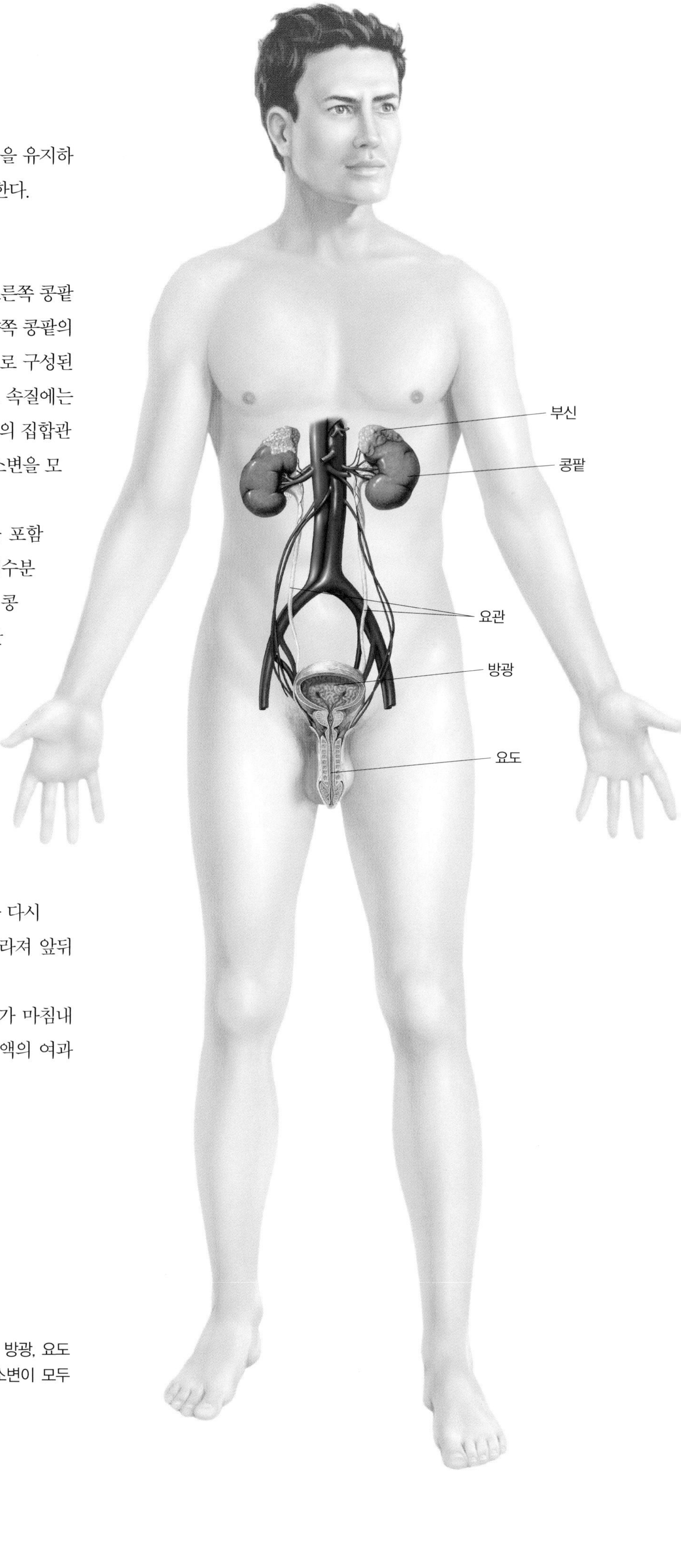

남성의 비뇨계통

남성의 비뇨계통은 콩팥, 요관, 방광, 요도로 구성된다. 요도는 정자와 소변이 모두 지나가는 통로로 기능한다.

요관

요관은 콩팥깔대기에서 시작되며 방광으로 소변을 내보내는 근육질의 관이다. 요관은 중앙선 부근에서 방광으로 들어가며, 방광 안쪽과 연결돼 요관이 열리는 지점 전까지 약 2센티미터 정도는 비스듬히 구부러진 모양새다. 방광에 소변이 차오르면 방광벽의 요관이 닫혀 소변의 역류를 막는다.

남성의 요도

남성의 요도는 비뇨계통과 생식계통 모두에 관여한다. 소변과 정자가 모두 빠져나가는 근육질의 통로다. 남성의 요도는 방광에서 시작돼 전립샘과 음경을 지나 바깥으로 연결된다.

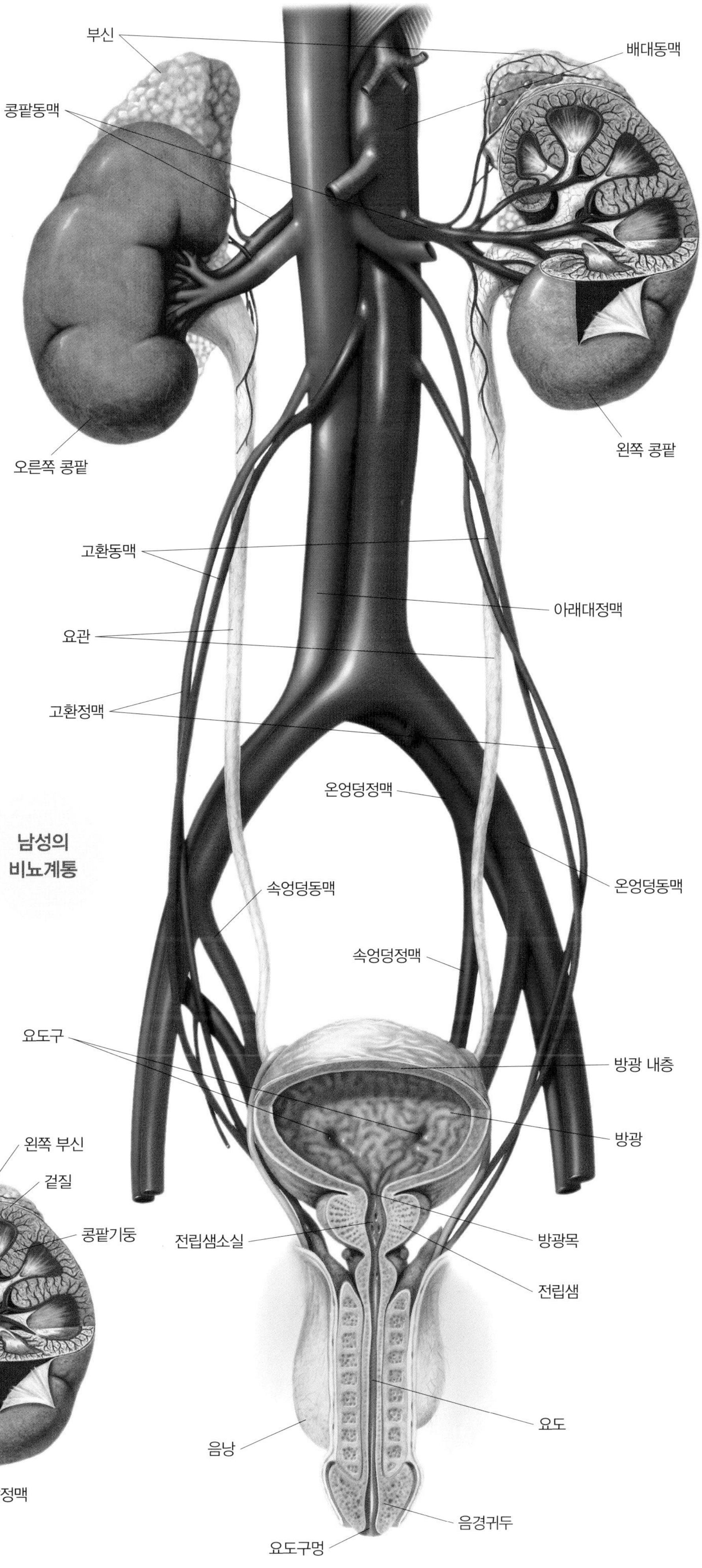

콩팥

콩팥에서는 순환계통으로 다시 유입되기 전의 혈액을 여과하고 수분과 전해질을 흡수하며, 요관을 통해 노폐물인 소변을 방광으로 내보낸다. 대체로 오른쪽 콩팥이 왼쪽 콩팥보다 약간 아래쪽에 있으며, 콩팥의 꼭대기 부분에는 모자를 쓴 것처럼 부신이 위치한다.

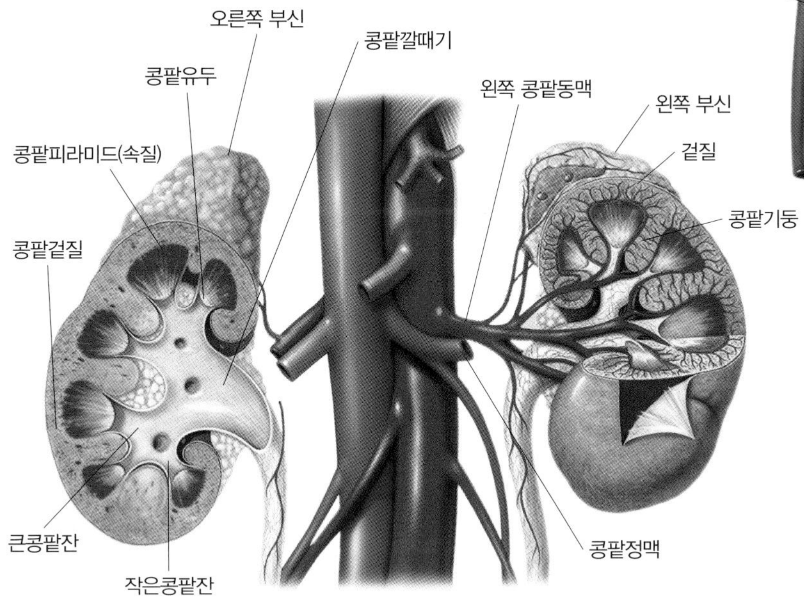

방광

콩팥에서 생성된 소변은 요관을 거쳐 방광으로 밀려 나간다. 방광은 475mL의 소변을 담을 정도로 큰 용량을 자랑하는 근육질의 주머니로, 남성과 여성의 방광은 구조적으로 큰 차이가 없다. 다만, 남성의 방광은 전립샘 위쪽에 위치하는 점이 다르다.

여성의 비뇨계통

여성의 비뇨계통은 콩팥, 요관, 방관, 요도로 구성된다. 여성의 방광은 골반안(골반강)에 위치하고, 자궁이 방광 위쪽에 자리 잡는다. 요도가 방광에서 나와 질 앞쪽의 출구에서 바깥을 향해 열리는 구조다.

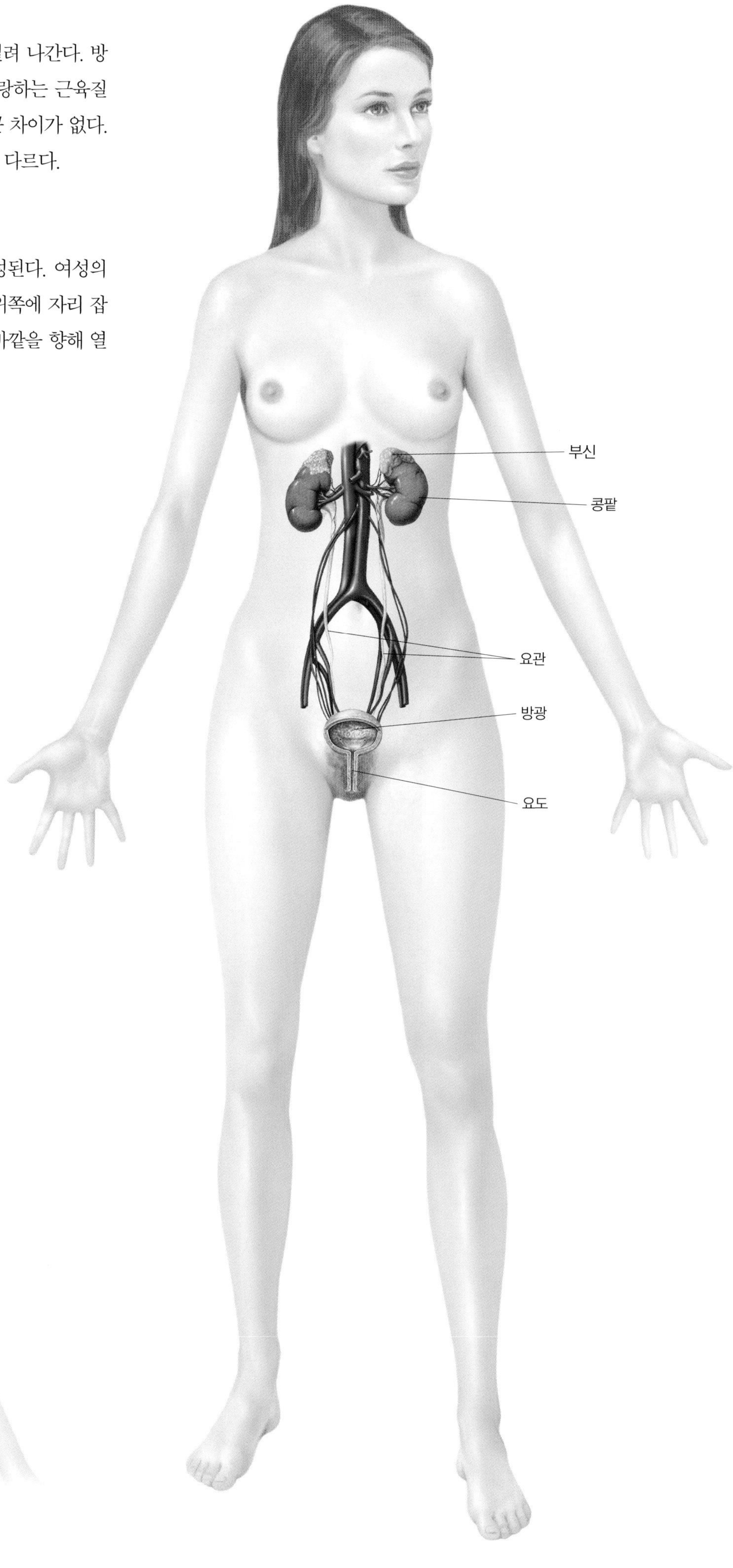

콩팥의 위치

콩팥은 배안 뒤쪽 벽 주변 척추의 양옆에 각각 하나씩 위치한다. 오른쪽 콩팥은 샘창자 뒤편에 있으며 왼쪽 콩팥은 이자꼬리와 위 뒤편에 있다. 오른쪽 콩팥이 왼쪽 콩팥보다 약간 아래로 처진 모양새다. 양쪽 콩팥의 앞으로는 오름잘록창자(상행결장)와 내림잘록창자(하행결장)가 연결되는 가로잘록창자(횡행결장)의 양 끝이 자리 잡는다.

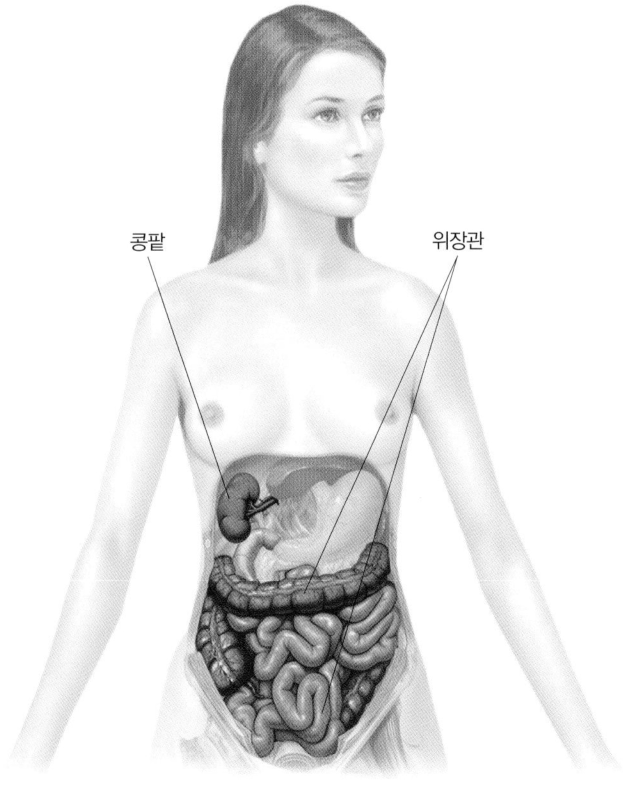

여성의
비뇨계통

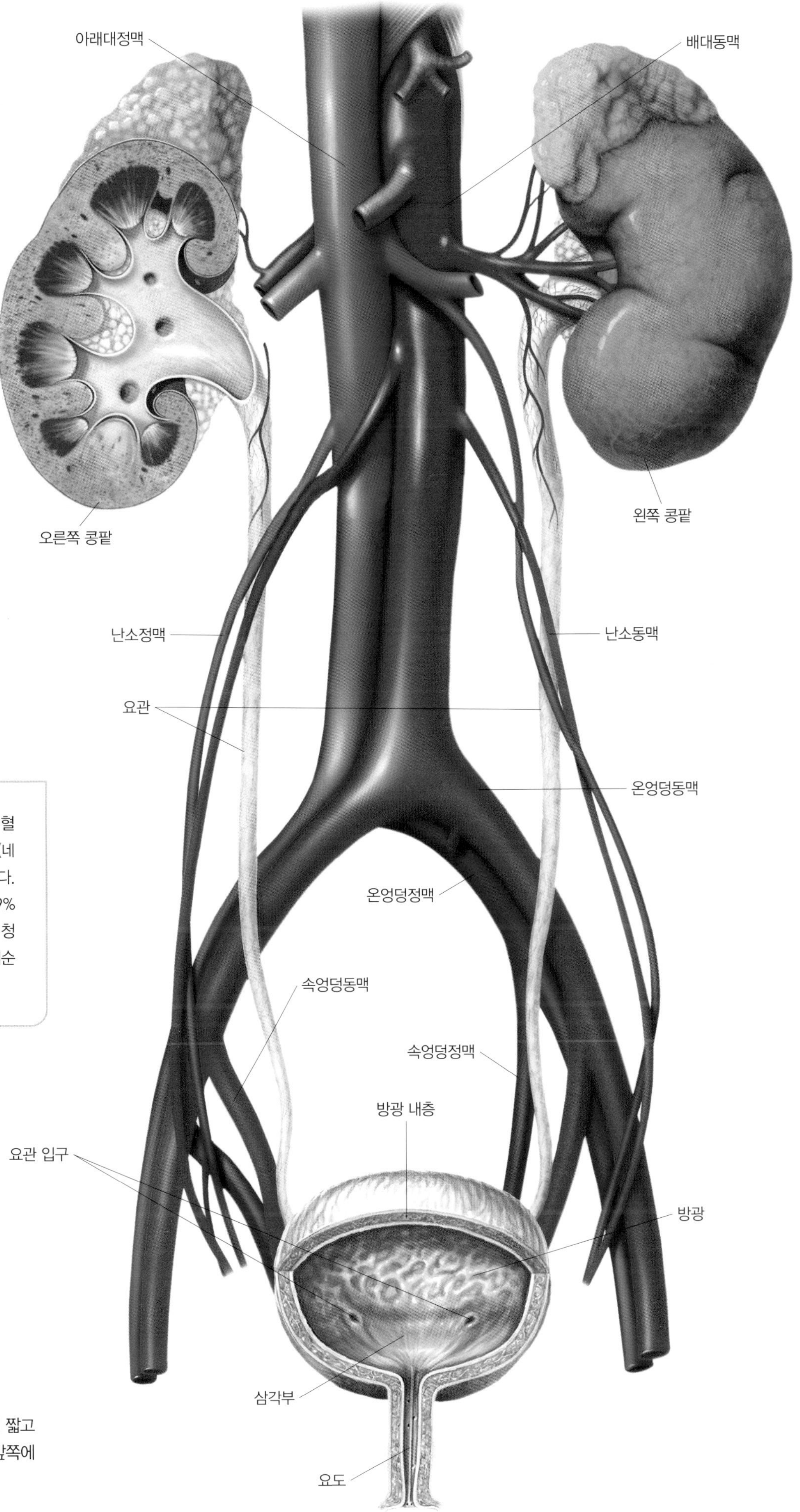

NOTE

콩팥은 매일 1,000L가 넘는 혈액을 200여만 개의 콩팥단위(네프론)에서 쉴 새 없이 걸러낸다. 네프론에서의 여과 효율은 99%에 이를 만큼 높아, 깨끗하게 청소를 마친 혈액은 대부분 체순환으로 다시 유입된다.

여성의 비뇨계통

여성의 요도는 남성의 것에 비해 짧고 골반바닥근육을 지나자마자 질 앞쪽에서 바깥으로 열린다.

남성의 생식계통

남성의 생식기관에는 고환, 정관, 정낭, 전립샘, 음경이 있다. 고환은 음경 바로 뒤, 주머니처럼 생긴 음낭 안에 들어 있다. 남성 호르몬인 테스토스테론과 안드로스테론을 합성해 분비하고 정자를 생산하는 등 생식계통에서 매우 중요한 역할을 수행한다. 태아의 고환은 콩팥 근처에서 생성되지만, 임신 30주 무렵이 되면 샅굴(서혜관)을 따라 아래쪽으로 이동해 마침내 음낭 안에 자리 잡는다. 음낭은 몸 밖으로 돌출돼 다른 신체 부위보다 온도가 낮다. 체온만큼 온도가 높은 곳에서는 정자가 건강히 발달하기 어렵기 때문이다. 한편, 부고환은 고환 위쪽에서 연결된 길쭉한 부분을 말한다.

정관은 음낭 위쪽의 헐거운 부분에서 만져지는 기다란 관이다. 정낭은 단일 나선 구조로 이뤄진 관으로 정관과 떨어져 위치한다. 정낭의 관은 정관과 이어져 사정관이 되며, 정낭에서 분비하는 용액은 정액 부피의 절반 이상을 차지한다.

전립샘의 크기는 호두알 정도로, 뒤집힌 삼각뿔이 방광목과 요도를 에워싼 모양이며 근육과 샘 조직으로 이뤄진다. 정낭과 전립샘에서 분비한 용액은 남성이 극치감(오르가슴)을 느낄 때 분출하는 정액이 된다. 정액에는 과당과 효소가 풍부해서 정자가 난자를 향해 빠르게 운동할 때 필요한 에너지와 영양을 공급한다.

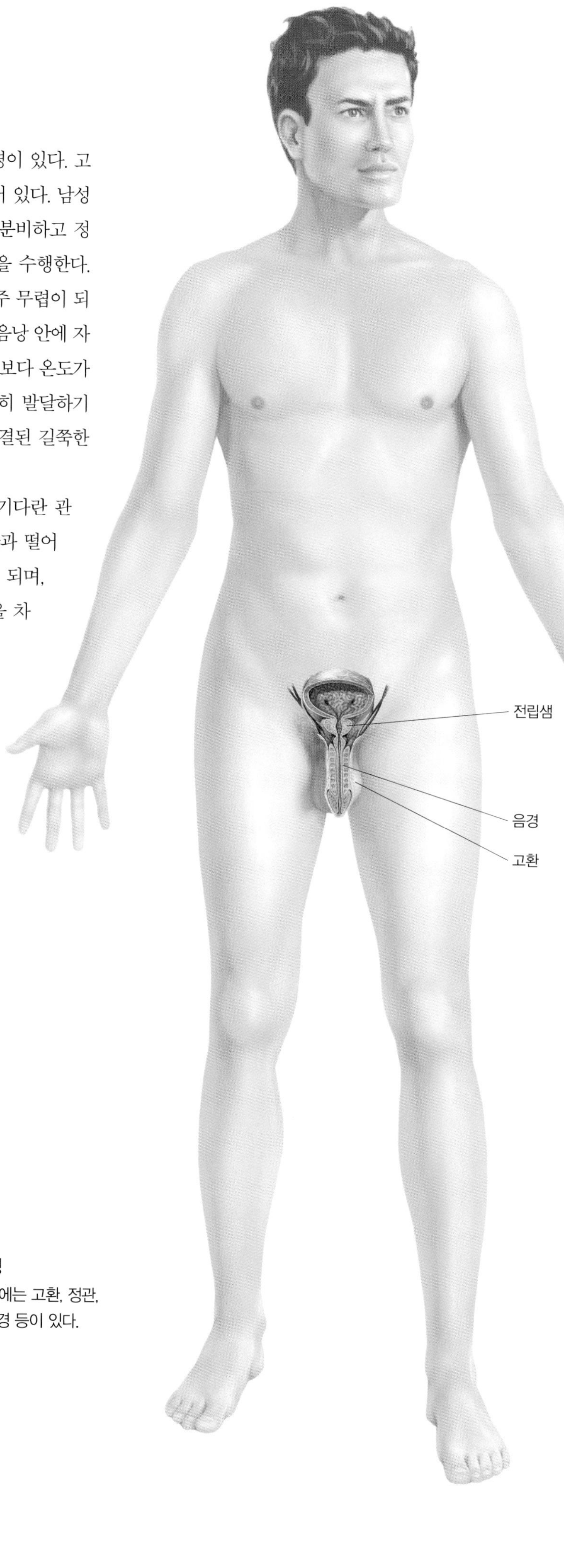

생식계통 : 남성
남성의 생식기관에는 고환, 정관, 정낭, 전립샘, 음경 등이 있다.

음경 안에는 굵직한 관이 3개 있다. 2개는 음경해면체로, 팽창성 해면조직이 그 주변을 감싸는 모양새다. 그 뒤쪽에 위치한 요도해면체 안쪽으로는 요도가 내려오고, 음경 끝부분에 있는 도톰한 귀두에서 밖으로 열린다. 포경수술을 하지 않은 음경귀두는 포피(음경꺼풀)가 덮어 보호한다. 이들 관 3개에는 두꺼운 결합조직에 감싸인 해면조직이 있어, 그 공간을 혈액이 채운다. 그러다가 성적인 자극을 받아 흥분하면 두 음경해면체에 혈액이 가득 차올라 음경이 커지고 위로 솟는다. 이런 변화 덕분에 남성은 여성의 질 안으로 음경을 삽입할 수 있다. 성교를 맺어 성적 흥분이 최고조에 이르면 교감신경계통은 정액을 사정하도록 신호를 보낸다. 이때 사정되는 정액에는 수억 개의 정자가 들어 있다. 성공적으로 수정이 일어나려면 정액 안에 건강하고 빠른 정자가 충분해야 한다.

정자는 미세한 세포로 여성의 난자와 수정하며, 남성의 유전물질을 그 난자 안으로 운반한다. 사정될 때, 정자는 전립샘과 정낭에서 분비한 용액과 합쳐진 정액에 담겨 운반된다. 각 정자의 머리에는 염색체가 포함된 핵이 있고, 수정에 필요한 효소가 담긴 첨단체막이 그 바깥을 감싼다. 정자는 꼬리를 움직여 여성의 생식기관을 향해 이동한다.

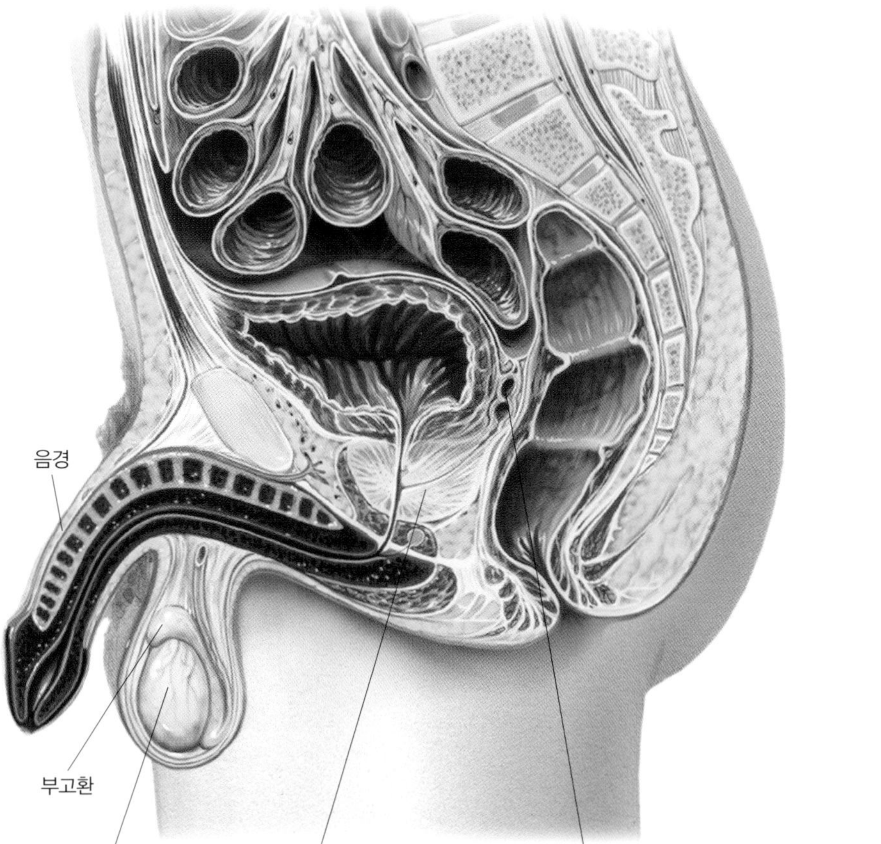

고환

남성의 음경 바로 뒤, 음낭 안에는 한 쌍의 고환이 있다. 남성의 이 생식샘에서는 남성호르몬과 정자를 생성하는데, 정자는 고환 안쪽의 정세관에서 만들어진다. 정조세포가 분열해 만들어진 정자세포가 성숙하고 꼬리가 발달하면 비로소 정자가 된다. 정자는 고환을 빠져나가 부고환으로 이동한 다음, 사정될 때까지 거기서 성숙하며 머무른다.

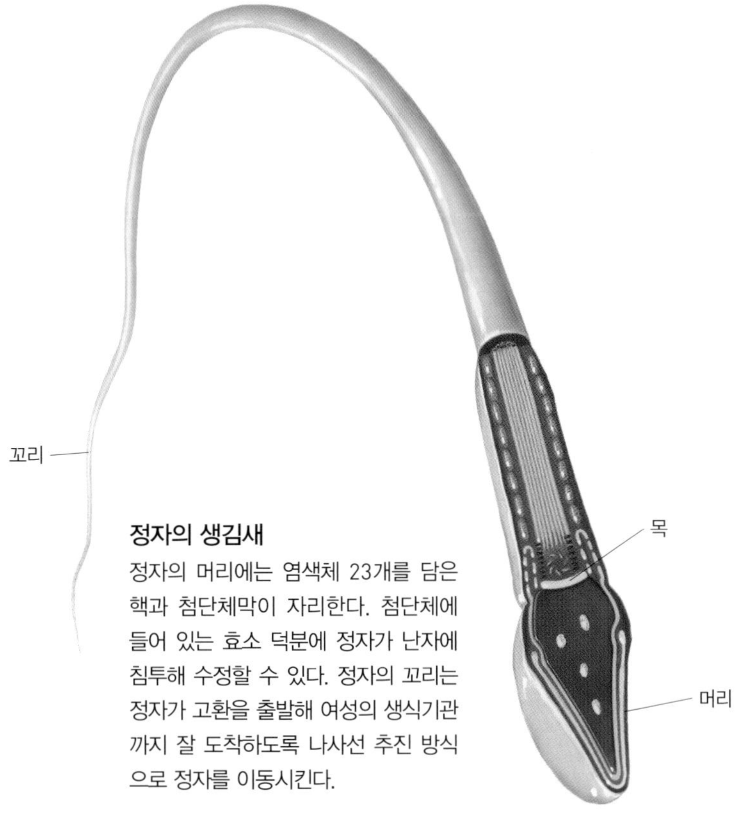

정자의 생김새

정자의 머리에는 염색체 23개를 담은 핵과 첨단체막이 자리한다. 첨단체에 들어 있는 효소 덕분에 정자가 난자에 침투해 수정할 수 있다. 정자의 꼬리는 정자가 고환을 출발해 여성의 생식기관까지 잘 도착하도록 나사선 추진 방식으로 정자를 이동시킨다.

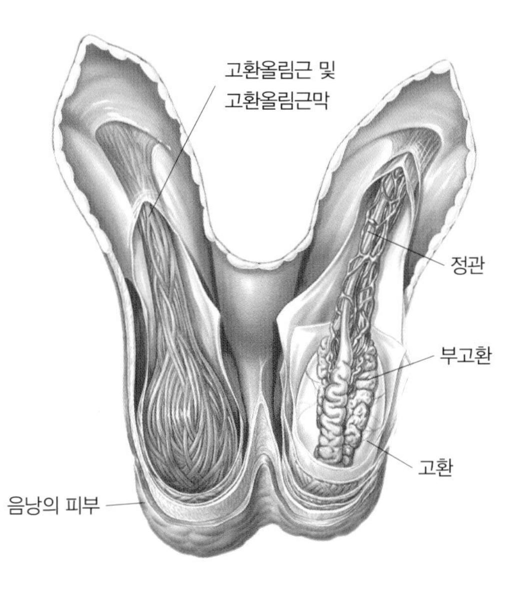

여성의 생식계통

여성의 생식계통에는 난소, 자궁관(난관), 자궁, 질 등이 있다. 난소는 타원형이고 아몬드만 하며 길이가 대략 3센티미터, 폭이 1센티미터 정도다. 자궁의 양옆으로 하나씩 달렸으며 자궁넓은인대가 단단히 지지한다. 각각의 난소에는 아직 온전히 성숙하지 않은 원시난포가 수천 개 이상 존재하며, 그 안에 미성숙한 난자가 들어 있다. 배란은 월경주기의 중간 무렵에 일어난다. 성숙난포가 터지면서 난소를 내보내면, 그 난자가 자궁관으로 들어간다.

각각의 난소와 만나 난자를 받아들이는 자궁관은 트럼펫처럼 생겼다. 나팔의 입구처럼 널찍한 쪽은 난소와 연결되고, 좁다란 쪽은 자궁과 이어진다. 자궁관은 난소에서 내보낸 난자를 자궁으로 운반한다. 자궁관의 넓은 입구로부터 3분의 1 정도가 되는 지점 사이에서 난자가 정자를 만나면, 정자는 난자 표면을 파고들어 수정에 성공한다. 수정된 난자는 세포분열 과정을 거치면서 자궁 내층으로 이동해 착상하고, 태아로 발달한다.

자궁은 방광과 곧창자 사이에 있는데, 평상시 앞뒤로 납작한 조롱박이 뒤집힌 모양이다. 구조를 살펴보면, 위쪽 3분의 2가 자궁 몸통을 이루고, 아래쪽 3분의 1은 질과 연결되는 근육질의 자궁목(자궁경부)이다. 자궁의 내층을 이루는 자궁내막(자궁속막)은 월경주기가 끝나갈 무렵에 떨어져 나온다. 난자가 수정됐을 때만 수정란의 착상을 위해 떨어지지 않고 남아 배아를 보호한다. 남아 있는 자궁내막의 일부가 나중에 태아를 보호하고 영양을 공급하는 태반이 된다. 임신이 유지되는 동안에는 태아의 성장에 맞게 자궁도 확장한다.

질은 섬유근육으로 형성되며 자궁과 바깥을 연결하는 통로다. 음핵은 성적 자극에 아주 민감한 돌출 부위로, 질구멍 양쪽에 주름 잡힌 소음순이 뻗어 나가 음핵꺼풀을 이루며 감싼다.

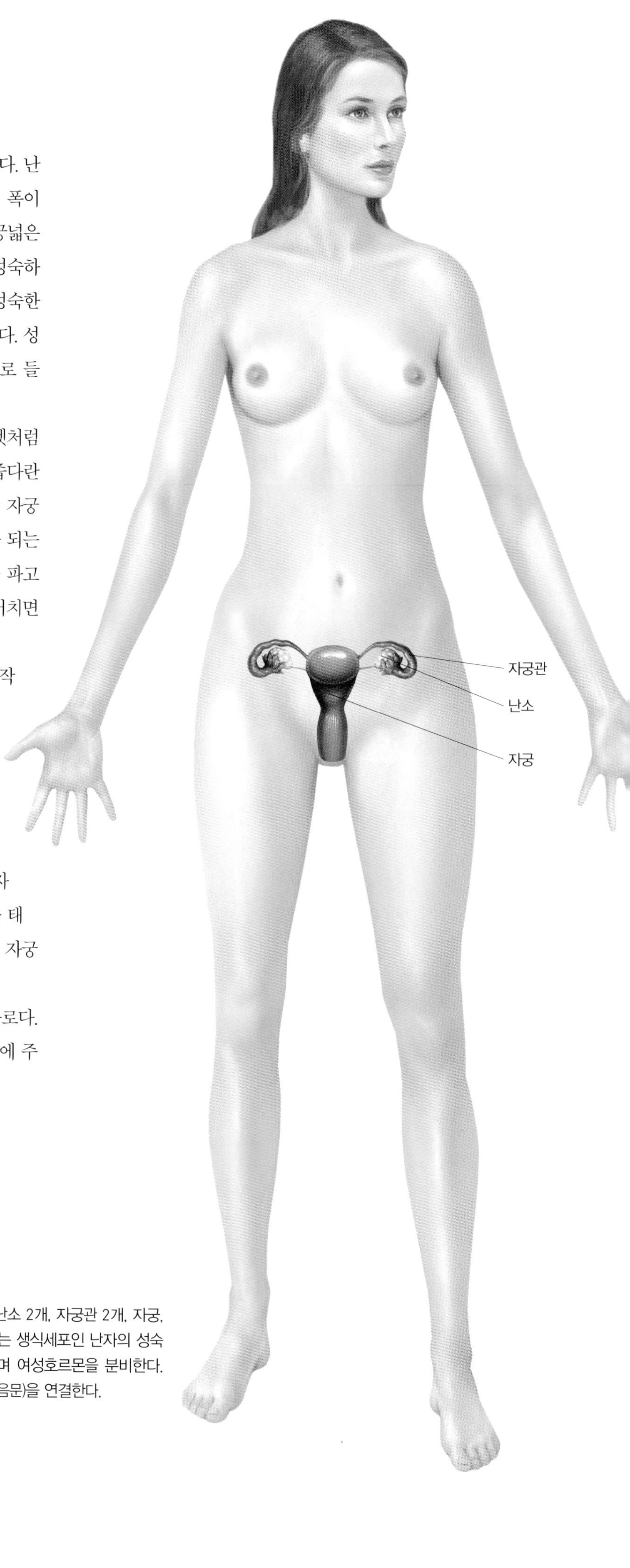

생식계통: 여성

여성의 생식계통은 난소 2개, 자궁관 2개, 자궁, 질로 이뤄진다. 난소는 생식세포인 난자의 성숙을 유도하고 배란하며 여성호르몬을 분비한다. 질은 자궁목과 외음(음문)을 연결한다.

뒤에서 본
모습

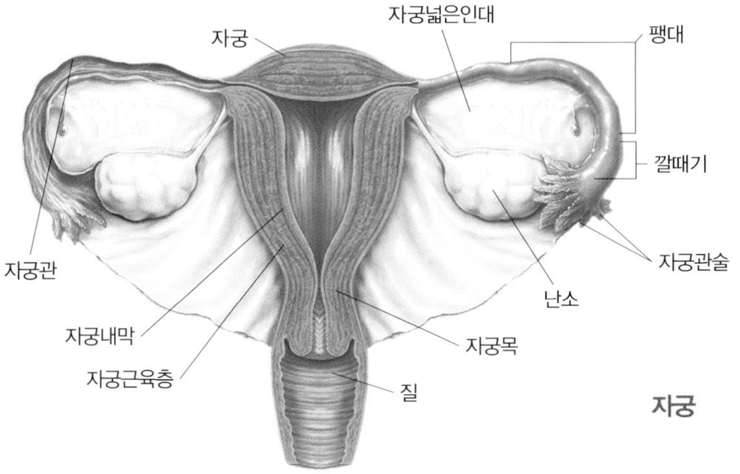

자궁

자궁

자궁은 중간이 잘록하게 들어가고 납작한 조롱박이 거꾸로 뒤집힌 모양이다. 방광과 곧창자 사이의 골반에 위치한 자궁은 수정란이 착상하면 점차 배아와 태아로 자라는 공간이 된다. 잘록하게 들어간 부분을 기준으로 해서 위쪽에 해당하는 3분의 2를 몸통, 아래쪽에 해당하는 3분의 1을 자궁목이라 한다.

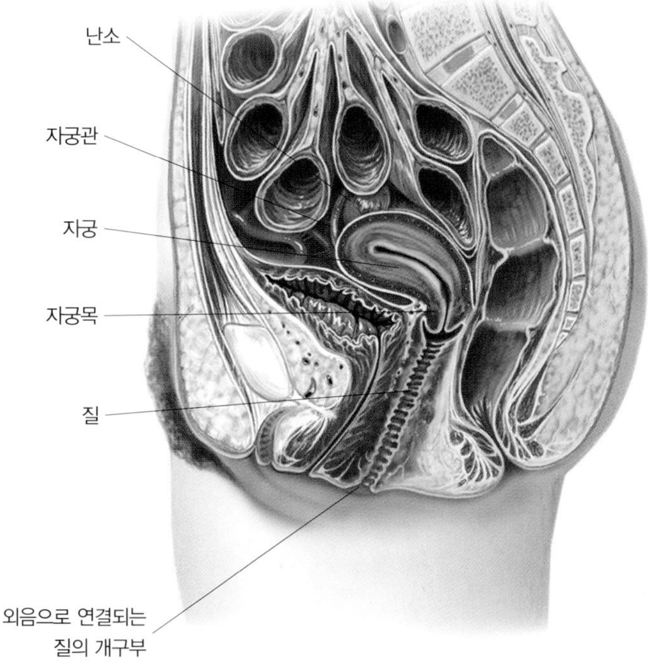

여성의
생식기관

난소

난소는 생식세포인 난자가 생성되는 여성의 생식기관이다. 또한 에스트로겐과 프로게스테론을 만들어 분비한다. 난소는 모양이나 크기가 아몬드와 비슷하고 자궁의 양쪽 옆에 위치한다. 난소에서는 월경주기의 중간 무렵에 난자를 만들어 배출하고, 이 난자는 자궁관으로 들어가 자궁을 향해 이동한다. 수정이 발생할 경우, 자궁관의 입구 쪽으로부터 3분의 1 지점 사이에서 이뤄진다. 수정된 난자는 내층으로 이동해 착상한다.

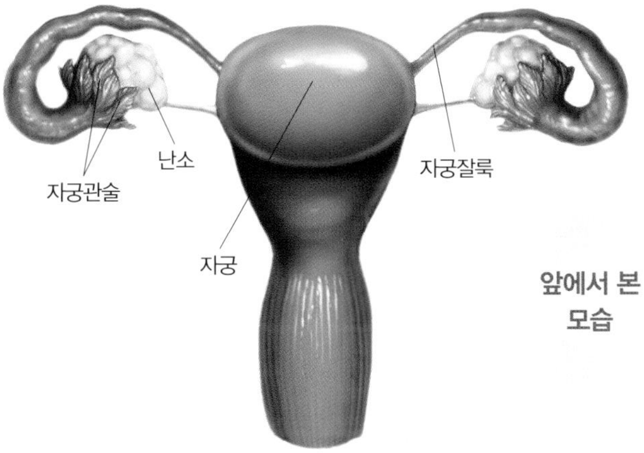

앞에서 본
모습

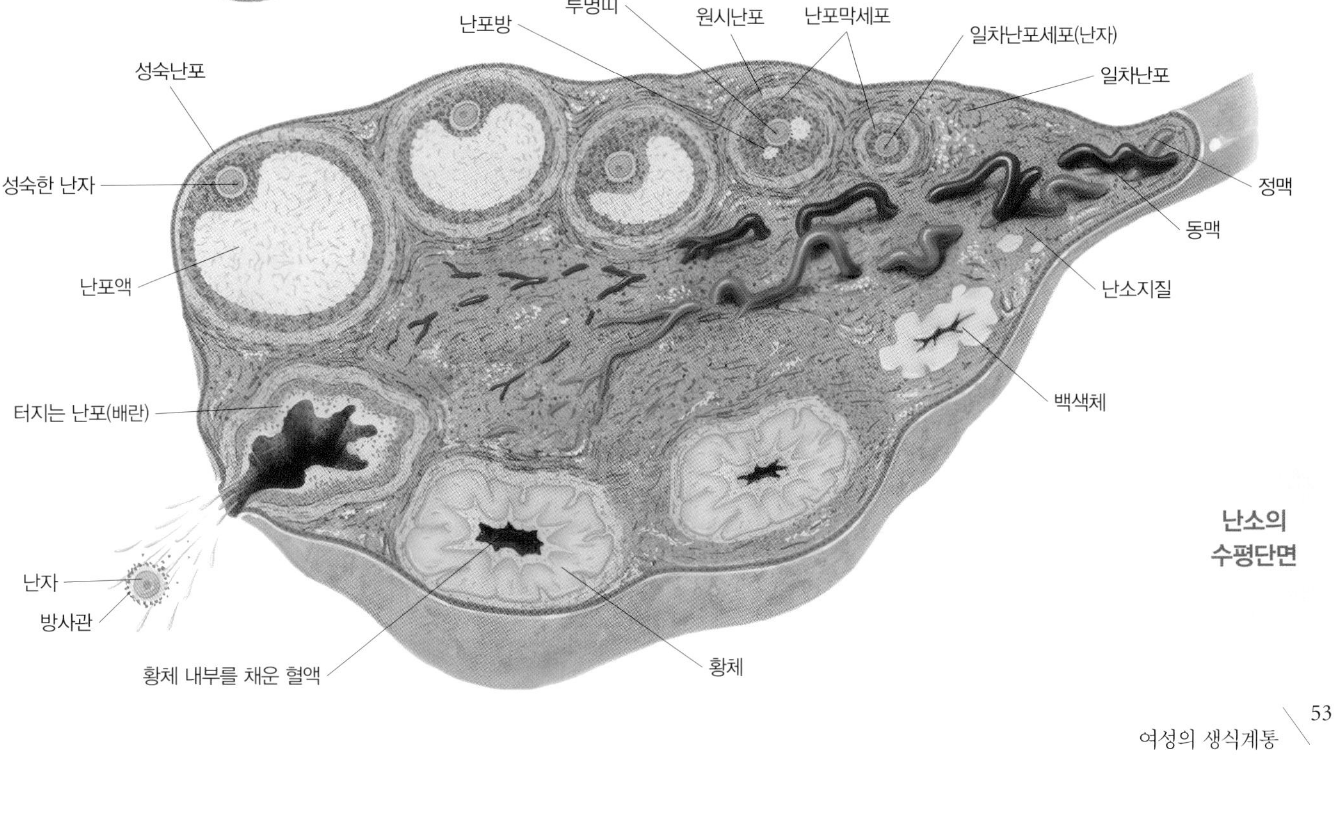

난소의
수평단면

내분비계통

내분비계통은 솔방울샘(송과체), 가슴샘, 갑상샘, 부갑상샘, 부신, 이자, 난소, 고환을 포함한다. 내분비계통은 뇌하수체의 조절을 받아 몸속 조직의 활성을 조절하는 호르몬을 분비한다. 호르몬은 아미노산이나 스테로이드로 만들어지며, 특정 상황이 되면 내분비세포에서 적정량을 분비해 표적기관에서 작용한다. 분비된 호르몬이 일으키는 효과는 대개 서서히 혹은 장기간에 걸쳐 나타난다. 호르몬은 혈관이나 체강으로 곧바로 분비된다. 각각의 호르몬은 특별한 표적 부위에 특이적으로 작용하지만 분비되는 곳이 작용할 지점에서 멀리 떨어진 경우가 많다.

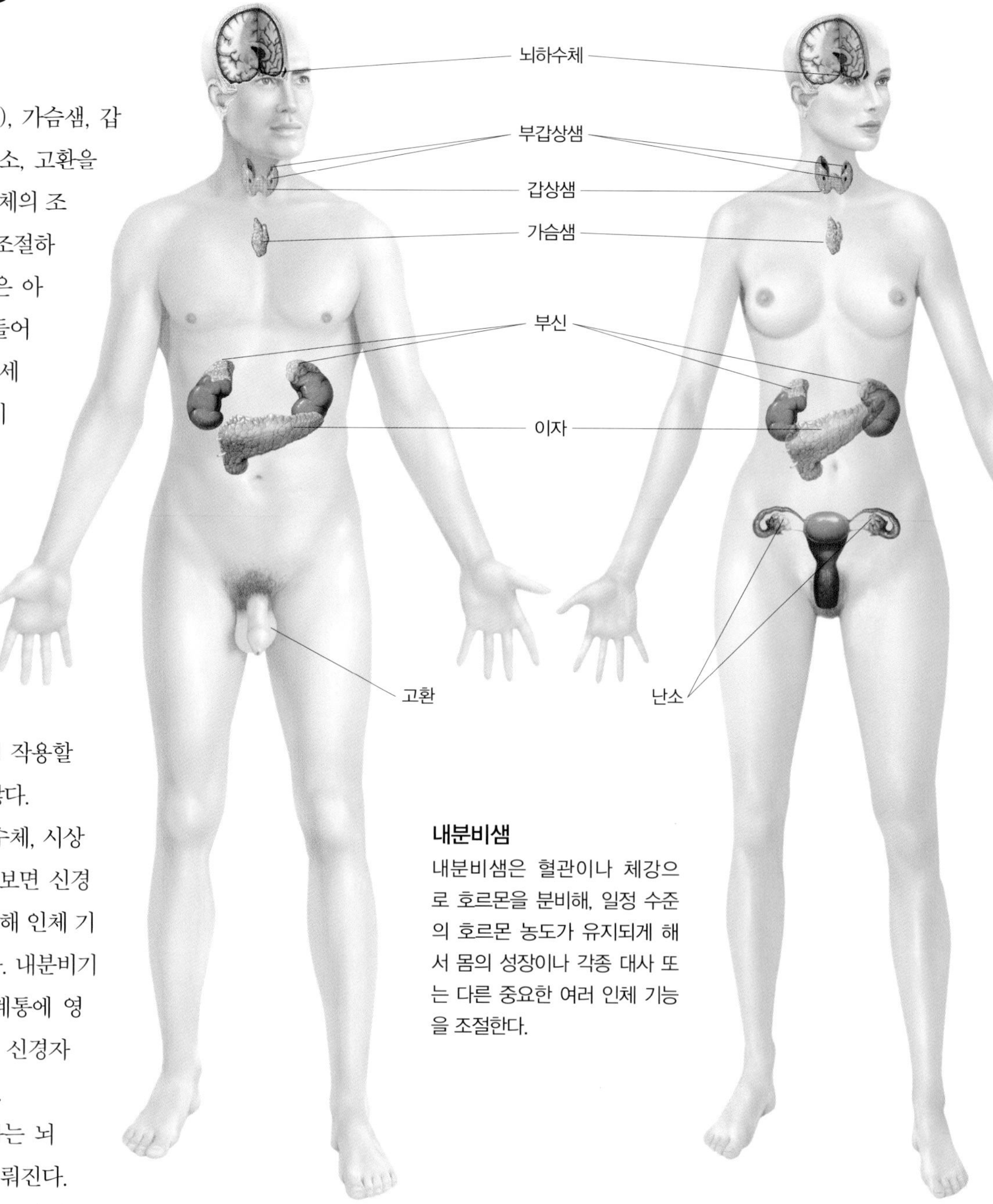

내분비샘

내분비샘은 혈관이나 체강으로 호르몬을 분비해, 일정 수준의 호르몬 농도가 유지되게 해서 몸의 성장이나 각종 대사 또는 다른 중요한 여러 인체 기능을 조절한다.

내분비계통 주요 기관, 뇌하수체, 시상하부가 연관돼 작용하는 것을 보면 신경계통과 내분비계통이 함께 작용해 인체 기능을 조절하는 것을 알 수 있다. 내분비기관에서 분비한 호르몬은 신경계통에 영향을 주고, 여러 내분비기관은 신경자극을 받아 활성되거나 억제된다.

내분비계통의 활성을 통제하는 뇌하수체는 전후의 두 엽으로 이뤄진다. 뇌하수체전엽은 성장호르몬, 프로락틴(젖분비호르몬), 난포자극호르몬, 황체형성호르몬, 갑상샘자극호르몬, 부신겉질자극호르몬, 멜라닌세포자극호르몬의 합성에 관여한다. 성장호르몬은 특별히 소아기와 초기 사춘기에 중요하며, 긴뼈의 성장을 자극한다. 프로락틴은 유방의 젖샘을 자극해 모유 생성을 촉진하고 유지한다. 난포자극호르몬은 여성의 난자와 남성의 정자 생성을 자극한다. 황체형성호르몬은 여성의 배란과 프로게스테론 합성을 자극하고, 남성의 테스토스테론 분비를 촉진한다. 갑상샘자극호르몬은 뇌하수체에서 분비돼 갑상샘의 호르몬 생성을 촉진하며, 부신겉질자극호르몬은 부신의 활성을 조절한다.

뇌하수체후엽에는 시상하부에서 생성돼 신경섬유를 통해 뇌하수체로 전달된 옥시토신과 항이뇨호르몬(바소프레신)이 들어있다. 옥시토신은 자궁과 유방의 유선 주위에 분포하는 민무늬근육 세포의 수축을 촉진한다. 항이뇨호르몬은 콩팥의 수분 재흡수를 촉진해 혈액의 염분 농도를 일정하게 유지한다.

갑상샘은 에너지 생성을 촉진하며, 뇌 발달에 영향을 주는 호르몬을 합성하고 분비한다. 갑상샘의 소포곁세포는 혈액 내의 칼슘 농도를 떨어뜨리는 역할을 하는 칼시토닌을 합성한다. 부갑상샘에서 만들어 분비하는 호르몬은 혈중 칼슘 농도를 올리고, 인산 이온 농도를 떨어뜨린다.

부신은 겉질과 속질의 두 층으로 돼 있다. 부신속질에서 생산되는 호르몬은 위협과 같은 격한 감정반응을 경험할 때 분비돼, 혈당과 혈압을 높이고 심장박동을 촉진한다. 부신겉질에서는 세 가지 주요 호르몬인 글루코코르티코이드, 광물부신겉질호르몬, 성호르몬을 생성한다. 글루코코르티코이드는 단백질을 분해하고 지방과 당 성분을 혈액으로 내보낸다. 광물부신겉질호르몬은 콩팥에서 나트륨의 흡수를 촉진한다.

이자에는 이자섬 또는 랑게르한스섬으로 알려진 세포군이 혈당을 조절하는 호르몬을 생성한다. 인슐린은 혈중 포도당 농도를 낮추고, 글루카곤은 혈당을 높인다.

솔방울처럼 생긴 작은 솔방울샘은 두개골 안쪽, 뇌의 중심 근처에 있으며, (수면과 각성을 조절하는) 멜라토닌을 분비한다. 멜라토닌 농도는 하루 24시간을 주기로 변화하는 하루주기리듬에 따라 오르내린다.

에스트로겐과 프로게스테론은 난소에서 합성되고, 평균적으로 28일 주기에 따라 수치의 증가와 감소가 반복된다. 에스트로겐은 유방과 생식기관의 성장을 촉진하고, 프로게스테론은 수정된 난자가 착상할 때를 대비해 자궁내막이 부풀어 오른 상태를 유지하는 역할을 한다. 에스트로겐과 프로게스테론 합성은 뇌하수체에서 분비하는 난포자극호르몬과 황체형성호르몬의 자극을 받아 조절된다. 임신 중에는 태반이 내분비기관 역할을 해서 임신을 유지하고, 태아의 성장을 촉진하는 호르몬을 생성한다.

인체에는 호르몬의 농도를 감시하고 조절하는 다양한 메커니즘이 있어서 적정 수준의 호르몬을 일정하게 유지한다.

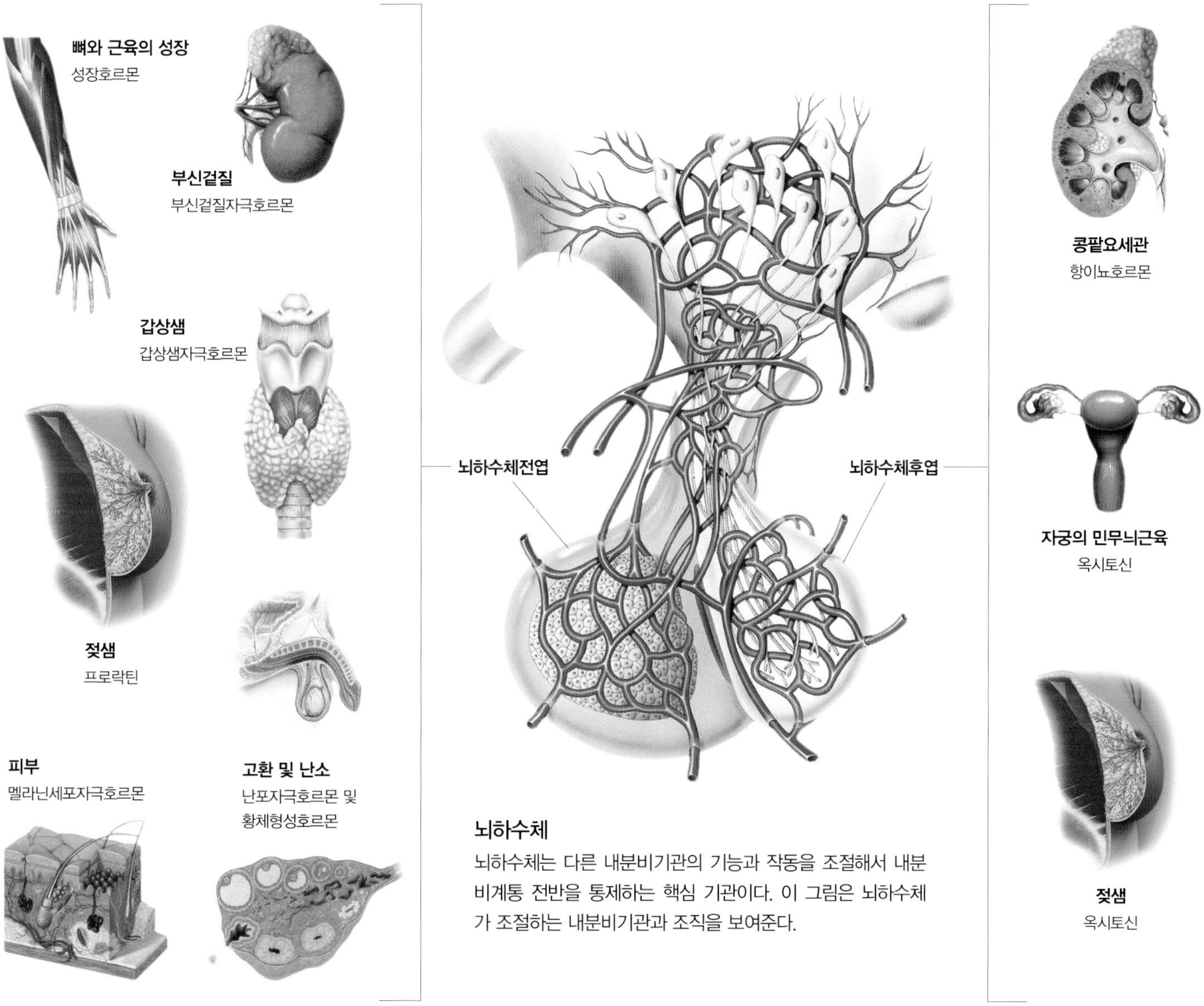

뇌하수체

뇌하수체는 다른 내분비기관의 기능과 작동을 조절해서 내분비계통 전반을 통제하는 핵심 기관이다. 이 그림은 뇌하수체가 조절하는 내분비기관과 조직을 보여준다.

피부 외피계통

피부는 몸을 덮어 보호하며, 우리 몸에서 가장 큰 기관이다. 피부는 상처와 외부 공격, 극한의 온도, 바이러스와 세균과 같은 침입자로부터 인체를 보호하는 중요한 역할을 수행한다. 그뿐만 아니라 체온조절, 비타민 D 합성, 자외선 차단 등의 임무도 수행한다.

피부는 표피, 진피, 피부밑조직(피하조직)의 세 층으로 구성되며 신경수용체, 털주머니(모낭), 땀샘, 피부기름샘(피지선)과 같은 특별한 구조도 갖추고 있다.

피부의 가장 바깥층을 이루는 표피는 그 자체로도 다섯 층으로 나뉘며, 각각의 하위층이 특별한 기능을 수행한다. 바닥층은 피부에 해로운 자외선을 흡수하고 멜라닌 색소를 합성한다. 피

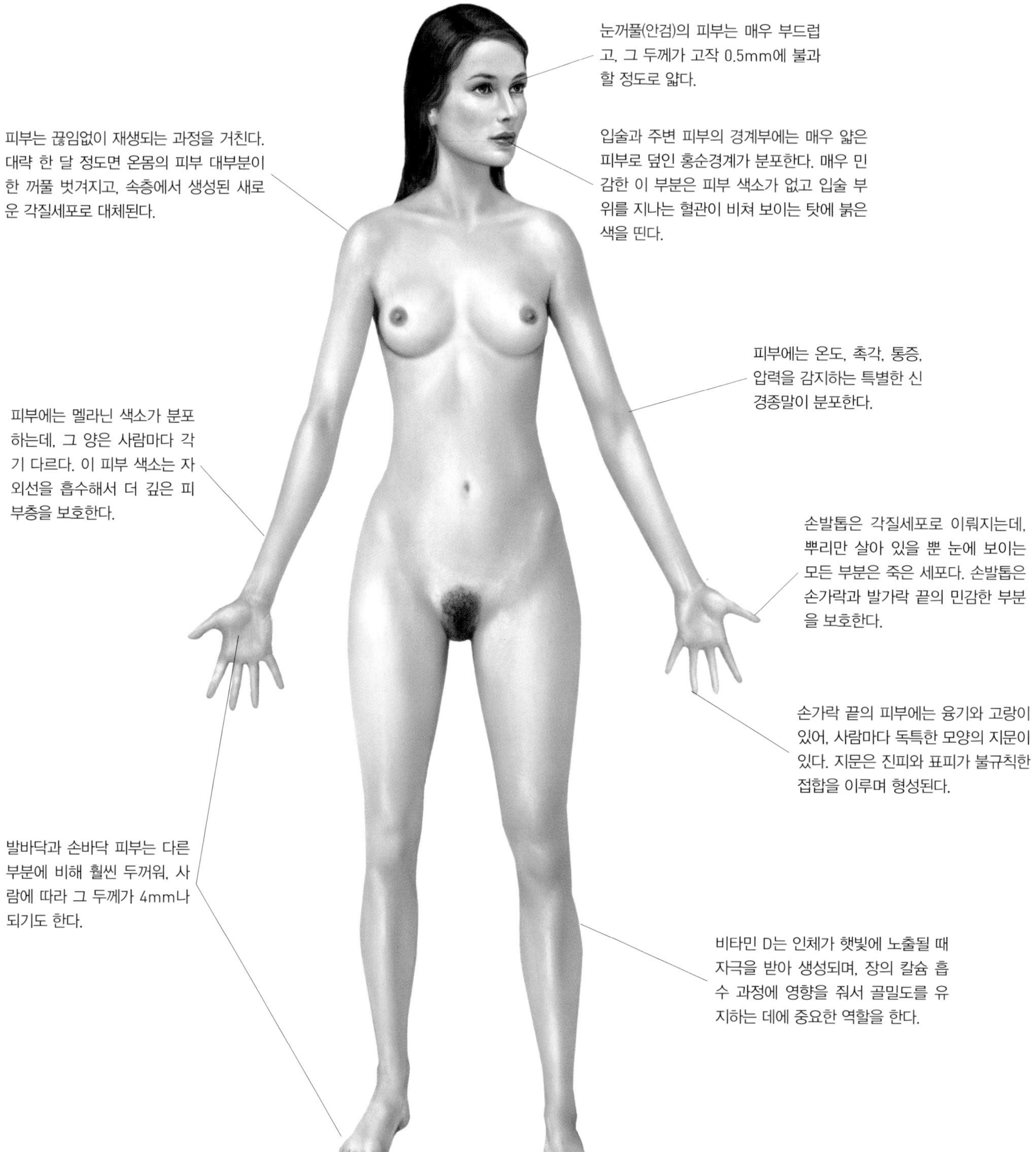

눈꺼풀(안검)의 피부는 매우 부드럽고, 그 두께가 고작 0.5mm에 불과할 정도로 얇다.
입술과 주변 피부의 경계부에는 매우 얇은 피부로 덮인 홍순경계가 분포한다. 매우 민감한 이 부분은 피부 색소가 없고 입술 부위를 지나는 혈관이 비쳐 보이는 탓에 붉은 색을 띤다.
피부는 끊임없이 재생되는 과정을 거친다. 대략 한 달 정도면 온몸의 피부 대부분이 한 꺼풀 벗겨지고, 속층에서 생성된 새로운 각질세포로 대체된다.
피부에는 온도, 촉각, 통증, 압력을 감지하는 특별한 신경종말이 분포한다.
피부에는 멜라닌 색소가 분포하는데, 그 양은 사람마다 각기 다르다. 이 피부 색소는 자외선을 흡수해서 더 깊은 피부층을 보호한다.
손발톱은 각질세포로 이뤄지는데, 뿌리만 살아 있을 뿐 눈에 보이는 모든 부분은 죽은 세포다. 손발톱은 손가락과 발가락 끝의 민감한 부분을 보호한다.
손가락 끝의 피부에는 융기와 고랑이 있어, 사람마다 독특한 모양의 지문이 있다. 지문은 진피와 표피가 불규칙한 접합을 이루며 형성된다.
발바닥과 손바닥 피부는 다른 부분에 비해 훨씬 두꺼워, 사람에 따라 그 두께가 4mm나 되기도 한다.
비타민 D는 인체가 햇빛에 노출될 때 자극을 받아 생성되며, 장의 칼슘 흡수 과정에 영향을 줘서 골밀도를 유지하는 데에 중요한 역할을 한다.

부가 햇빛에 노출되면 검게 그을리는 이유는 멜라닌 색소가 있기 때문이다. 가장 바깥층인 각질층은 피부 감염을 막는 주요 장벽으로 기능한다. 바깥층은 주로 죽은 세포로 이뤄진다. 겉에서는 세포가 계속 떨어져 나가지만, 속층에서는 각질세포가 끊임없이 만들어져 각질의 두께를 일정하게 유지한다. 즉 피부는 끊임없이 새롭게 생성된다는 뜻이다.

각 피부층에 분포하는 구조 각각은 피부의 기능을 뒷받침하는 역할을 수행한다. 털주머니는 피부를 보호하는 털을 감싸는 동시에 추운 환경에서는 피부의 보온 효과를 높여준다. 피부기름샘은 대부분 털주머니 옆에 붙어 있으며, 윤활 효과로 피부를 부드럽게 하는 피지를 분비한다. 수분이 많은 땀을 분비하는 땀샘은 거의 전신에 분포하며, 표피 표면에 있는 구멍에서 열려 땀을 배출한다. 몸에 열이 오르고 더울 땐, 땀샘이 활성화돼 땀을 내보내 피부의 열을 식힌다.

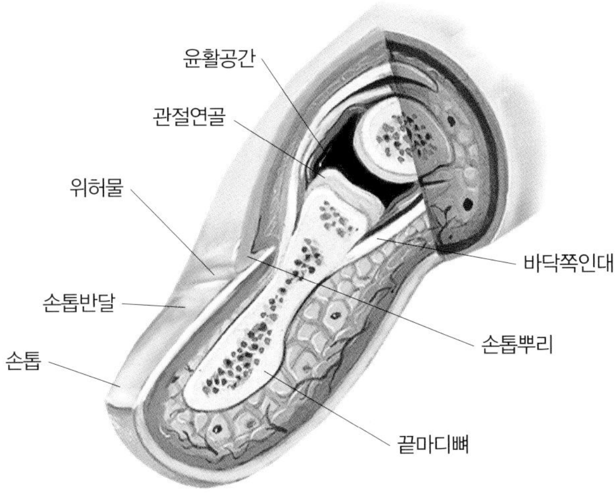

손발톱

손발톱은 민감한 손가락과 발가락 끝부분을 보호한다. 주로 죽은 세포로 이뤄지므로, 얇은 피부층인 위허물 아래쪽의 뿌리가 유일하게 살아 있는 부분이다. 손톱바닥은 손톱 아래쪽에 위치하며, 손가락 끝을 지나는 혈관의 영향으로 특유의 붉은색을 띤다.

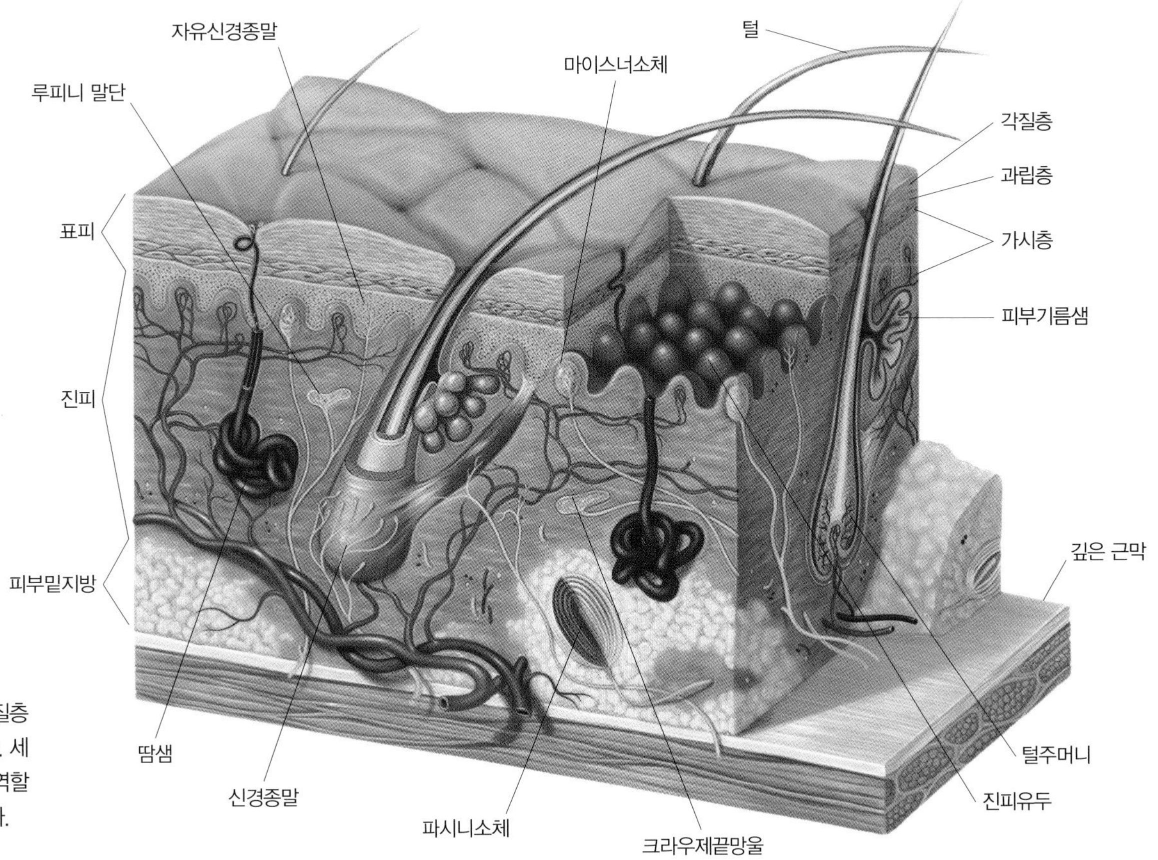

피부

피부 표면에 가까운 각질층에서는 세포가 납작하다. 세포층의 배열이 보호막 역할을 하고 탈수를 방지한다.

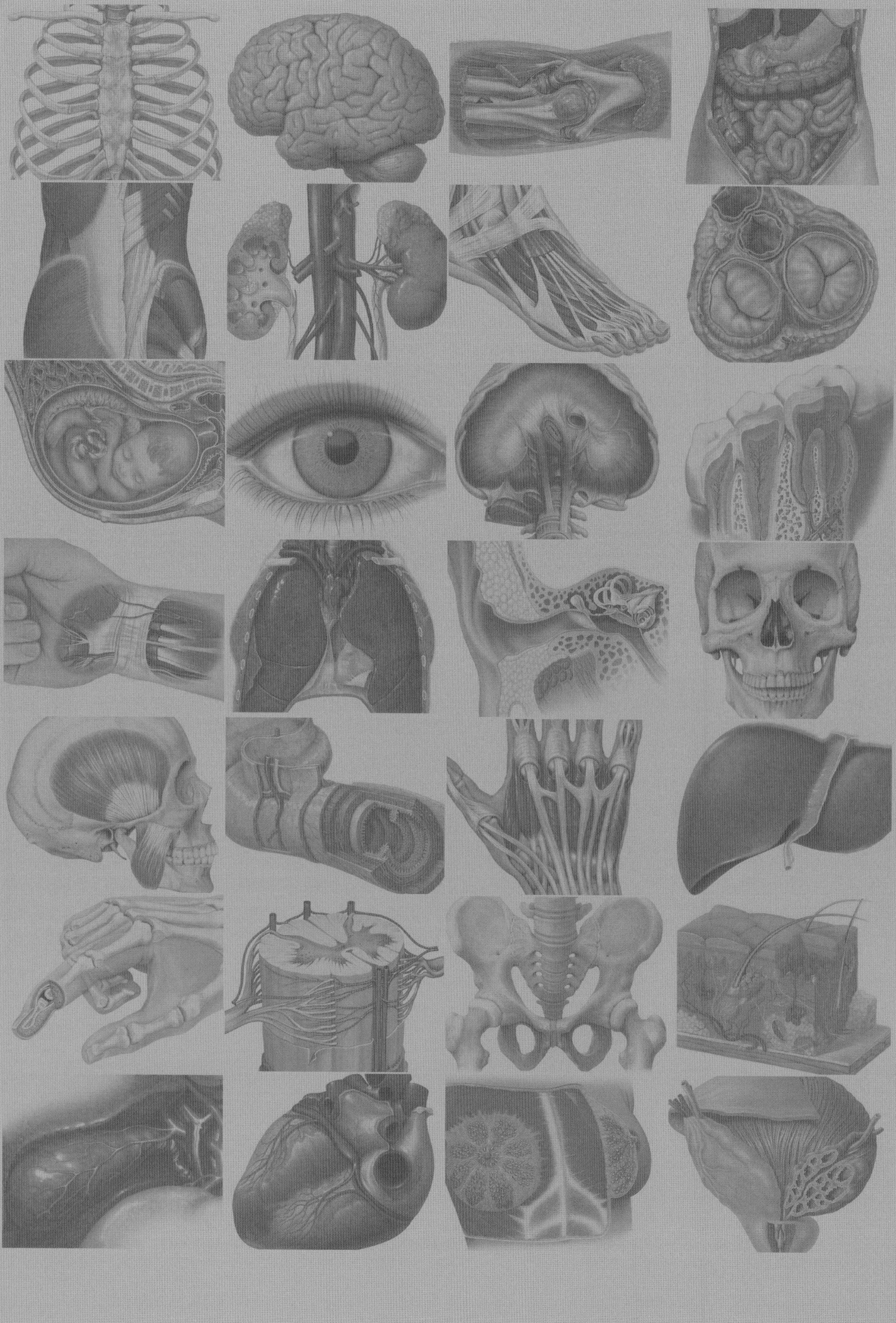

인체의
각 부위

머리

단단한 머리뼈 안쪽에는 물렁물렁한 뇌가 들어 있다. 정확히 말하면, 머리 부분을 이루는 머리뼈와 얼굴, 두 부분으로 나뉜다. '머리뼈'라는 명칭은 주로 뇌를 덮는 뒤쪽을 가리키는 의미로 사용된다.

코, 눈, 입, 귀 등의 특수감각기관은 뇌신경의 조절을 받으며 냄새, 시각, 맛, 소리, 균형 등의 감각을 인식하고 전달한다.

입은 소화계통과 호흡계통에 둘 다 관여하며 공기와 음식, 액체가 인체로 유입되는 통로가 된다.

척추 가운데 목뼈(경추)는 목 부위의 근육과 함께 머리를 지지하며 움직임이 매우 자유롭다.

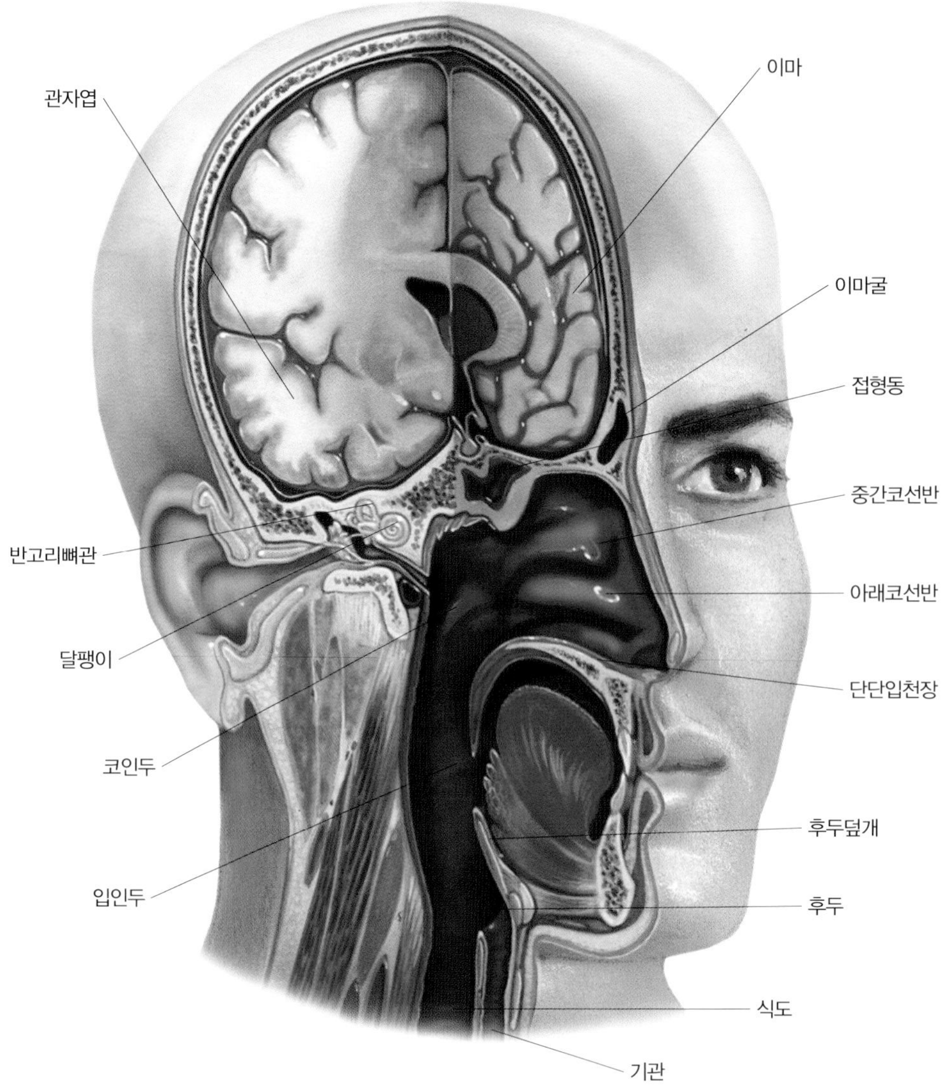

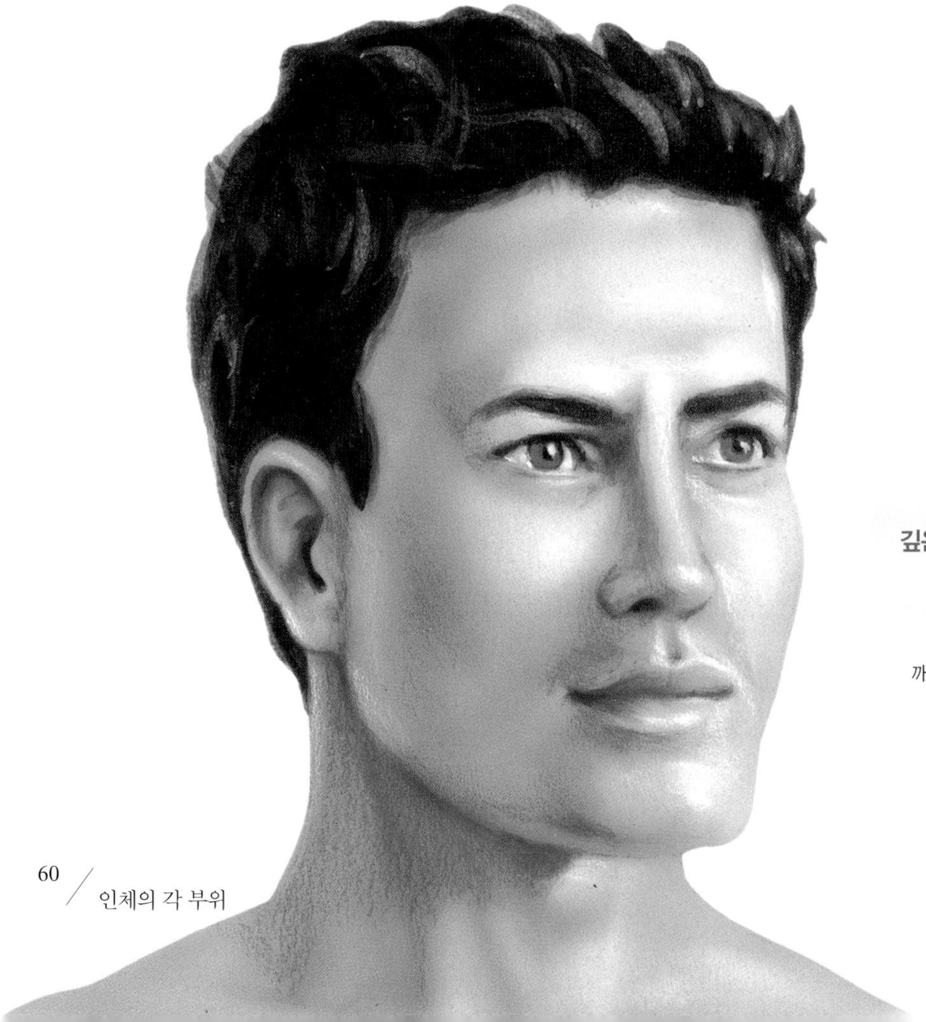

머리

머리에는 뇌뿐만 아니라 시각, 후각, 청각, 균형감각, 미각을 담당하는 특수감각기관이 함께 있다. 목의 근육 덕분에 머리를 숙이거나 젖히고, 적당히 회전하는 움직임이 가능하다.

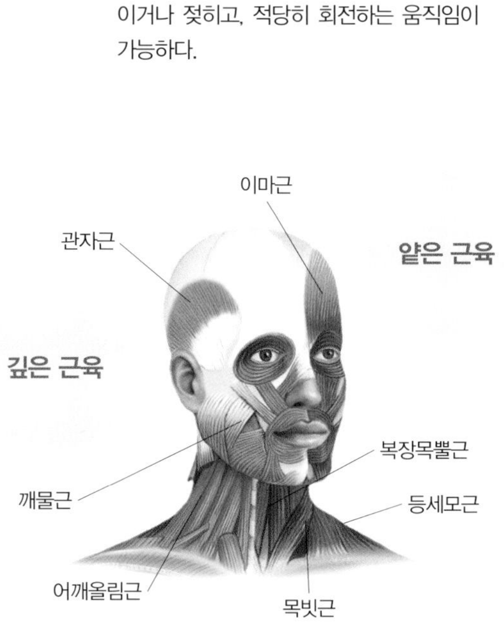

머리뼈

머리 부분의 골격을 이루는 머리뼈는 몸통뼈대에 속한다. 머리뼈는 몸 전체에서 뼈의 구조적 특성이 가장 복잡한 곳이다. 뇌와 눈과 속귀(내이)를 보호하고, 위턱과 아래턱을 형성하며, 얼굴과 눈, 혀, 인두와 목 근육의 부착점을 제공한다.

아래턱을 제외하면, 머리뼈를 구성하는 뼈들은 봉합이라는 관절로 서로 연결된다. 각 뼈의 가장자리가 퍼즐처럼 맞물려 섬유성 결합조직으로 고정된다.

머리뼈를 이루는 납개머리뼈는 뇌를 안전하게 감싸 보호하는데, 앞쪽의 이마뼈로부터 연이어 마루뼈와 관자뼈(측두골)가 연결되고, 뒤통수뼈와 나비뼈까지 연결되면서 두개골의 아래쪽을 구성한다. 이 중에서는 마루뼈를 제외한 모든 납개머리뼈가 머리뼈바닥을 이룬다. 관자뼈 안쪽의 공간은 가운데귀와 속귀 부분을 형성한다. 머리뼈의 안쪽에서는 뇌를 수막(뇌척수막) 세 겹이 둘러싸며 보호한다.

이마뼈, 광대뼈, 위턱뼈와 아래턱뼈는 머리뼈의 앞쪽에 위치해 얼굴을 형성한다.

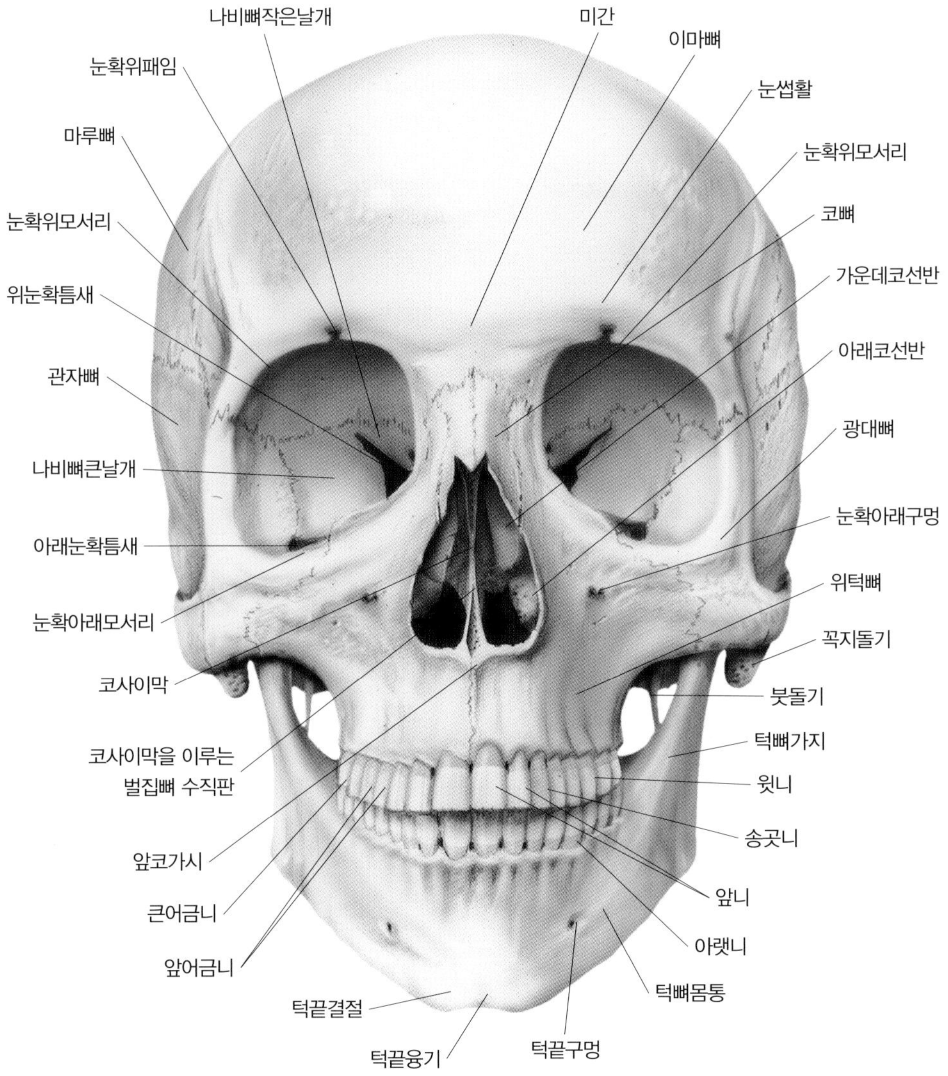

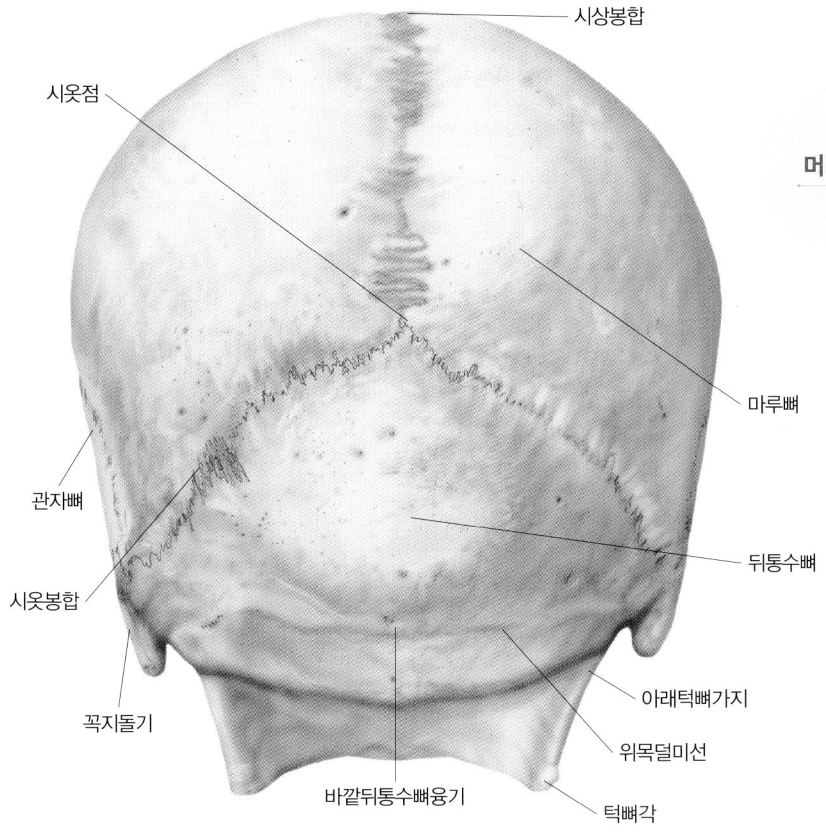

머리뼈

뒤에서 본 모습

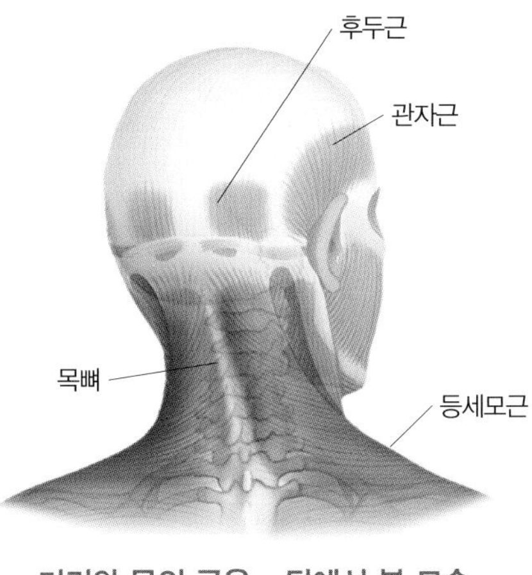

머리와 목의 근육 – 뒤에서 본 모습

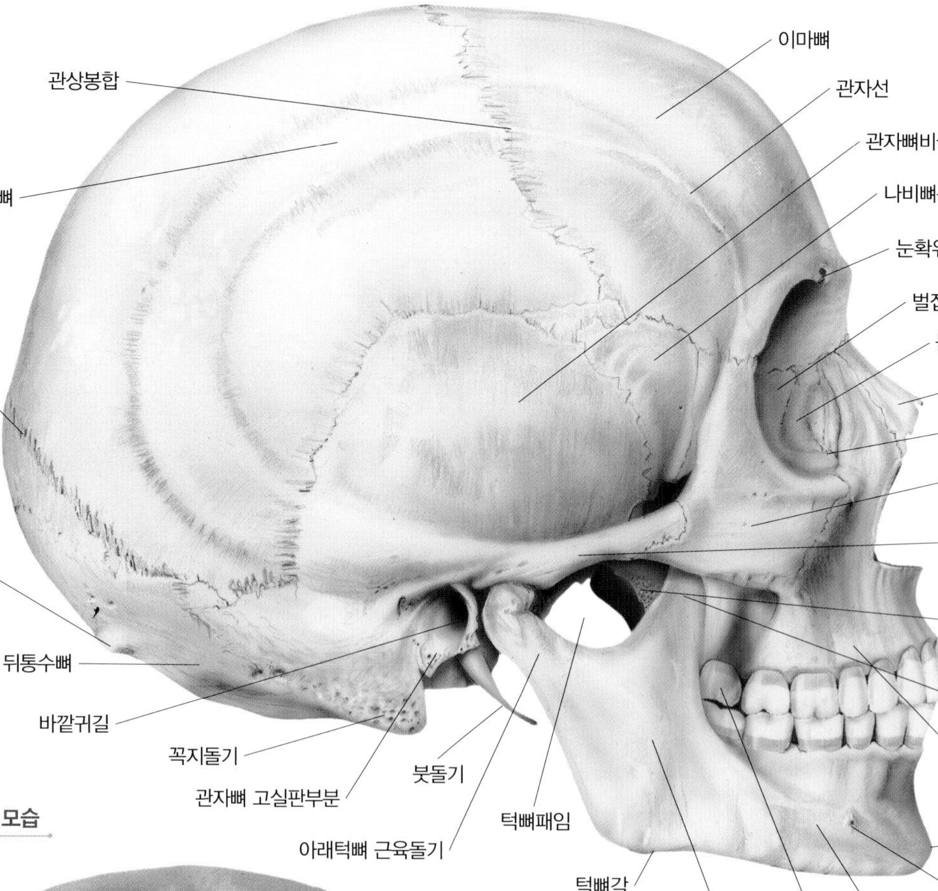

머리뼈

옆에서 본 모습

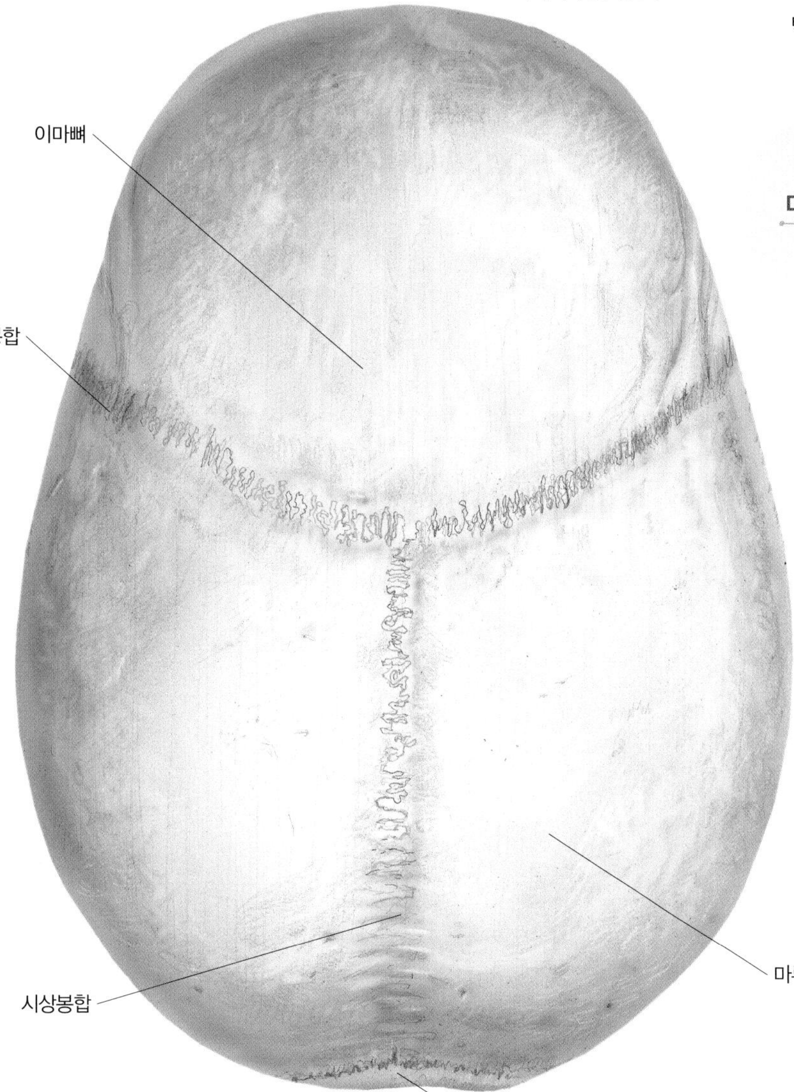

머리뼈

위에서 본 모습

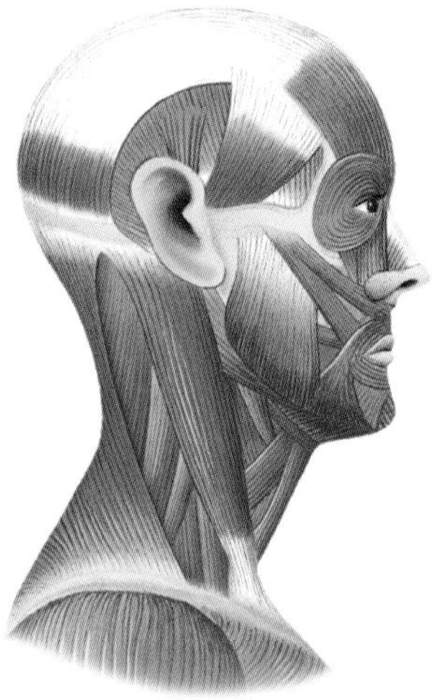

머리와 목의 근육

머리뼈
내부

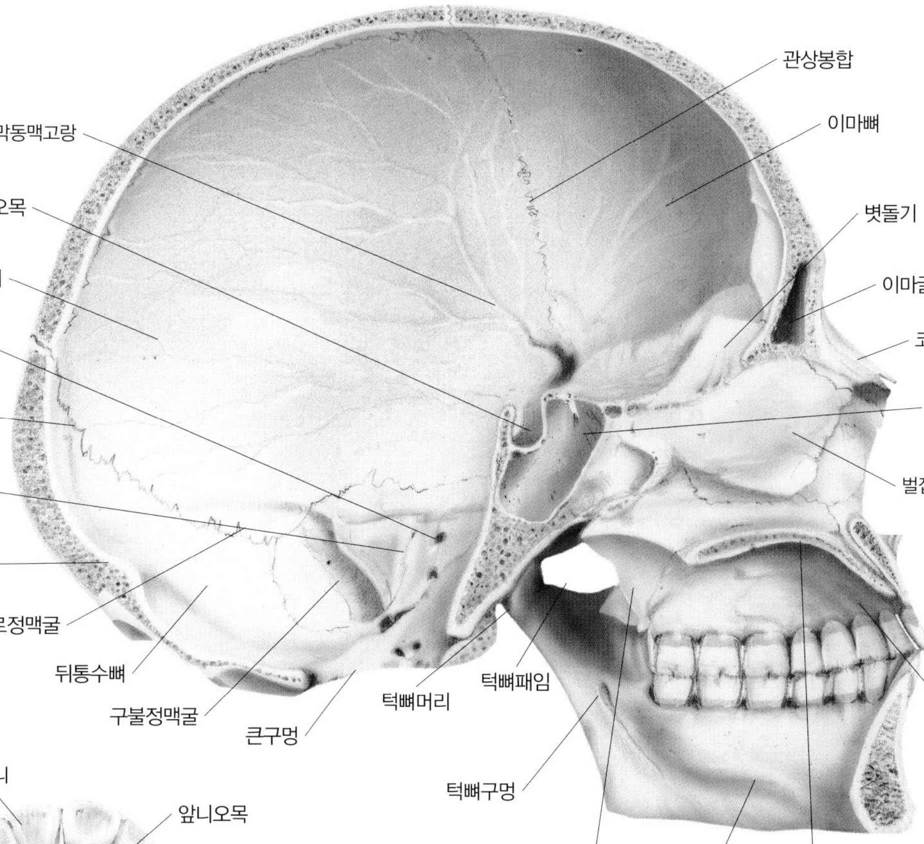

머리뼈
아랫면

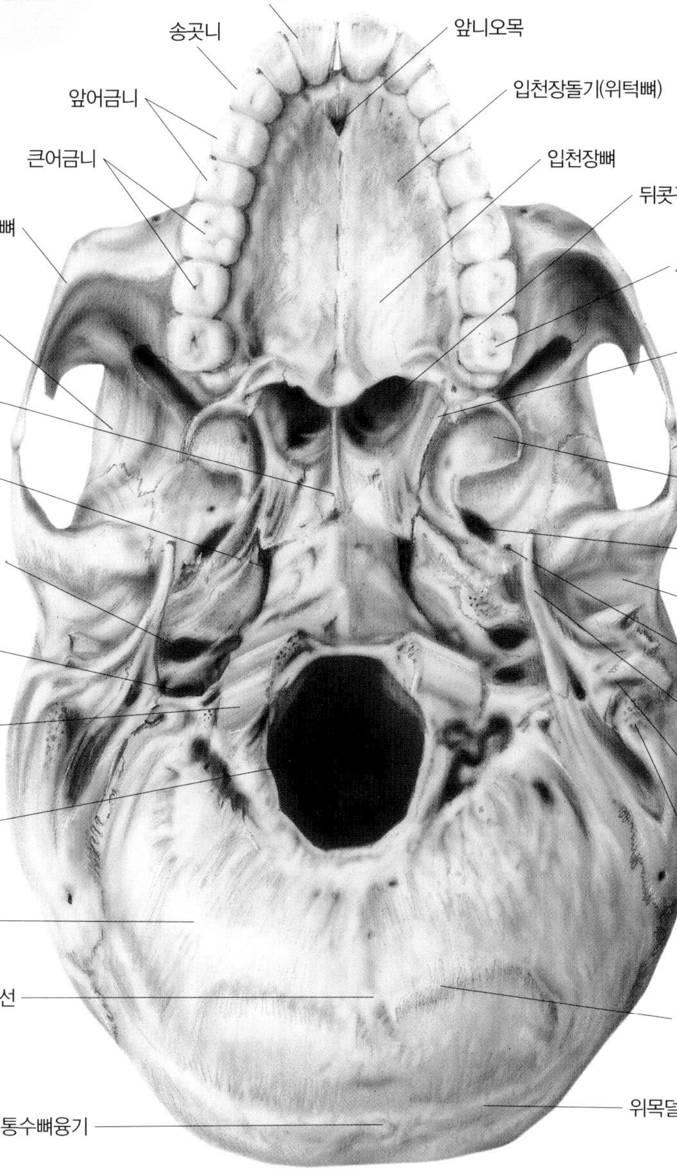

뇌

뇌는 머리뼈가 둘러싸고 있는 공간에 위치해 안전하게 보호받는다. 뇌는 대뇌, 사이뇌(간뇌), 뇌줄기(뇌간, 뇌줄기), 소뇌의 네 가지 주요 부위로 나눌 수 있다. 대략 1.4킬로그램 정도 무게가 나가며, 우리 몸의 신경중추로서 인체의 모든 기능을 전반적으로 제어한다.

뇌는 수십억 개의 신경세포(뉴런)와 지지세포(신경아교세포)로 구성되며, 뉴런은 전기자극 또는 화학적 신경전달물질을 통해 신경 신호에 포함된 정보를 전달한다.

대뇌

대뇌를 이루는 두 반구는 뇌들보(뇌량)에 의해 서로 연결되며, 겉질(피질)로 불리는 대뇌 바깥층의 회색질로 덮여 있다. 겉질 표면에 이랑과 고랑으로 불리는 능선과 주름이 있어서 대뇌의 모양은 쭈글쭈글하다. 이런 생김새 때문에 뇌의 표면적은 매우 넓다. 이 부분이 뇌 전체 질량의 40%를 차지하며, 신경이 전달하는 신호 가운데 가장 높은 수준의 정보 처리 과정이 일어나는 영역이다. 대뇌겉질은 틈새와 고랑에 의해 기능적으로 분리된 4개의 뇌엽으로 나뉜다. 이마엽, 마루엽(두정엽), 뒤통수엽(후두엽), 관자엽은 그 부위를 덮는 머리뼈의 명칭에 따라 붙인 이름이다. 각각의 뇌엽에는 담당하는 기능에 따라 여러 영역이 존재한다.

대뇌겉질의 회색질 아래에는 두꺼운 백색질이 자리 잡고 있다. 이 부분은 피질의 각 영역 사이 또는 피질과 뇌의 다른 부위 사이의 정보 전달을 담당한다. 백색질 안쪽에는 바닥핵(기저핵)으로 불리는 고립된 회색질 영역이 있어서 몸의 움직임을 통제한다.

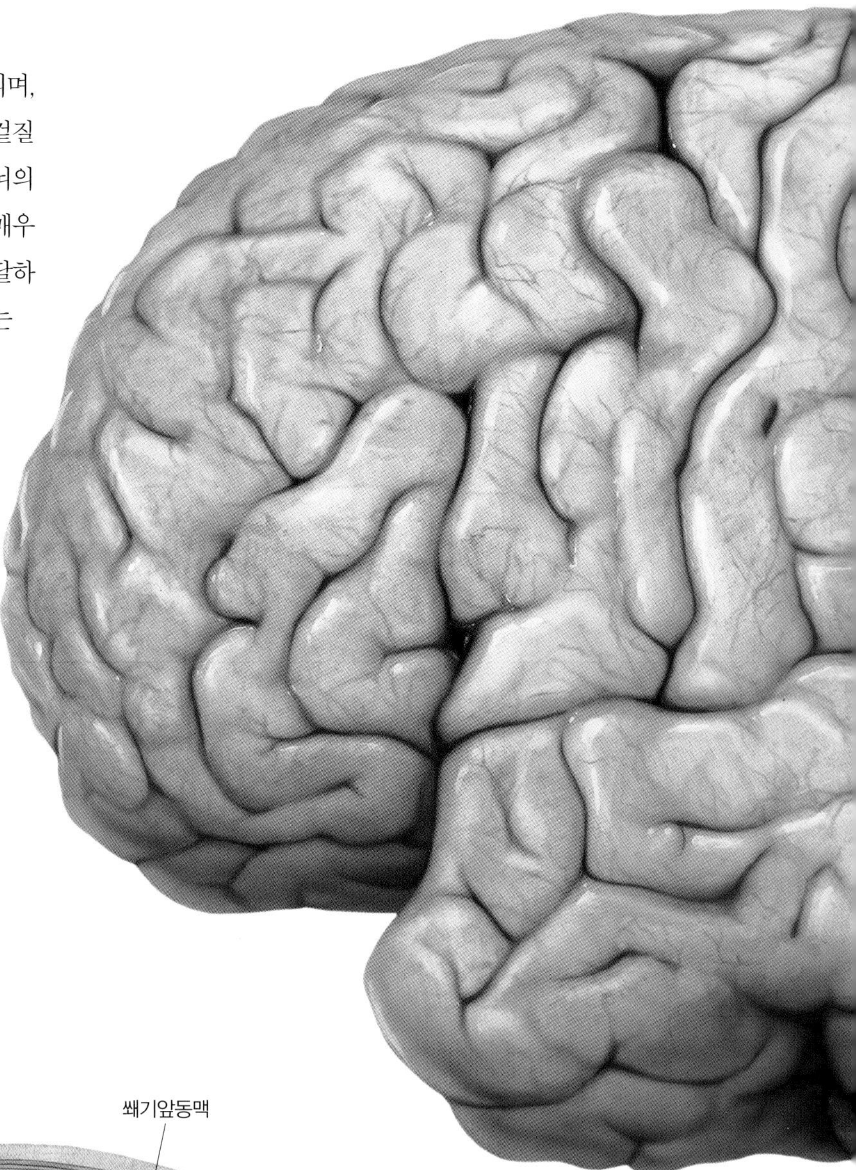

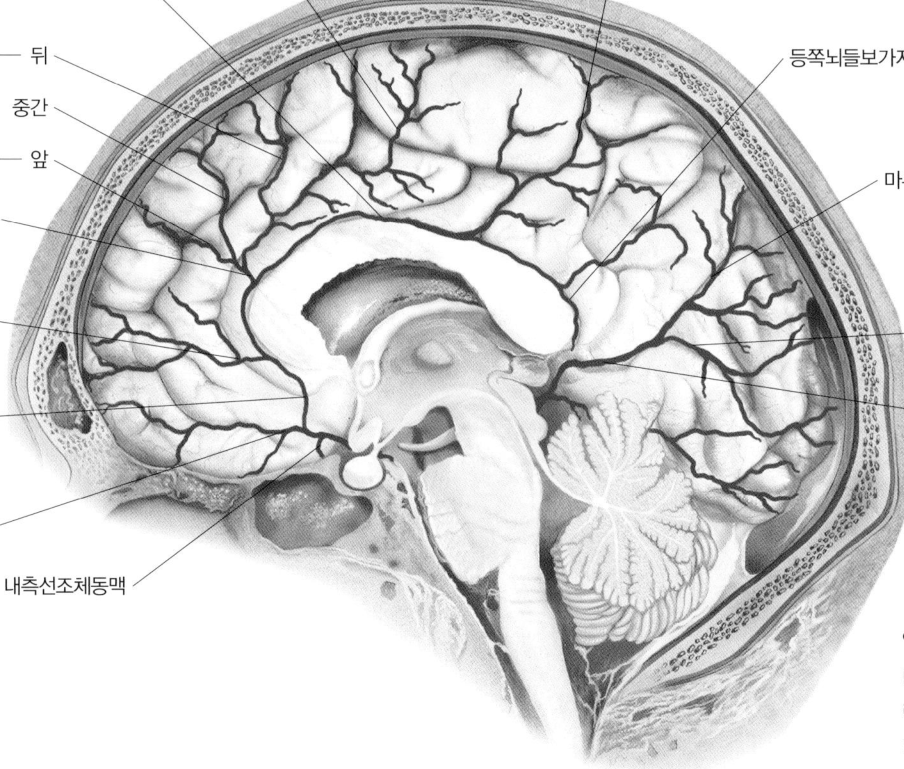

안쪽 뇌동맥

대뇌반구 안쪽을 보여주는 이 그림에는 앞쪽 및 뒤쪽에 분포하는 대뇌동맥의 가지가 나타나 있다.

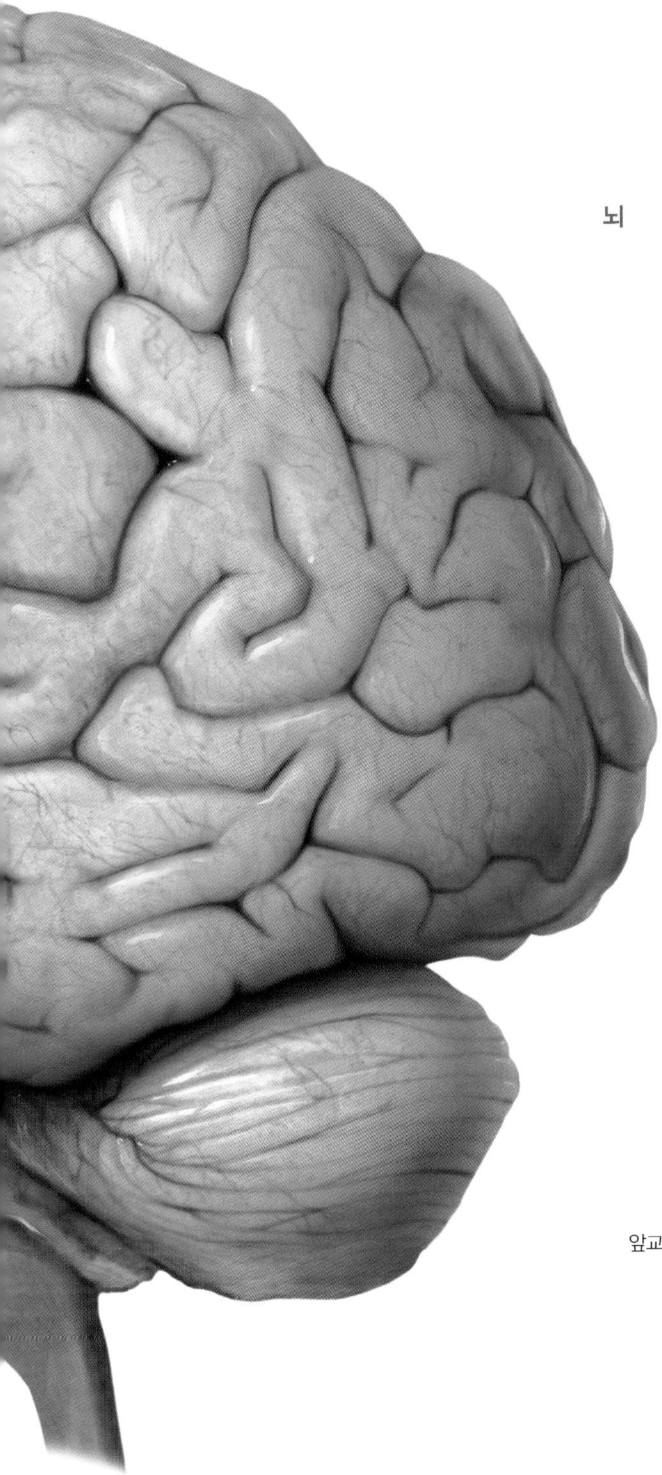

뇌

소뇌

소뇌는 대뇌 아래쪽에 위치하며, 소뇌피질도 대뇌처럼 주름이 많이 잡힌 모양이다. 콜리플라워와 비슷한 생김새로 뇌줄기(뇌간)에 붙어 있다. 인체의 움직임을 통제하고 균형과 평형을 유지하는 역할을 담당한다.

뇌동맥

대뇌동맥은 뇌의 바닥 근처에서 올라와 뇌를 향해 뻗으며, 뇌의 각 반구를 이루는 세포에게 혈액을 운반해 전달한다. 혈액은 목동맥(경동맥)과 척추동맥을 통해 공급되며, 좌우 척추동맥이 합쳐져 뇌바닥동맥(뇌기저동맥)을 이룬다. 세 대뇌동맥은 교통동맥으로 연결돼 대뇌동맥고리를 형성한다.

뇌동맥

뇌의 바닥 부분

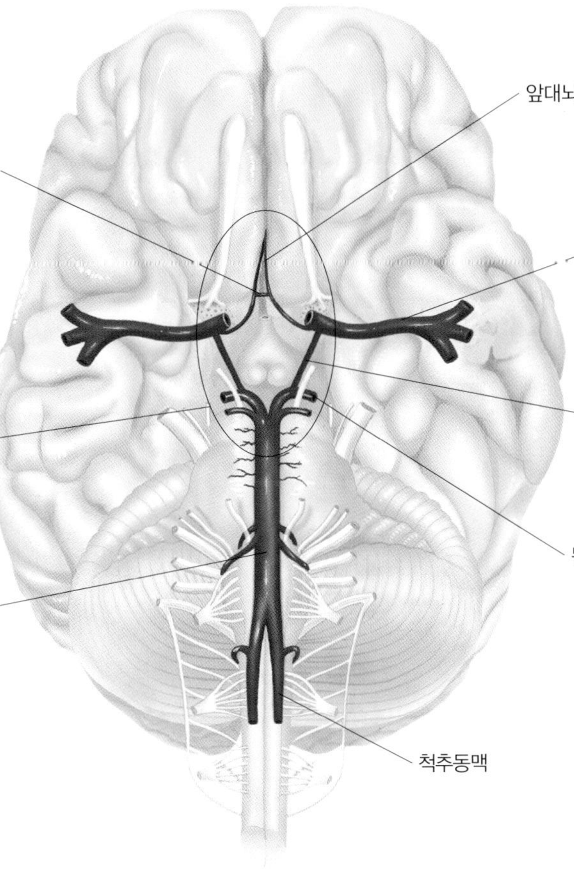

뇌동맥의 분포

복잡하게 연결된 동맥이 뇌에 혈액을 풍족하게 공급한다. 척추동맥과 바닥동맥은 소뇌와 뇌줄기를 모두 포함하는 뇌의 뒷부분을 향해 뻗으며, 목동맥은 뇌의 앞쪽과 가운데 쪽에 혈액을 공급한다.

사이뇌

대뇌반구 아래쪽에 위치한 사이뇌는 시상과 시상하부의 두 부분으로 이뤄진다. 시상은 감각정보를 대뇌겉질로 전달하고 운동 활동을 관장하는 반면, 시상하부는 뇌와 자율신경계통의 정보를 통합하고 조절한다. 시상하부는 먹고 마시기, 성 기능, 체온조절에 관여할 뿐만 아니라, 감정 표현과 관련된 역할도 담당한다.

뇌줄기

뇌줄기(뇌간)는 중간뇌, 다리뇌, 숨뇌로 나뉜다. 척수의 연장선인 만큼 뇌줄기는 척수에서 전달된 감각정보를 뇌로 전달해 올리고, 대뇌겉질에서 생성된 운동정보를 척수로 내려보내는 기능을 담당한다. 뇌줄기에는 여러 중요한 반사중추가 자리 잡고 있어, 심장박동이나 호흡처럼 생명과 직결된 움직임을 제어하기도 한다. 중간뇌는 눈의 기능을 조절하는 반면, 숨뇌는 수면 및 각성을 조절하고 통증 인식에 관여한다.

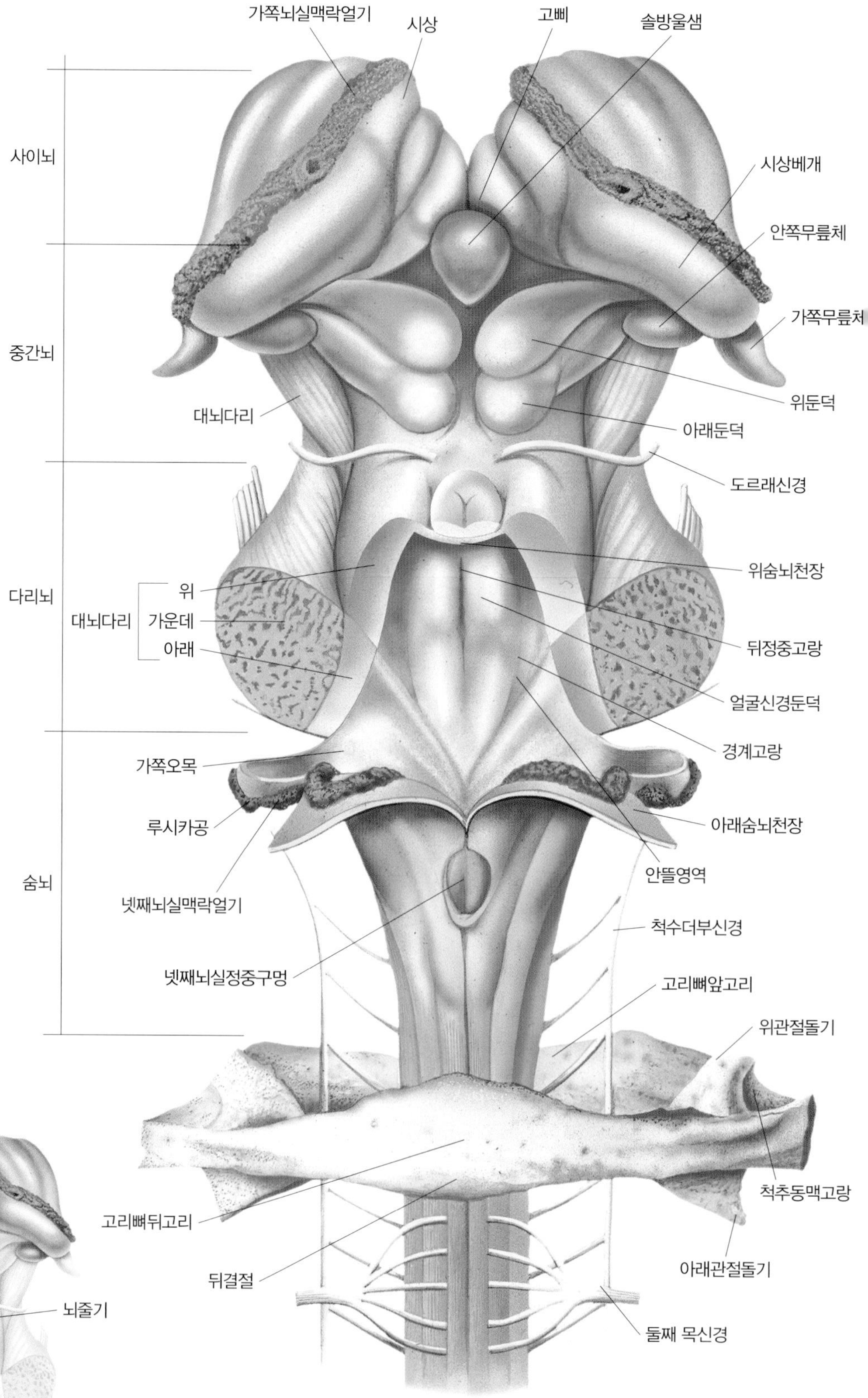

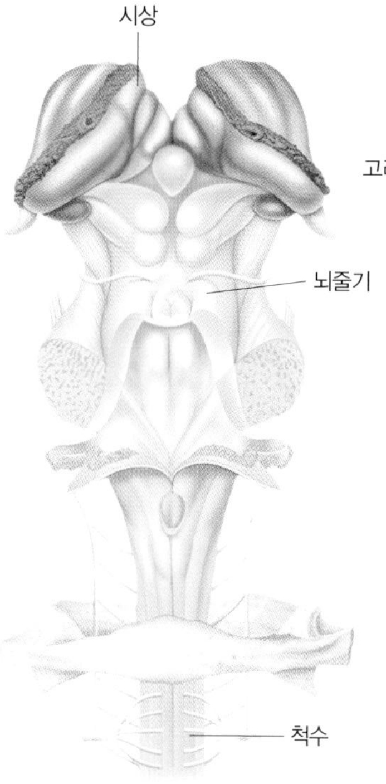

시상

시상은 사이뇌의 일부로, 운동 및 감각정보를 전달한다. 척수로부터 전달된 정보는 시상을 통해 대뇌겉질과 소뇌로 전달된다.

뇌줄기

뇌줄기(뇌간)는 척수와 대뇌겉질을 연결한다. 아래쪽으로는 척수와 연결되며 중간뇌, 다리뇌, 숨뇌로 구성된다. 뇌줄기는 척수와 뇌 사이에서 신호와 정보를 전달한다. 뇌줄기 중추는 호흡, 심장박동, 혈압과 같은 중요한 인체 기능을 조절한다.

뇌하수체

뇌하수체는 내분비계통을 조절하는 중추 기관으로, 우리 몸의 모든 내분비샘에 영향을 준다. 뇌하수체는 신경뇌하수체(뇌하수체뒤엽)와 샘뇌하수체(뇌하수체앞엽), 이렇게 두 부분으로 나뉜다. 신경뇌하수체는 바소프레신(항이뇨호르몬)과 옥시토신 호르몬 분비에 관여하고, 샘뇌하수체는 다양한 갑상샘 및 부신 조절 호르몬의 분비, 난소의 여포와 황체를 조절한다.

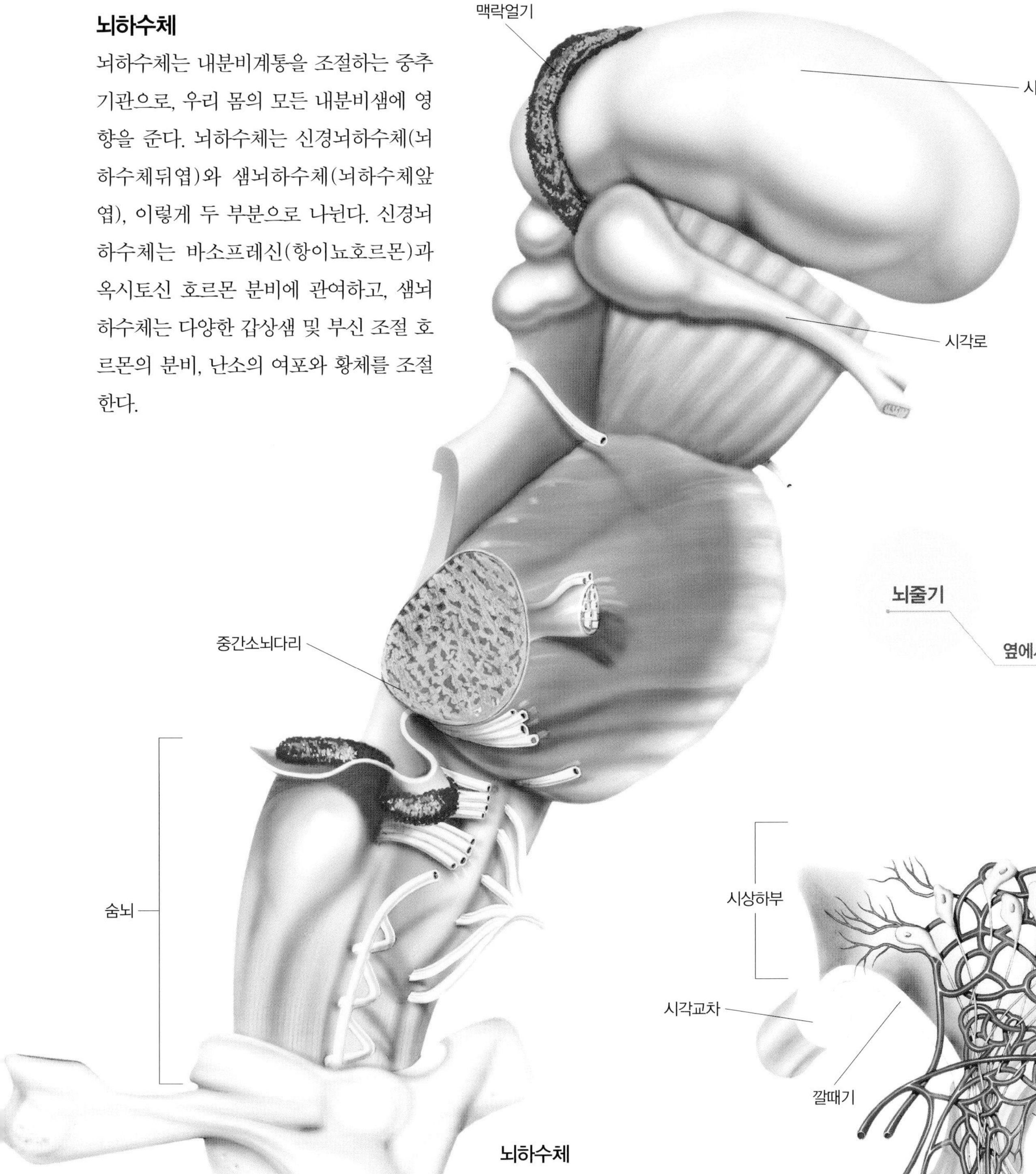

뇌줄기

옆에서 본 모습

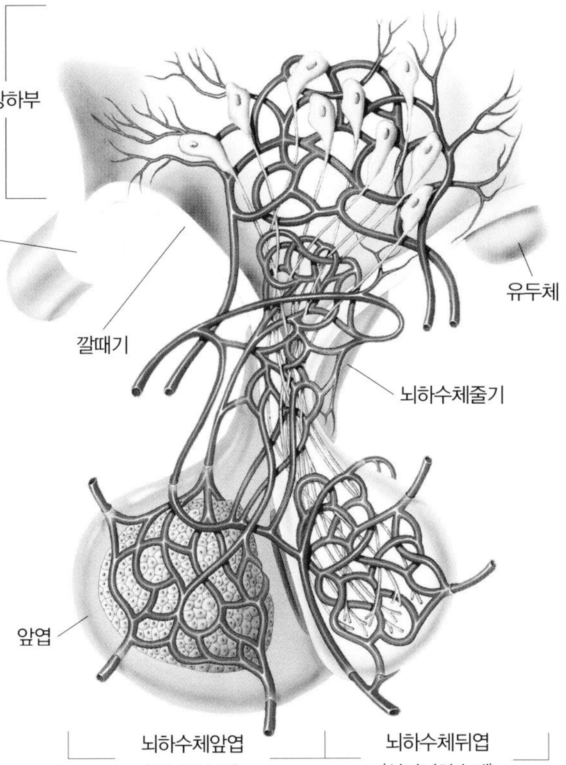

뇌하수체

시상하부 바로 아래에 자그마한 뇌하수체가 위치하며 우리 몸의 모든 내분비샘을 통제하는 조절 중추 역할을 한다.

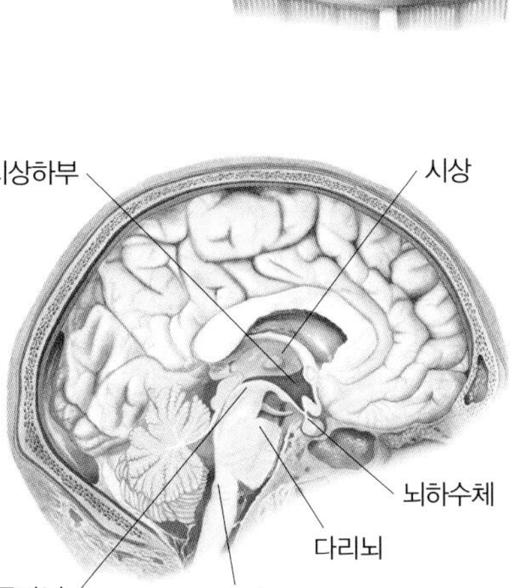

시상하부

시상 아래에 위치한 시상하부는 자율신경계통을 조절해서 인체 내부 장기가 제대로 작동하도록 한다.

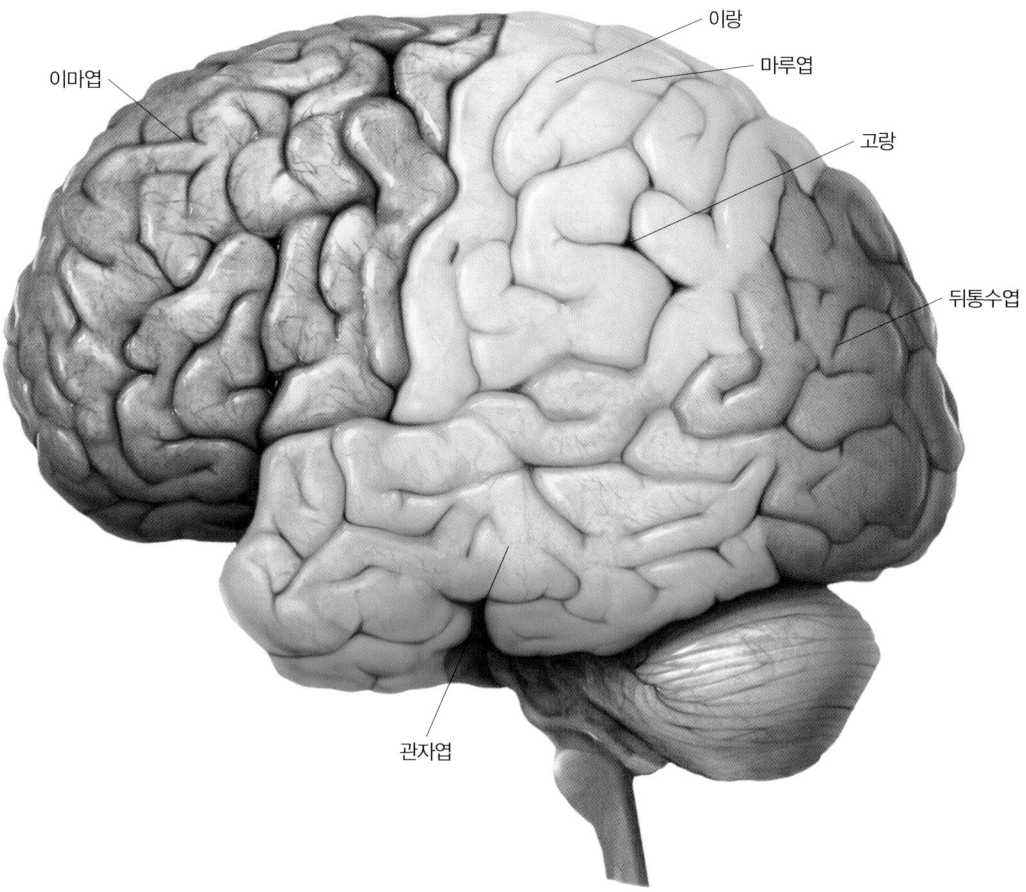

뇌엽

대뇌겉질의 깊은 주름은 능선과 고랑을 형성하는데, 얕은 주름은 고랑, 깊은 주름은 틈새라고 부른다. 대뇌겉질은 기능적으로 분리된 4개의 엽으로 나눌 수 있다.

뇌의 기능적 영역

대뇌겉질의 각 영역은 특정 기능에 따라 구분된다. 예를 들면, 중심뒤이랑은 피부, 근육과 관절에서 받아들인 정보를 처리한다. 중심앞이랑은 뼈대근육을 마음대로 조절하는 기능을 한다.

뇌엽

대뇌겉질은 틈새와 고랑에 따라 이마엽, 마루엽, 뒤통수엽, 관자엽, 이렇게 네 뇌엽으로 나뉜다. 각각의 엽에는 운동 및 감각정보의 전달에 관여하는 다양한 부위가 분포한다.

뇌의 기능적 영역

대뇌겉질의 다양한 영역은 저마다 특별한 기능을 담당하는 부위다. 관자엽의 여러 영역은 듣기 및 기억을 관장하며, 뒤통수엽의 영역은 시각과 관련된 역할을 담당한다.

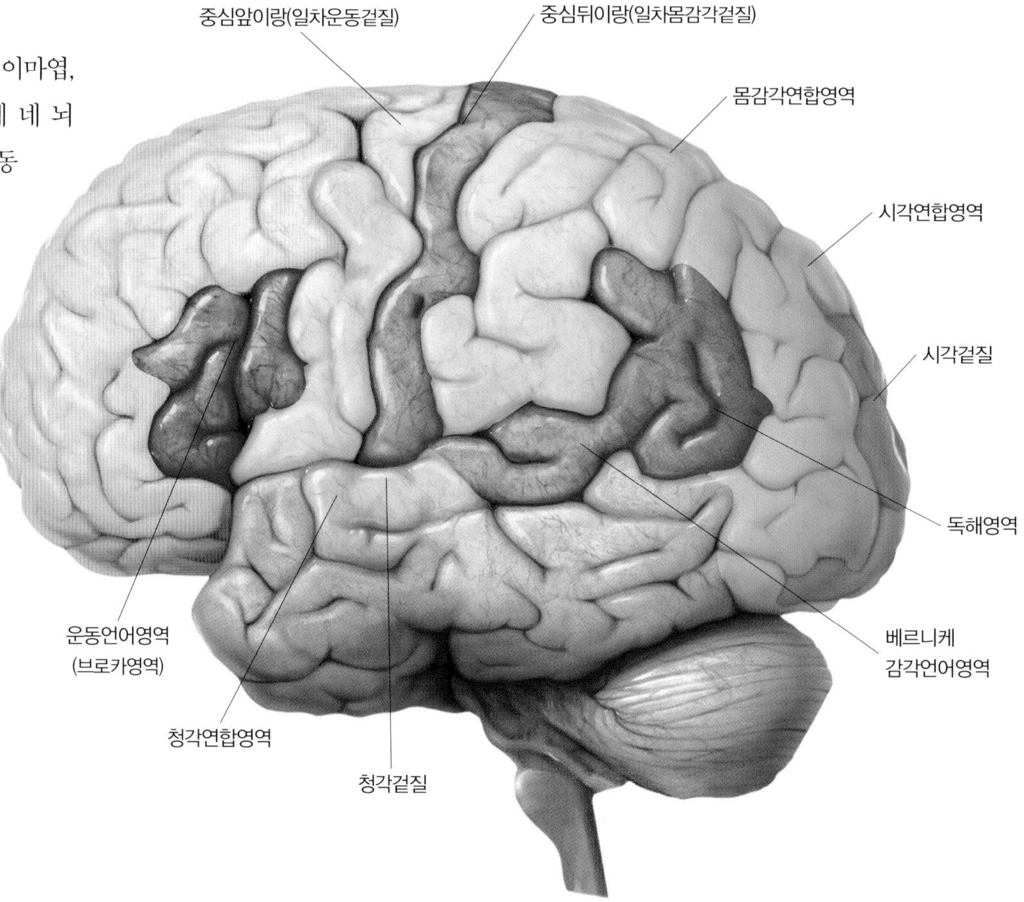

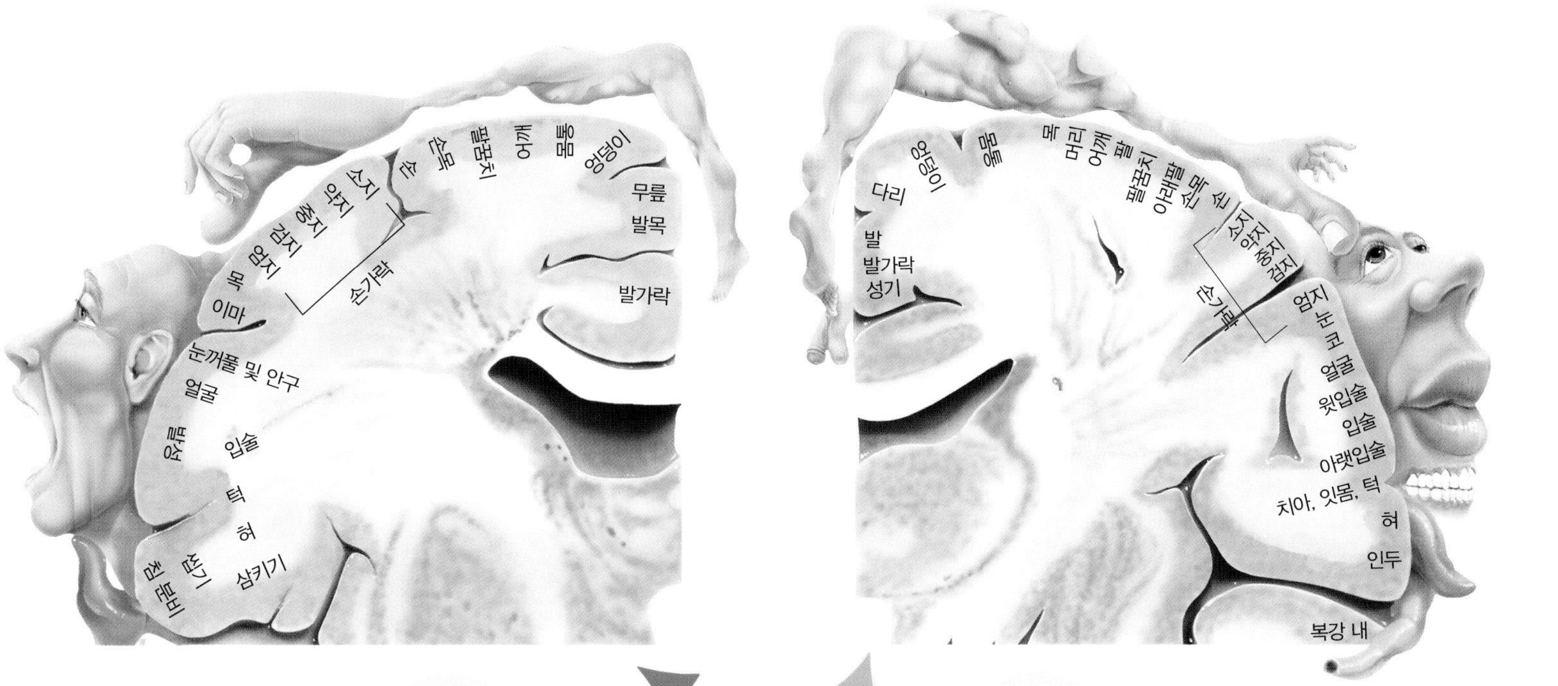

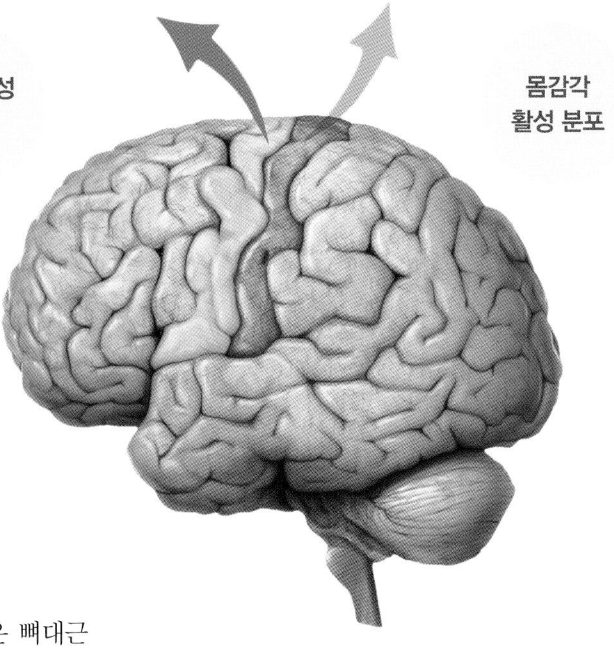

대뇌겉질에서 운동 및 감각영역의 분포

위 그림 왼쪽에 표시한 것처럼, 대뇌겉질에서 중심앞이랑은 우리 몸의 각 부위별 운동 활성에 관련된 역할을 담당하며, 그림에 묘사된 몸 각 부분의 상대적인 크기를 통해 중심앞이랑이 관여하는 정도를 확인할 수 있다. 위 그림 오른쪽은 인체 부위별 중심뒤이랑의 감각활성이 어떻게 분포하는지 보여준다. 마찬가지로, 표시된 인체 각 부분의 상대적 크기가 중심뒤이랑이 관여하는 정도를 나타낸다.

대뇌겉질의 운동 · 감각영역

운동 기능을 담당하는 중심앞이랑은 뼈대근육의 수의운동(맘대로운동)을 조절하고, 중심뒤이랑은 피부와 근육, 관절에서 인지하는 감각과 연관된 기능을 수행한다.

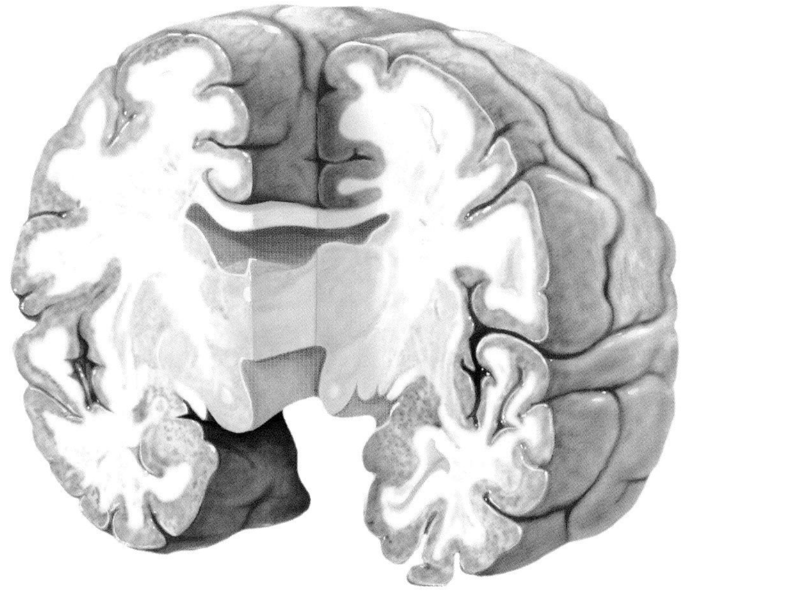

대뇌겉질(대뇌피질)

대뇌겉질은 주름이 깊게 잡힌 뇌의 바깥층이며, 신경세포(뉴런)로 이뤄진다. 뇌에서 몸의 각 부위로 전달하는 대부분의 정보가 바로 이곳에서 시작된다. 사고, 의사결정, 말하기, 듣기 등의 복잡한 기능을 수행하는 곳도 바로 대뇌겉질이다.

뇌실

뇌에는 뇌실이라 불리는 공간 네 곳에서 뇌척수액을 생산한다. 뇌실을 가득 채운 뇌척수액은 뇌실과 이어지는 척수의 중심관이나 뇌를 둘러싼 거미막밑공간을 지나 정맥으로 흡수된다. 뇌에서 뇌척수액은 끊임없이 생산돼, 하루에도 몇 번씩 새로운 뇌척수액으로 교체된다.

둘레계통(변연계)

둘레계통에서 핵심적인 부분은 바로 해마, 편도체, 중격영역, 시상하부다. 서로 긴밀히 연결된 이들 부위는 생존, 감정의 표현, 기억형성과 관련된 반응을 담당하며 전체적인 둘레계통 기능에 기여한다. 해마와 편도체는 관자엽에 있다. 해마는 새로운 기억 생성에 작용하는 반면, 편도체는 감정을 느끼고 표현하는 반응을 담당한다. 중격영역은 뇌의 내측 표면에 위치하며 기쁨이나 보상과 같은 감정 반응에 관여한다고 한다. 시상하부는 호르몬 생성을 조절해 인체 전반에 영향을 준다. 불안할 때 혈압이 상승하고, 심장박동과 호흡수가 증가하는 것처럼 감정 변화에 따른 몸의 반응을 유발한다.

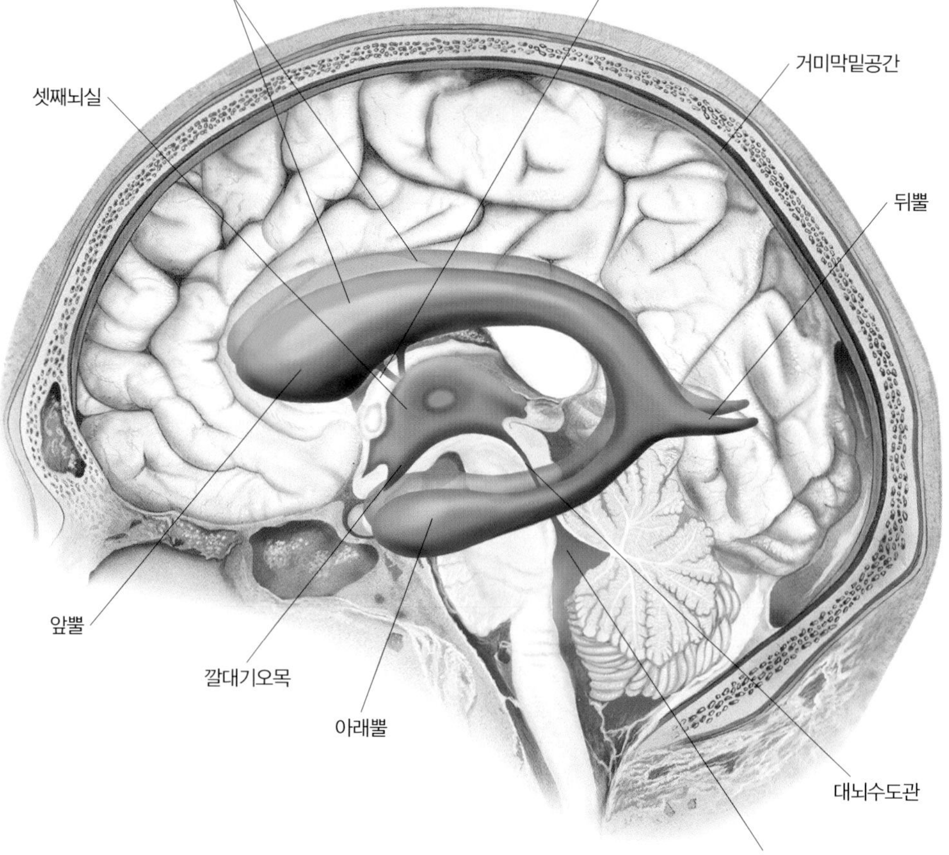

뇌실

뇌척수액은 뇌실에서 만들어진다. 뇌에는 뇌실 네 곳이 있다. 서로 연결돼 있는 뇌실은 척수와 거미막밑공간과도 이어져 있다. 뇌척수액은 뇌실에서 만들어진 다음, 척수 중심관(하버스관)과 거미막밑공간을 빠져나가 혈액과 합류한다.

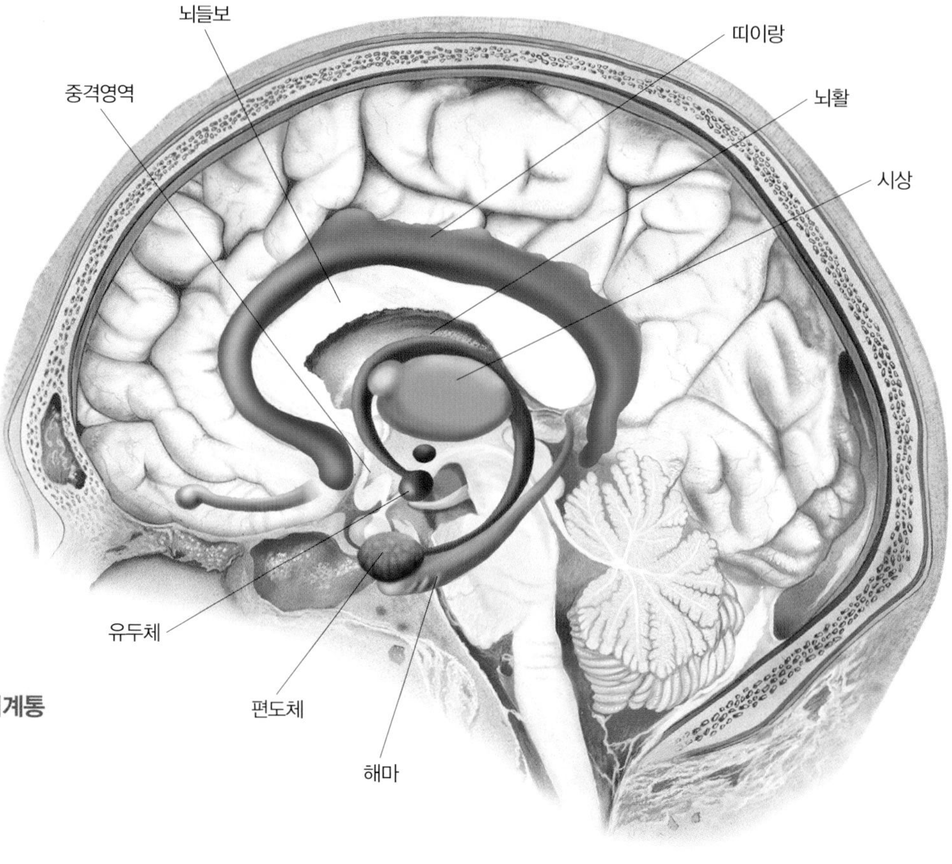

둘레계통

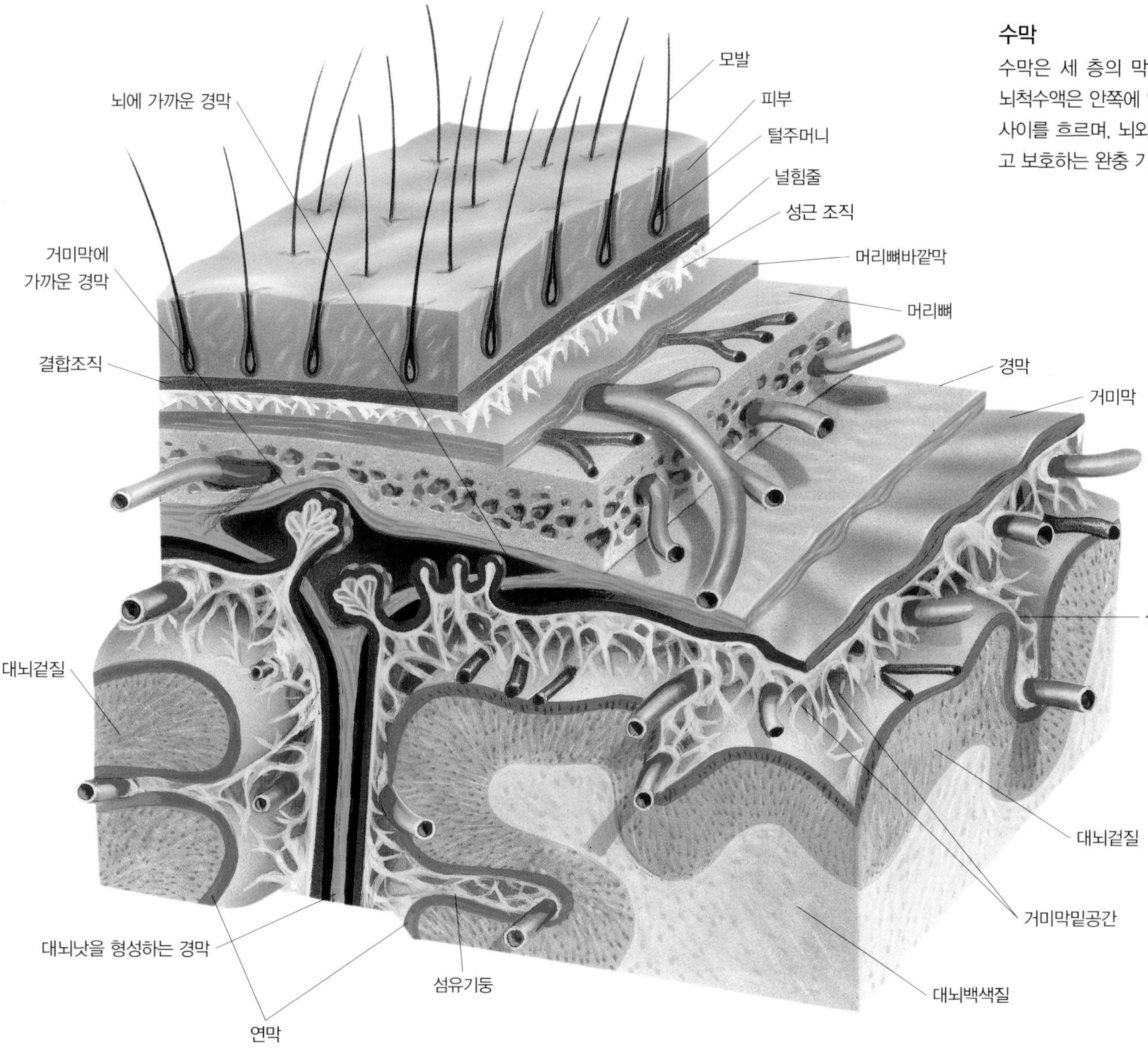

수막

수막은 세 층의 막으로 이뤄진다. 뇌척수액은 안쪽에 있는 두 개의 막 사이를 흐르며, 뇌와 척수를 둘러싸고 보호하는 완충 기능을 수행한다.

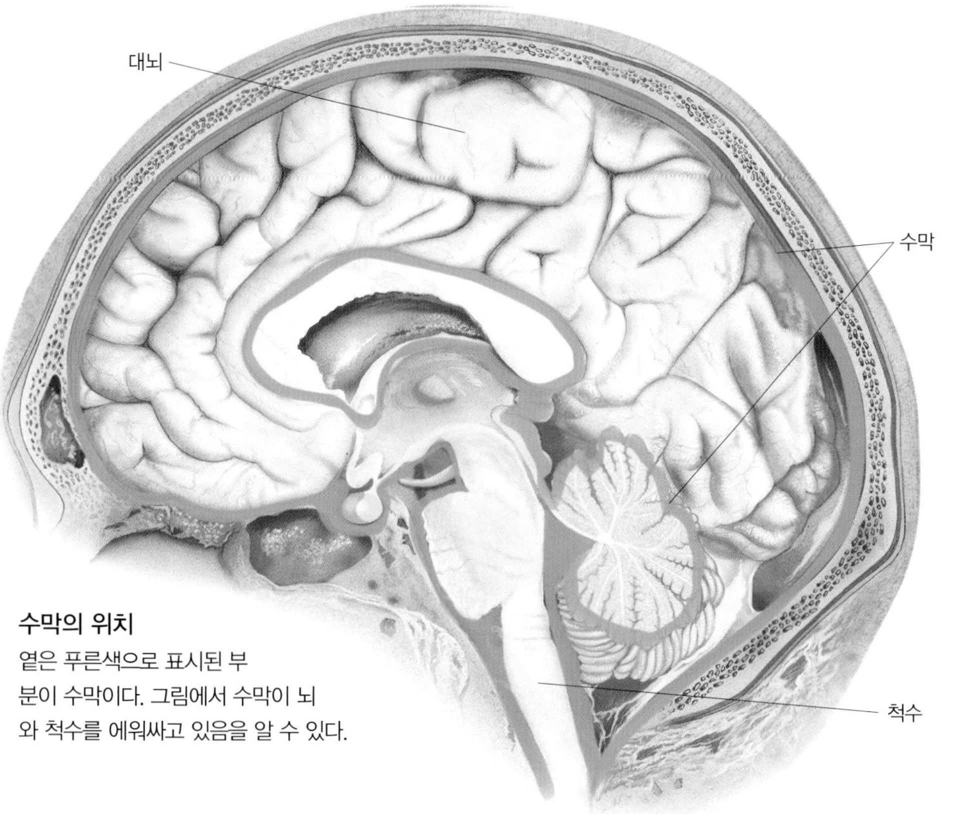

수막의 위치

옅은 푸른색으로 표시된 부분이 수막이다. 그림에서 수막이 뇌와 척수를 에워싸고 있음을 알 수 있다.

수막

뇌와 척수는 경막, 거미막, 연막의 세 층으로 이뤄진 수막에 둘러싸여 보호받는다. 뇌척수액은 안쪽에 있는 거미막과 연막 사이를 순환한다.

일반감각

인체는 촉각, 통증, 진동, 온도, 압력과 같은 다양한 감각을 느낀다. 수용기로 알려진 신경종말은 감각 신경을 거쳐 척수로 전기신호를 전달한다. 이 자극은 특별한 경로를 거쳐 시상을 지나 대뇌겉질까지 전달된다.

많은 일반감각수용기가 피부에 존재하며 손끝, 입술, 손바닥, 발끝, 젖꼭지, 음경 귀두, 클리토리스 등의 부위에는 기계수용기가 집중적으로 몰려 있다.

온도수용기는 온도를 감지하는 부분으로, 온기와 냉기를 감지하는 수용기가 각각 따로 있다. 온몸에 분포하지만 입술과 입, 항문 등의 부위에 집중된 편이다.

고유감각수용기는 관절, 힘줄, 근육 상태를 감지해서 전달한다. 이 정보 덕분에 인체는 다양한 근육을 조화롭게 움직일 수 있다.

통각수용기는 통증을 수용하며 온몸 구석구석에 분포한다. 특히 피부와 관절에 밀집돼 있고 내부 장기에도 존재한다.

특수감각

인체는 시각, 후각, 미각, 청각, 평형감각으로 대표되는 특수감각을 감지할 수 있다. 여기에는 눈, 코, 입, 귀가 작용하며 각 기관에는 저마다의 기능에 최적화된 '수용기'라는 신경종말이 분포한다. 시각정보는 빛수용기, 촉각과 소리 및 평형감각은 기계수용기, 후각과 미각은 화학수용기에서 감지한다. 수용기는 받아들인 정보를 뇌신경을 이용해 뇌로 전달하고, 뇌는 이 정보를 분석한다.

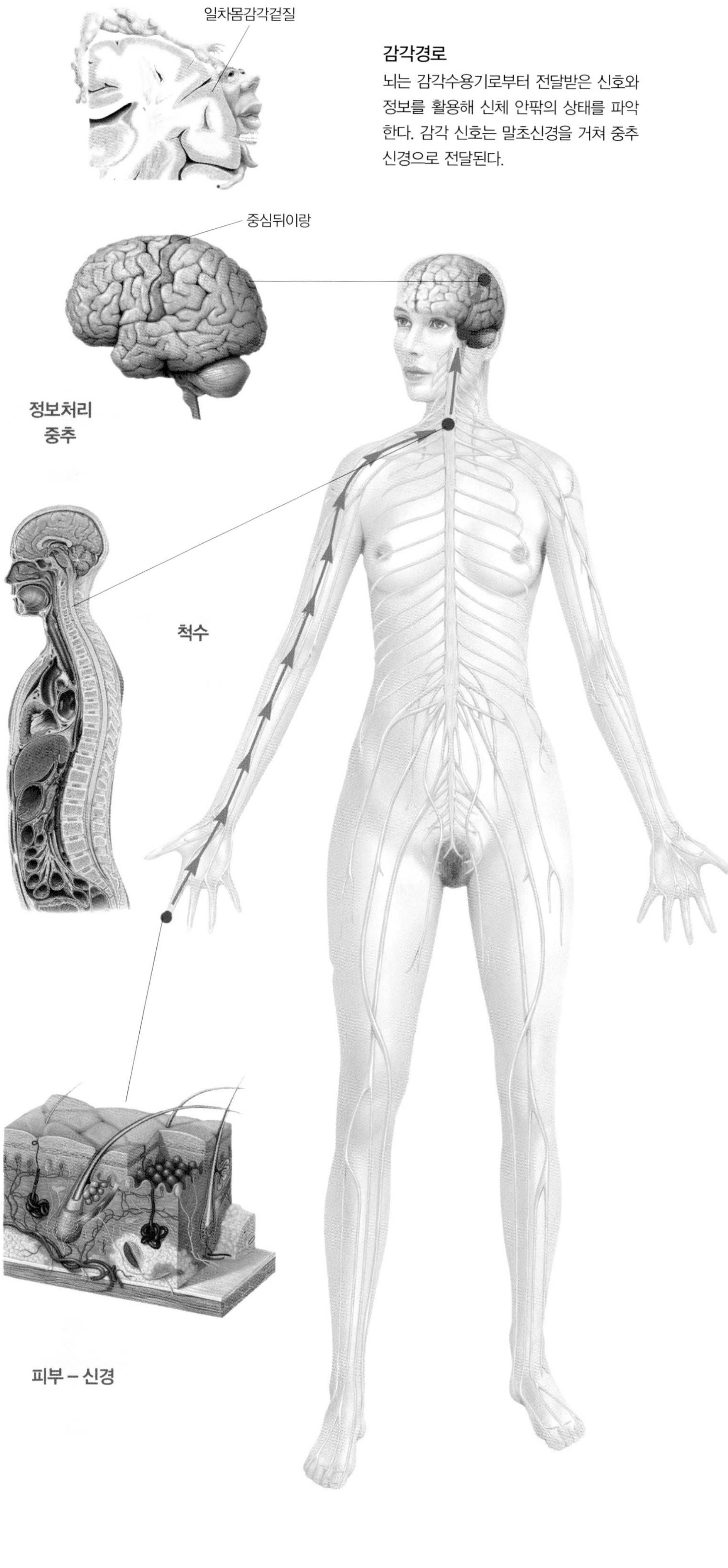

감각경로

뇌는 감각수용기로부터 전달받은 신호와 정보를 활용해 신체 안팎의 상태를 파악한다. 감각 신호는 말초신경을 거쳐 중추신경으로 전달된다.

시각

망막에 분포하는 막대세포(간상세포)와 원뿔세포는 빛수용기로서, 감지한 빛 정보를 전기신호로 전환한다. 이 신호는 망막의 신경절세포를 거쳐 시신경을 따라 뇌로 전달된다. 이와 같은 시각정보는 뇌의 뒤통수겉질이 수집해 분석한다.

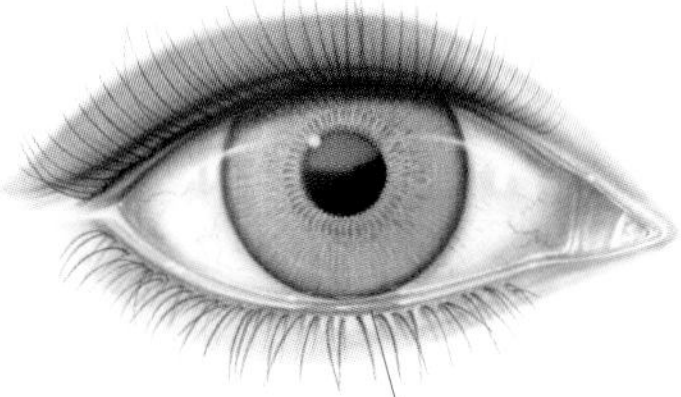

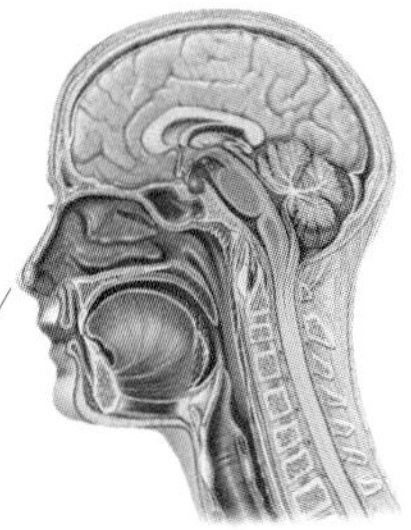

후각

코안에는 수천 가지 냄새를 감지하는 화학수용기가 있다. 여기서 감지한 신호가 후각신경을 거쳐 뇌의 후각중추로 전달되면, 냄새 정보를 뇌가 분석한다.

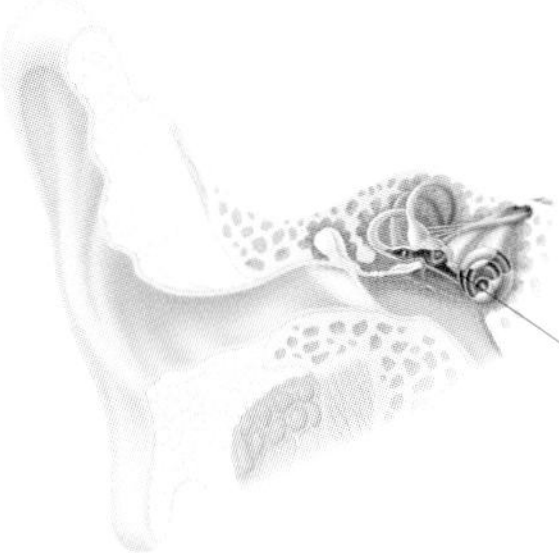

평형감각

평형감각과 관련된 정보는 반고리뼈관, 타원주머니(타원낭), 둥근주머니평형반을 포함하는 평형계통의 속귀신경(전정와우신경)을 따라 뇌로 전달된다.

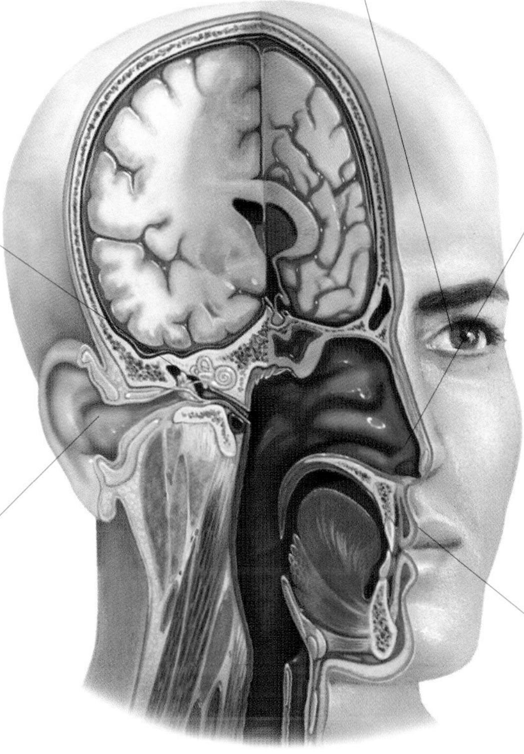

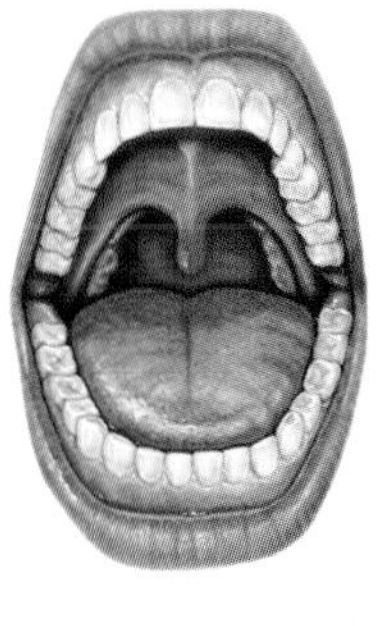

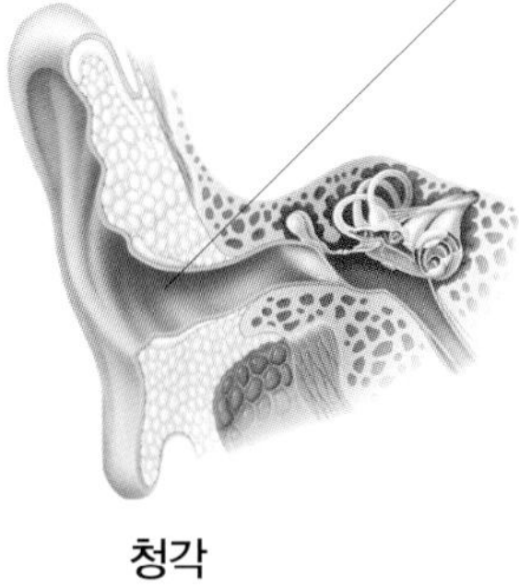

특수감각

청각

귀의 둥근주머니평형반에 분포하는 기계수용기는 음파를 전기신호로 변환한다. 이 청각 신호가 속귀신경을 거쳐 전달되면, 뇌는 그 정보를 분석한다.

특수감각

시각, 후각, 미각, 청각, 평형감각은 인체의 특수감각이다. 여러 특수감각기관 수용기에서 전달되는 신경자극은 뇌신경을 따라 뇌로 보내진다.

미각

맛봉오리(미뢰)는 화학수용기로 혀와 입천장, 목구멍에 분포한다. 짠맛, 단맛, 신맛, 쓴맛, 감칠맛 등의 감각이 뇌신경을 따라 뇌까지 전달되면, 뇌는 맛을 인식하게 된다. 미각은 후각정보에 의해 더 또렷해진다.

얼굴

얼굴뼈(안면골)는 사람의 생김새를 결정짓는 기초가 된다. 얼굴뼈 위를 덮는 피부와 근육이 어우러져 사람마다 개성 있는 외모를 형성하기에 우리는 서로를 분간할 수 있다. 표정에는 사람의 생각과 감정의 많은 부분이 드러난다. 이런 변화는 얼굴 근육과 신경의 작용으로 나타난다. 눈, 귀, 코, 혀 등의 특수감각기관은 모두 얼굴에 속한다.

얼굴은 뼈 14개, 근육, 피부, 눈, 코, 턱, 뺨, 턱 등으로 이뤄지며 혈관과 신경이 각 부위의 기능을 뒷받침하며 분포한다. 얼굴에도 양 눈과 입 주위로 돌림근육이 산재한다. 입과 뺨의 근육은 발성에 중요하고, 턱근육은 말하고 먹을 때 턱이 아래로 움직이도록 한다.

뇌신경

주로 뇌줄기에서 시작되는 뇌신경 12쌍은 피부, 각종 막, 눈과 귀 등이 포함되는 머리와 목의 근육 및 감각기관의 신경을 연결한다. 또한 뇌신경은 기관, 기관지, 허파와 심장을 포함한 가슴 부위의 기관과 뇌를 연결하는 역할도 한다.

뇌신경

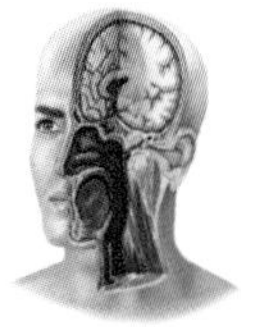

후각신경(I)
첫째 뇌신경은 냄새를 맡는 감각과 관련된 후각신경이다. 코의 점막에 분포하는 이 신경섬유는 냄새와 관련된 정보를 대뇌로 전달한다.

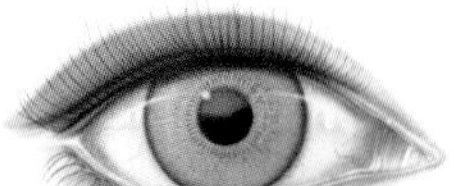

시신경(II)
망막에서 시작된 시각정보는 시신경(둘째 뇌신경)을 거쳐 뇌로 보내진다.

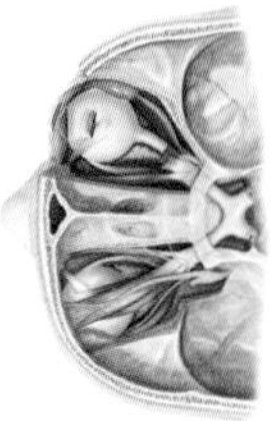

눈돌림신경(III), 도르래신경(IV), 갓돌림신경(VI)
눈돌림·도르래·갓돌림신경은 안구와 눈꺼풀의 운동 및 초점과 관련된 근육을 조절한다.

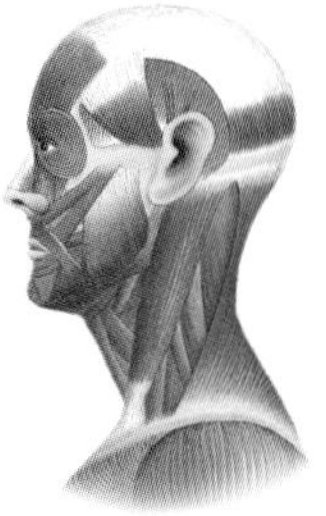

척수더부신경(척수부신경)(XI)
열한째 뇌신경으로 주로 어깨, 머리, 목, 후두와 인두에 분포하는 근육을 주관한다.

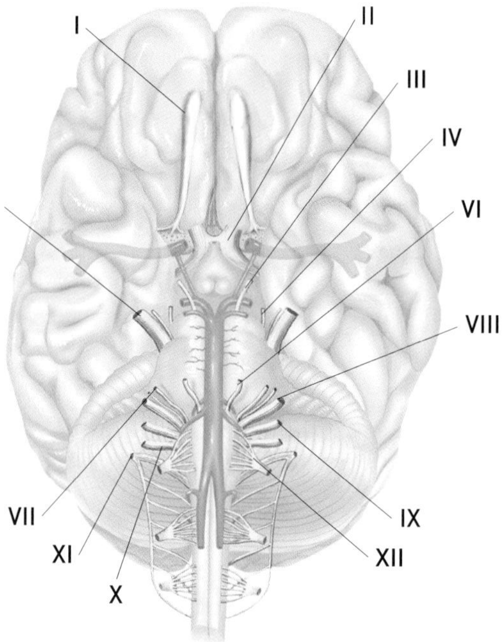

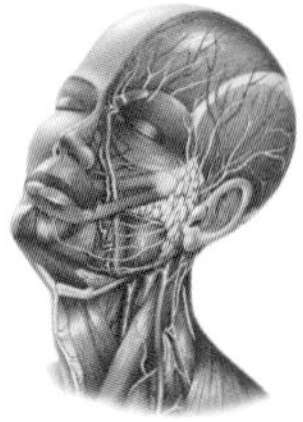

삼차신경(V)
삼차신경은 눈신경, 위턱신경, 아래턱신경 세 갈래로 나뉜다. 이 다섯째 뇌신경은 이마와 볼의 피부에 감각신경섬유를 연결하며, 씹는 운동과 관련된 근육과 운동신경섬유를 연결한다.

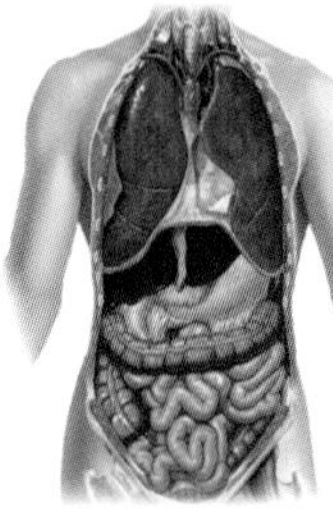

미주신경(X)
열째 뇌신경인 미주신경은 기침, 재채기, 삼킴, 발성, 위장의 샘기관에서의 분비, 배고픔의 감각과 연관돼 있다.

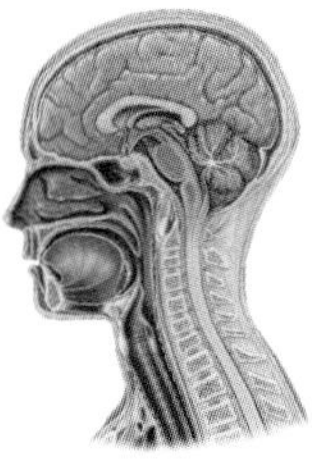

혀인두신경(IX) 및 혀밑신경(XII)
아홉째 뇌신경인 혀인두신경은 목동맥(경동맥)과 연결돼 심장박동을 조절하며, 그 밖에 혀와 물렁입천장의 뒤쪽을 통제하는 일도 한다. 혀밑신경은 열두째 뇌신경으로 혀의 움직임을 제어한다.

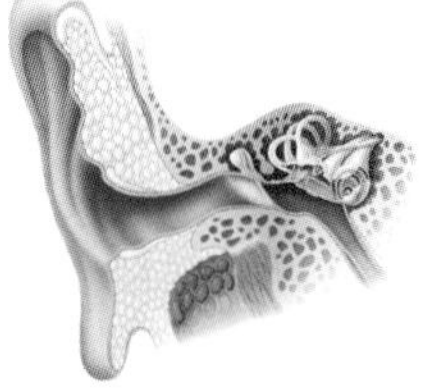

속귀신경(전정와우신경)(VIII)
얼굴신경 뒤쪽에 분포하는 이 여덟째 뇌신경은 평형감각과 관련된 정보를 뇌로 전달한다.

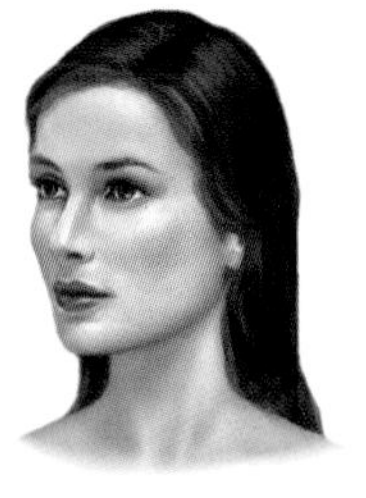

얼굴신경(안면신경)(VII)
일곱째 뇌신경인 얼굴신경은 표정과 관련된 운동섬유에 신호를 전달한다. 그리고 혀의 앞부분에 분포하는 맛봉오리의 감각과도 관련이 있다.

얼굴

근육과 신경의 복잡한 상호작용 덕분에 사람의 얼굴은 매우 다양한 생각과 감정을 표현할 수 있다. 눈, 코, 귀, 혀를 포함하는 특수감각기관은 모두 얼굴에 분포한다.

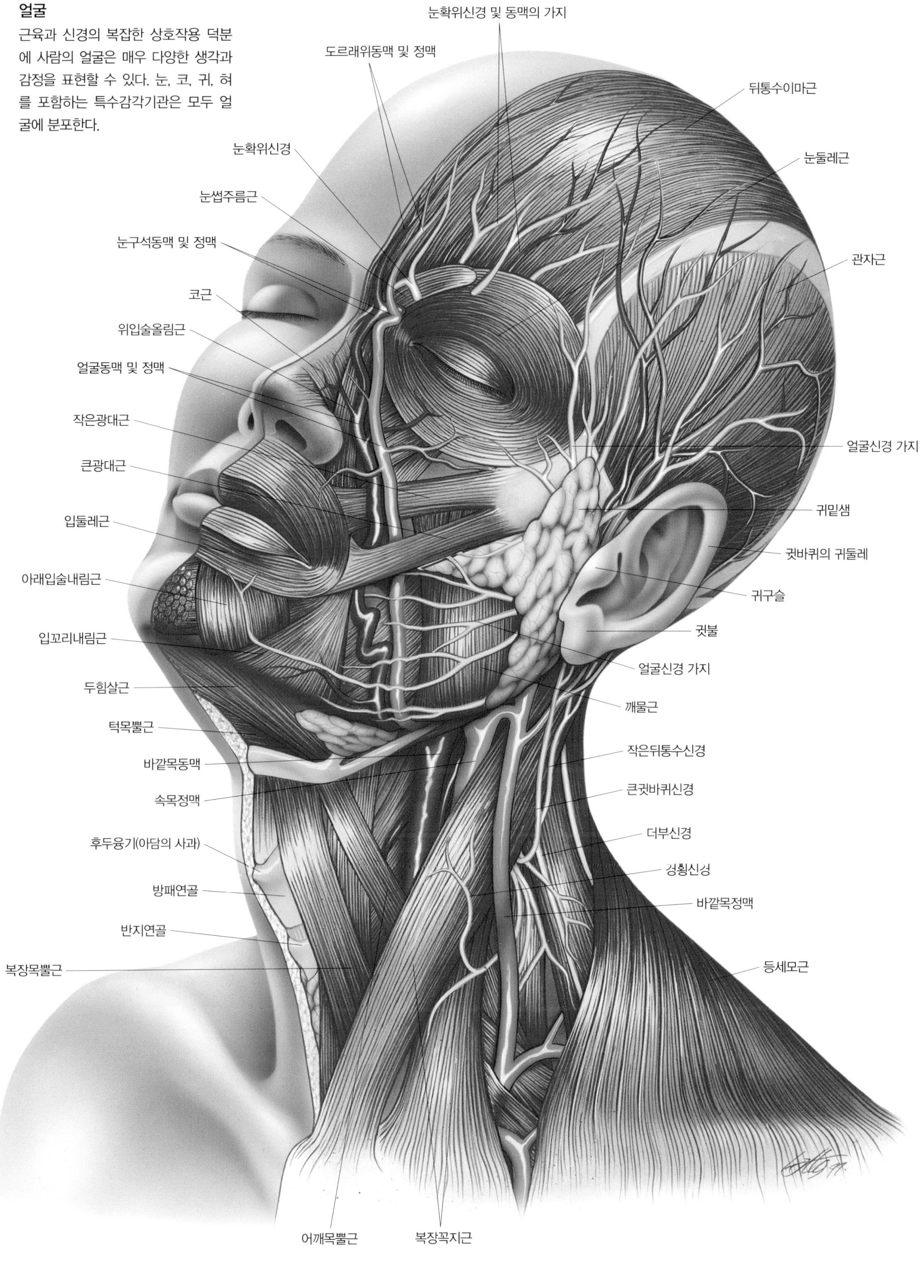

얼굴신경(안면신경)

얼굴 양쪽에 분포하는 얼굴신경은 얼굴 근육의 움직임과 입안의 침샘 및 눈의 눈물샘을 조절하며, 혀 앞쪽 3분의 2 부분에서 인식한 미각정보를 뇌로 전달한다. 얼굴신경은 뇌줄기에서 시작해 뻗어 나오며 양쪽 귀 앞을 지나 양쪽 얼굴에 분포한다.

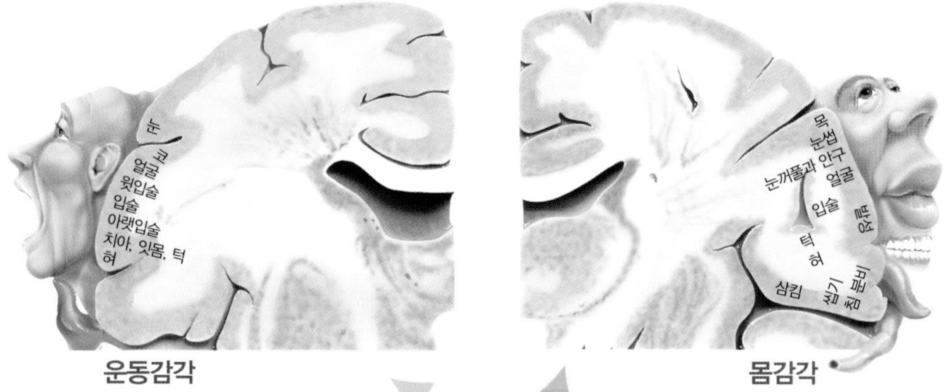

대뇌겉질의 감각운동영역

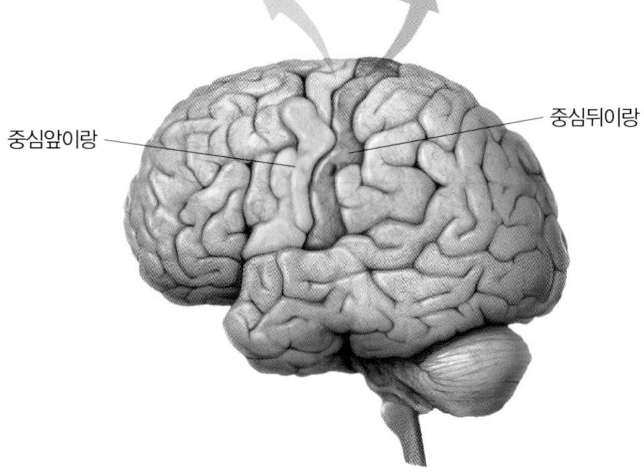

얼굴 움직임

웃을 때 일어나는 얼굴의 운동 활성은 중심앞이랑의 지배를 받고, 얼굴 피부와 관련된 감각 활성은 중심뒤이랑에서 조절한다. 위 그림에 표시된 인체 부위의 상대적인 크기를 통해, 각 이랑이 대상 부위에 관여하는 정도의 차이를 알 수 있다.

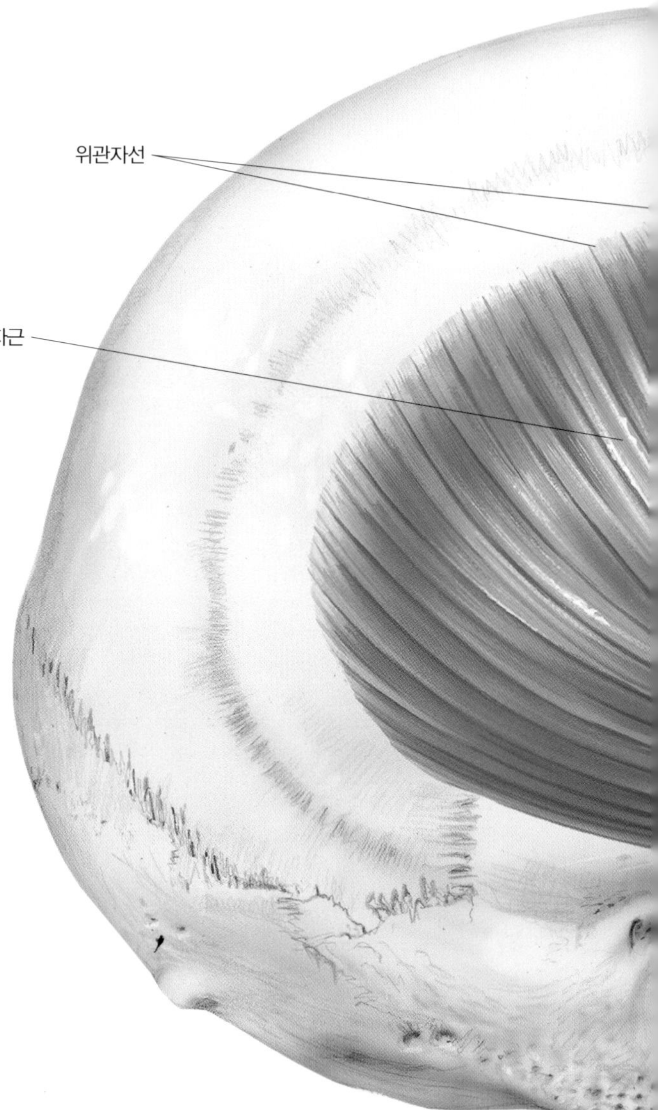

턱의 얇은 근육

깨물근은 깨물고 씹는 움직임을 담당한다.

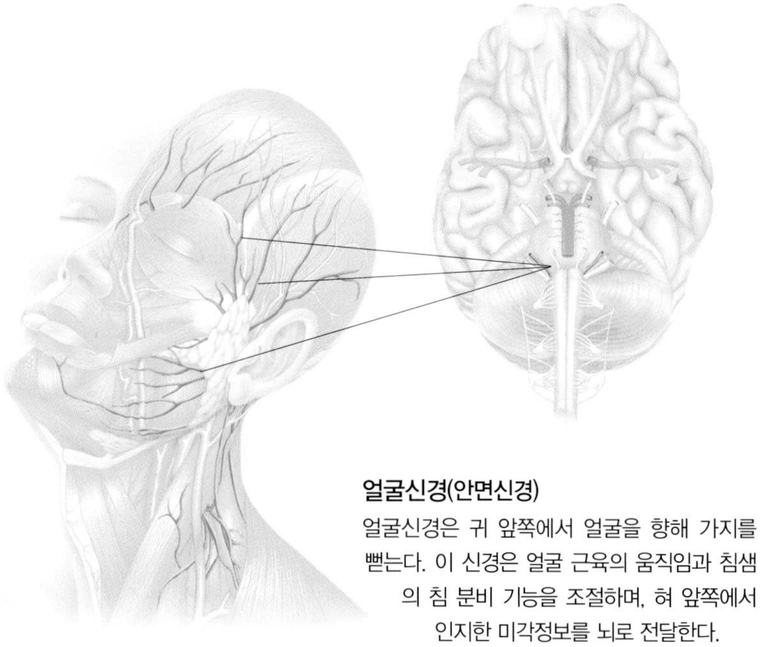

얼굴신경(안면신경)

얼굴신경은 귀 앞쪽에서 얼굴을 향해 가지를 뻗는다. 이 신경은 얼굴 근육의 움직임과 침샘의 침 분비 기능을 조절하며, 혀 앞쪽에서 인지한 미각정보를 뇌로 전달한다.

턱

턱관절(악관절)은 아래턱뼈와 위턱뼈를 연결해 턱을 구성한다. 아래턱뼈는 움직일 수 있는 아랫부분을, 위턱뼈는 고정된 윗부분을 형성한다. 턱의 윗부분을 이루는 위턱뼈는 윗니의 확이 자리 잡은 이틀부분과 입의 윗부분에 있는 단단한 입천장(구개), 구부러진 몸통으로 구성된다. 아래턱뼈(하악골)는 두툼한 턱뼈몸통, 아랫니의 확이 자리 잡은 이틀부분, 턱뼈가지로 이뤄진다. 턱뼈가지 위쪽 끝에는 작고 둥근 머리 부분이 있다. 이곳이 머리뼈 바닥에 있는 확과 맞물리면 아래턱뼈와 위턱뼈가 연결돼 턱관절이 형성된다. 이 관절에는 강화 피막이 존재하고, 단단한 인대가 지지하고 있다. 덕분에 미끄러짐과 경첩 운동이 모두 가능하다.

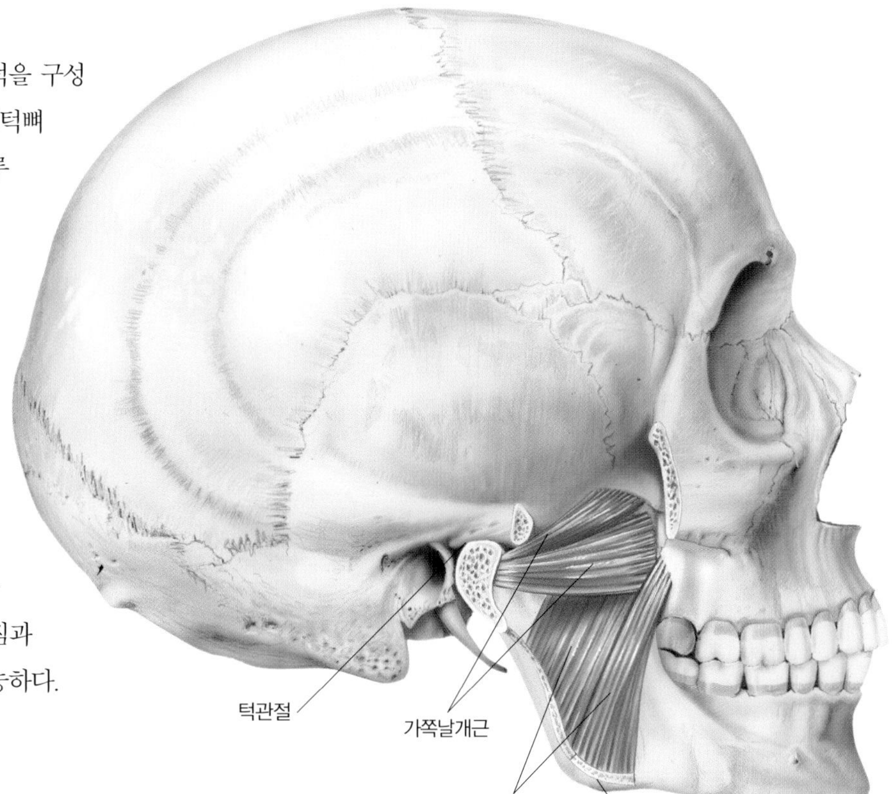

턱의 깊은 근육

중요한 기능을 담당하는 이들 근육은 아래턱뼈의 움직임을 위, 아래, 옆, 앞, 뒤로 조절해 깨물고 씹는 턱의 움직임을 가능하게 한다.

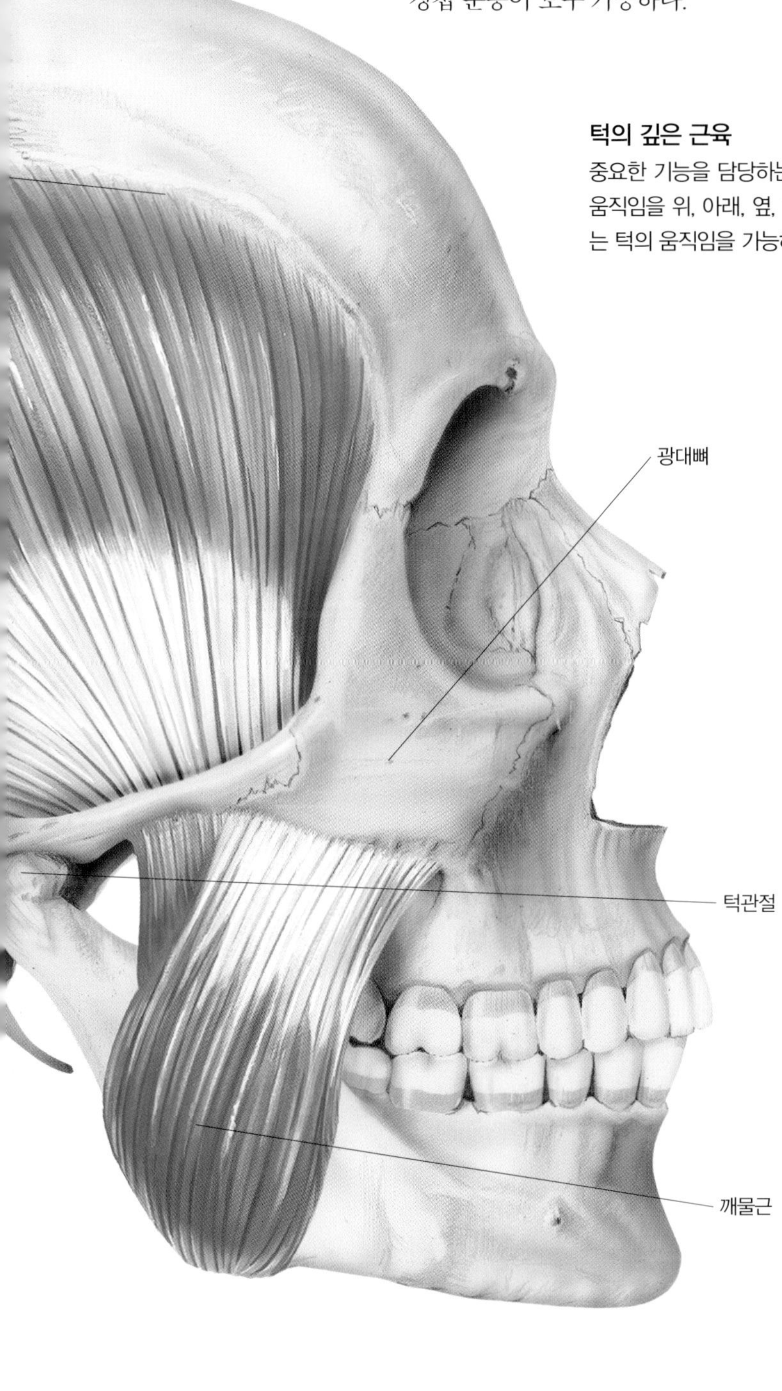

씹기 운동을 수행하는 안쪽 및 바깥날개판, 깨물근, 관자근이 턱관절을 조절하는데, 아래턱뼈를 위로 움직여서 턱관절을 닫는다. 치아를 위한 확은 아래턱뼈와 위턱뼈에 모두 존재한다. 성인의 아래턱뼈와 위턱뼈에는 치아를 위한 확이 각각 16개씩 있다.

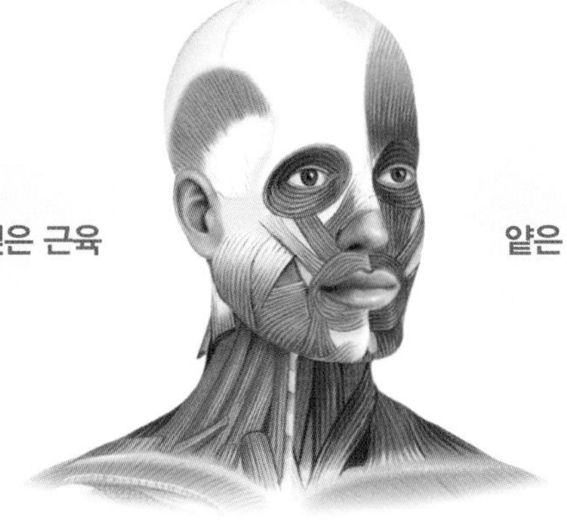

얼굴 근육

얼굴 근육은 얼굴 신경과 함께 우리의 생각과 감정을 표현하는 표정을 만들어낸다. 말을 하고 음식을 먹을 때 일어나는 움직임에 핵심적인 역할을 담당하는 것은 입과 볼 부위에 있는 근육이다. 눈을 에워싼 근육은 눈을 뜨고 감도록 조절하며 깜빡임을 일으킨다.

눈

인체에서 '세상을 보는 창문' 역할을 하는 눈은 경이로운 기관이다. 눈은 시각을 담당하는 복잡한 기관으로 상[image]을 뇌로 전달해 해석하도록 한다. 눈을 구성하는 3개의 막 층은 안구의 가장 바깥을 덮는 공막과 각막, 중간층을 형성하는 포도막과 수정체, 가장 안쪽의 망막으로 구분된다.

공처럼 둥근 안구의 가장 겉쪽, 눈의 '흰자위'를 덮는 공막은 질기고 튼튼한 섬유조직으로 만들어지며, 눈을 움직이는 근육이 부착하는 부위를 제공한다. 겉층(공막)의 앞쪽에는 투명한 각막이 존재하며, 각막의 반대편에 해당하는 뒤쪽에는 시신경이 빠져나가는 출구가 있다. 물체로부터 반사된 광선이 각막에서 굴절하고 수정체에서 정밀하게 초점을 조절하면 망막에 상이 맺힌다.

안구의 중간층을 이루는 포도막은 맥락막, 섬모체, 홍채로 구성된다. 포도막의 뒷부분을 차지하는 맥락막에는 각막, 섬모체, 홍채로 연결되는 혈관과 신경이 밀집해 있다. 맥락막에서 출발한 포도막은 앞쪽으로 뻗어 섬모체를 형성해 홍채와 연결된다. 섬모체근은 섬모체띠(모양소대)라 불리는 가느다란 실 같은 섬유질의 지지 그물을 이뤄서 수정체를 고정한다. 홍채의 중앙은 동공으로, 홍채를 이루는 근육섬유가 빛의 양에 따라 동공을 확대 또는 축소하며 동공 크기를 조절한다. 동공 크기를 조절하는 홍채의 기능이나 섬모체근의 움직임은 자율신경계통이 조절한다.

NOTE

눈꺼풀을 덮는 피부는 부드럽고 유연해서 눈의 깜빡임 동작에 적합하다. 깜빡임 동작은 부드러운 눈의 움직임을 위해 꼭 필요하며, 사람이 눈을 한 번 깜빡일 때는 평균적으로 약 0.05~0.1초 정도 밖에 걸리지 않는다.

눈

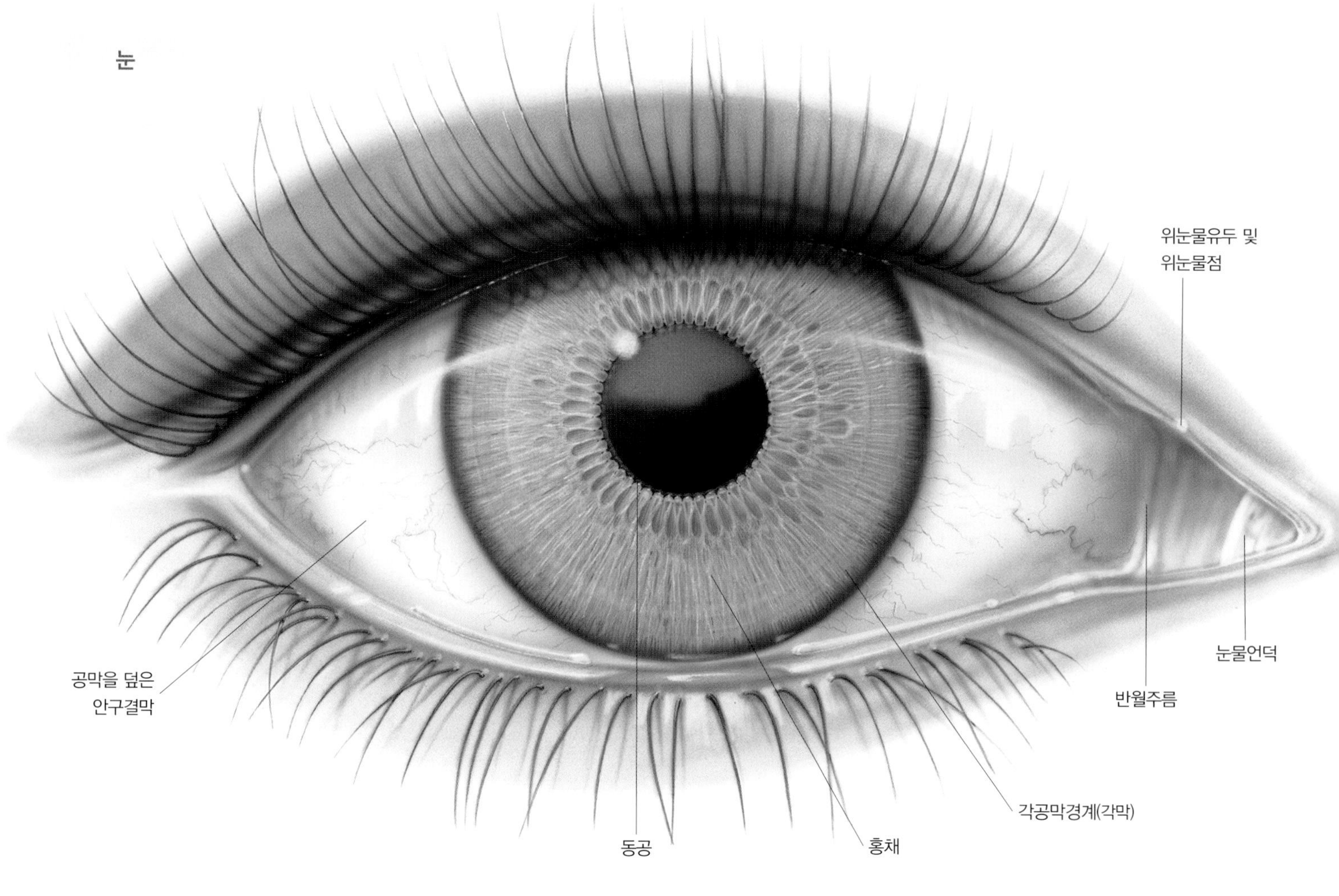

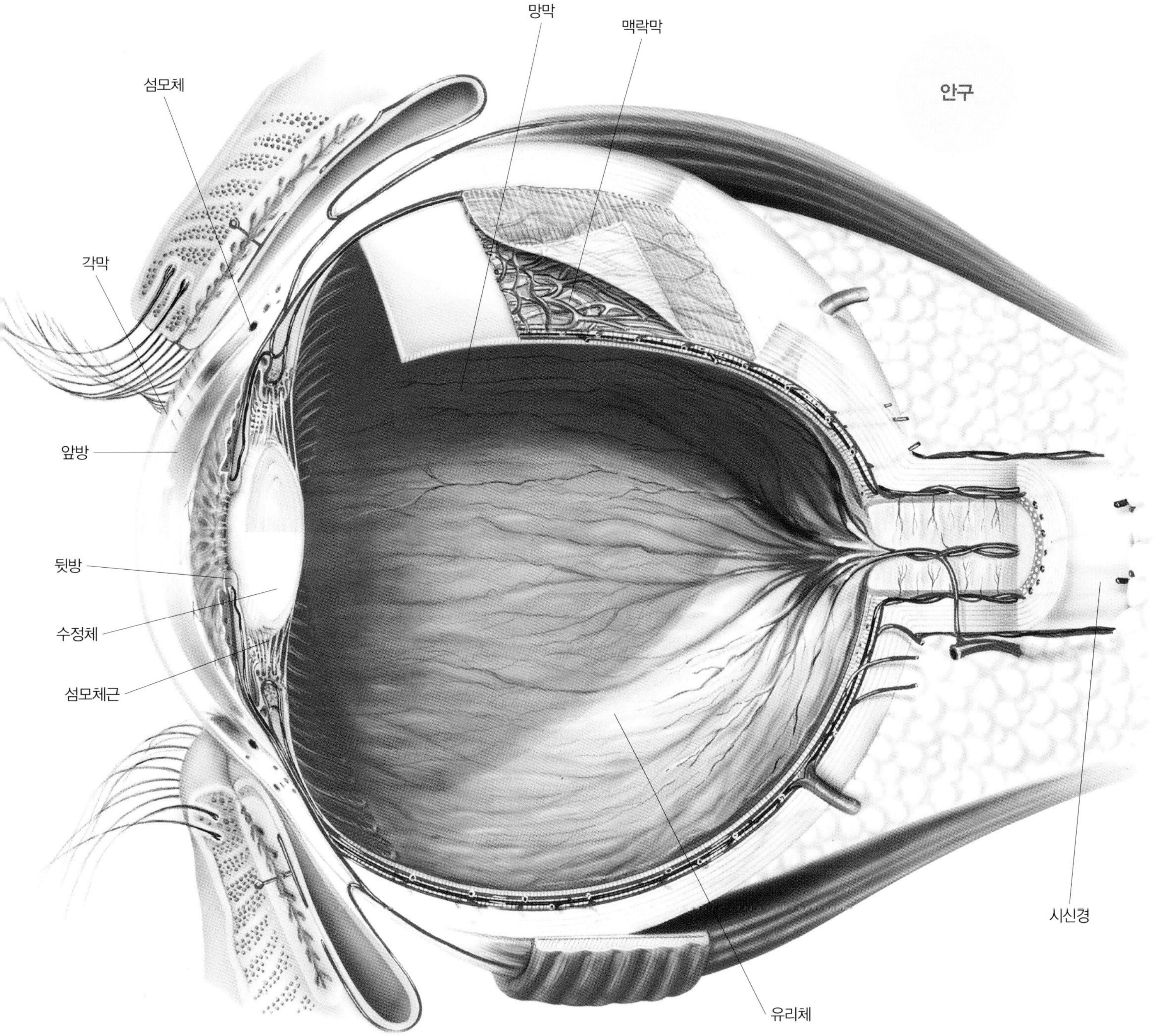

수정체와 섬모체띠 앞쪽의 공간은 앞방(전방)과 뒷방(후방)으로 나뉜다. 섬모체가 수정체와 각막이 부드럽게 움직이도록 방수라는 액체를 뒷방에 분비하면, 방수는 동공을 거쳐 앞방으로 이동한다. 수정체 뒤쪽의 공간을 채우는 유리체라는 겔 성분 덕분에 안구 형태가 동그랗게 유지될 수 있다.

눈의 안쪽을 이루는 망막에는 빛을 감지하는 막대세포가 1억 개 이상, 비원뿔세포라는 빛수용세포가 500만 개 이상 분포한다. 빛이 눈에 들어와 각막, 동공, 수정체와 방수를 지나면 망막에 도달한다. 망막에 맺힌 상은 양쪽 눈에 연결된 시신경을 따라 뇌로 전달된다. 양쪽 눈으로 연결된 시신경은 시각교차(시신경교차)에서 수렴해 뇌로 이어진다.

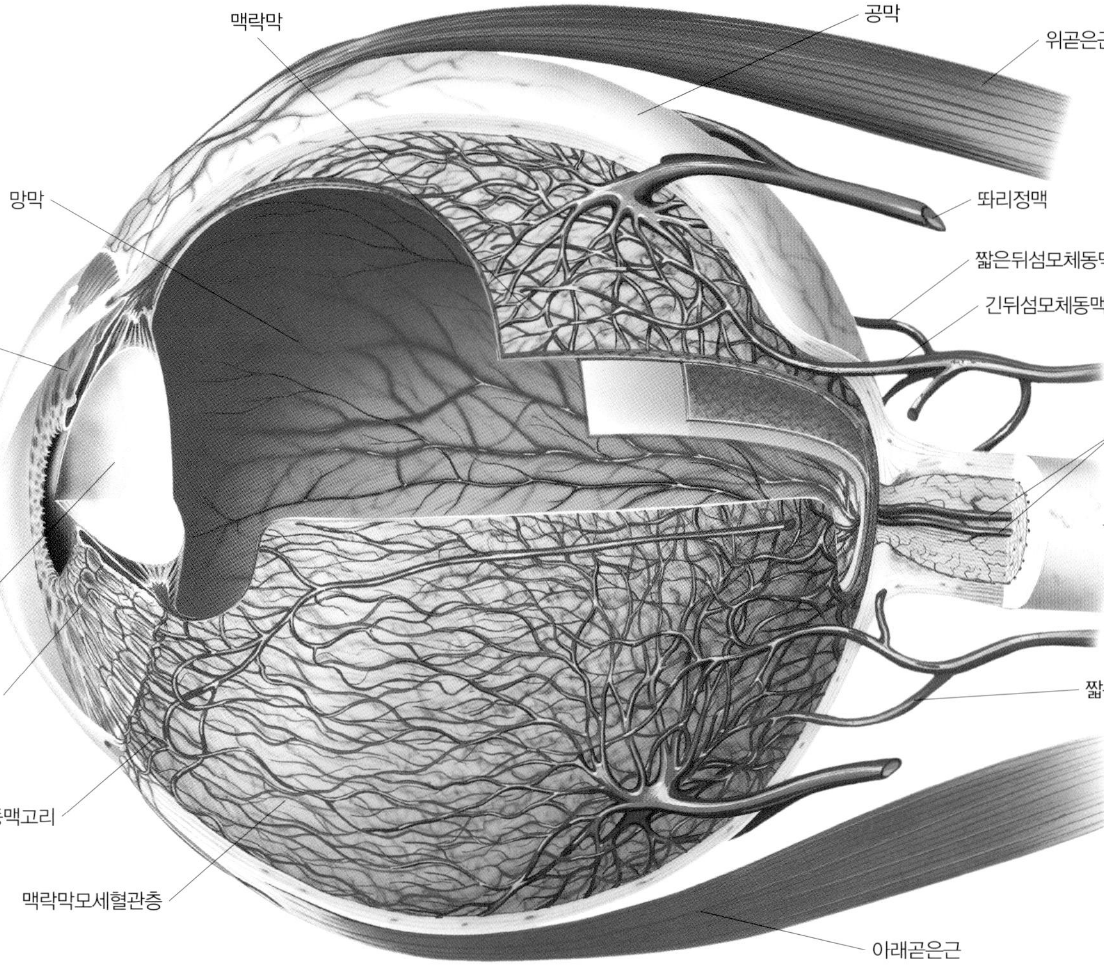

눈의 혈관

눈에는 복잡한 동맥과 정맥, 모세혈관 시스템이 연결돼 기능을 뒷받침한다. 시신경 다발 속에 위치하는 중심동맥과 정맥은 망막 표면을 따라 가지를 뻗는다. 섬모체동맥도 눈에 연결돼 혈액을 공급한다.

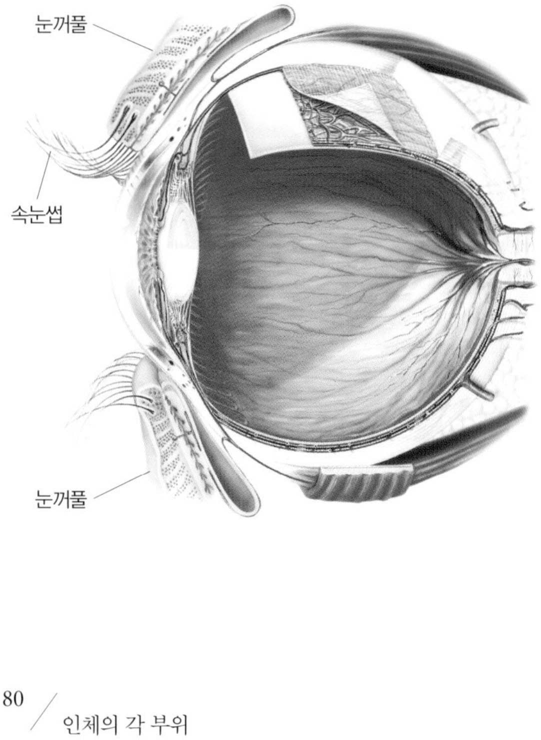

눈 주위의 혈관

시신경 다발과 함께 뻗어 눈에 이른 중심동맥과 정맥은 4개의 주요 가지로 나뉜 다음, 잔가지처럼 뻗어 나가 모세혈관의 그물을 형성하고 망막에 혈액을 공급한다.

속눈썹과 눈꺼풀

속눈썹과 눈꺼풀은 둘 다 먼지와 강한 빛으로부터 눈을 보호하는 데에 필요하다. 눈꺼풀은 주름 잡힌 피부로, 눈꺼풀을 감는 것은 눈의 표면을 덮는 효과를 얻기 위함이다. 눈꺼풀의 안쪽은 안구 표면을 덮는 점막인 결막이 연장된 구조로 이뤄진다. 눈꺼풀의 가장자리에는 눈꺼풀판샘(마이봄선)이 있어 눈꺼풀이 부드럽게 움직이도록 기름을 분비한다. 속눈썹은 시각 기능을 담당하는 섬세한 눈을 보호하는 또 하나의 장치로, 눈꺼풀에서 자란다.

안구의 움직임 / 운동

근육 3쌍이 안구의 정교한 움직임을 조절한다. 이들 근육 덕분에 눈은 위아래와 좌우로 정교하게 움직일 수 있으며 시야를 넓게 확보할 수 있다.

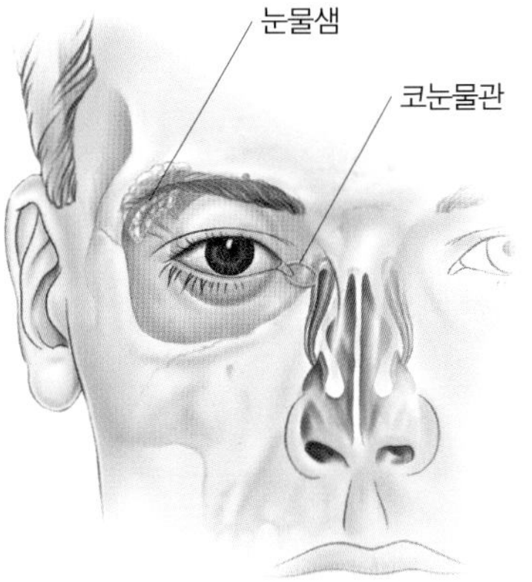

눈물기관

눈물샘은 안구를 둘러싼 머리뼈의 공간인 눈확(안와)의 위쪽 바깥에 자리 잡는다. 눈물은 이 눈물샘에서 분비되며, 눈을 보호하는 막을 형성하는 동시에 부드럽게 움직이도록 윤활제 역할을 한다. 눈꺼풀을 깜빡이면 눈물은 배출구인 코눈물관(비루관) 쪽으로 움직여서 코로 빠져나간다.

눈물샘

눈물샘은 눈물을 생산하고 분비해서 눈을 촉촉하게 유지할 뿐만 아니라, 윤활 작용과 함께 감염으로부터 눈을 보호한다. 눈물샘에서 분비된 눈물은 눈꺼풀을 깜빡일 때 눈의 표면을 따라 퍼져나가고, 눈 아래 안쪽에 자리 잡은 코눈물관에서 코로 배출된다.

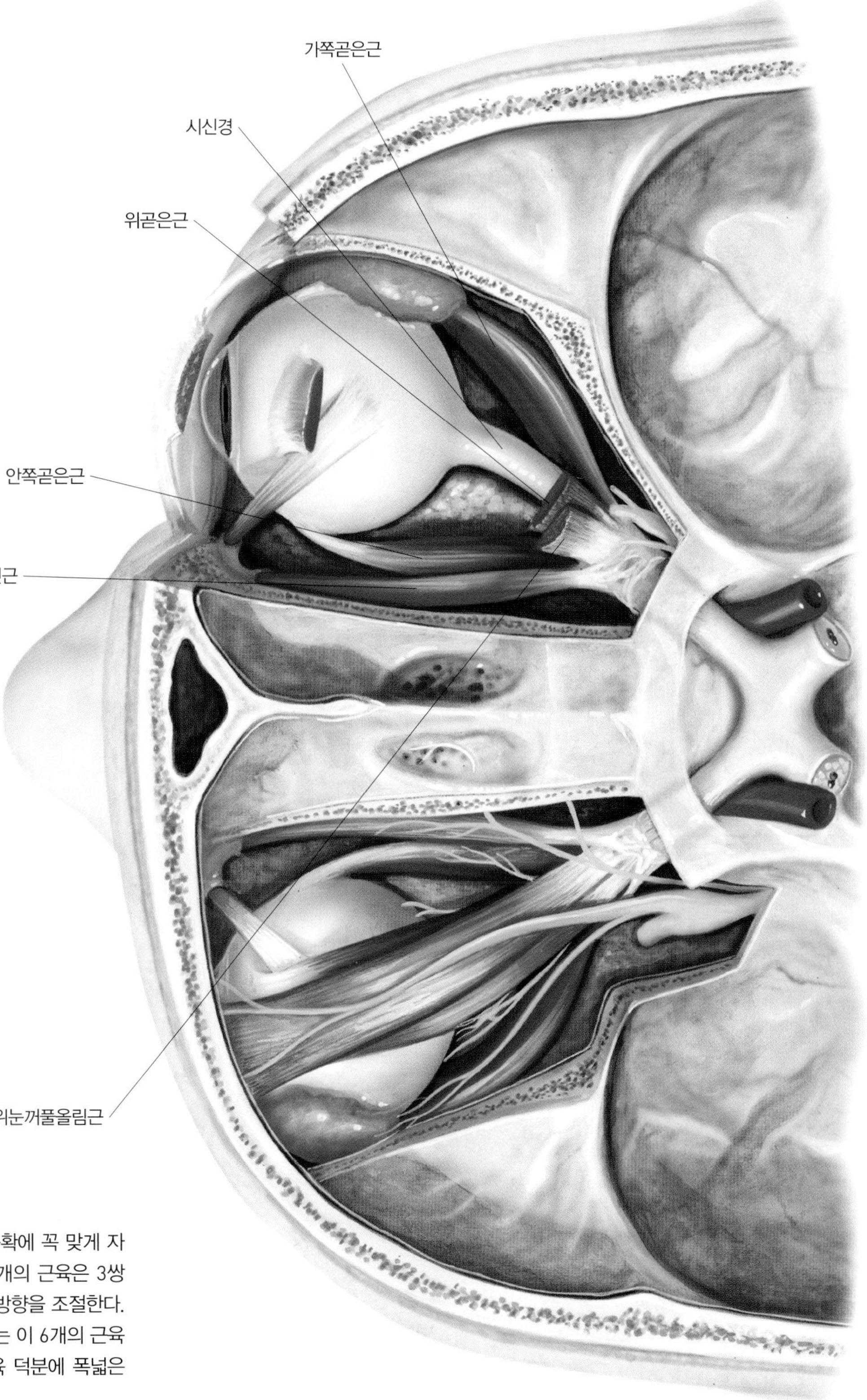

NOTE

울 때는 코눈물관에서 모두 처리할 수 없을 정도로 많은 눈물을 눈물샘에서 생산하므로 눈물이 주르륵 흐른다.

안구의 움직임

안구는 두개골 안쪽에 자리 잡은 동굴 같은 눈확에 꼭 맞게 자리 잡는다. 눈확 안쪽에서 안구를 지지하는 6개의 근육은 3쌍으로 나뉘어 안구의 움직임을 조절하며, 보는 방향을 조절한다. 눈을 위와 아래, 왼쪽과 오른쪽으로 움직일 때는 이 6개의 근육이 긴밀히 협력해 세밀하게 작용한다. 이 근육 덕분에 폭넓은 시야를 확보할 수 있다.

우리는 어떻게 볼까?

빛의 자극을 받은 막대세포와 원뿔세포는 시각정보를 전기신호로 전환한다. 이 신호는 망막 신경절세포를 따라 시신경을 타고 뇌로 전달된다.

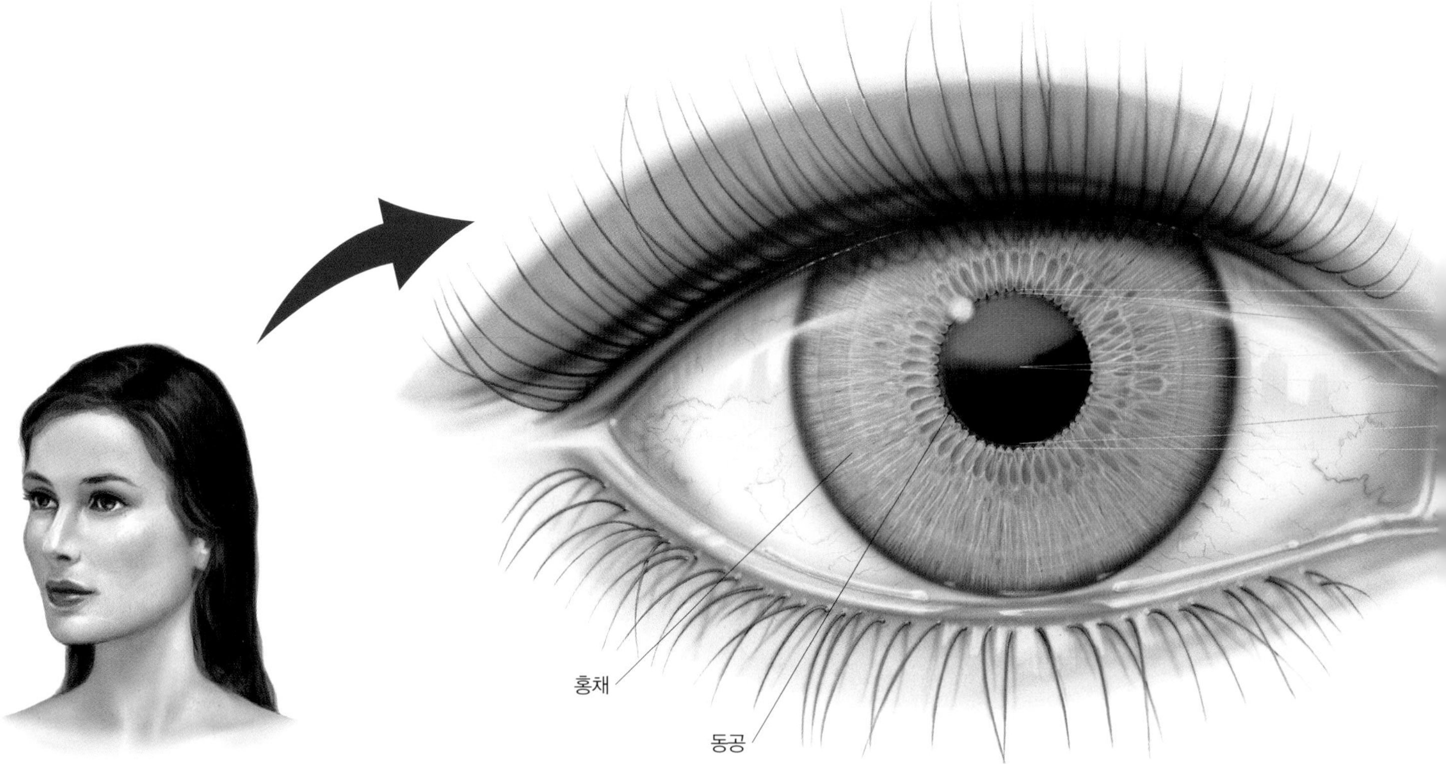

시각

사물을 바라보는 오른쪽과 왼쪽 눈의 시야는 조금씩 다르지만, 우리 뇌는 두 시야를 겹쳐서 초점을 맞추기 때문에 원근과 입체감을 판별할 수 있다. 양 눈의 시야가 겹치는 영역을 가리켜 두눈보기(양안시)라고 한다.

어떤 대상을 바라볼 때는 그 대상으로부터 반사된 광선이 우리 눈에 들어온다. 눈에 들어오는 빛의 양은 우리가 흔히 눈동자라고 부르는 각막 뒤쪽의 홍채가 조절한다. 여러 갈래의 광선이 각막을 통과하면 광선 사이의 간격이 좁아지며 서로 가까워지고, 동공을 지나 수정체를 통과한다. 이때 근육은 수정체의 두께를 조절해 멀고 가까운 대상에 따라 초점을 달리 맞춘다. 수정체를 지난 광선은 유리체액을 통과해 망막에 도달한다. 눈에 들어온 광선은 망막에 도달할 때까지 집약되고 굴절된다. 따라서 안구 안쪽의 망막에 맺힌 상은 실물과 비교해 위아래와 앞뒤가 바뀐다. 망막에는 막대세포와 원뿔세포가 있다. 이들 빛수용세포는 민감하게 빛을 감지해 시각정보를 전기신호로 전환한 다음, 신경절세포를 따라 시신경으로 내보낸다. 시신경(뇌신경 II)은 이 전기자극을 시상으로 전달한다. 시상의 가쪽무릎핵에서는 정보의 일부를 선별한다. 뇌의 뒤통수엽에 있는 시각겉질에서는 도달한 정보를 해석하고 처리한다.

눈을 통해 들어온 자극이 시신경을 따라 시상을 거쳐 시각겉질에 도달하면, 거기서 정보의 인식과 해석 과정이 일어난다. 오른쪽과 왼쪽 눈으로 각각 들어온 정보가 모여 상을 형성하고 보이는 대상이 인식되는 곳도 바로 이 시각겉질이다. 시각연합겉질에서는 시각 자극과 관련해 색깔이나 움직임 같은 좀 더 복잡한 정보를 처리한다. 망막에 맺힌 상은 위아래가 바뀐 모습이지만, 뇌는 이처럼 뒤바뀐 정보를 자동으로 인식해 수정한다.

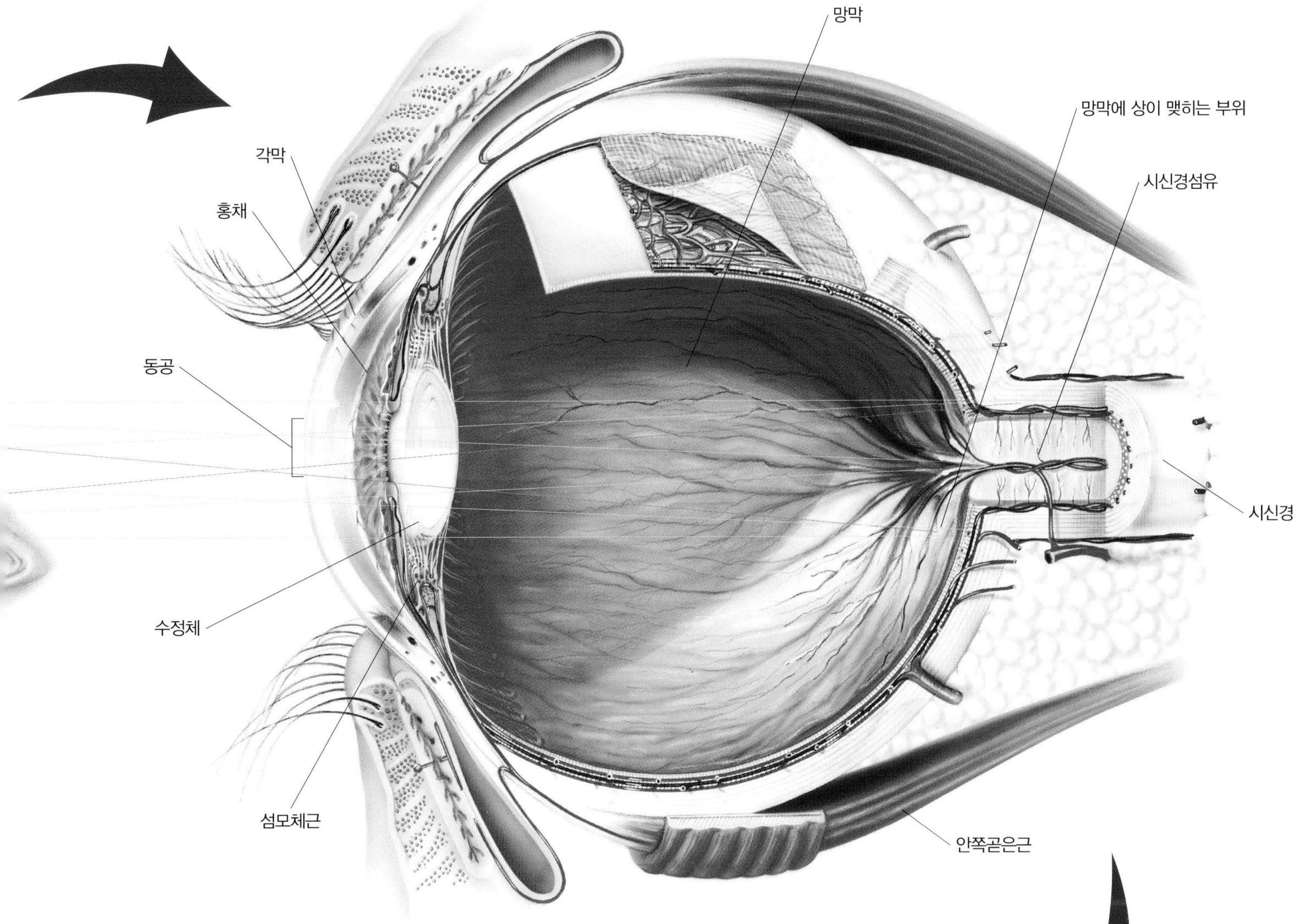

눈으로 들어온 시각정보는 시신경(II)을 통해
시각겉질과 시각연합겉질에 도달해 분석된다.

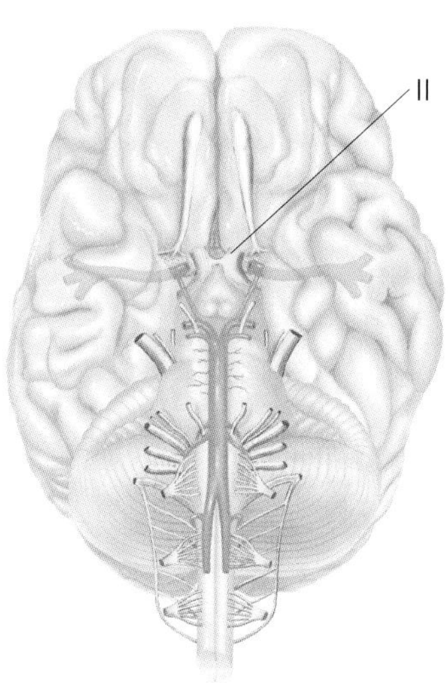

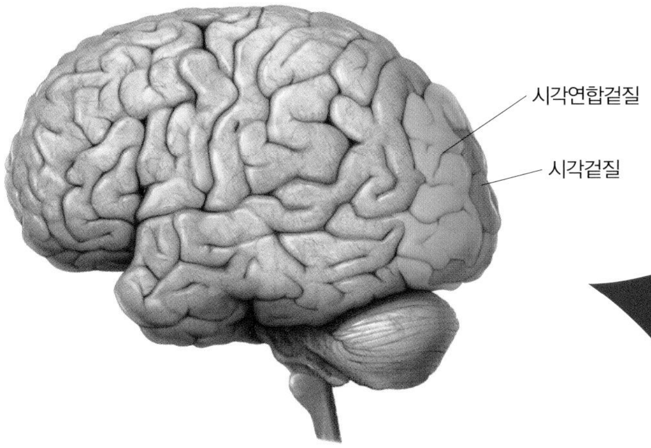

귀

귀의 특수감각기관은 청각 및 균형감각을 담당한다. 머리뼈를 이루는 관자뼈 안쪽에 위치한 귀는 바깥귀(외이), 가운데귀, 속귀로 나뉜다.

귀로 들어가는 음파는 달팽이(와우)의 액체를 진동시키는 기계적 신호로 변환된 뒤 다시 신경자극으로 바뀌어 뇌로 전달되고 처리된다. 또한 귀는 중력과 관련된 인체의 균형을 감지해 평형 상태를 유지하도록 뇌에 신호를 보낸다.

귀의 구조와 기능

귀는 관자뼈 안쪽에 위치한다. 바깥귀는 귓바퀴와 청신경도관으로 구성된다. 청신경도관은 먼지 같은 이물질을 걸러내기 위해 귀지를 만드는 샘과 연결돼 있다. 또한 청신경도관은 바깥귀와 고막을 연결한다.

가운데귀에는 망치뼈, 모루뼈, 등자뼈가 연결된 귓속뼈(중이소골)가 있다. 귓속뼈는 고실을 지나 달팽이의 안뜰창(타원창)까지 연결하며, 유스타키오관이 가운데귀부터 목구멍(인두)까지 이어진다.

속귀에는 청력의 주요 기관인 달팽이, 몸의 균형과 이동 속도를 감지하는 타원주머니(타원낭), 둥근주머니, 반고리뼈관이 있다. 귓속뼈의 진동이 둥근주머니로 전달되면 달팽이관의 액체에 진동이 전해지고, 코르티기관 수용기가 이를 감지한다. 활성화된 코르티기관 수용기는 여덟째 뇌신경인 속귀신경을 통해 신경자극을 전달해, 관자엽의 청각겉질을 자극한다.

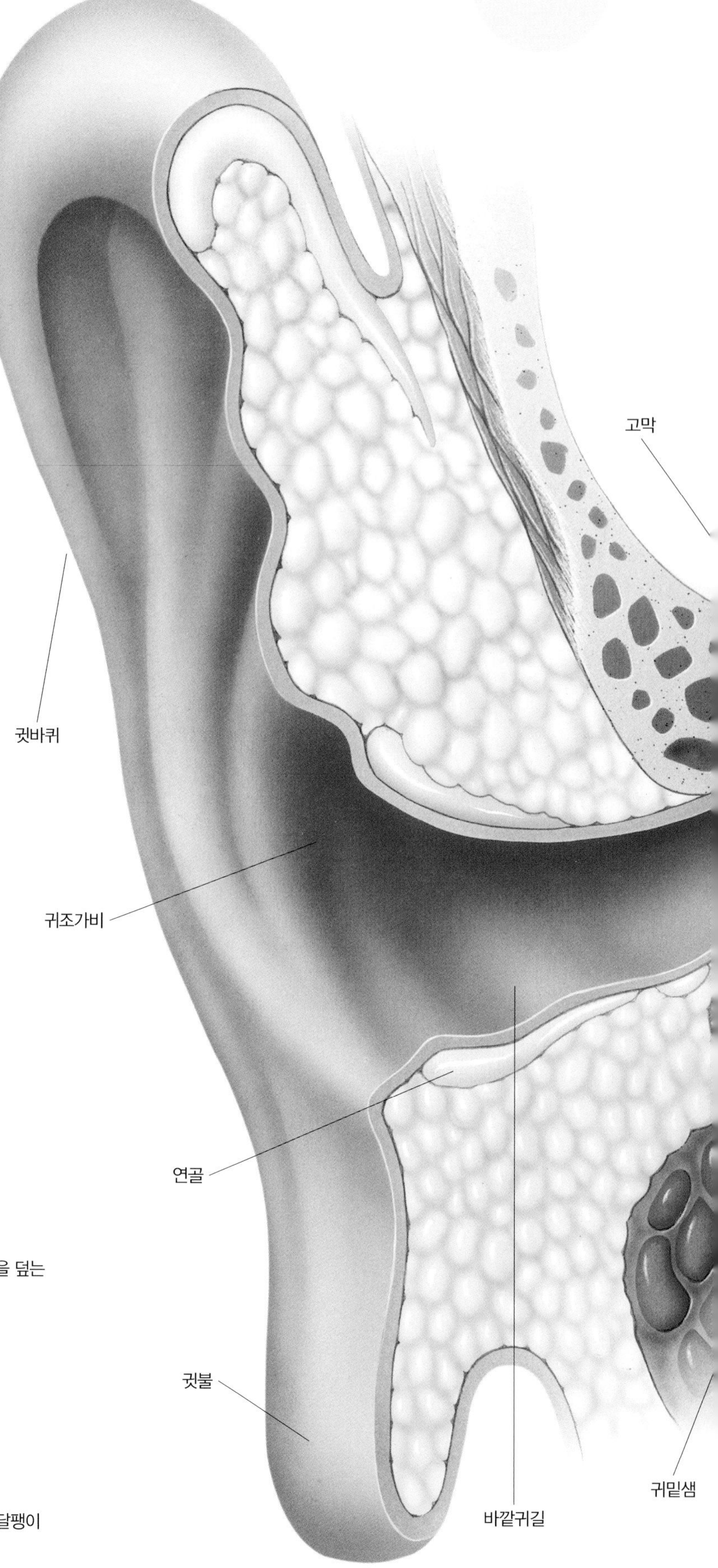

귓속뼈 및 반고리뼈관

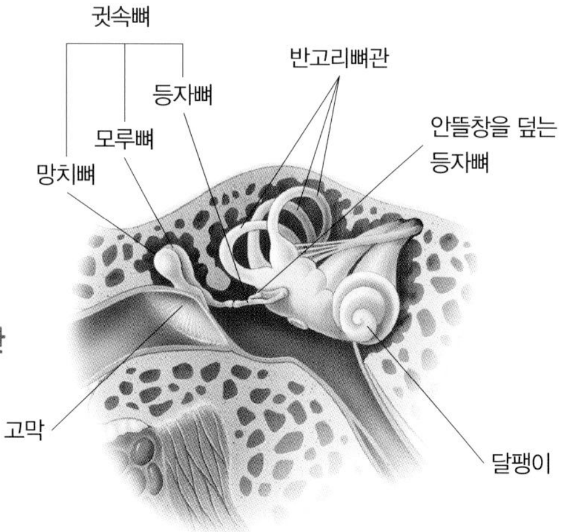

고막

고막은 바깥귀와 가운데귀 사이에 위치한 얇은 막으로, 두 공간을 분리한다. 음파가 고막을 울려 진동시키면 그 진동이 가운데귀를 가로질러 속귀로 전달된다.

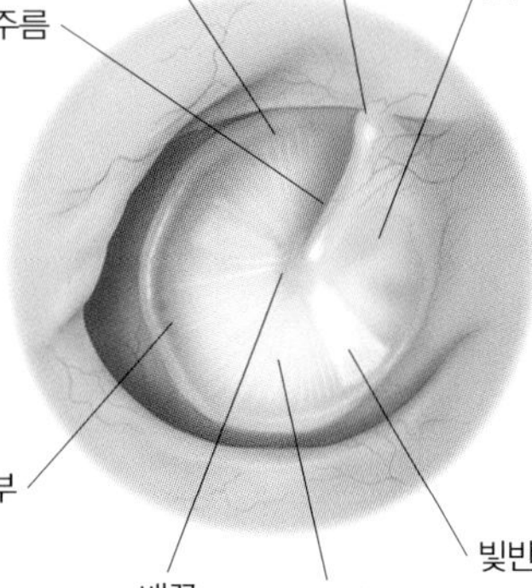

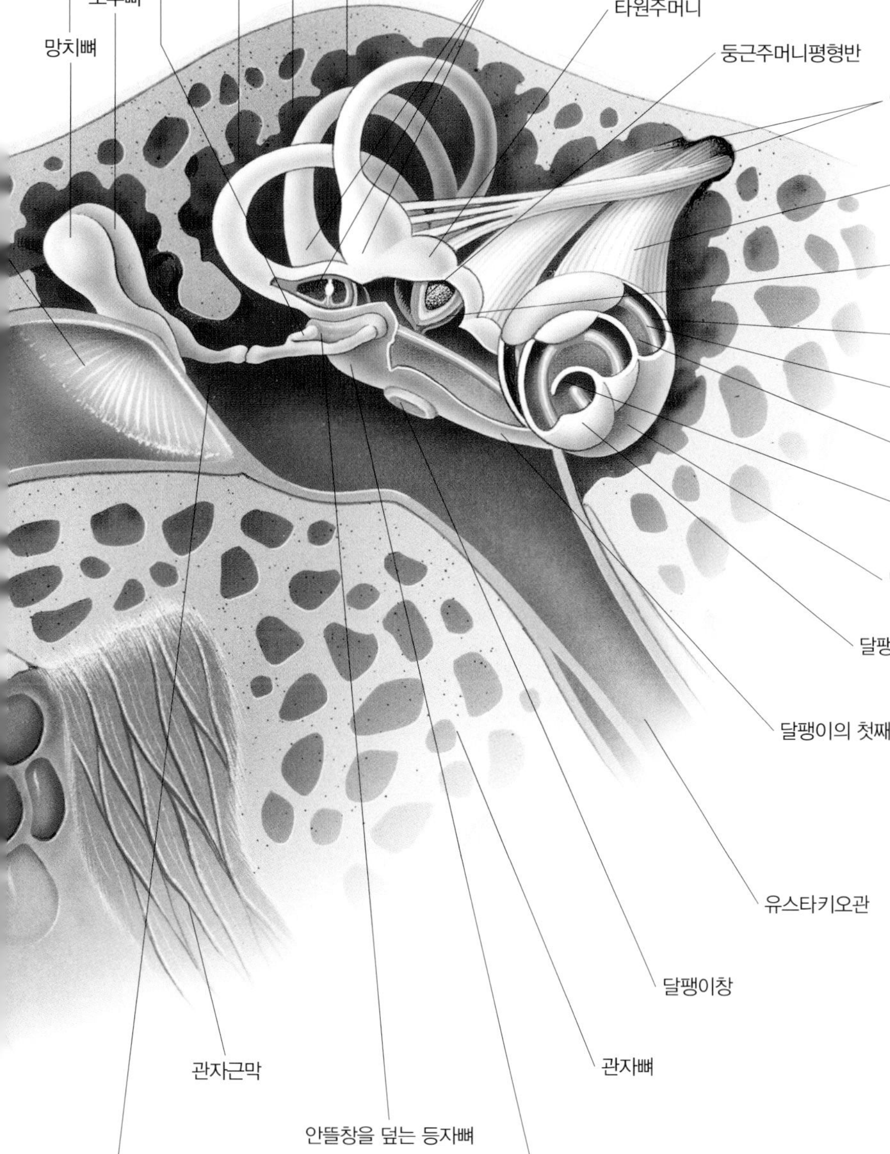

귀의 노화 과정

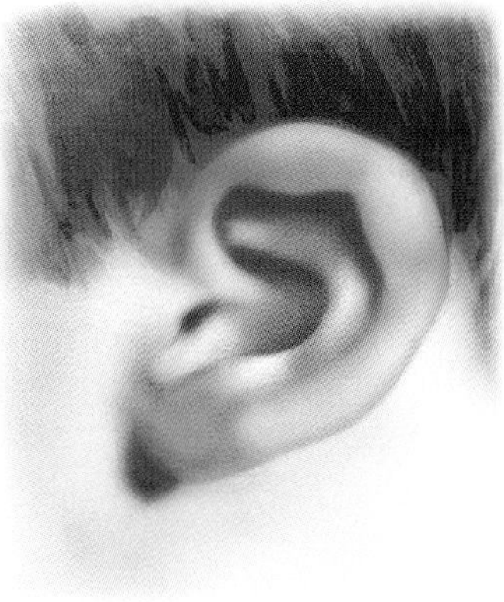

소아

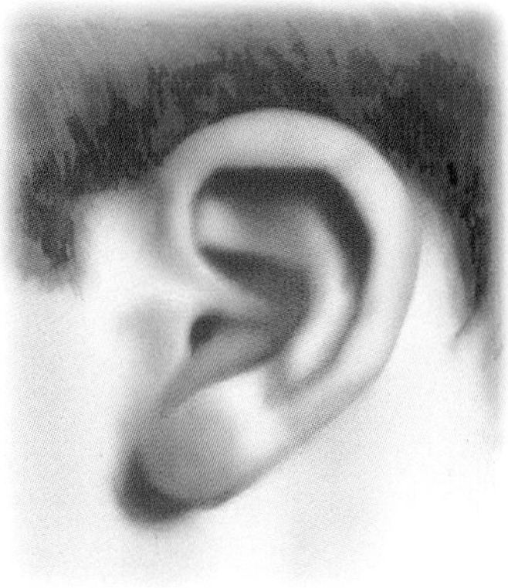

청소년

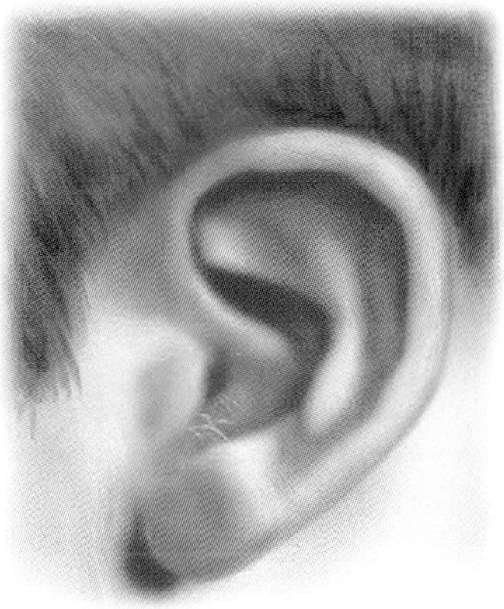

성인

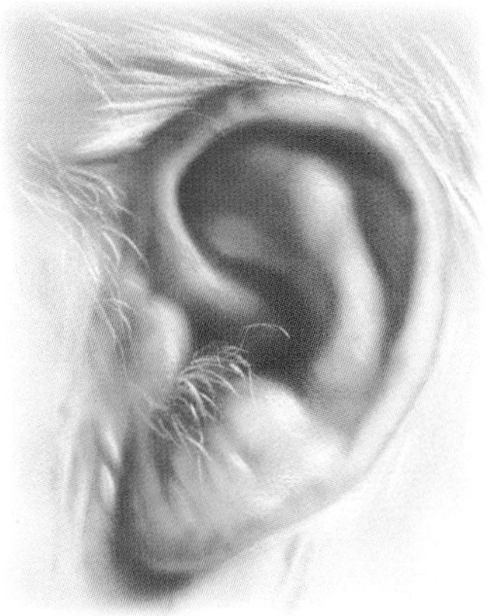

노인

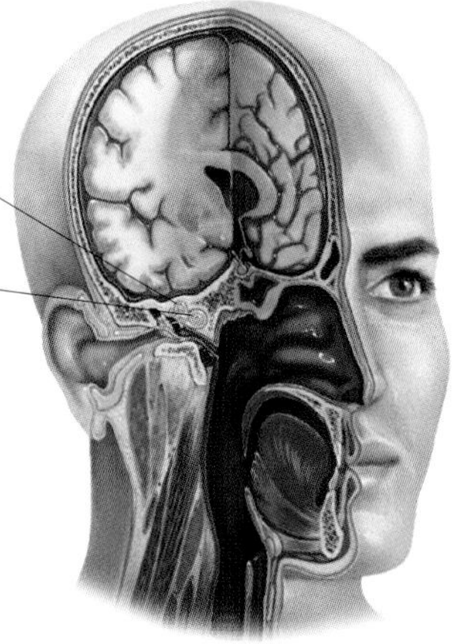

어떤 소리가 들리면 그 음파가 바깥귀로 들어온다. 사람의 귀는 다양한 소리의 파장과 주파수를 구별할 수 있다.

음파가 고막을 때릴 때 진동이 발생한다. 이 진동이 가운데귀를 지나 전달되면서 망치뼈, 모루뼈, 등자뼈가 연결된 귓속뼈에서 강화돼 속귀까지 전달되면, 달팽이의 액체에 진동이 발생해 코르티 기관의 수용기를 활성화한다.

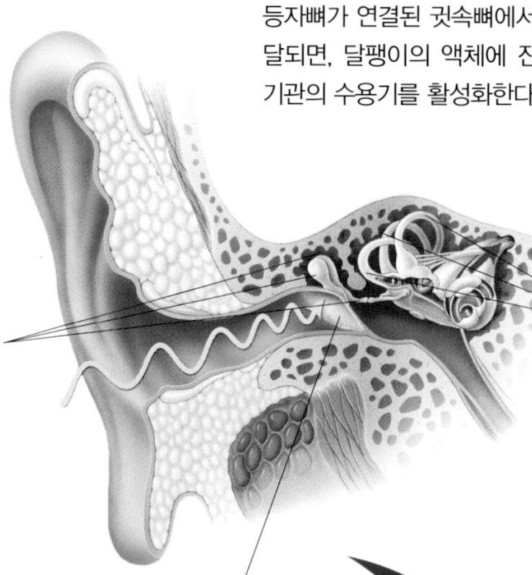

코르티 기관

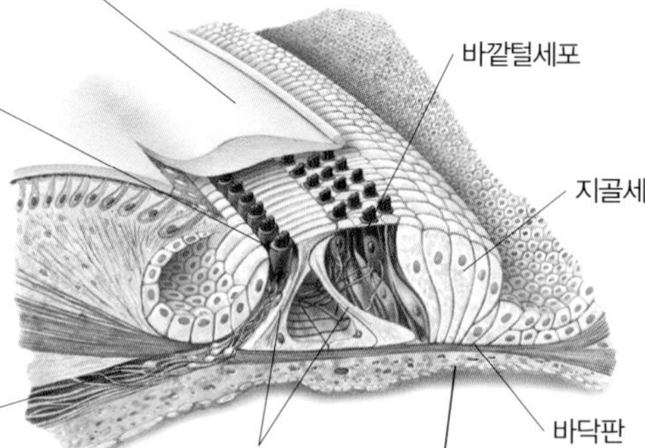

청각

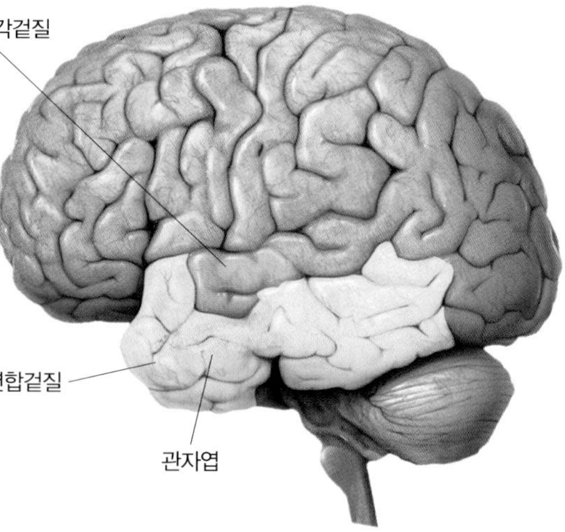

전달된 청각 신호는 대뇌 관자엽에 분포하는 청각중추로 전달돼, 그곳에서 해석된다.

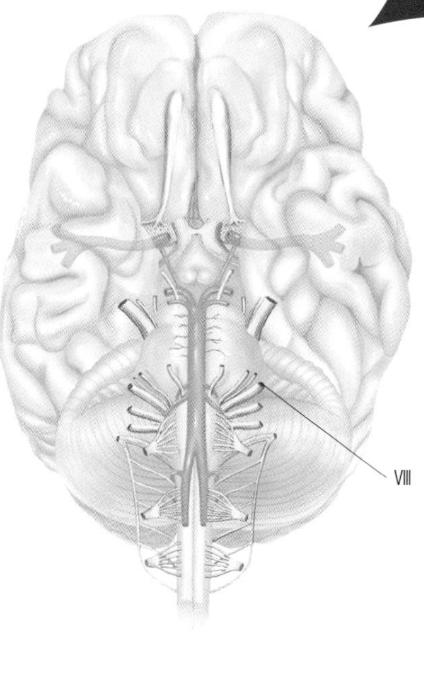

코르티기관의 수용세포는 기계수용기를 통해 받아들인 전기자극을 여덟째 뇌신경인 속귀신경으로 전달한다.

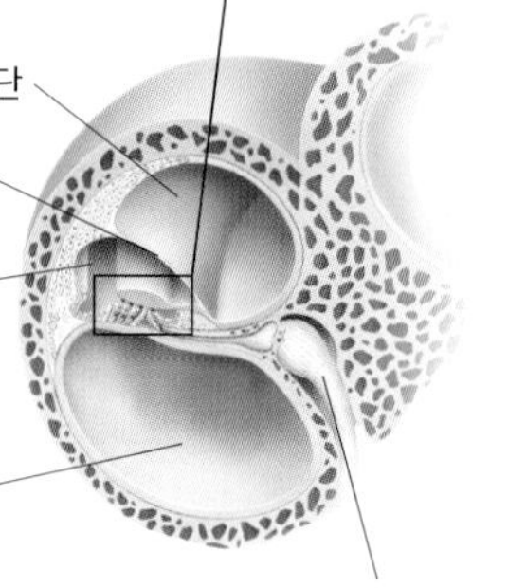

달팽이

와우

귀의 평형 관련 메커니즘

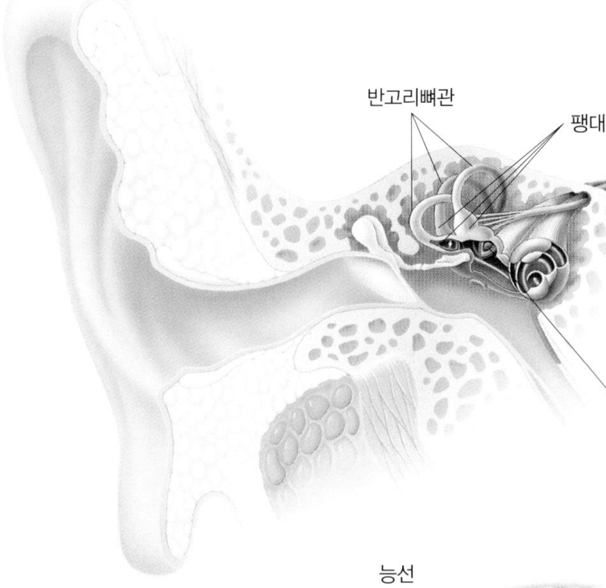

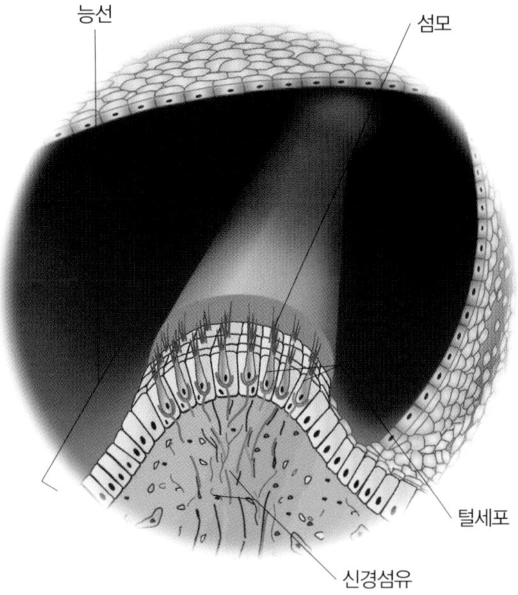

평형감각

속귀에 자리 잡은 특화기관인 이석기관은 반고리뼈관, 타원주머니와 둥근주머니를 포함하며, 몸의 자세를 감지하는 작은 털이 나 있다. 자세가 바뀌고 각도와 압력이 변하면 이들 털세포가 변화를 감지하고, 평형 관련 정보를 안뜰신경을 통해 뇌로 전달한다. 뇌는 이 신경 신호를 분석하고 몸의 균형을 유지하도록 명령을 보낸다.

둥근주머니평형반

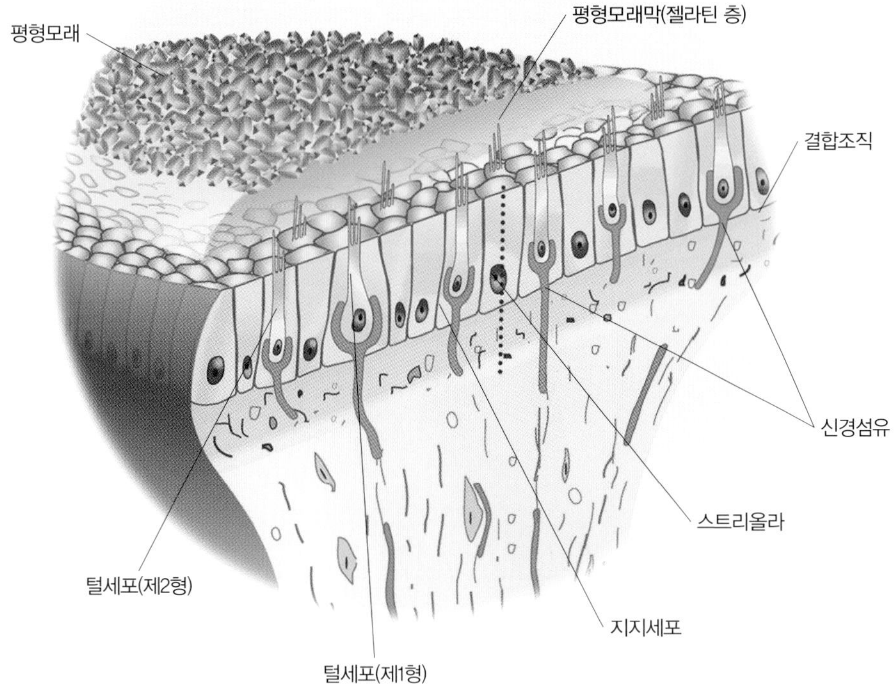

청력

어떻게 들을까

소리의 파동이 바깥귀로 들어와 고막을 때려 진동시키고, 그 진동이 다시 귓속뼈로 전달된다. 귓속뼈는 그 진동을 둥근주머니의 입구를 덮는 막 구조인 타원창으로 전달한다.

진동은 다시금 달팽이로 전달되고, 달팽이 액체의 진동은 코르티기관에 분포하는 작은 털처럼 생긴 기계수용기 세포를 자극한다. 이 세포가 활성화돼 속귀신경을 따라 신경자극을 전달하면, 대뇌 관자엽의 청각중추에서 소리 정보를 수집해 분석하고 반응한다.

평형

몸이 움직이면, 귓속의 반고리뼈관과 이석기관에서 움직임을 감지한다. 이석기관은 젤라틴액이 들어 있는 빈 주머니 같은 기관이다. 안쪽 표면에는 작은 털세포가 자리 잡고, 그 위쪽에 탄산칼슘 결정(이석)이 분포한다. 머리가 움직이면 이석의 위치가 바뀌면서 털세포를 자극해 뇌로 평형 관련 신호를 전달한다. 그러면 뇌에서는 자세를 바로잡도록 인체의 반응 메커니즘을 작동시킨다.

반고리뼈관에도 털처럼 생긴 신경세포가 있는데, 이 세포는 액체의 움직임을 감지해 신경세포가 뇌로 평형 관련 정보를 전달하도록 자극한다. 반고리뼈관과 이석기관의 신경정보는 속귀신경을 통해 뇌로 전달된다. 몸의 자세와 관련된 정보는 눈에서도 감지해 시각정보를 이용해 뇌로 전달한다. 결국 뇌는 반고리뼈관과 이석기관이 입수한 정보와 여러 기관의 신호를 종합하고 분석해 운동제어 신경 및 근육을 통제해서 몸의 평형을 유지한다.

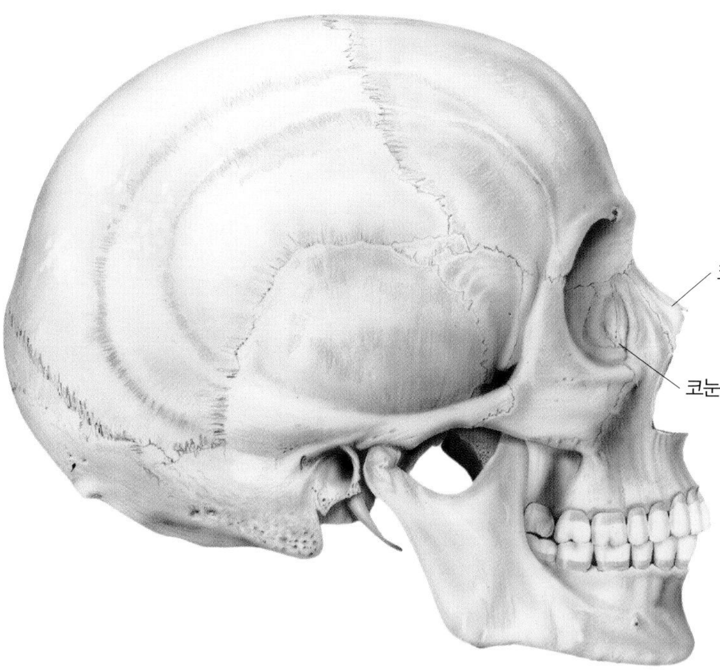

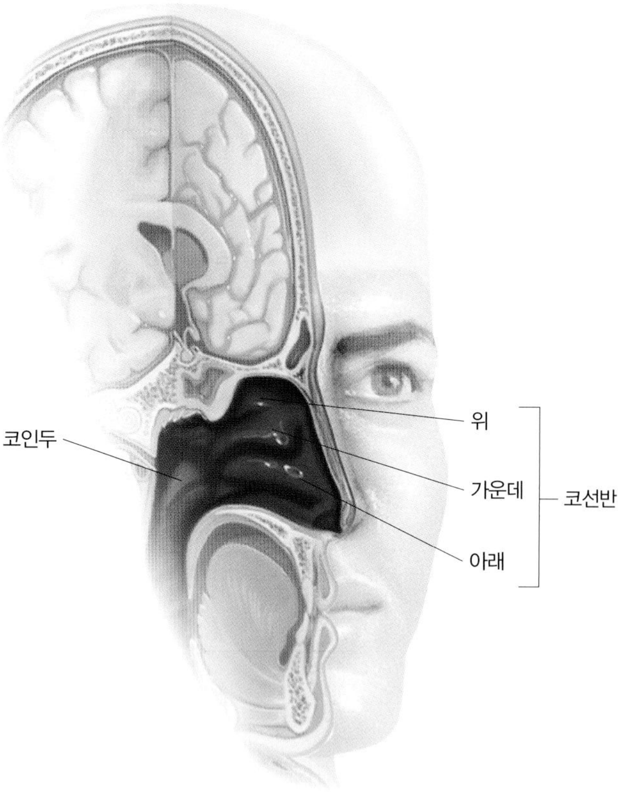

코

뼈와 연골이 모여 코를 형성한다. 코의 겉모습을 구성하는 것은 코뼈(비골)와 위턱뼈이지만, 콧구멍을 이루는 것은 연골이다. 두 콧구멍 사이를 나누는 코사이막도 뼈와 연골의 조합으로 형성된다. 보습뼈(서골)와 함께 이마뼈(전두골), 벌집뼈(사골), 위턱굴, 나비뼈(접형골)의 일부가 모여 코안을 에워싸는 뼈가 된다. 코안 바닥면은 입천장 윗부분이며, 코안은 뒤쪽의 기관과 인두와 이어진다.

들이마신 공기는 코를 지나면서 데워지고 습기를 머금으며, 콧구멍 안쪽에 분포하는 털에 이물질이 제거된다. 코안에는 굽은 뼈 3개로 이뤄진 코선반이 있어 코안으로 유입된 공기가 닿는 면적이 넓어진다. 그 덕분에 공기는 따뜻해지고 습기를 머금는다. 코안은 호흡점막이라는 점액성 막으로 덮여 있는데, 코안으로 더 깊이 들어가면 후각점막으로 바뀐다. 호흡점막에는 이물질을 거르는 미세한 모발이 분포해, 이물질과 섞인 점액을 코인두 쪽으로 보낸다. 후각점막에는 화학수용체라는 신경세포가 있어 냄새를 구별한다.

눈물샘은 눈물을 분비해 눈의 습도를 유지한다. 눈물은 눈을 씻어 내린 다음, 코눈물관을 거쳐 코안으로 흘러 들어가 목구멍으로 삼켜지거나 코를 풀면 배출된다.

코곁굴

코곁굴(부비동)은 코로 연결된 공간 네 곳으로 머리뼈의 이마뼈, 벌집뼈, 위턱굴, 나비뼈에서 연결된 작은 구멍을 통해 코안으로 열린다. 코곁굴은 충격을 흡수하고 머리뼈의 무게를 감소시키며, 목소리에 진동을 더하는 역할을 한다.

코

코는 공기가 인체로 들어오는 주요 통로이므로 호흡계통의 일부인 셈이다. 외부 공기가 코와 코안을 따라 들어오면서 이물질 입자가 걸러지고 따뜻하게 데워지는 동시에, 습기를 머금어 허파로 유입될 준비를 한다.

코곁굴

코를 둘러싼 뼈속 공간에는 공기가 가득하며 코안과 연결돼 있다. 4쌍의 코곁굴 안쪽에는 점막을 분비하는 내막이 분포한다.

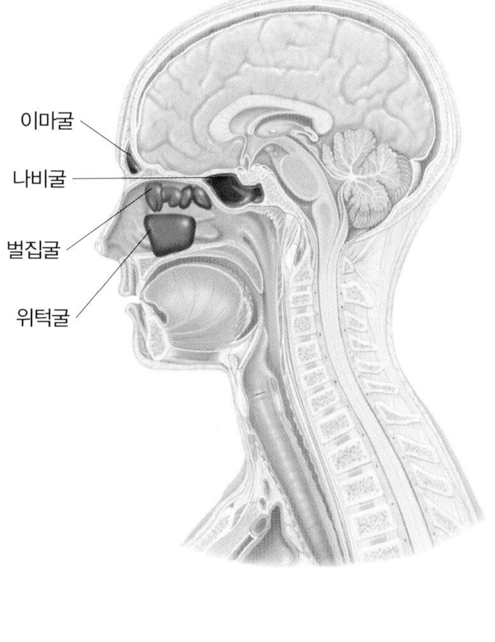

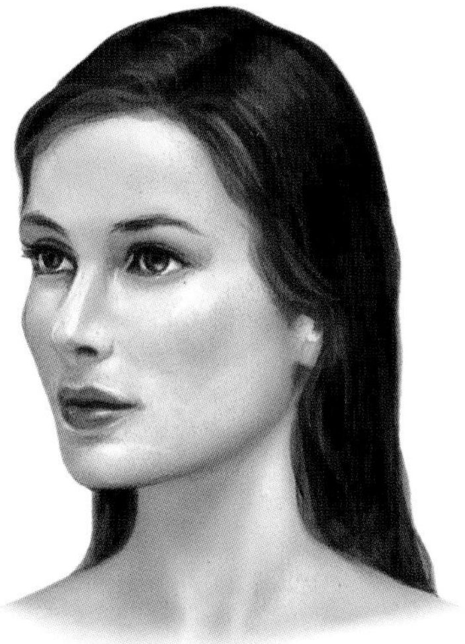

코는 호흡계통의 일부인 동시에 후각을 관장하는 특수감각기관에 속한다.

냄새 분자는 콧구멍으로 들어가 코안으로 이동한다. 코안에는 후각점막으로 이뤄진 내층이 분포하는데, 화학수용체인 신경세포가 밀집돼 있다. 냄새 분자가 신경세포의 수용체를 자극하면 신경 신호가 발생하고, 뇌의 이마엽 바로 아래에 있는 후각망울로 신호가 전달된다.

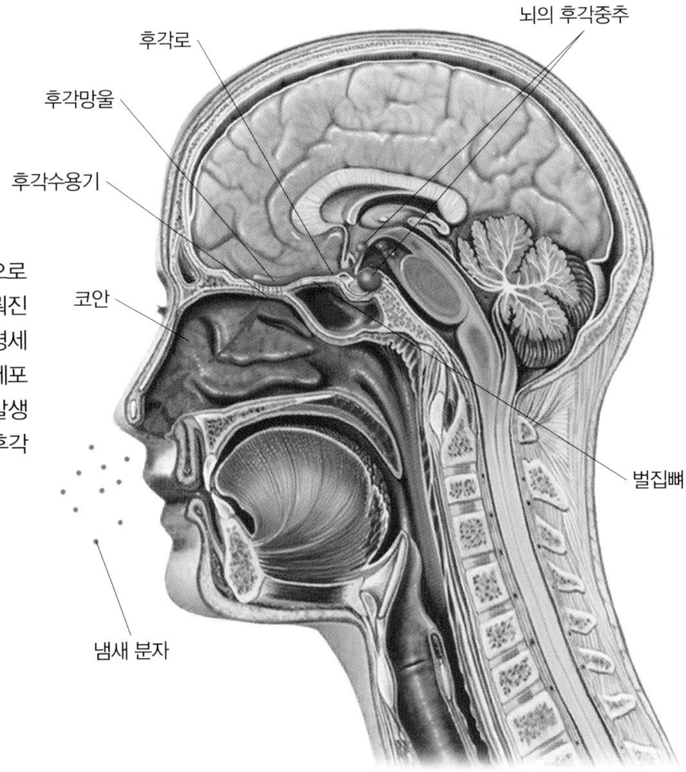

후각

인체의 특수감각 중 하나인 후각 덕분에 우리는 다양한 냄새를 감지할 수 있다. 후각은 미각과도 밀접하게 연관돼 있다. 후각신경을 통해 전달된 정보 일부는 기억과 감정을 관장하는 뇌의 둘레계통(변연계)에 전달돼, 어떤 냄새를 맡고 과거의 한 장소나 기분과 관련한 기억을 떠올리기도 한다.

냄새 분자의 이동경로

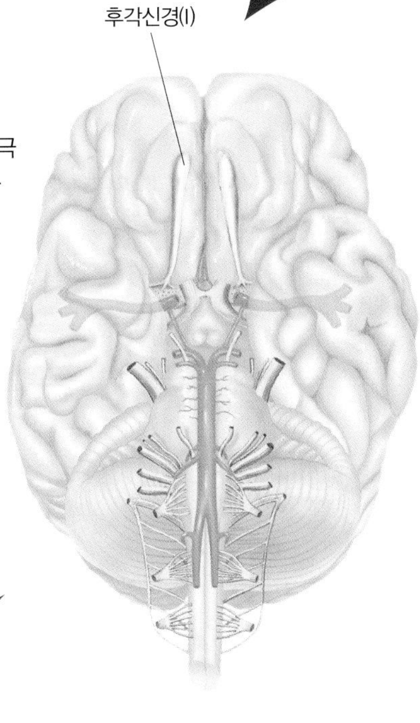

후각망울에서 전달된 신경자극은 후각신경(뇌신경 I)을 따라 이동해 뇌의 후각겉질, 둘레계통, 시상하부로 전달돼 구별되고 분석된다.

후각신경

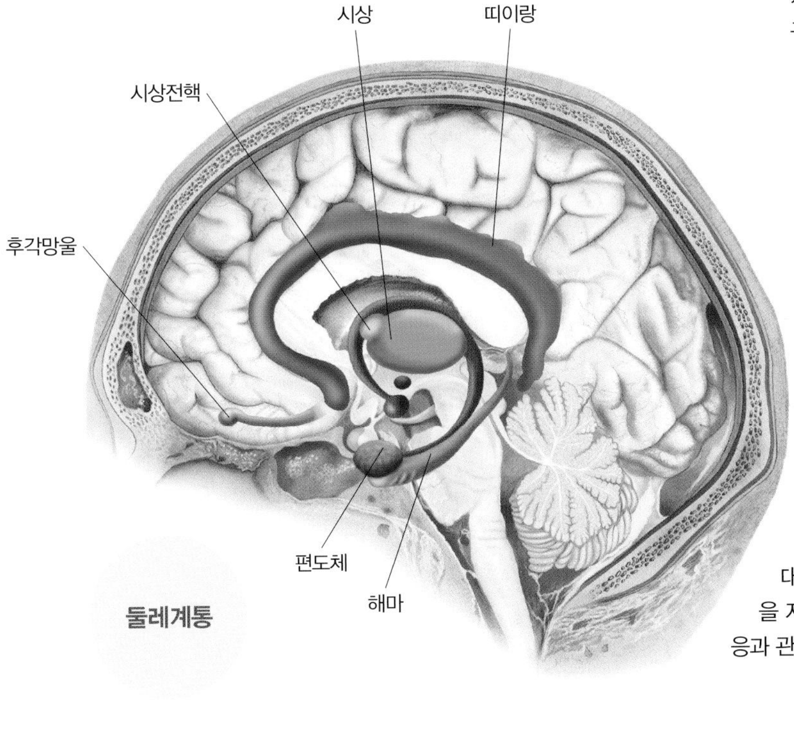

둘레계통

둘레계통은 기억과 감정을 관장하는 중요한 부위다. 후각망울이 둘레계통, 특히 해마와 편도체와 밀접하게 연결되므로 냄새가 종종 과거의 어떤 장소나 감정에 대한 기억을 떠올리게 하기도 한다. 어떤 냄새는 둘레계통을 자극해 시상하부와 뇌하수체를 활성화해, 식욕과 감정 반응과 관련된 호르몬 분비를 촉진하기도 한다.

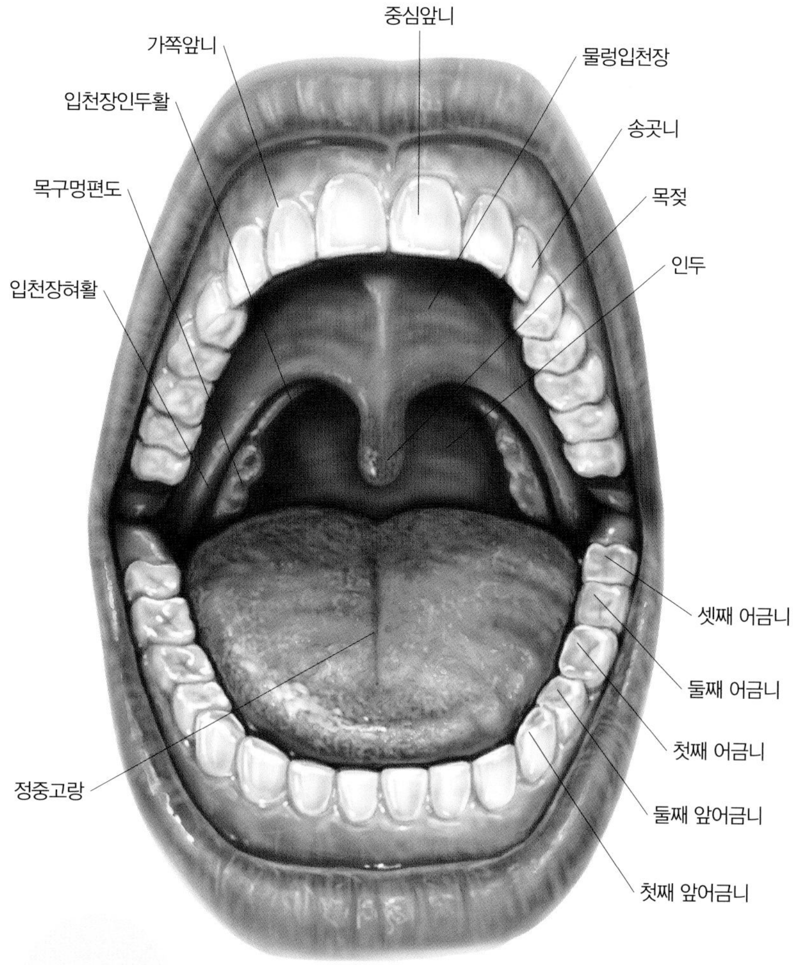

입의 구조

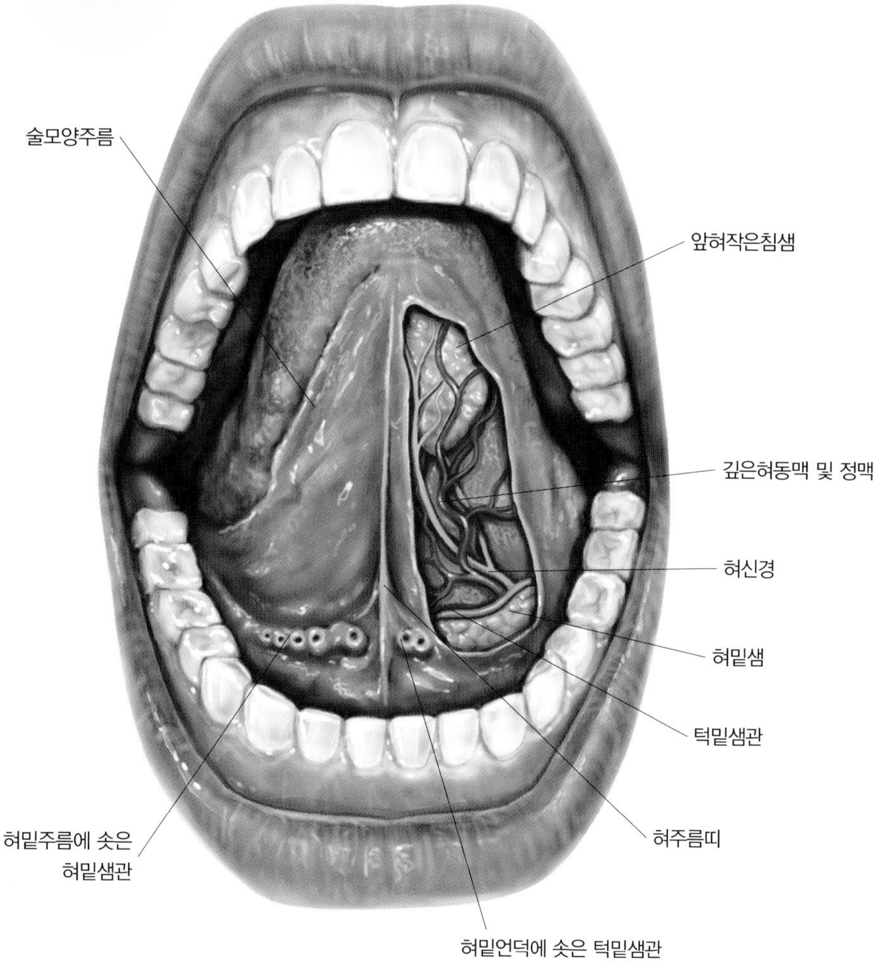

입

입은 위턱뼈와 아래턱 사이가 열린 공간으로, 소화관의 입구와 같다. 그뿐만 아니라, 입은 호흡계통과도 연결되며 발성, 특히 말하기를 담당하는 중요한 기관이다. 입은 바깥쪽의 전정과 안쪽의 진짜 입안(구강)으로 구성되며, 입안은 목구멍의 일부에 해당하는 입인두로 이어진다.

근육질의 입술은 입의 입구를 이루고, 말을 할 때 발음을 정확하게 구사하도록 하며, 입안의 음식물이 입 밖으로 빠져나오지 않도록 가두는 역할을 한다. 입술은 웃음 같은 표정을 짓는 데도 기여한다. 입의 양 끝은 뺨의 근육조직이 연결돼 움직인다. 뺨의 근육조직 바깥쪽 표면은 피부로 덮이고, 안쪽인 입안 부분은 점액성 막조직으로 덮여 있다. 뺨의 근육은 말을 할 때도 중요한 역할을 하고, 씹은 음식을 입안에 머금고 삼키는 과정에도 관여한다.

입의 안쪽 천장은 앞쪽이 단단입천장(경구개)이고 뒤쪽이 물렁입천장(연구개)이다. 입안 저 뒤편 물렁입천장에는 물방울 모양의 목젖이 매달려 있다. 입안의 바닥 부분은 혀 그리고 혀와 이빨 사이를 이루는 조직으로 구성된다.

입-인체로 들어가는 문

입은 소화관으로 진입하는 입구가 되고 호흡계통의 일부로도 기능하며, 먹고 말하는 기능도 담당하는 등 여러 가지 역할을 수행하는 기관이다.

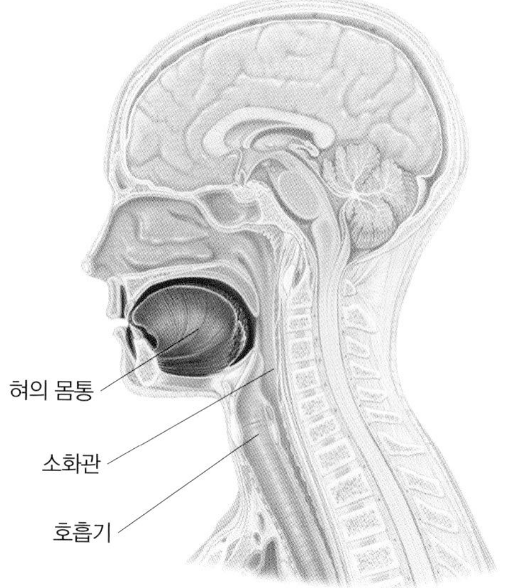

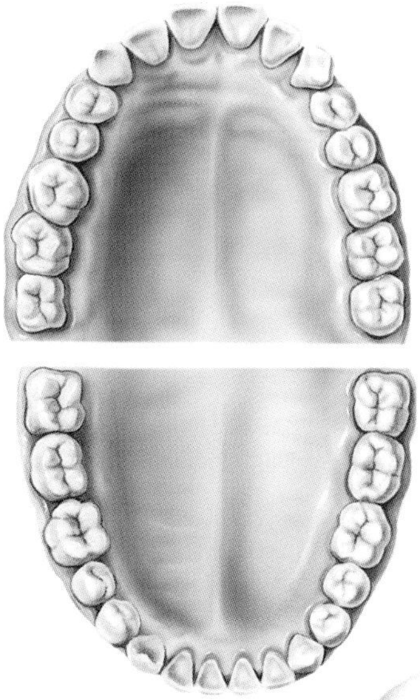

치아
영구치는 총 32개가 있으며, 위턱과
아래턱에 각각 16개씩 나 있다.

이의 구조
치아의 민감한 중심부에는 신경과 혈관이 지나고, 그 겉은 상아질이 덮는다. 잇몸(치은) 위쪽은 단단한 사기질이 껍질처럼 다시 덮고, 잇몸 아래쪽은 단단한 뼈 같은 시멘트질이 에워싸 보호한다.

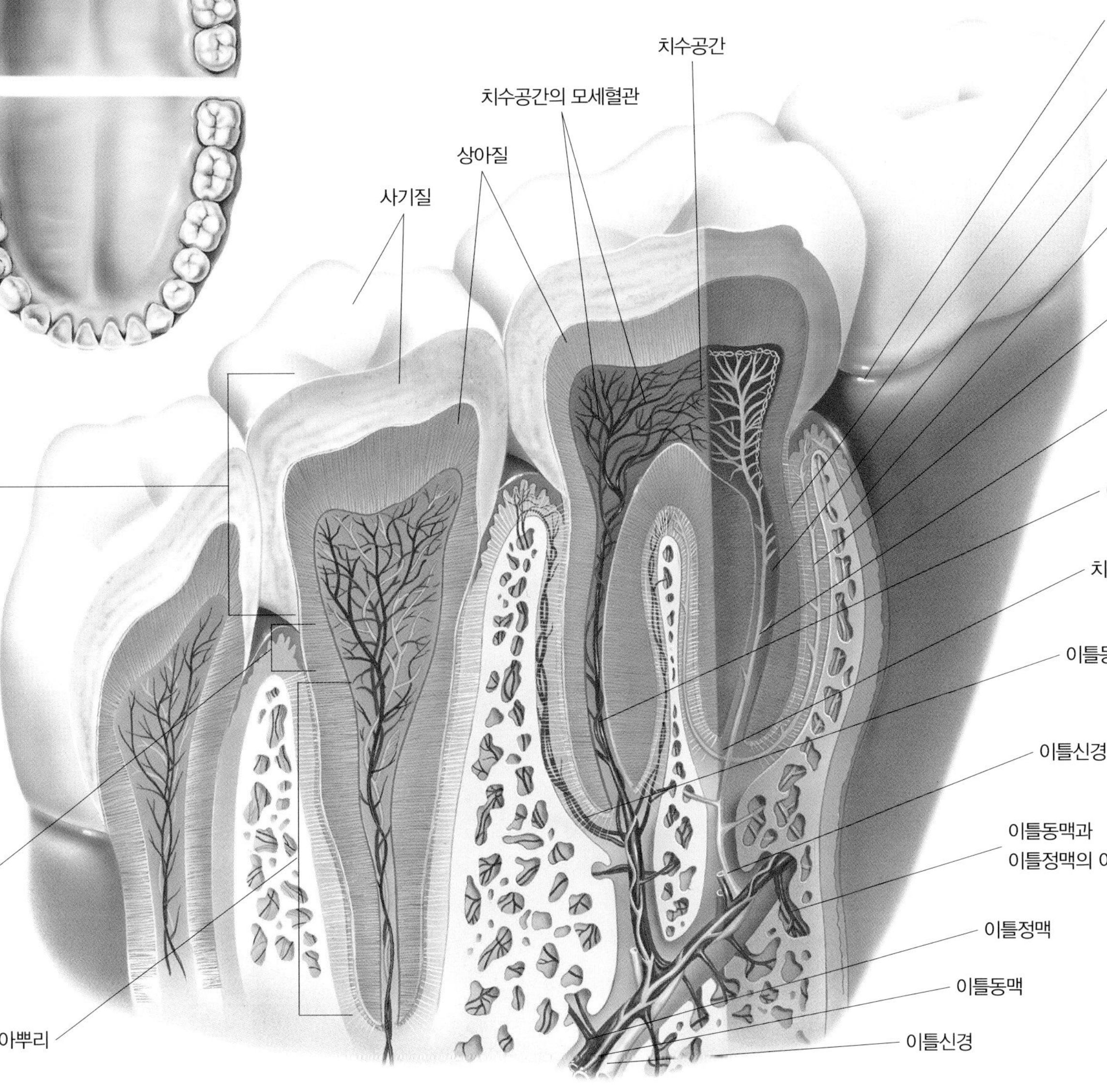

치아

치아는 언뜻 보면 뼈처럼 보이지만 사실은 여러 층이 겹쳐진 구조물이다. 겉으로 드러나 보이는 치아머리는 사기질 층으로, 온몸에서 가장 단단한 재질이다. 사기질 바로 안쪽은 치아의 주요 성분이며 사기질보다는 부드러운 상아질이 덮는다. 상아질과 중심부의 치수는 신경과 혈관이 가득한데, 잇몸선 아래로는 단단한 시멘트질이 상아질을 에워싸 보호한다. 시멘트질 주위로는 섬유질이 들어 있어 치아를 제자리에 단단히 고정하는 치주인대가 둘러싼다.

사람은 평생 두 세트의 치아를 갖고 살아간다. 처음에는 유치 20개가 자라지만, 만 7세 무렵부터 빠지고 다시 영구치가 자라 평생토록 쓴다.

성인의 영구치는 32개가 한 세트를 이루는데 앞니, 송곳니, 어금니, 앞어금니 등 여러 종류의 치아로 구성된다. 치아는 음식을 깨물고 물어뜯으며 으깨고 씹는다. 음식을 소화관으로 내려보내기에 적당한 크기와 농도가 되도록 처리하는 것이다.

잇몸(gum)은 치아의 목 부분에 부착되며, 입술 안쪽에서 시작돼 치아 주변과 사이를 지나 입의 바닥면과 입천장까지 연결한다. 잇몸의 물렁조직은 침샘 덕분에 항상 촉촉한 상태를 유지한다.

입안의 구조

입안에는 다양한 구조물이 있다. 치아 외에도 혀, 침샘, 편도와 같은 기능적 구조물이 존재하며 입천장과 같은 형태적 구조물도 존재한다. 입안의 구조물은 먹고 말하며 숨을 쉬는 입의 역할을 다한다.

입천장

입천장(구개)은 코안과 입안을 나누는 구조물이다. 물렁입천장과 단단입천장의 두 부분으로 나뉜다. 위턱뼈와 L자 모양의 두 입천장뼈가 단단입천장 부분을 형성한다. 단단입천장 뒤쪽의 물렁입천장은 근육조직으로 이뤄지며 입의 뒤쪽까지 연결된다. 물렁입천장의 끝부분에는 물방울처럼 생겼으며 가장 특징적인 구조물인 목젖이 매달려 있다. 입으로 음식물을 삼키거나 빨아들이면 물렁입천장과 목젖이 위로 움직여, 음식물이 코안으로 들어가지 않도록 막는 역할을 한다. 물렁입천장과 단단입천장의 내층은 점액질 막으로 덮여 있다.

혀

혀는 근육질의 감각기관으로 입의 바닥면에 부착돼 있다. 혀는 혀등(설배)으로 불리는 윗면과 입 바닥면에 부착된 아래쪽과 부드러운 안쪽 표면, 혀끝으로 구성된다.

혀는 씹기, 삼키기, 말하기 등 수많은 기능을 담당하는 기관답게 큰 폭의 움직임을 자랑한다. 혀를 구성하는 근육은 세 방향으로 뻗는데, 혀를 짧게 하거나 좁게 만들고 뾰족하게 내미는 운동이 가능하다. 이런 근육을 가리켜 내인성 혀근육이라고 한다. 외인성 혀근육은 턱, 머리뼈, 입천장, 목뿔뼈(설골)에 부착하는 근육들이다. 혀를 앞뒤, 위아래로 옮기는 데 관여한다. 혀의 윗부분인 혀등은 작은 돌기인 유두로 덮여 있다. 유두는 실유두, 버섯유두, 성곽유두의 세 종류가 있다.

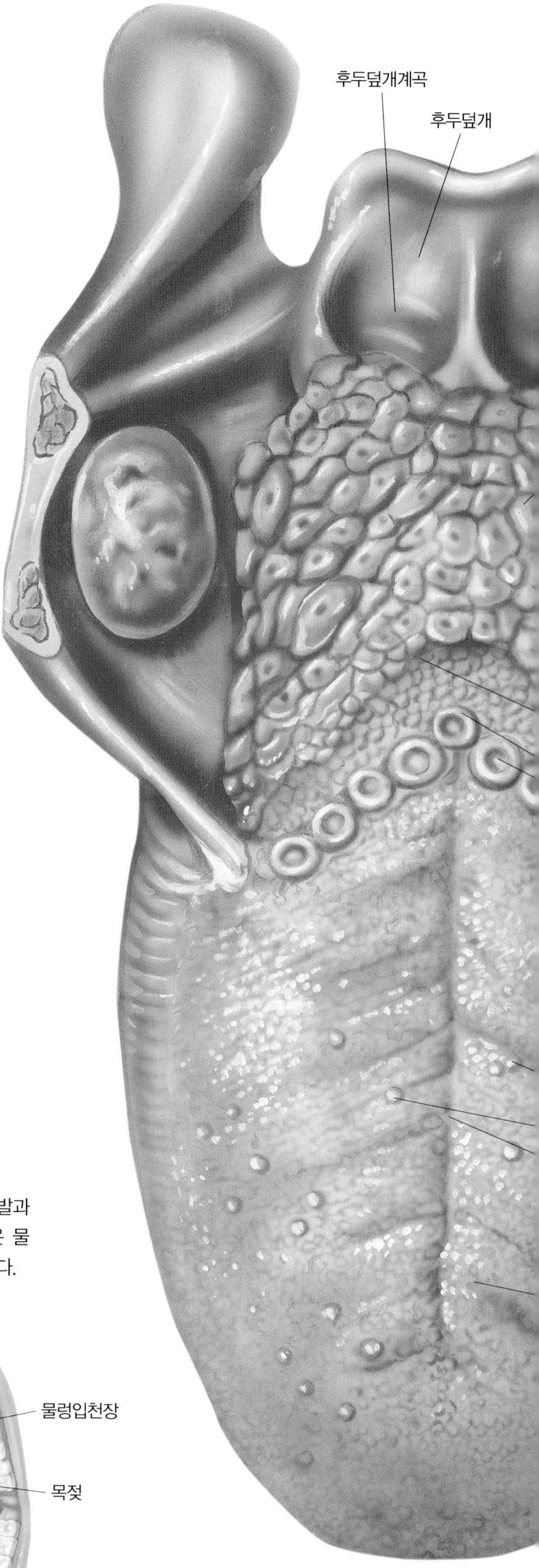

단단입천장
단단입천장은 윗니에서 뒤쪽을 향해 뻗어, 입안과 코안을 구분한다.

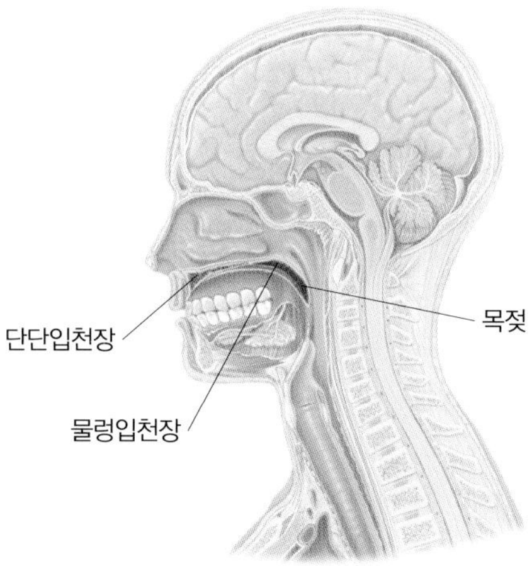

물렁입천장
물렁입천장은 주로 근육다발과 점막으로 이뤄진다. 목젖은 물렁입천장의 가장 큰 특징이다.

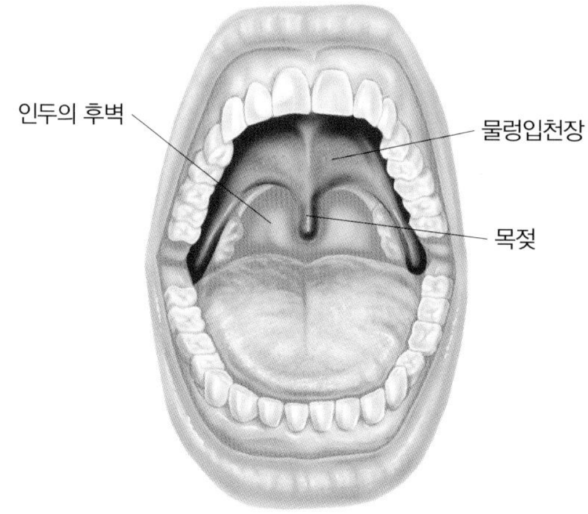

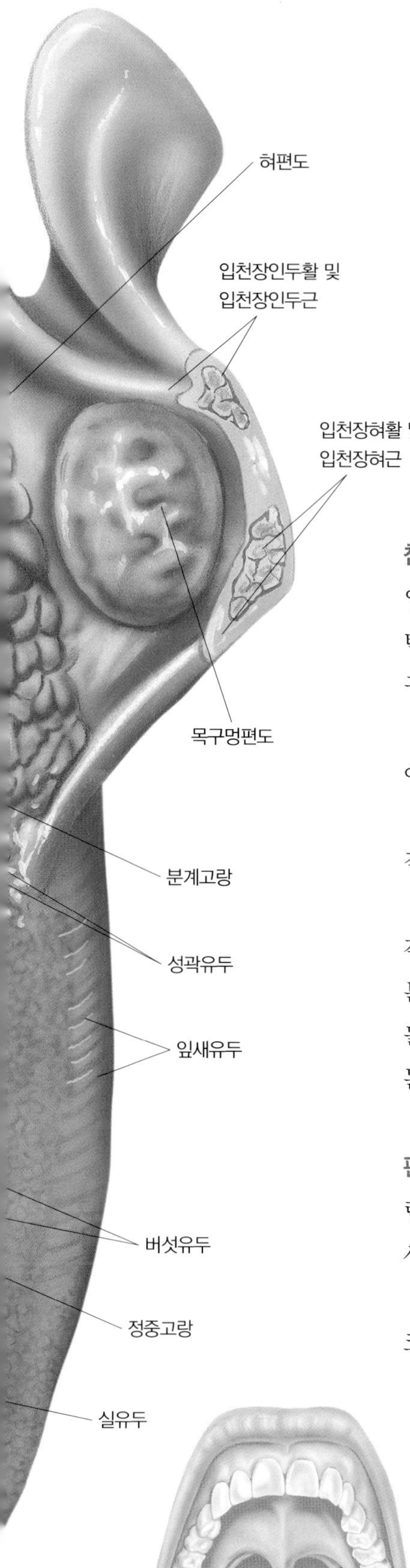

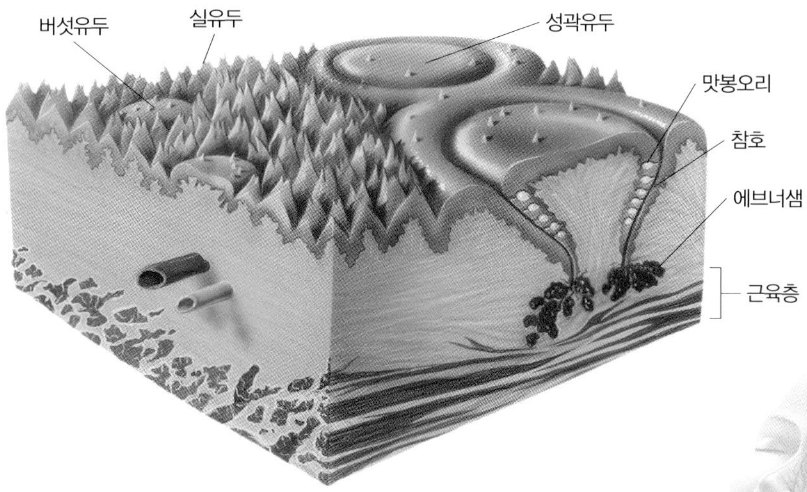

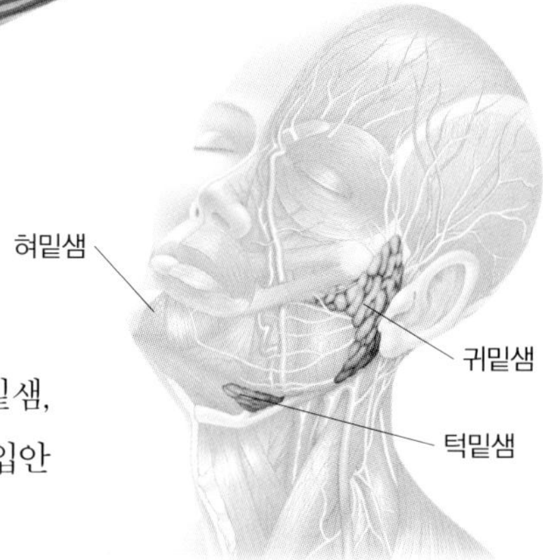

침샘

입안에서 침을 분비하는 주요 침샘(타액선)으로는 귀밑샘, 혀밑샘, 턱밑샘(악하선)이 있다. 그 밖에도 입안에는 여러 작은 침샘이 입안 구석구석을 비롯해 입천장과 목구멍에 분포한다.

턱밑샘은 대표적인 침샘으로 분비량의 상당 부분을 담당한다. 턱 아래쪽에 위치하며, 입안 바닥 쪽으로 열리는 관으로 침을 내보낸다.

귀밑샘은 귀의 앞쪽에 위치하고, 둘째 윗어금니 근처에 열린 구멍을 이용해 입안으로 침을 분비한다. 작은 침샘인 혀밑샘은 입안 바닥면의 혀 밑에 위치하며, 턱밑샘처럼 입안 바닥을 향해 침을 내보낸다.

침의 생성과 분비 과정은 신경계통의 통제를 받는다. 입안에 음식물이 들어 있을 때뿐만 아니라, 시각 및 후각 자극이 있거나 음식 생각을 할 때도 침샘에 분포하는 신경이 흥분해 입안에 적당량의 침을 분비한다. 침은 음식물에 수분을 제공해 소화관으로 내려보내기에 좋은 '덩어리' 형태로 만든다. 침에 들어 있는 효소는 음식물을 입안에서 더 작은 구성 요소로 분해한다. 침에 들어 있는 대표적인 효소에는 아밀라아제가 있다.

편도

림프조직인 편도는 입과 목구멍 표면 바로 아래에 있다. 호흡기와 소화관의 입구를 지키는 수문장으로서 외부에서 침입하는 세균과 박테리아로부터 인체를 방어하는 일을 한다.

목구멍편도는 혀의 뒤쪽 양옆에 분포하고, 혀편도(설편도)는 혀의 뒤쪽 3분의 1 부분, 인두편도 또는 코인두편도로도 불리는 아데노이드는 코 뒤쪽 공간에 위치한다.

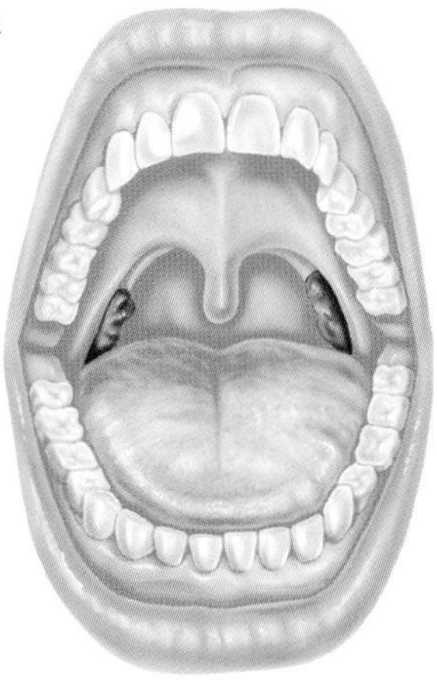

편도
편도의 림프기관은 호흡 및 소화계통의 입구를 보호한다.

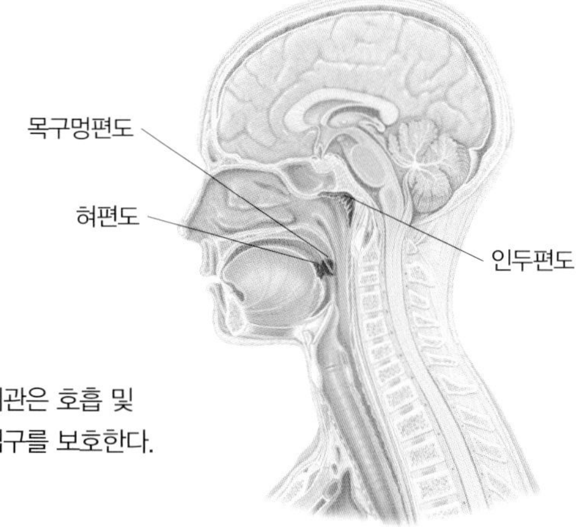

NOTE

혀는 우리 몸에서 그 크기에 비해 가장 단단한 근육인 동시에, 부착점이 한 곳뿐인 유일한 근육이다.

맛

다섯 특수감각 중 하나인 미각은 후각과 밀접하게 연관되며, 후각정보가 있으면 더 정확하게 분석할 수 있다. 맛봉오리는 음식이 침과 반응할 때 활성화된다. 단맛, 신맛, 짠맛, 쓴맛의 네 가지 맛을 감각한다.

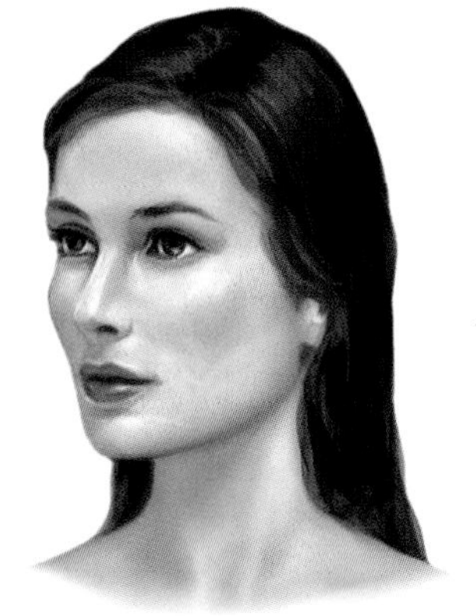

'미각'이라는 인체의 감각은 맛을 구별하는 능력으로, 후각의 도움을 받는다. 실제로 미각의 80%는 후각에 의해 결정된다.

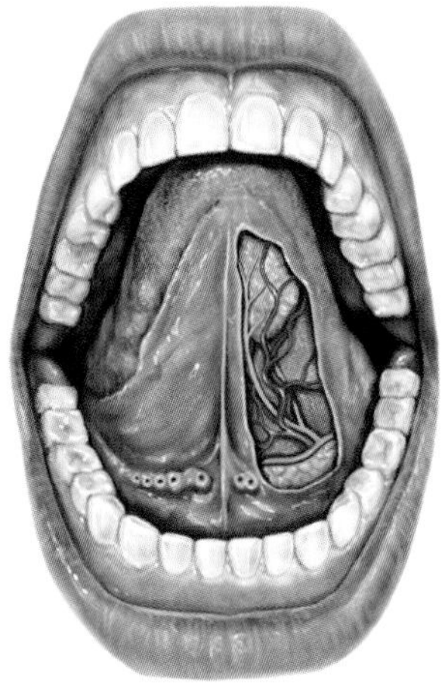

침샘에서 침을 분비하고, 입안에서 뒤섞인 음식과 침의 혼합물이 맛봉오리에 닿으면 활성화된 맛봉오리에서 뇌로 신경자극을 보낸다.

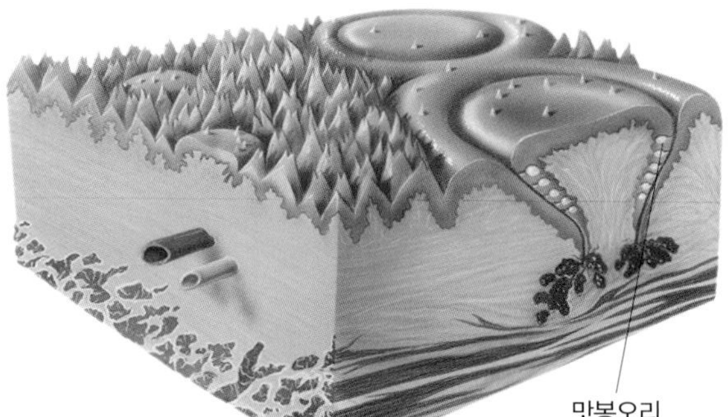

맛봉오리는 대부분 혀의 버섯유두와 성곽유두에 분포하며, 일부만이 입안 뒤쪽과 목구멍에 흩어져 있다.

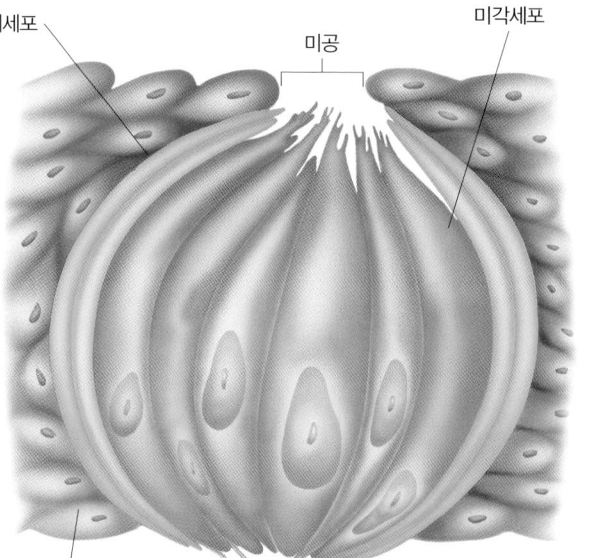

총 3개의 뇌신경이 미각을 관장하는데, 얼굴신경(뇌신경 VII), 혀인두신경(설인신경, 뇌신경 IX), 미주신경(뇌신경 X)이다. 혀의 앞쪽에 분포하는 맛봉오리는 얼굴신경을 자극하고, 혀의 뒤쪽에 분포하는 맛봉오리는 혀인두신경을 활성화한다. 목구멍에 분포하는 맛봉오리는 미주신경을 자극한다. 맛봉오리가 활성화돼 신경자극이 발생하면 이들 신경을 따라 자극이 뇌로 전달된다.

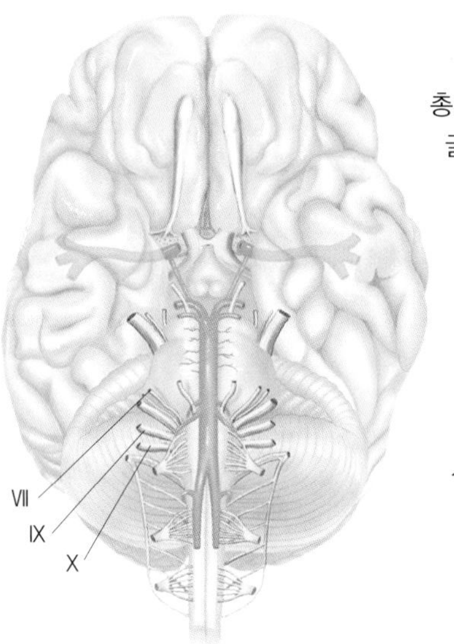

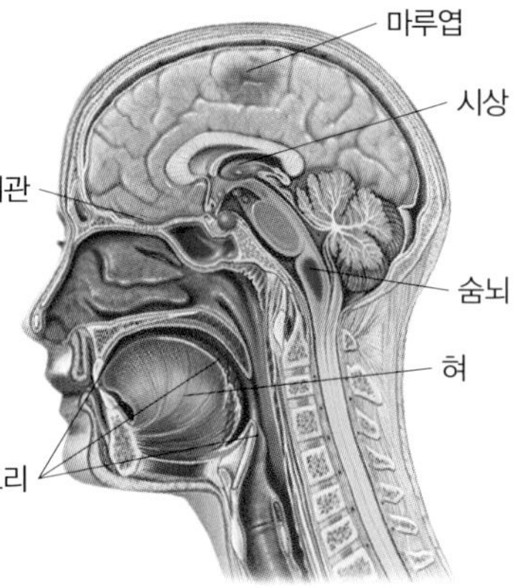

활성화된 신경자극은 뇌신경을 따라 전달된 뒤, 마루엽의 미각중추에서 분석된다.

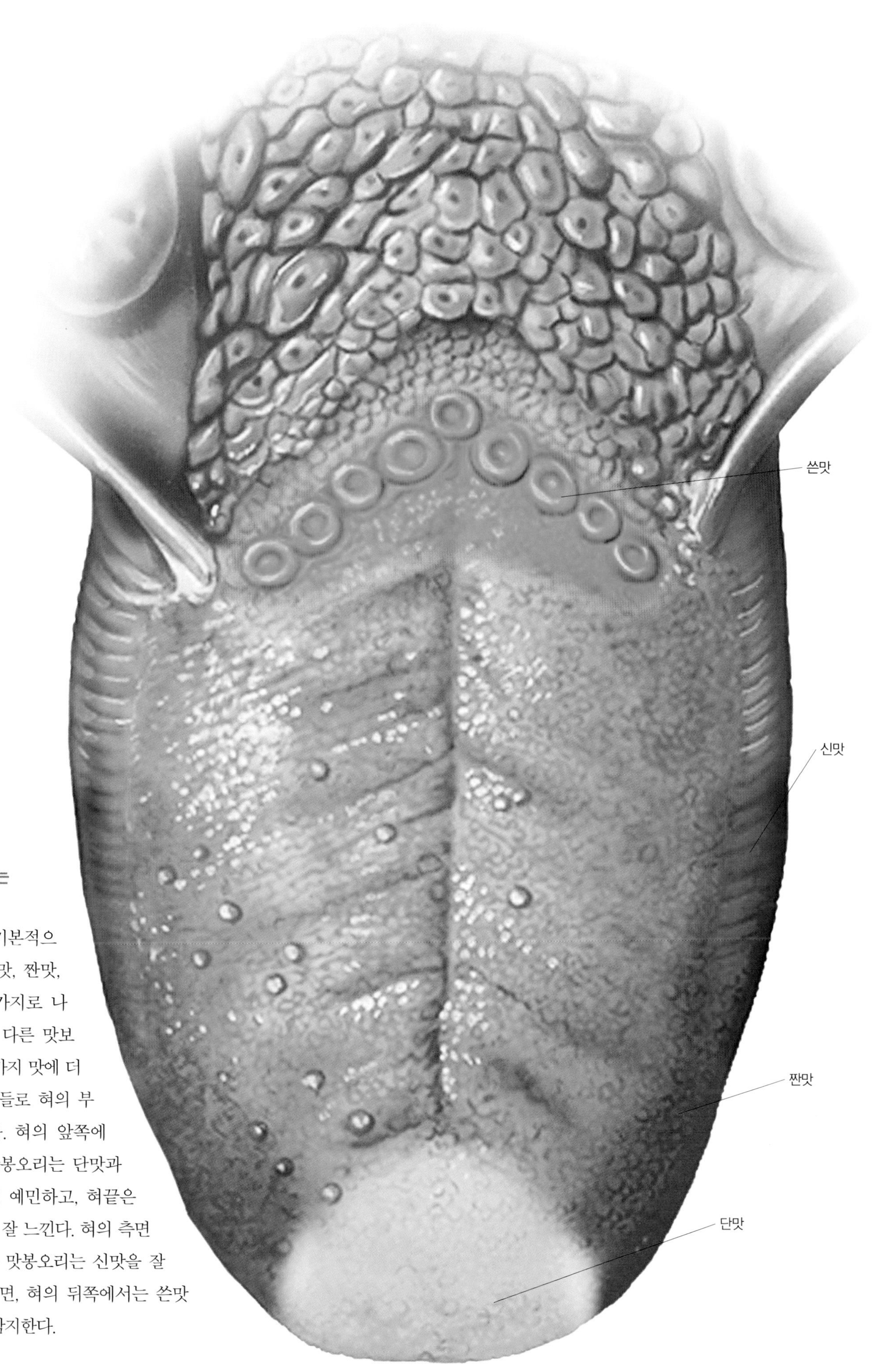

맛을 감지하는 혀의 부위

음식 맛은 기본적으로 단맛, 신맛, 짠맛, 쓴맛의 네 가지로 나눌 수 있다. 다른 맛보다 특정 한 가지 맛에 더 민감한 부분들로 혀의 부위가 나뉜다. 혀의 앞쪽에 분포하는 맛봉오리는 단맛과 짠맛에 제일 예민하고, 혀끝은 단맛을 가장 잘 느낀다. 혀의 측면에 분포하는 맛봉오리는 신맛을 잘 감지하는 반면, 혀의 뒤쪽에서는 쓴맛을 가장 잘 감지한다.

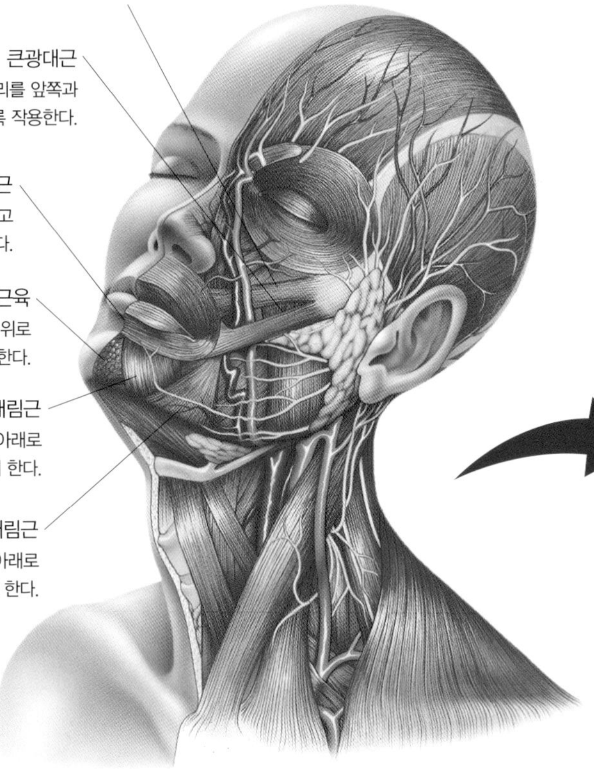
작은광대근
큰광대근
이 두 근육은 입꼬리를 앞쪽과 위쪽으로 당기도록 작용한다.
입둘레근
입술을 다물고 오므리게 한다.
턱끝근육
아랫입술을 위로 올리거나 내밀게 한다.
아래입술내림근
아랫입술을 아래로 움직이게 한다.
입꼬리내림근
입꼬리를 아래로 내리게 한다.

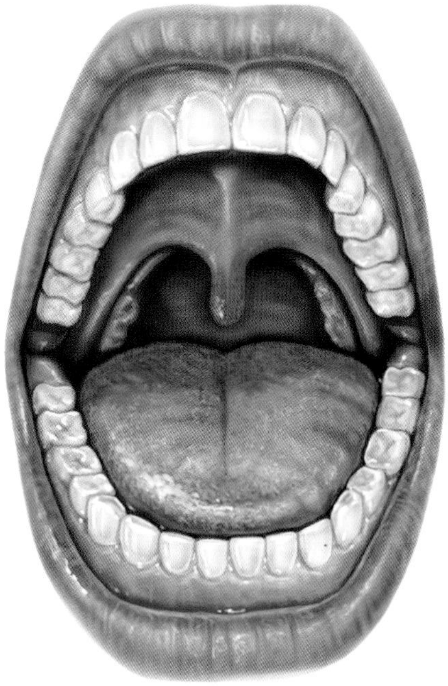

우리가 입으로 내는 소리 중에는 혀를 입안의 다른 부분에 부딪혀야 발성할 수 있는 것들이 있다. 예를 들어, 알파벳 t를 발음하려면 혀가 이빨에 부딪히고, 알파벳 g 소리를 낼 때는 물렁입천장에 닿아야 한다. 알파벳 n 소리를 내려면 혀끝이 단단입천장에 닿아야 한다.

말하기

입으로 말하고 소리를 내려면 다양한 인체 기관과 구조가 조화롭게 작용해야 한다. 가장 먼저 허파에서 공기를 내보낸다. 그 공기가 성대를 통과하면서 공기 흐름을 바꿔 진동을 생성하면 음성이 만들어진다. 물렁입천장, 혀, 입술의 도움을 받아 입과 혀 근육이 조화롭게 움직이면, 성대에서 만들어낸 소리가 변환되고 '말하기'가 이뤄진다.

NOTE

말하기와 조음 과정에 관여하는 근육은 무려 72개나 된다. 이 근육이 협동해서 우리는 말을 할 수 있다.

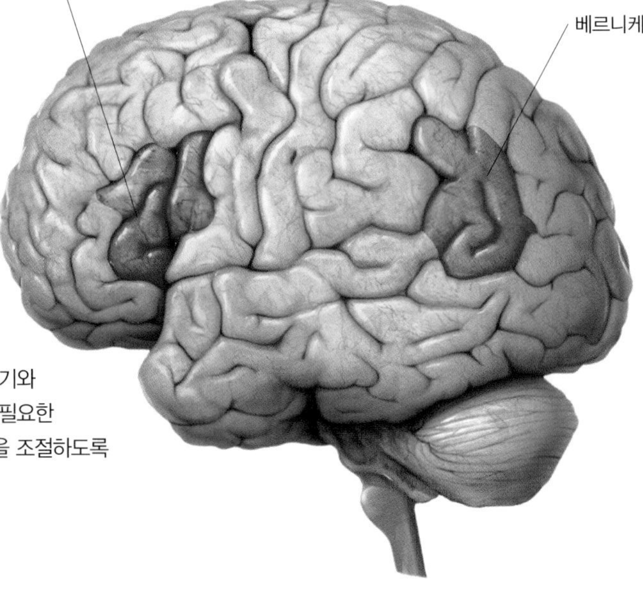
브로카영역(운동언어영역)
베르니케영역(언어해석영역)

말을 하고 이해하는 과정에 관여하는 뇌의 영역은 두 곳이다. 베르니케영역은 말을 이해하고 해석하는 역할을 하고, 브로카영역은 말하기와 조음을 담당한다. 브로카영역에서는 발성할 때 필요한 호흡근육, 후두와 인두 근육, 혀와 입술의 근육을 조절하도록 명령을 보낸다.

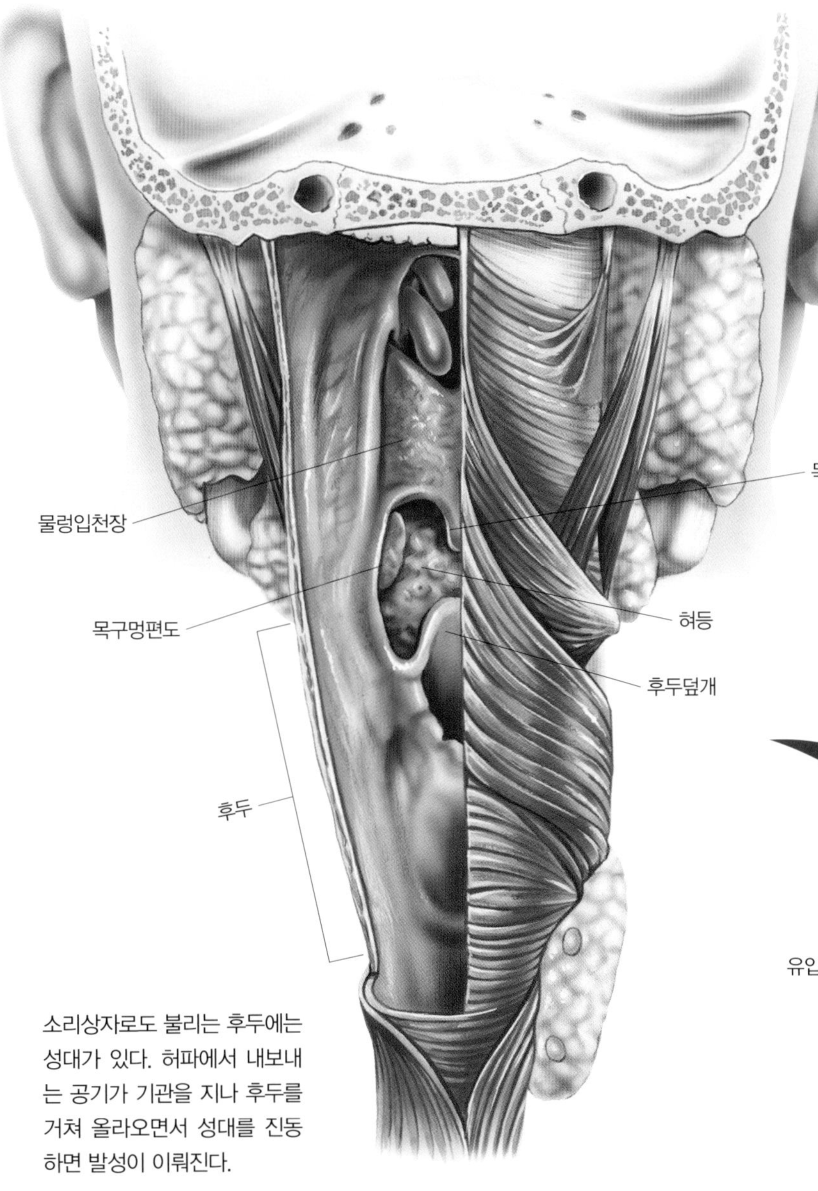

성대는 발성으로 전환될 소리를 만들어낸다. 성대를 이루는 점막 주름 2개는 후두를 지나 연골에 부착한다. 긴장하고 이완될 수 있는 특성 덕분에, 성대는 공기가 목구멍으로 유입되도록 넓게 벌어질 수 있다. 공기가 목구멍을 통과해 들어가면서 성대의 진동을 일으키고, 소리를 만들어낸다. 팽팽하게 긴장한 성대근육은 높은 소리를 내고, 느슨하게 이완되면 낮은 소리를 낸다.

소리상자로도 불리는 후두에는 성대가 있다. 허파에서 내보내는 공기가 기관을 지나 후두를 거쳐 올라오면서 성대를 진동하면 발성이 이뤄진다.

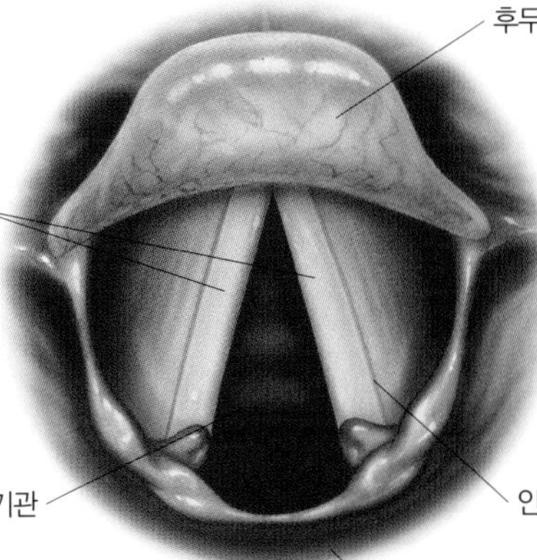

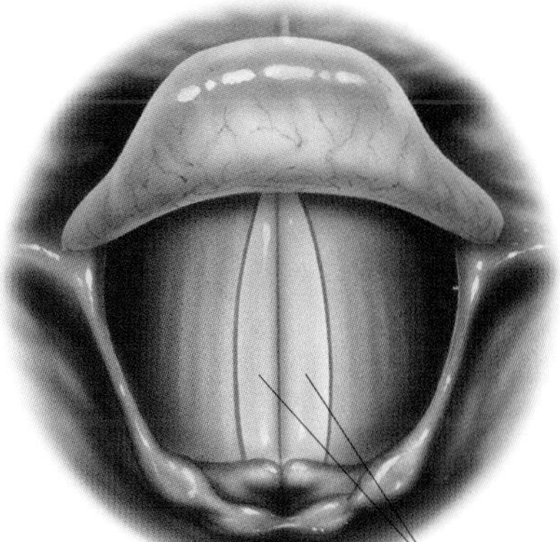

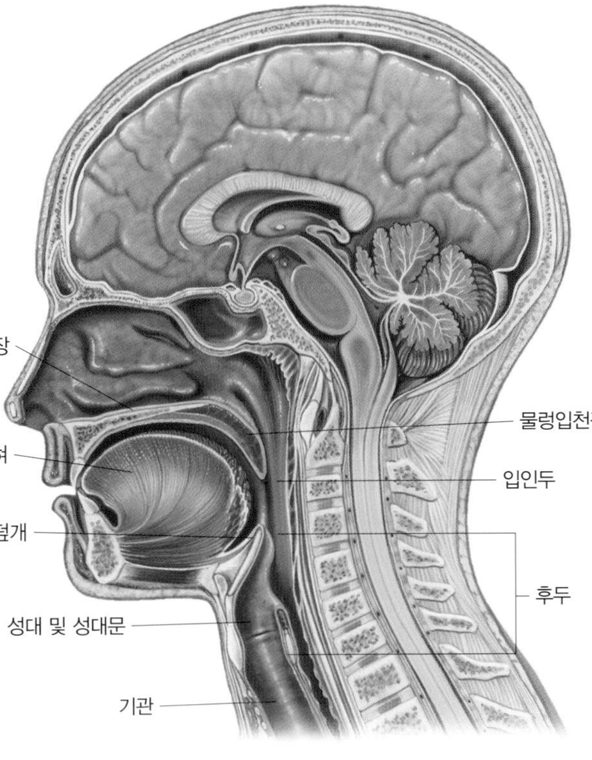

목소리를 내려면 허파, 기관, 후두, 성대, 그 외 입의 여러 구조가 함께 활성화하는 일련의 작용이 필요하다. 각 기관이 동시에 제 역할을 수행하도록 뇌에서는 신호를 보낸다.

목

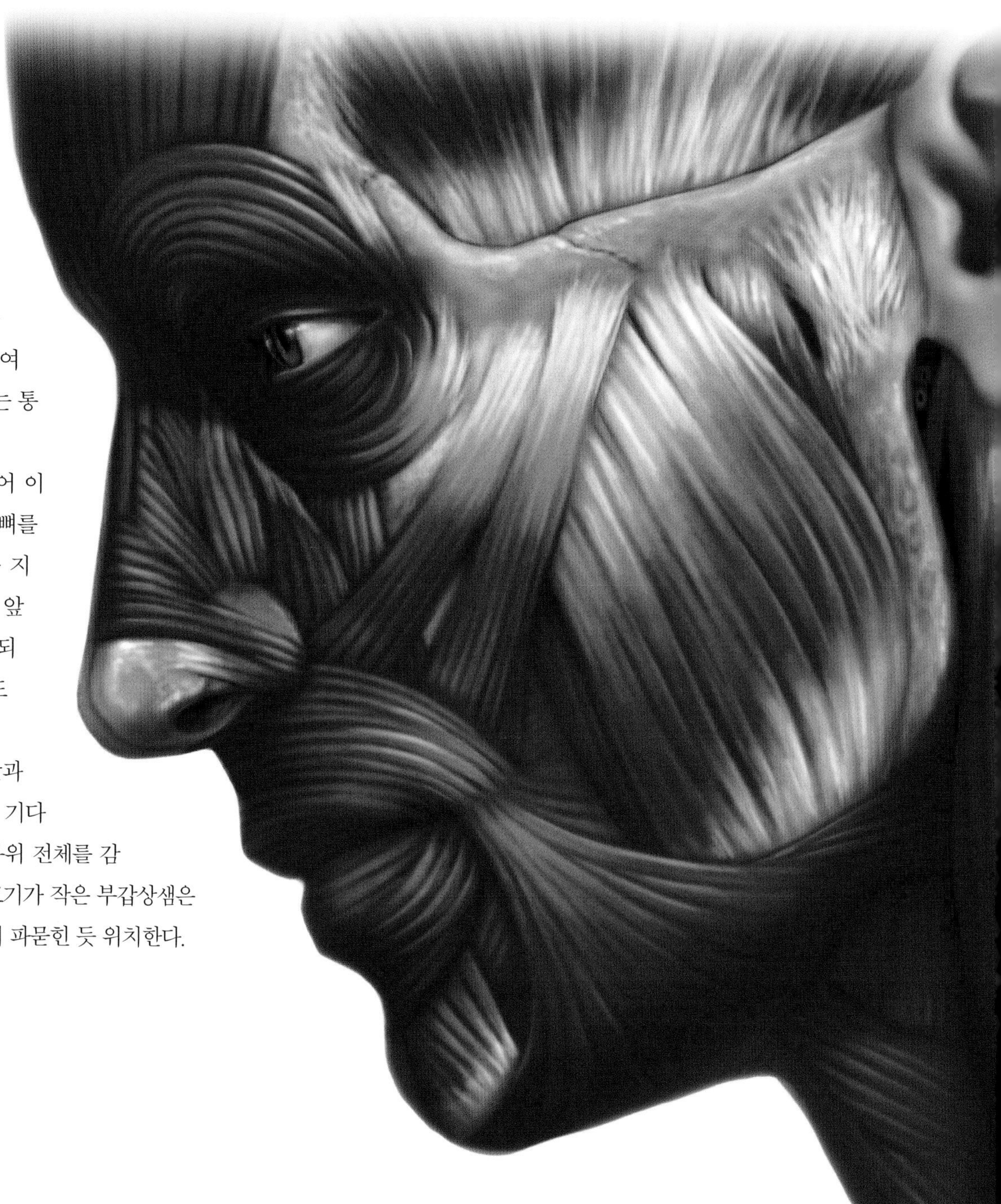

목의 구조와 기능

목은 머리를 지지하고 움직일 수 있도록 한다. 목 부분에는 척추뼈로 보호되는 척수, 주요 혈관, 뇌와 얼굴로 연결되는 여러 신경, 음식과 공기가 드나드는 통로가 분포한다.

목은 크게 두 기둥으로 나누어 이해할 수 있다. 뒤쪽 기둥에는 목뼈를 이루는 일곱 척추뼈와 그 뼈를 지지하는 근육이 분포한다. 목의 앞쪽 기둥에는 위와 허파로 연결되는 통로인 인두, 후두, 기관, 식도가 자리 잡는다.

갑상샘은 기관과 후두의 앞과 양옆을 감싸듯 자리하며, 얇고 기다란 띠 같은 근육과 피부가 이 부위 전체를 감싸듯 덮는다. (완두콩 정도로) 크기가 작은 부갑상샘은 보통 갑상샘의 뒤쪽 또는 안쪽에 파묻힌 듯 위치한다.

목

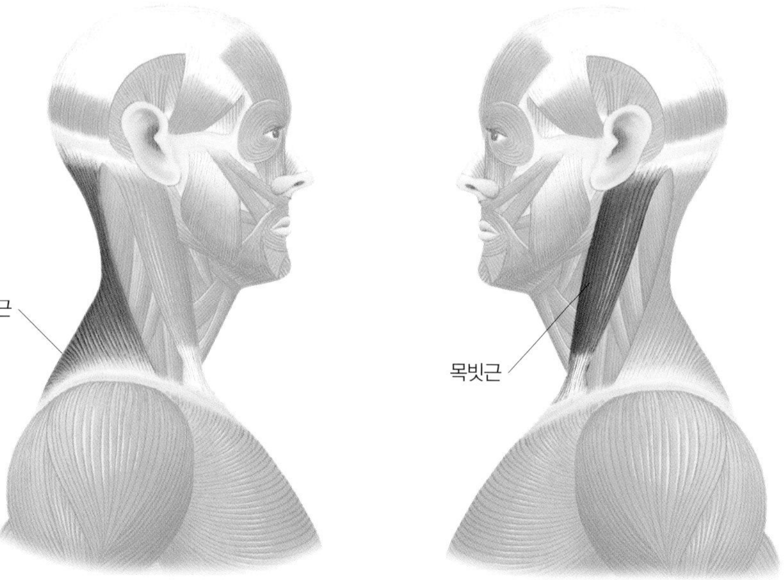

목 근육

등세모근과 목빗근은 목 부위에서 가장 커다란 근육이다.

근육뼈대 기둥

목 앞쪽 기둥에는 얇은 띠 같은 근육이 분포하지만, 뒤쪽에는 훨씬 두꺼운 근육뼈대층(근골격층)이 위치한다. 머리와 척추의 윗부분은 목을 감싸는 각 근육 덕분에 광범위하게 움직일 수 있다.

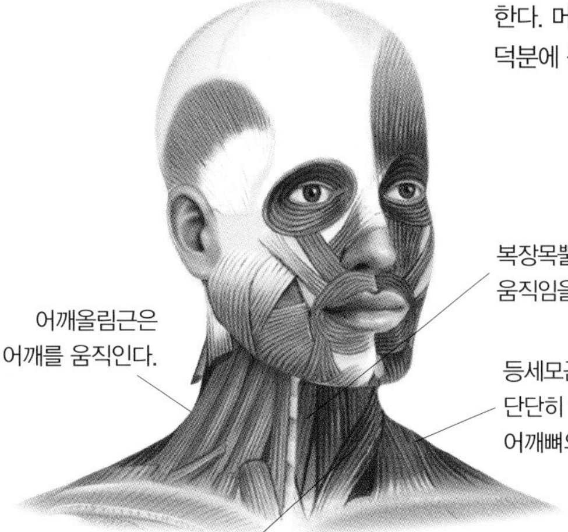

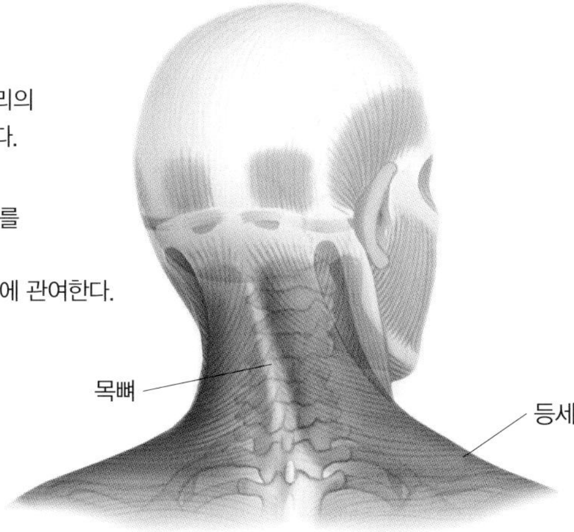

목 근육

근육이 척추뼈의 앞, 뒤, 옆면에 부착하기 때문에 목을 앞뒤로 굽히거나 옆으로 돌릴 수 있다. 비스듬히 부착된 근육은 회전 운동에 기여한다. 목에는 다양한 종류의 근육이 분포하고, 그 근육을 이루는 근섬유도 여러 종류라 움직임의 폭이 매우 넓다. 목에 위치한 근육이라도 어떤 것은 머리와 목의 움직임을 조절하는 반면에, 어깨를 움직이게 하거나 양팔의 운동에 관여하기도 한다. 목의 근육 가운데 가장 큰 근육은 목빗근과 등세모근이다.

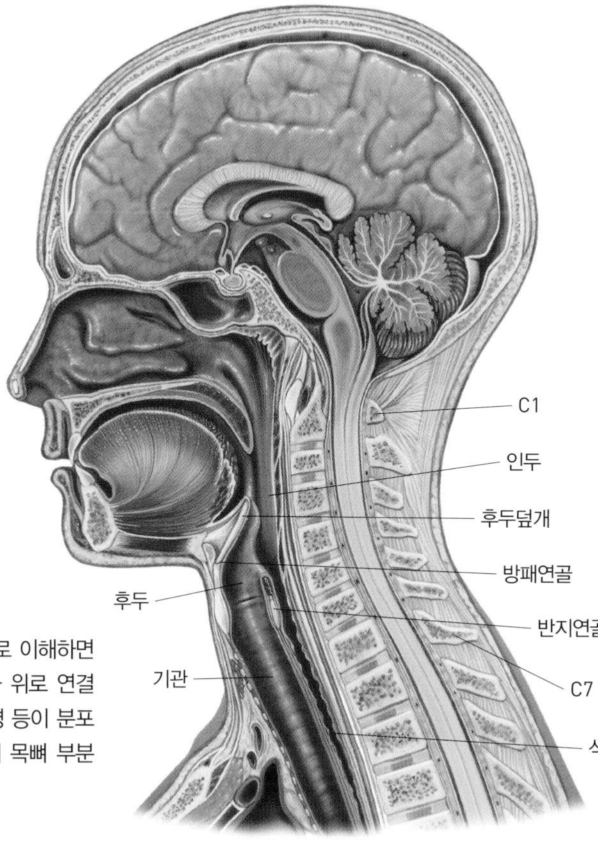

목의 두 기둥

목은 기본적으로 두 기둥으로 이해하면 된다. 앞쪽 기둥에는 허파와 위로 연결되는 기관과 주요 혈관, 신경 등이 분포한다. 뒤쪽 기둥에는 척추의 목뼈 부분과 척수가 위치한다.

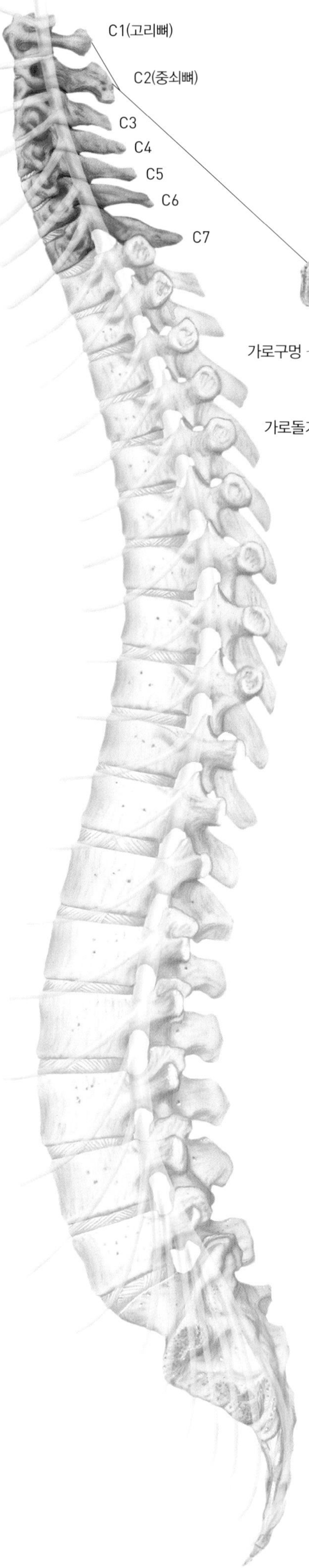

목뼈

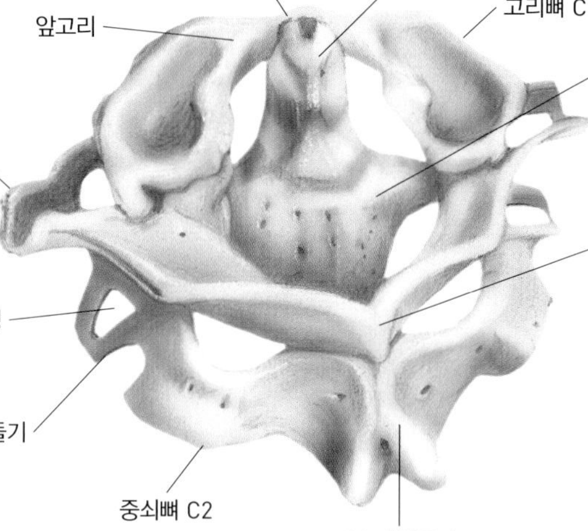

고리뼈와 중쇠뼈

척추의 가장 위쪽에 자리 잡은 이 특별한 척추뼈 둘은 중쇠관절로 연결돼, 고개를 좌우로 돌리는 회전 운동을 가능하게 한다.

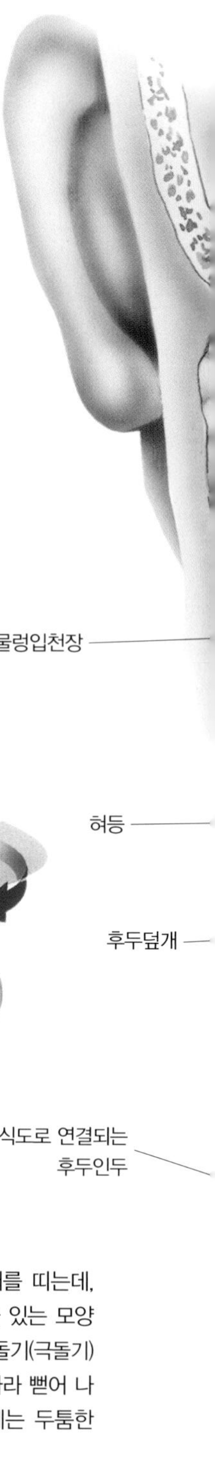

목뼈

목척주에는 목뼈가 7개 있고, C1에서 C7까지 번호를 매긴다. 목뼈는 허리뼈나 등뼈보다 하중부하가 작아 크기도 작다. 고리뼈(C1)와 중쇠뼈(C2)는 나머지 C3부터 C7에 해당하는 목뼈와 함께 척추의 목뼈 부위를 이룬다. 척추뼈는 텅 빈 중앙의 척주관을 지나는 척수를 보호한다. 척추뼈에 난 좀 더 작은 뼈구멍으로는 얼굴과 뇌로 연결되는 혈관과 신경이 지나간다.

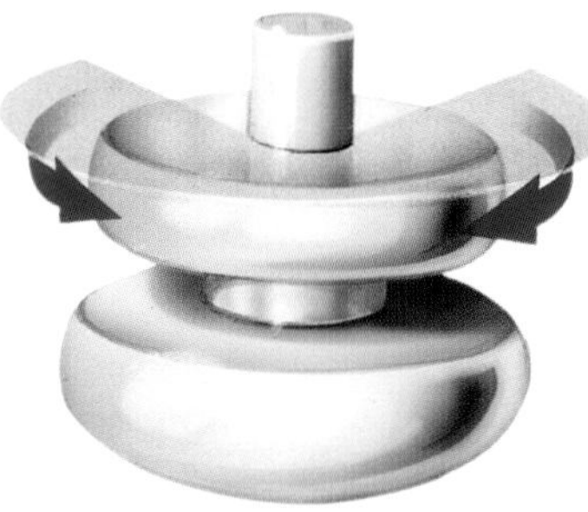

목뼈

목뼈는 전형적인 척추뼈의 형태를 띠는데, 앞쪽에 몸통과 뒤쪽에 뼈고리가 있는 모양이다. 척수는 목뼈 뒤쪽의 가시돌기(극돌기)와 옆쪽의 가로돌기(횡돌기)를 따라 뻗어 나간다. 척추뼈 안쪽의 큰 구멍에는 두툼한 척수가 안전하게 자리 잡는다.

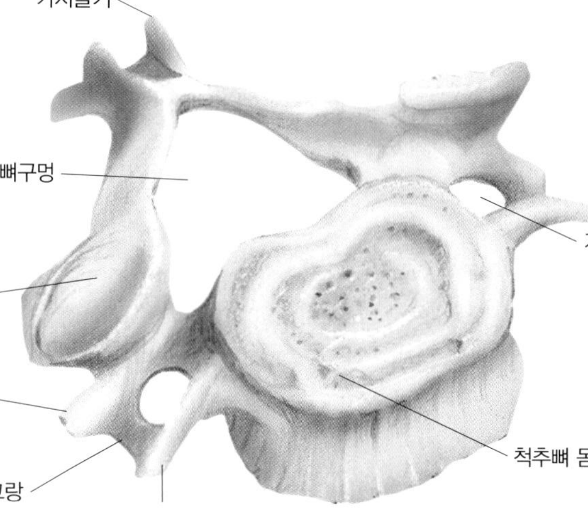

목구멍

목구멍은 목 앞부분에 위치한다. 목구멍 안쪽으로 들어가면 입안 뒤편에서 구협을 지나 입, 코, 후두를 연결하는 인두에 이른다. 후두는 입안 뒤편에 위치한다. 목구멍에서 가장 중요한 부위에 속하는 인두는 호흡, 발성, 삼킴 등의 과정에 없어서는 안 될 구조다. 인두를 구성하는 세 부분인 코인두, 입인두, 후두인두는 호흡 및 소화 과정에 함께 작용하는 통로다.

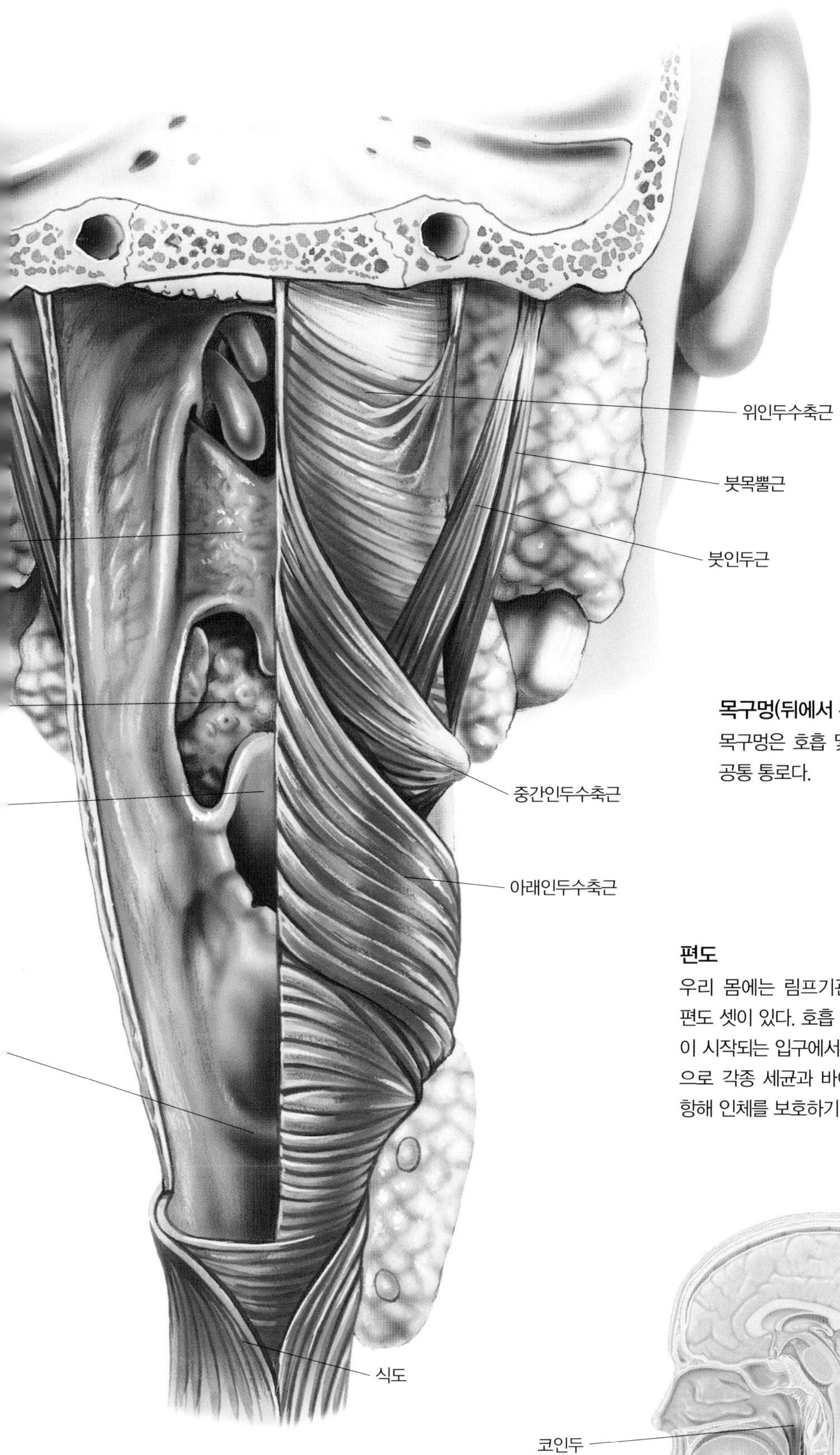

목구멍(뒤에서 본 모습)
목구멍은 호흡 및 소화계통에서 공통 통로다.

편도

우리 몸에는 림프기관에 속하는 편도 셋이 있다. 호흡 및 소화계통이 시작되는 입구에서부터 전략적으로 각종 세균과 바이러스와 대항해 인체를 보호하기 위해서다.

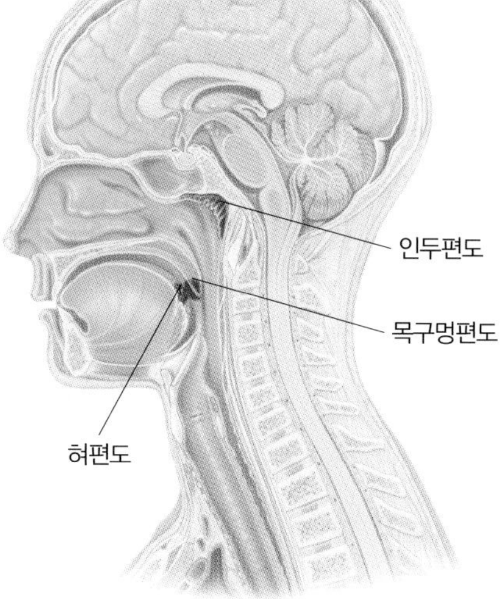

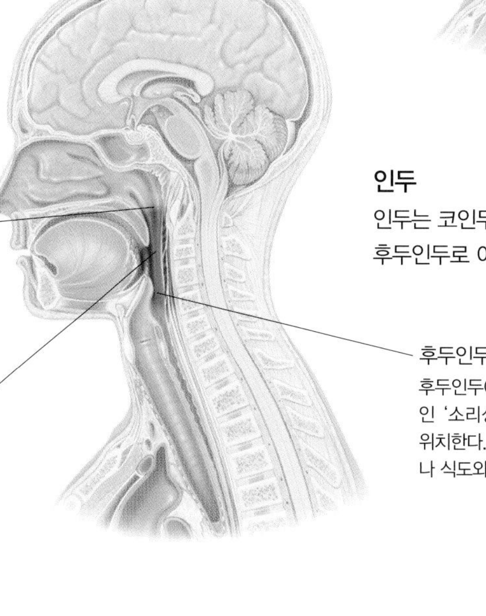

인두

인두는 코인두, 입인두, 후두인두로 이뤄진다.

코인두
코인두는 머리뼈의 바닥면 바로 아래로 코의 안쪽에 자리 잡으며, 인두편도(아데노이드)와 가운데귀로 연결되는 유스타키오관의 입구가 있다.

입인두
입인두는 입 뒤쪽에서 혀편도의 뒤쪽을 포함하는 부위로 공기와 물, 음식 등이 지나가는 통로다.

후두인두
후두인두에는 허파로 연결되는 길인 '소리상자'(후두)와 후두덮개가 위치한다. 음식물은 후두인두를 지나 식도와 위로 내려간다.

후두

'소리상자'라고도 불리는 후두는 인두에서 시작돼 기관과 허파로 연결되는 통로로, 다음의 두 가지 기능을 담당한다. 우선 후두는 입으로 먹고 마신 음식과 액체가 허파로 들어가지 않도록 기도를 보호하고, 발성을 위해 공기의 진동을 만든다. 연골 9개가 후두를 형성하는데, 기도가 단단한 구조를 갖추도록 하며 관련 근육·인대·막 구조물의 부착점으로 작용한다.

혀의 바로 뒤쪽 아래에는 납작하고 탄력 있는 연골인 후두덮개가 있어, 입으로 들어온 음식물이나 액체를 꿀꺽 삼킬 때 후두 입구를 닫아 기도로 이물질이 들어가지 않게끔 근육으로 조절한다.

점막성 근육이 쌍을 이루는 성대는 후두에 자리 잡고 있으며 성대근육의 조절을 받는다. 호흡하는 동안에는 성대가 적당히 열려 그 구멍으로 공기가 드나든다. 발성할 때는 성대근육이 팽팽해지면서 이 구멍이 좁아진다. 그 틈으로 드나드는 공기는 성대에 진동을 일으켜 음파를 만든다.

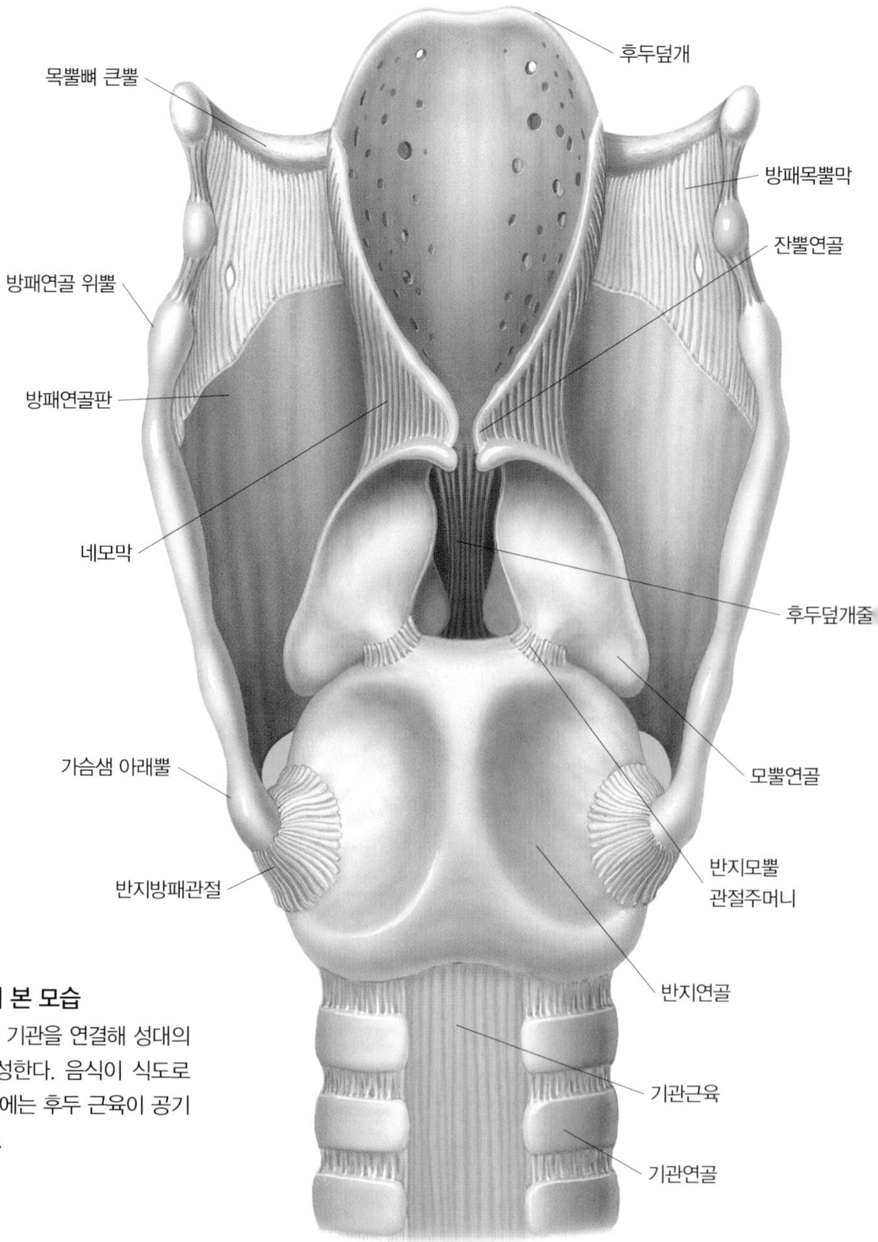

후두—뒤에서 본 모습
후두는 인두와 기관을 연결해 성대의 기본 틀을 구성한다. 음식이 식도로 내려가는 동안에는 후두 근육이 공기 유입을 막는다.

후두덮개
음식을 먹고 마실 때는 인두의 근육이 후두를 들어 올려 후두덮개를 닫는다. 후두덮개가 기관 입구를 꽉 닫으면 음식물이 기도로 유입되지 않는다.

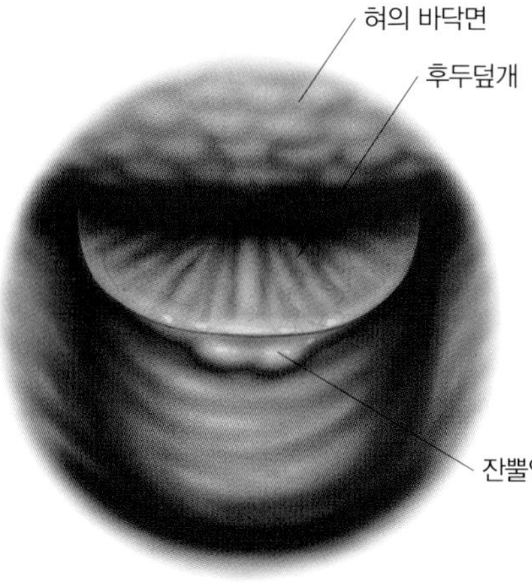

닫힌 성대
성대근육이 팽팽하게 긴장하면, 성대주름 사이의 좁은 틈으로 드나드는 공기가 성대에 진동을 일으켜 음파를 만들어낸다.

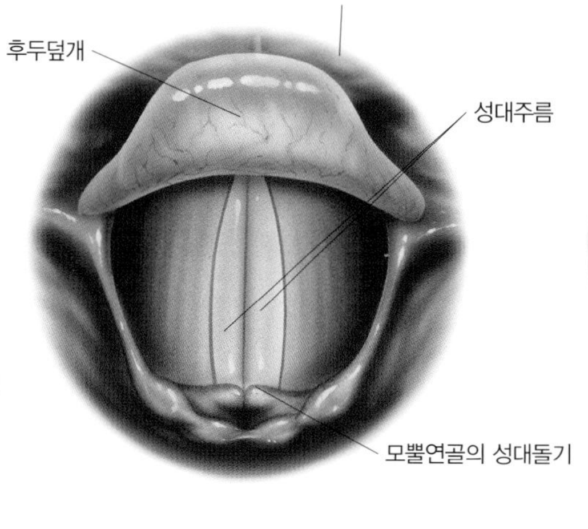

열린 성대
성대근육이 이완하면 목구멍이 적당히 열린다. 이때는 성대의 진동 없이 공기를 들이마시고 내보낼 수 있어 소리가 나지 않는다.

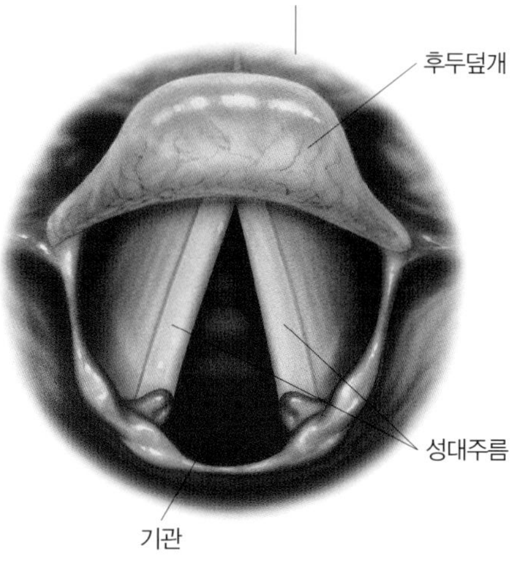

식도

식도는 목구멍의 인두에서 시작해 목과 가슴 부위를 지나 위로 음식물을 운반하는 근육질의 관이다. 음식물은 식도를 이루는 민무늬근육의 수축 운동과 중력 덕분에 대동맥과 왼쪽 허파의 일차기관지를 거쳐 심장의 좌심방을 지나 아래로 내려간다. 식도는 가슴에서 가로막을 뚫고 배로 내려가며, 식도돌림근육이 있어 음식물이 역류하지 않고 위 안에 머무른다.

기관

기관은 섬유성 근육 대롱이다. 후두 아래쪽에서 시작해 두 일차기관지까지 뻗어 나가, 공기가 지나다니는 통로가 된다.

기관에는 C자 모양의 연골고리가 비닐하우스의 뼈대처럼 배열돼 개방된 대롱의 형태를 유지하고 기도를 확보한다. 기관은 탄성섬유로 형성돼 있어, 삼키고 말을 할 때의 후두 움직임 또는 호흡할 때의 가로막 움직임에 따라 유연하게 늘어났다가 원래대로 돌아온다. 기관의 뒤쪽은 납작한 모양이며 각 연골고리의 끝이 기관근육으로 연결되는데, 기관근육이 수축하면 기도의 폭이 좁아진다. 식도가 바로 이 표면에 나란히 위치하므로, 우리가 먹고 마실 때는 기관의 연골 틈으로 식도가 늘어나 음식물이 내려간다.

기관에 유입된 먼지 입자는 점막성 내막층에 부착해 기도로 유입되지 않는다. 작은 털처럼 생긴 섬모가 상피세포층에 분포해 먼지 같은 이물질과 점액을 기도 위쪽으로 운반한다. 올라온 점액은 밖으로 배출되거나 식도로 삼켜진다.

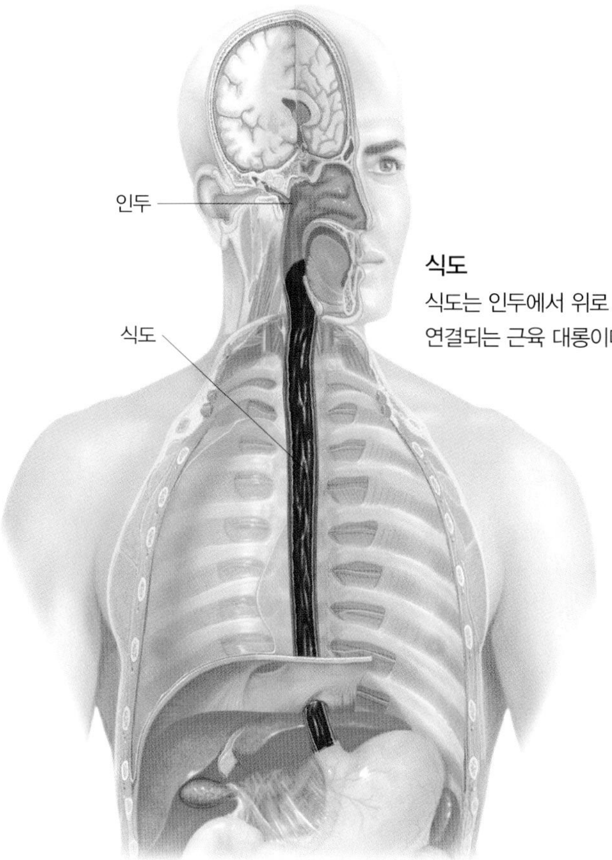

식도
식도는 인두에서 위로 연결되는 근육 대롱이다.

기관의 단면

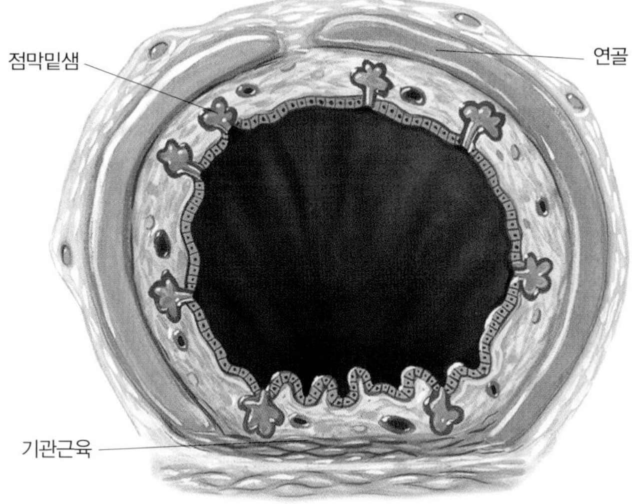

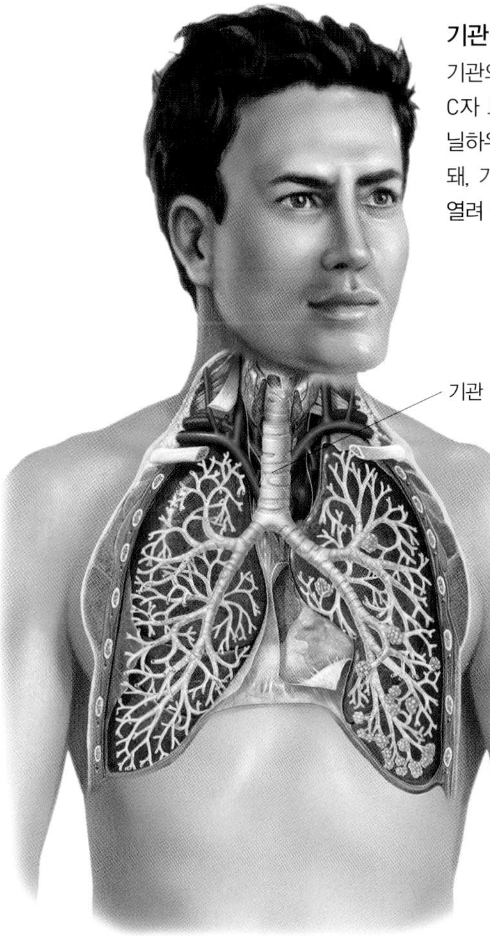

기관
기관의 앞쪽과 양옆으로는 C자 모양의 연골고리가 비닐하우스의 뼈대처럼 배열돼, 기도가 대롱 형태로 늘 열려 있다.

목의 주요 샘 및 혈관

갑상샘과 부갑상샘

갑상샘과 부갑상샘은 내분비기관이다. 내분비샘 중에서 가장 커다란 갑상샘은 후두 바로 앞의 아래쪽에 위치하며, 가운데가 좁은 다리처럼 연결된 2개의 엽으로 이뤄져 언뜻 보면 나비처럼 생겼다. 갑상샘은 갑상샘호르몬을 혈관과 체강에 직접 분비하는데, 주로 인체 조직의 대사율을 조절하는 기능을 담당한다.

갑상샘 바로 뒤쪽으로는 부갑상샘이 4개(때로는 3개) 분포한다. 이 작은 샘기관은 칼슘과 인산의 혈중 농도를 조절하는 부갑상샘호르몬을 분비하는데, 혈중 칼슘 농도가 떨어지면 뼈에서 칼슘을 내보내도록 부갑상샘호르몬이 신호를 보낸다. 반대로 칼슘 농도가 너무 높으면, 갑상샘이 칼시토닌이라는 갑상샘호르몬을 분비해 칼슘 농도를 낮추도록 자극한다. 갑상샘호르몬과 부갑상샘호르몬의 생성과 분비는 인체의 호르몬 수치를 전반적으로 살피는 뇌하수체에서 조절한다.

뇌하수체는 내분비계통의 중앙 통제소와 같다. 각종 호르몬의 필요를 감지하면, 갑상샘이나 부갑상샘과 같은 내분비기관을 자극해 호르몬을 분비하게끔 신호를 보낸다.

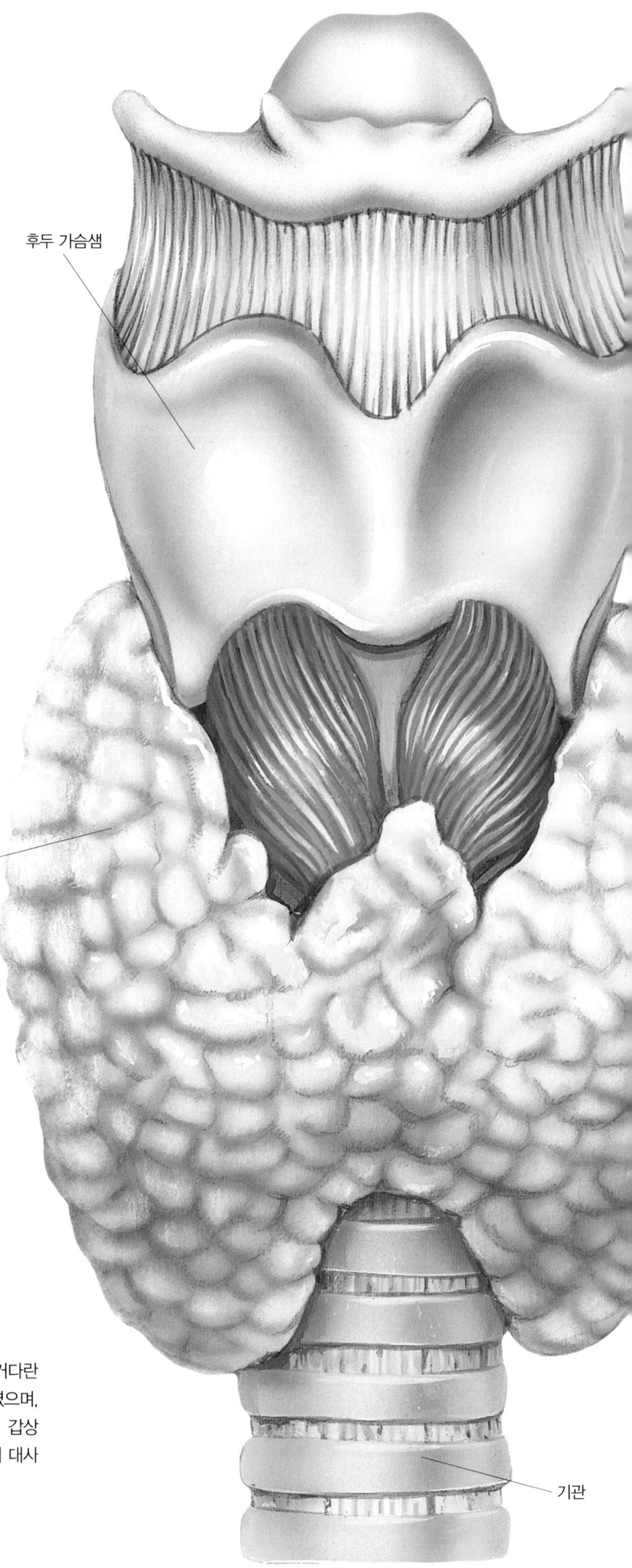

NOTE

사춘기가 되면 남자아이의 후두는 급속도로 성장하는데, 방패연골의 융기가 두드러져 '아담의 사과'라고 불리는 볼록한 부분을 형성한다. 성대인대도 길어짐에 따라 더 낮은 주파수로 진동하므로, 이전보다 목소리가 낮아진다.

갑상샘

인체의 내분비샘 가운데 가장 커다란 기관인 갑상샘은 나비처럼 생겼으며, 목의 기관 앞쪽에 자리 잡는다. 갑상샘에서 분비하는 호르몬은 몸의 대사 속도를 조절한다.

목정맥

목정맥(경정맥)은 머리와 목 부위를 순환한 혈액을 다시금 심장으로 돌려보낸다. 목정맥에는 정맥혈이 다시 뇌로 역류하지 않게끔 방지하는 판막이 있다.

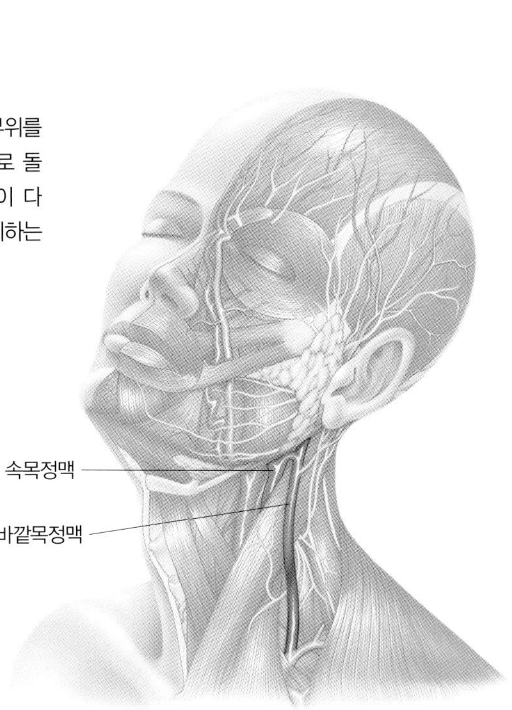

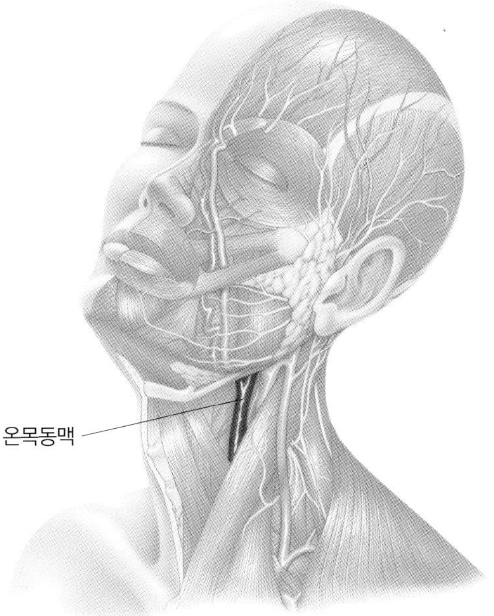

온목동맥

온목동맥(총경동맥)은 목 부위에 분포하는 주요 동맥으로 목과 머리, 뇌로 혈액을 공급한다.

목 혈관

목의 양옆으로 목과 머리, 뇌에 혈액을 공급하는 굵직한 혈관이 올라간다. 아래쪽에는 결합조직의 집과 결합한 온목동맥이 뻗다가 후두융기(아담의 사과) 언저리에서 속목동맥(내경동맥)과 바깥목동맥(외경동맥)으로 갈라진다. 바깥목동맥은 얼굴과 목 쪽으로 혈액을 공급하지만, 속목동맥은 대동맥혈을 뇌로 올려보낸다.

목의 양쪽에는 속목정맥과 바깥목정맥이 분포하는데, 이들 두 목정맥은 뇌와 얼굴, 목을 순환한 혈액을 심장으로 돌려보내는 일을 담당한다. 이 정맥은 아래쪽에 판막이 있어 정맥혈이 뇌로 역류해 들어가지 않도록 방지한다.

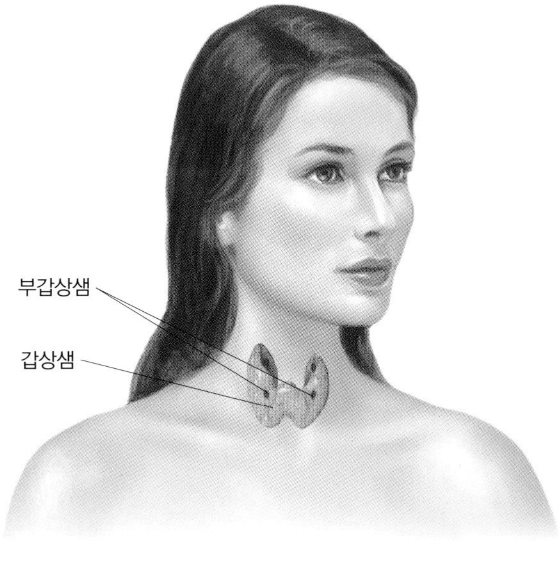

부갑상샘

완두콩 정도밖에 안 될 정도로 작은 부갑상샘은 갑상샘 뒤쪽에 위치한다. 섬유피막에 싸인 부갑상샘을 구성하는 세포는 주세포와 호산세포의 두 가지가 있다. 그중에서도 주세포는 혈액의 칼슘 농도를 조절하는 부갑상샘호르몬을 만들어 분비한다.

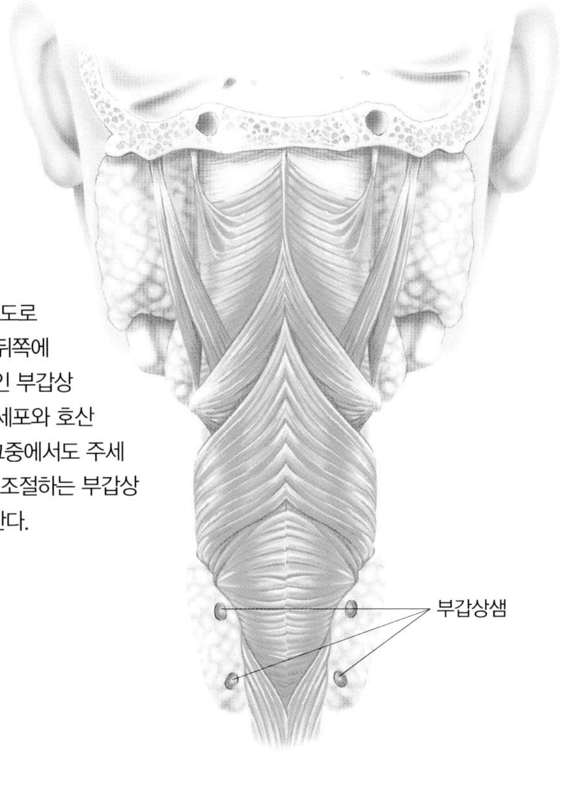

몸통

척주

척주는 척추뼈가 길게 연결된 뼈대로, 각각의 척추뼈 사이마다 완충작용을 하는 척추사이원반이라는 연골이 들어 있다. 각각의 척추뼈는 제한된 범위에서만 움직일 수 있지만, 척추뼈가 모인 몸통은 폭넓게 움직일 수 있다.

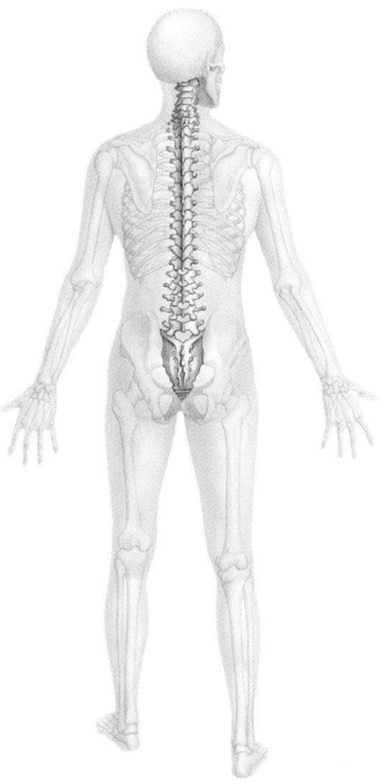

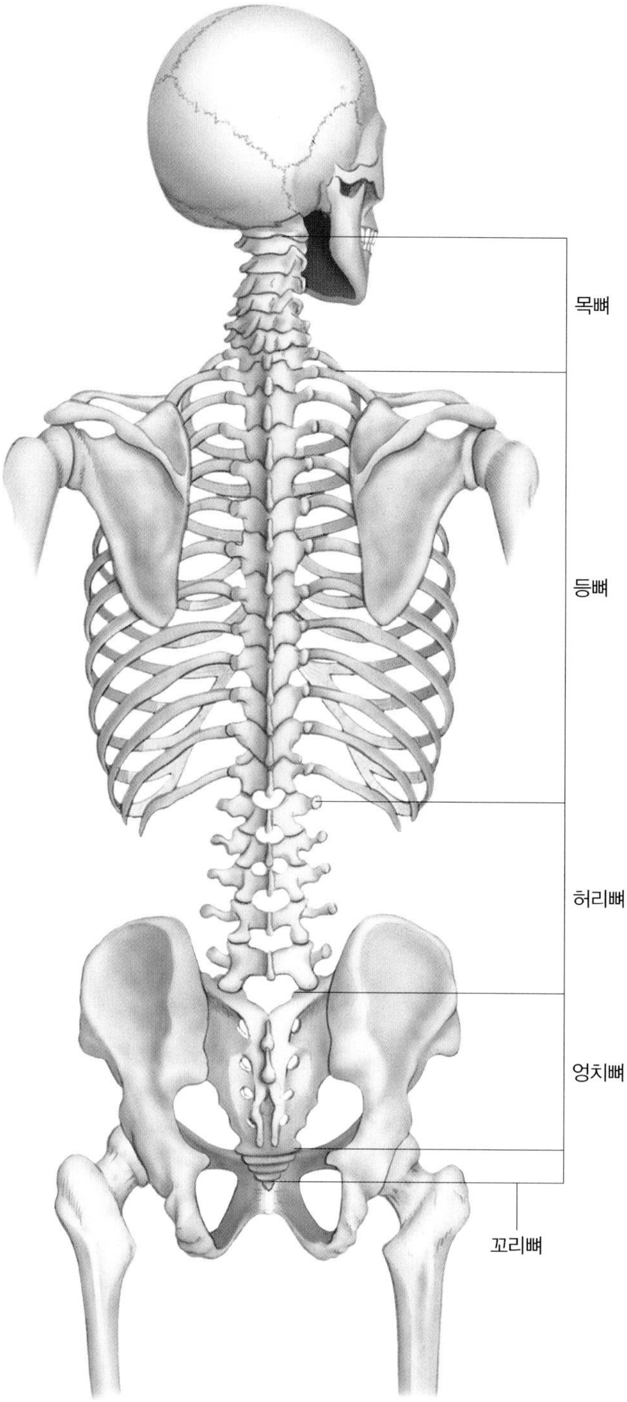

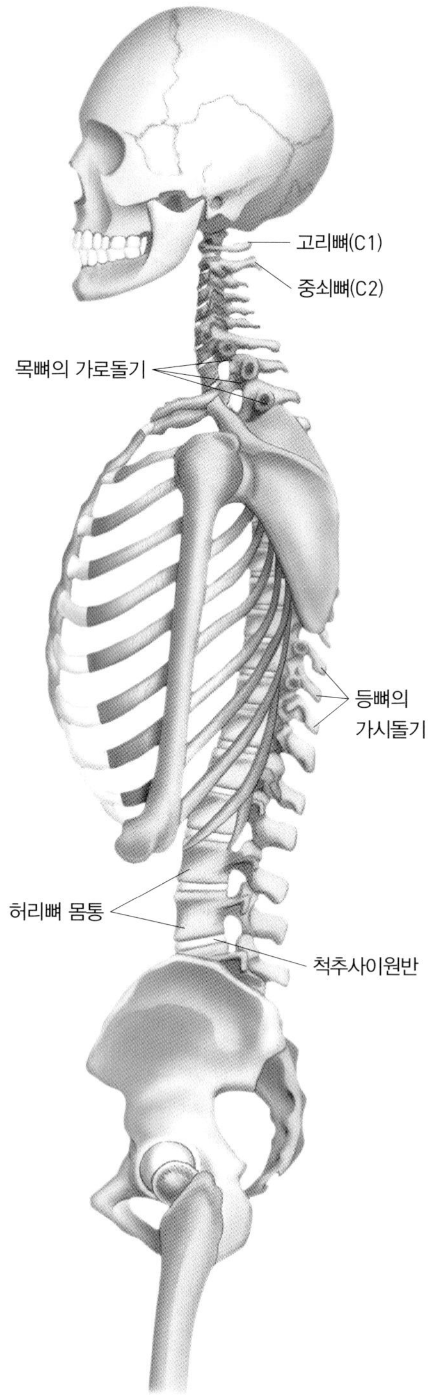

등

등은 인체에서 목 바로 아래쪽부터 척주 아래쪽 끝, 엉덩이 바로 위까지를 일컫는다. 척주는 척추뼈로 이뤄진다. 유연한 원반 모양의 척추사이원반을 사이에 두고 일렬로 배열돼, 돌기사이관절을 이루며 척주를 형성한다. 척주는 척수와 척수신경을 보호하고, 머리와 몸통의 하중을 지지하며, 가슴우리의 부착점이 된다. 척주는 인체가 움직이고 자세를 유지하는 데에 중요한 역할을 담당하며, 몸통과 팔다리의 근육이 부착하는 곳이기도 하다. 단단한 등 근육과 배 근육은 척주를 반듯하게 지지하고, 호흡 과정에도 관여한다.

신경조직으로 이뤄진 척수는 척추뼈 중앙의 공간에 길게 뻗고, 척추뼈 사이의 작은 구멍으로 신경 다발의 가지가 뻗어 나온다. 뇌줄기에 혈액을 공급하는 동맥은 목뼈를 따라 올라간다.

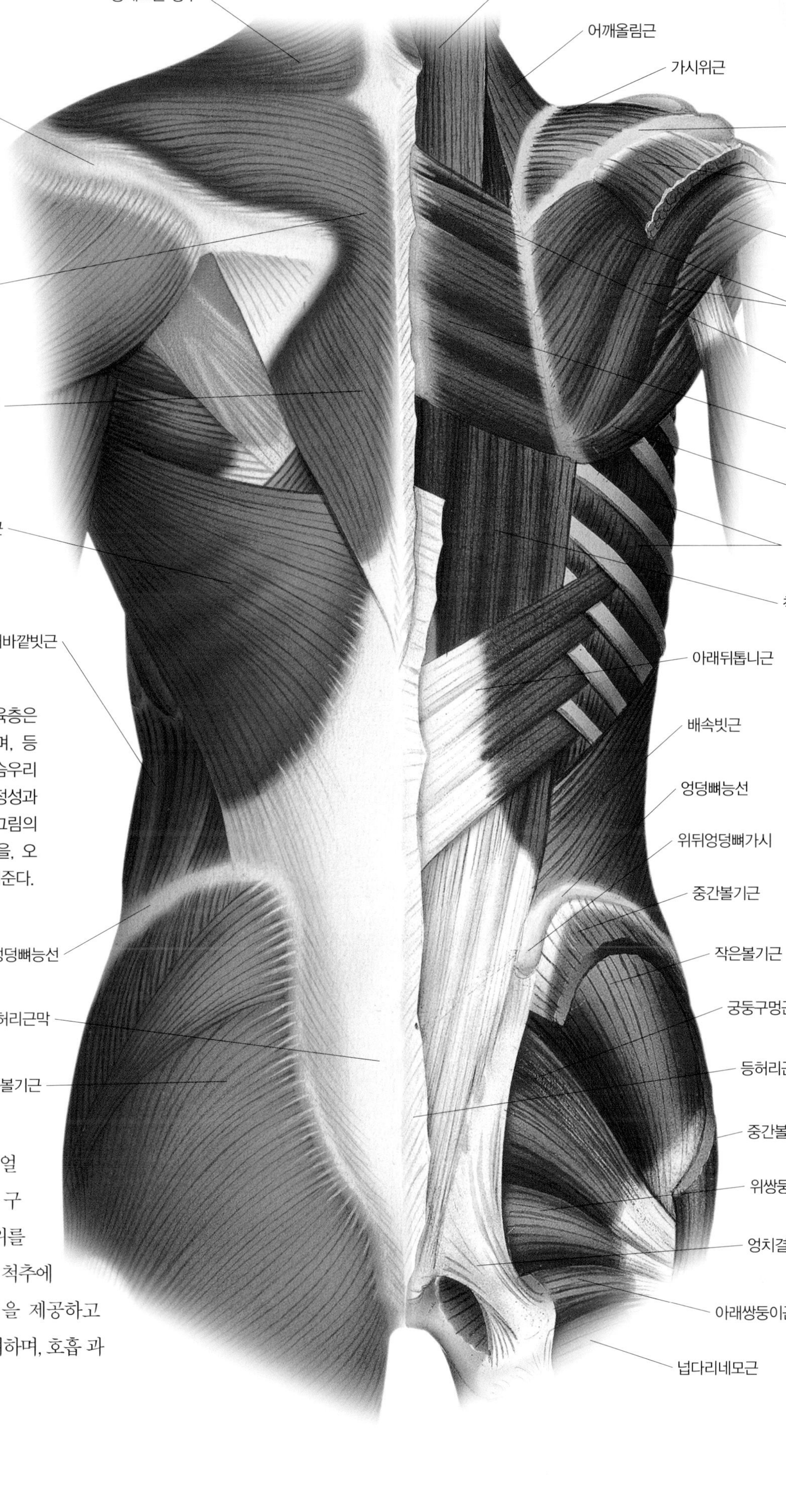

등 근육

깊은 근육층과 얕은 근육층은 서로 엇갈리듯 배열되며, 등을 감싸면서 척추와 가슴우리를 든든히 지지하고 안정성과 운동성을 확보한다. 이 그림의 왼쪽은 등의 얕은 근육을, 오른쪽은 깊은 근육을 보여준다.

등 근육

등 근육은 여러 층이 얼기설기 짜여 복잡한 구조를 이루며 몸통 부위를 감싼다. 이들 근육은 척추에 힘과 안정성, 운동성을 제공하고 어깨의 움직임에 관여하며, 호흡 과정에도 기여한다.

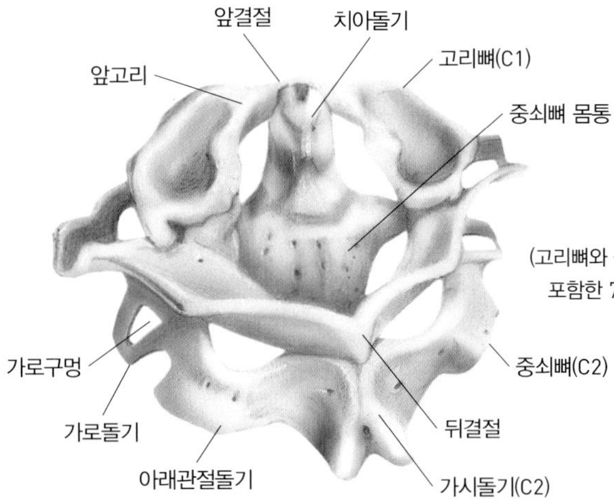

고리뼈와 중쇠뼈

척추의 목뼈 부분에는 고리뼈(C1, 환추골)와 중쇠뼈(C2, 축추)가 중쇠관절을 이루며 머리의 회전 운동에 기여한다.

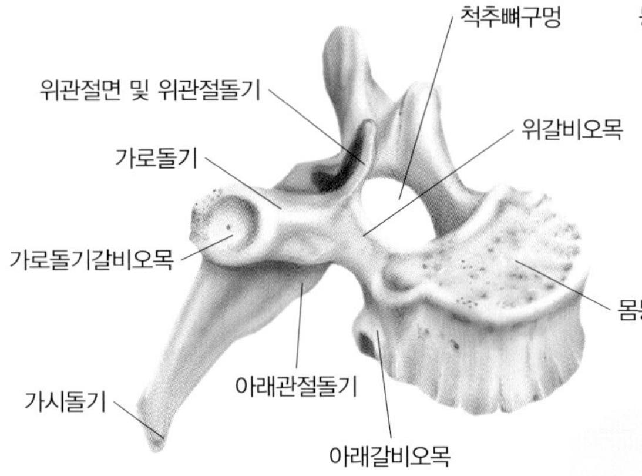

등뼈

척추의 가슴 부분을 구성하는 T1~T12의 등뼈에는 각 갈비뼈가 부착한다.

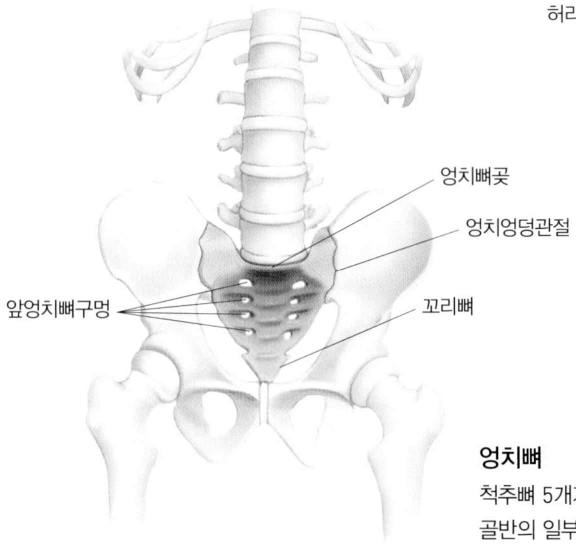

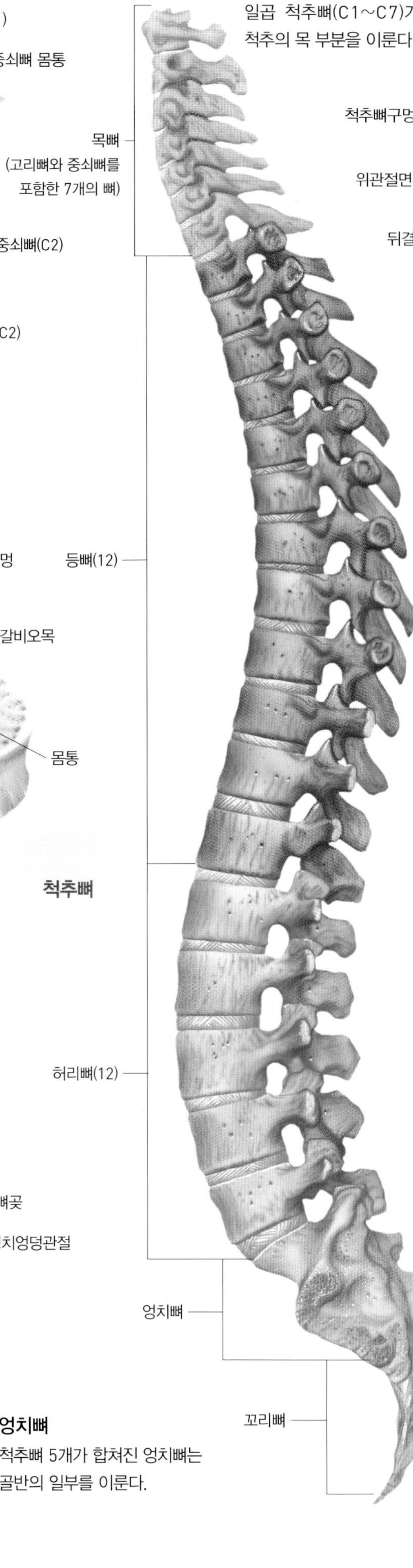

엉치뼈

척추뼈 5개가 합쳐진 엉치뼈는 골반의 일부를 이룬다.

목뼈

일곱 척추뼈(C1~C7)가 척추의 목 부분을 이룬다

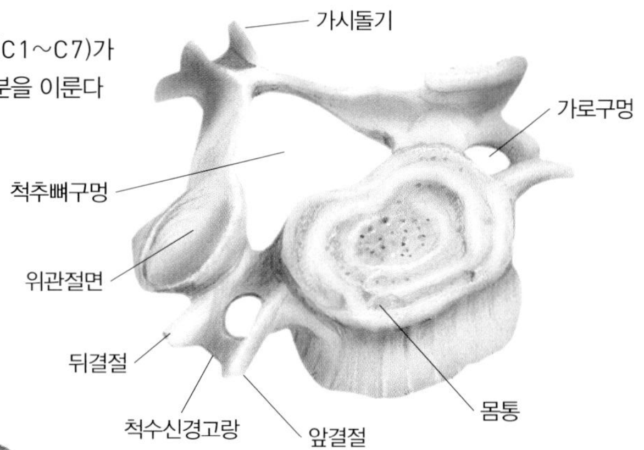

허리뼈

허리뼈(요추, L1~L5) 5개는 인체 하중의 대부분을 감당하며, 등 아래쪽에 위치한다.

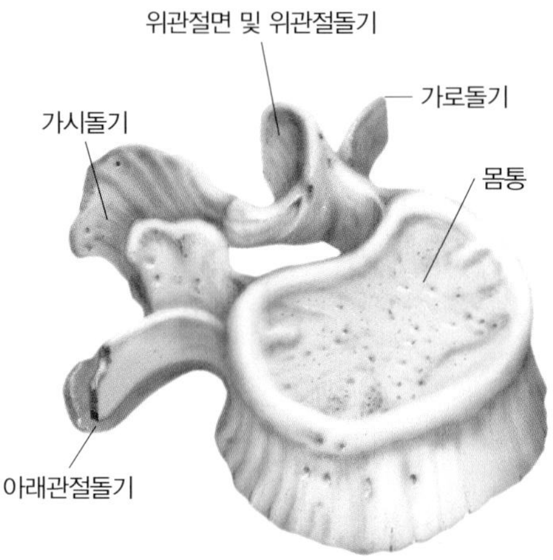

꼬리뼈

척추의 가장 아래쪽에는 척추뼈 3~5개가 합쳐진 꼬리뼈가 있다.

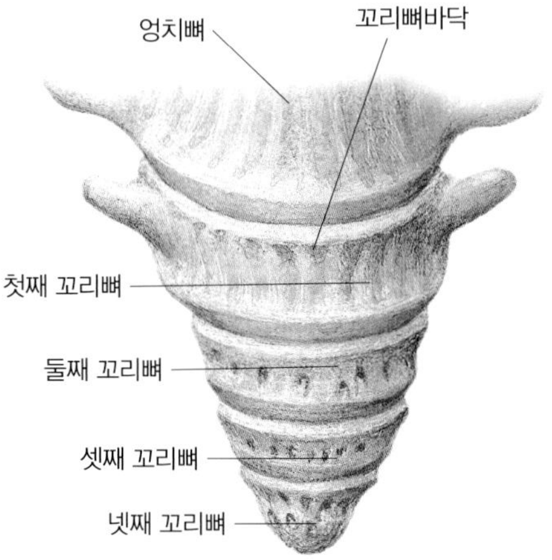

척주와 척추

척주는 몸의 중심축을 이루는 뼈대로서, 등을 따라 머리뼈의 바닥면부터 골반까지 뻗는다. 구조를 보면, 척추사이원반을 사이에 두고 척추뼈가 하나씩 차곡차곡 쌓여서 상체와 머리의 중량을 지탱하기에 충분히 단단하다. 또한 굽힘과 비틀림 운동이 가능할 정도로 유연하다.

척주는 각각 분리된 척추뼈 24개가 모인 것으로, 크게 목척주 7개, 등척주 12개, 허리척주 5개로 구성된다. 그 아래로는 다섯 척추뼈가 합쳐진 엉치뼈와 꼬리뼈가 붙는다. 척주의 목 부위는 고리뼈(C1)와 중쇠뼈(C2)로 시작되는데, 이 두 뼈가 이루는 관절은 머리의 회전 운동에 필요한 중쇠관절이다. 이 관절은 나머지 C3~C7의 목뼈와 이어지며 척주의 모든 부위 중에서 가장 유연하다.

등척주(T1~T12)는 가슴 부위에 위치하는데, 여기에는 갈비뼈가 부착되므로 목뼈나 허리뼈에 비해 유연성이 훨씬 떨어진다.

허리척주(L1~L5)는 온몸 중량의 대부분을 지탱하기 위해 가장 커다란 척추뼈로 이뤄지며, 등 아래쪽에 자리 잡는다. 허리뼈는 막대한 하중을 견뎌야 하는 부위이지만, 유연성도 매우 크다.

척주를 이루는 각 척추뼈가 아래위로 인접한 뼈와 형성하는 관절은 총 3개다. 한 쌍을 이루는 두 돌기사이관절과 앞추간관절이다. 각 관절의 방향은 그 척주 부위가 수행할 수 있는 움직임을 결정짓는다.

엉치뼈는 발생 시작 단계에서 분리된 척추뼈 5개로 생성된다. 하지만 초기 발달 과정이 진행되는 동안, 이 척추뼈 5개는 한 덩어리로 합쳐져 엉치뼈가 된다. 엉치뼈는 골반의 일부로서 엉치엉덩관절을 이루며, 엉덩이 부위에 결합한다.

꼬리뼈는 엉치뼈에 부착하며, 척주 가장 아랫부분에 있다. 척추뼈 3~5개로 구성되는데, 어른은 대개 하나로 합쳐진다고 한다.

척추사이원반

척추사이원반은 각 척추뼈 사이에서 하중을 견디며 척추뼈의 움직임을 완충하는 역할을 담당한다. 이 연골이 차곡차곡 쌓일 수 있기에 하나씩 분리되는 척추뼈가 몸의 기둥처럼 세워지고, 완벽한 구조물로서 충분히 단단한 등뼈를 형성할 수 있다.

팔이음뼈

팔이음뼈의 뼈와 근육은 어깨관절을 지지한다. 근육 한 쌍은 팔이음뼈를 몸통에 연결하고, 또 다른 한 쌍은 위팔뼈에 연결한다.

등세모근

등세모근은 피부 바로 아래에서, 등 쪽 윗부분과 목 뒤쪽을 덮는 얕은 근육이다. 등세모근은 가슴·목 부위의 척주와 두개골의 뒤통수뼈에서 빗장뼈와 어깨뼈까지 뻗어 나간다. 등세모근의 주요 기능은 어깨를 단단히 안정시키고 어깨뼈의 움직임을 지지하는 것이다.

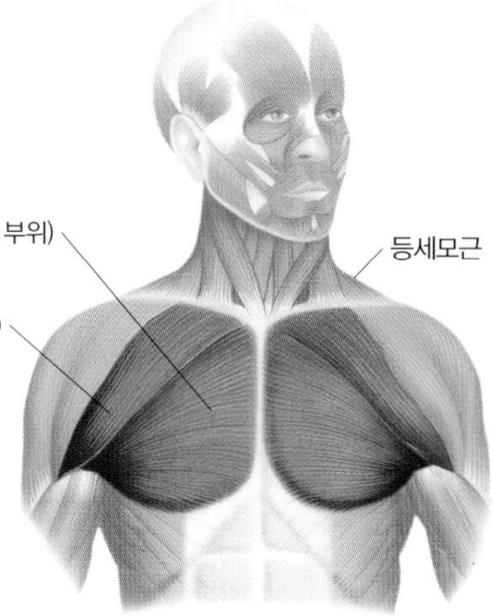

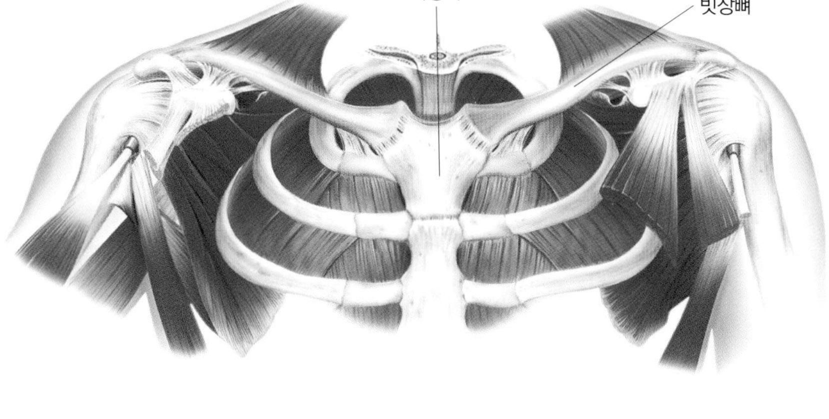

가슴근
가슴근은 팔이음뼈를 몸통에 부착해 어깨관절을 안정된 상태로 붙든다.

남성의 골반

남성의 골반은 굵직한 뼈와 넓은 관절면이 특징이다.

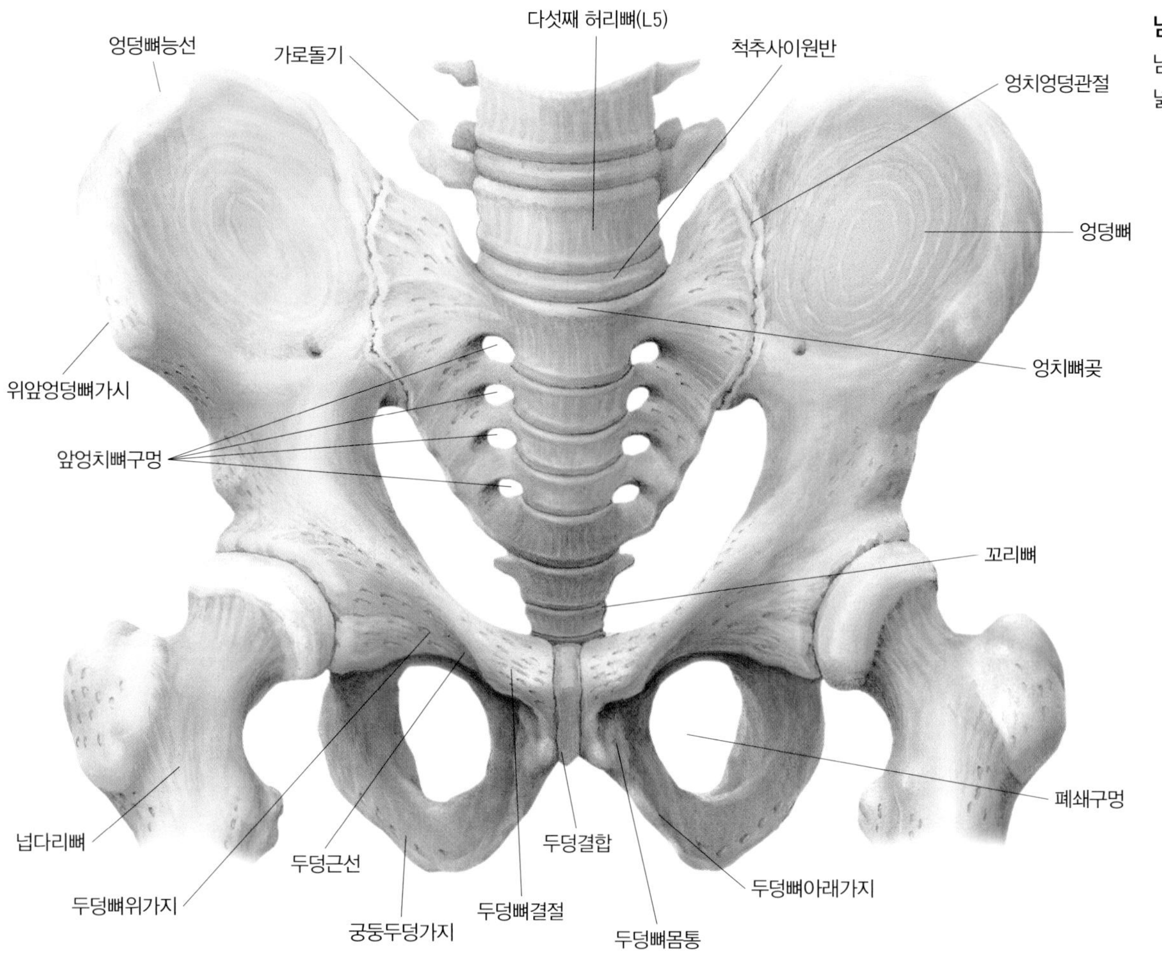

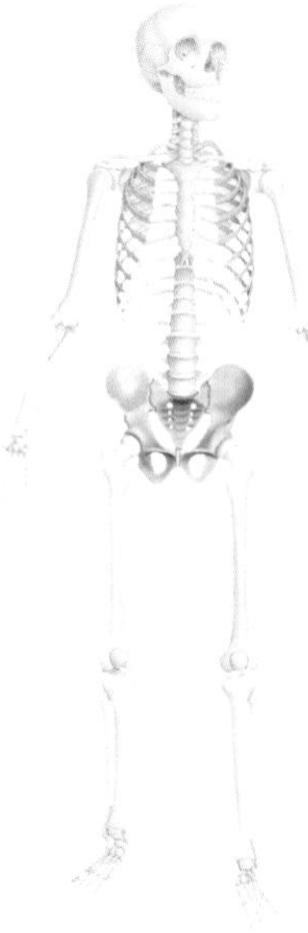

여성의 골반

여성의 골반은 남성보다 입구와 아래쪽이 더 넓고 산도에 해당하는 길이가 짧다. 이런 신체 구조는 출산에 유리하며, 임신 중에 태아가 자랄 공간을 확보한다.

골반

골반은 배안 아래쪽의 여러 내부 장기를 보호하는 역할에 따라 다양한 명칭으로 불린다. 우선, 몸통과 넓적다리 사이를 연결하는 고리형 뼈를 뜻하는 '뼈골반'이 있다. 골반입구 아래쪽의 뼈대 부분이라는 의미에서 '작은 골반'이라고도 하며, 골반에 위치하는 여러 기관을 담는 깔대기 모양의 공간이라는 뜻에서 '골반안'으로도 불린다.

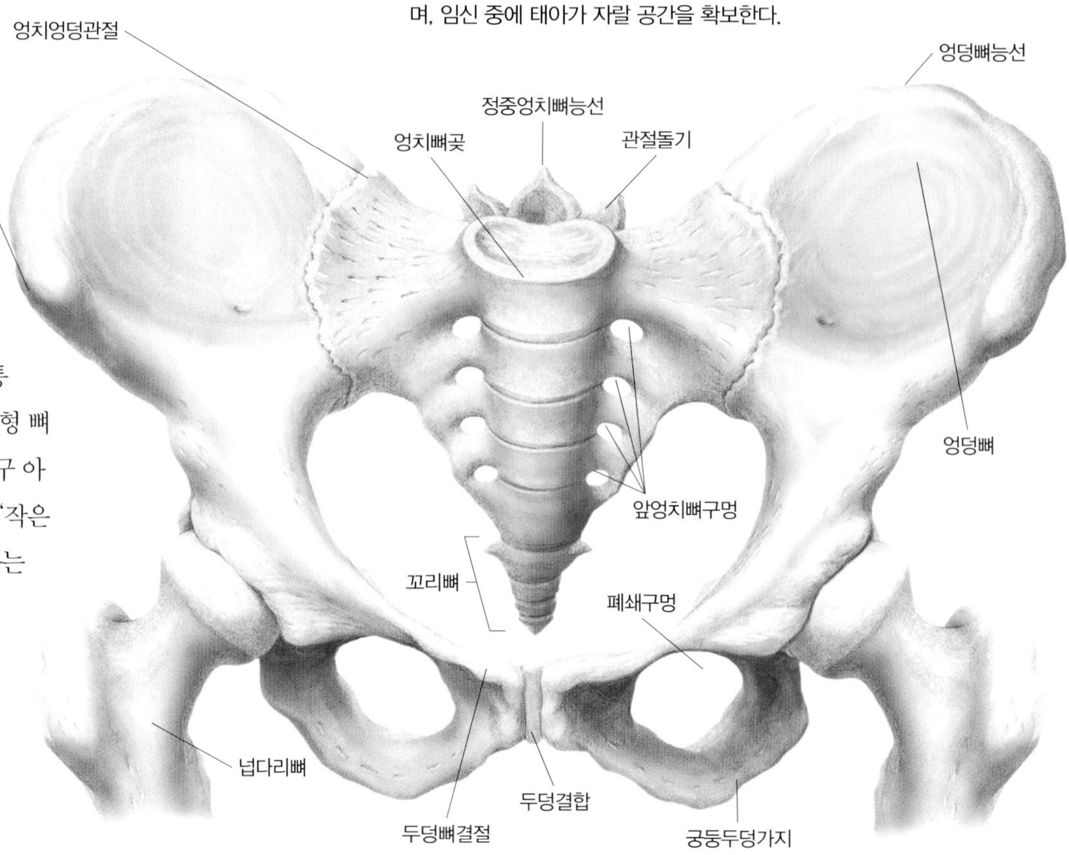

뼈골반은 엉덩뼈(장골), 궁둥뼈(좌골), 두덩뼈(치골)가 모인 볼기뼈와 엉치뼈, 꼬리뼈로 이뤄진다. 볼기뼈는 앞쪽에서 두덩결합을 형성하며 연결된다. 엉치엉덩관절은 볼기뼈와 엉치뼈를 연결한다. 뼈골반에 근육이 붙으면 척추에서 다리로 무게중심이 이동해, 배안 기관을 안전하게 보호하는 인체 구조를 형성한다.

작은골반의 위쪽은 배안으로 열리고, 뒤와 위로는 엉치뼈와 꼬리뼈가 연결된다. 작은골반의 벽면은 근육으로 덮이고, 바닥면은 골반가로막이 구성한다.

골반안은 위로는 골반입구가, 아래로는 골반가로막이 만드는 공간이다. 그 안에 들어가는 방광, 곧창자, 여성의 자궁과 질, 남성의 전립샘과 정낭과 같은 기관을 안전하게 보호하는 역할을 한다. 작은창자와 큰창자의 끝부분도 골반안에 자리 잡는다.

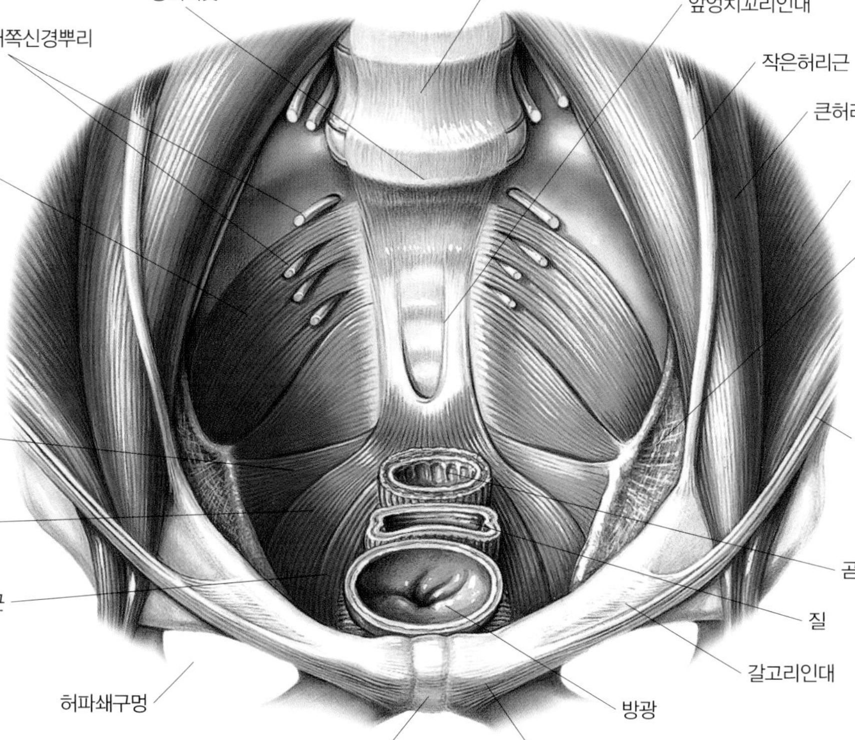

골반바닥근육

꼬리근과 항문올림근이 구성하는 골반바닥근육은 뒤쪽의 엉치뼈에서 앞쪽의 골반뼈까지 뻗어, 골반에 위치하는 기관이 제자리를 유지하도록 떠받치는 요람 역할을 한다.

골반바닥근육

골반 안쪽에는 근육이 부착하는데, 뒤쪽 엉치뼈에서 볼기뼈의 앞쪽과 옆까지 뻗어 골반에 있는 여러 기관을 떠받치는 바닥처럼 작용한다. 이 골반바닥근육은 방광, 곧창자, 여성의 자궁과 질, 남성의 정낭과 전립샘 등의 기관을 지지할 뿐만 아니라, 곧창자와 질의 조임근을 조절하는 역할도 한다.

엉치엉덩관절

볼기뼈의 엉덩뼈와 척추의 엉치뼈가 연결되는 부위는 엉치엉덩관절을 이룬다. 강력한 인대가 두 뼈를 연결해 관절의 안정성을 높이고 운동성을 제한하면서도, 다양한 인체의 움직임에 대처하기도 한다. 이 관절에는 온몸의 하중뿐만 아니라, 다리와 골반의 충돌이 빚어내는 충격까지 가해져 엄청난 압력이 집중된다.

엉치엉덩관절

엉치엉덩관절은 엉덩이의 엉치뼈와 엉덩뼈 사이를 연결한다. 이 관절은 엄청난 하중을 견뎌야 하는데, 상체의 무게를 지지할 뿐만 아니라 몸의 움직임에도 대처해야 하기 때문이다. 결국, 단단한 인대가 엉치엉덩관절을 든든히 고정해 움직임을 제한한다.

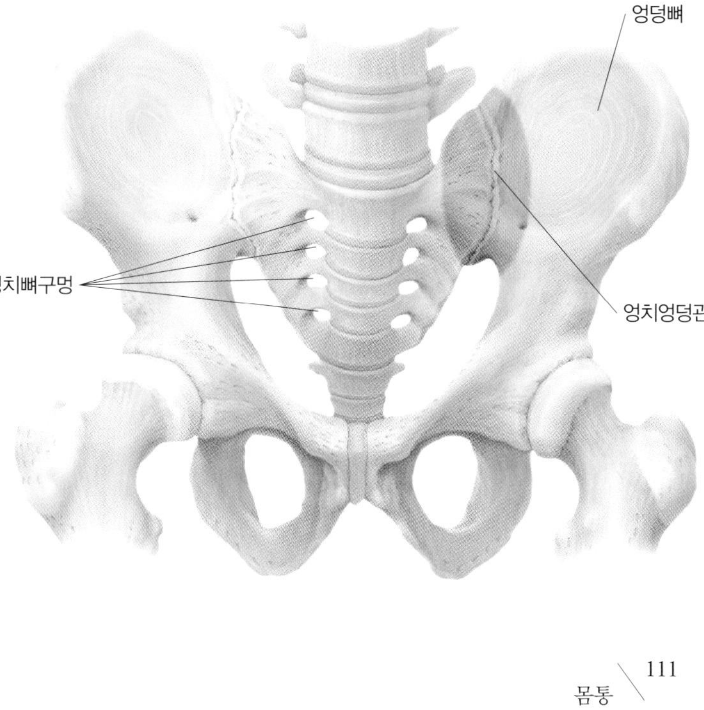

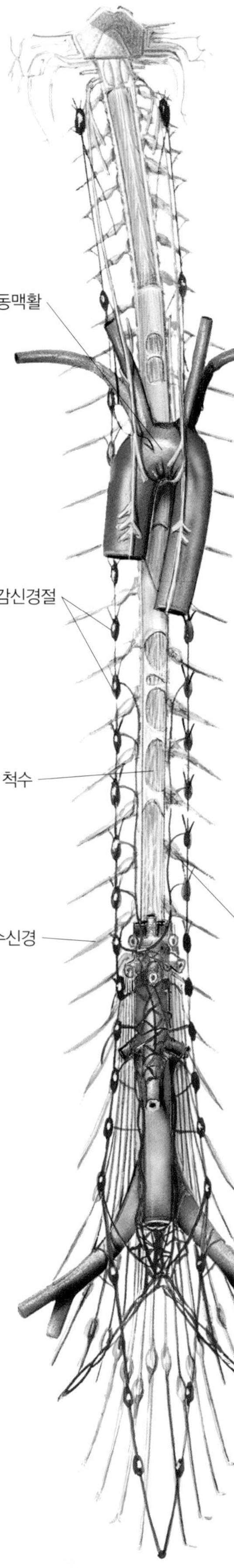

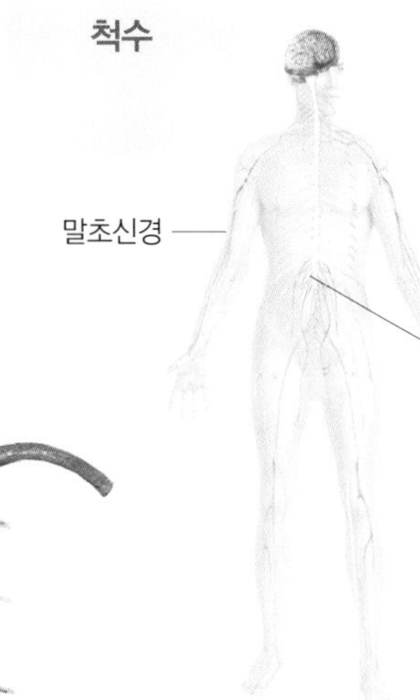

척수의 단면

척수는 신경조직이 늘어선 기둥과 같다. 척수에서 뻗어 나오는 척수신경은 온몸에서 시작된 신호와 정보를 받아들이고, 다시 온몸으로 명령을 전달한다.

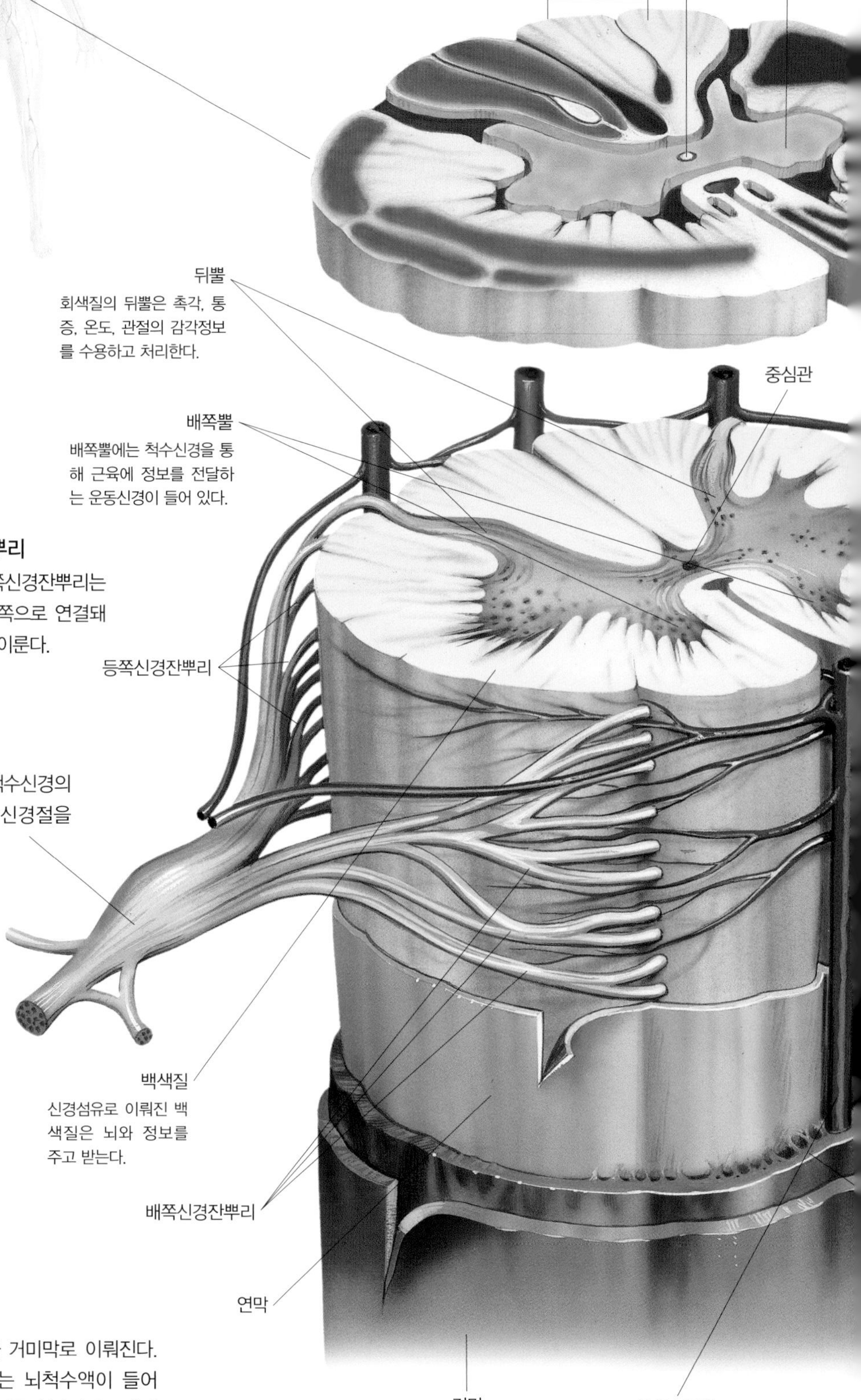

배쪽 및 등쪽신경잔뿌리

배쪽신경잔뿌리 및 등쪽신경잔뿌리는 각각 척수의 앞쪽과 뒤쪽으로 연결돼 총 31쌍의 척수신경을 이룬다.

척수신경절

감각신경세포는 각 척수신경의 뿌리에서 모여 척수신경절을 형성한다.

경막초

경막초는 경막과 거미막로 이뤄진다. 거미막밑공간에는 뇌척수액이 들어 있고, 경질막바깥공간(경막외공간)에는 지방과 혈관이 차 있다.

척수

척수는 신경 계통의 핵심 요소로, 온몸과 뇌 사이에서 정보를 주고받는 역할을 한다. 척수의 길이는 대략 45센티미터 정도이며, 뇌에서 시작돼 등 아래쪽의 L1 또는 L2 요추까지 뻗어 내려간다. 그보다 아래쪽으로는 허리신경뿌리와 엉치신경뿌리가 척주 밖으로 나가기 전에 척주관 안에 모여 내려가는 말총 부위를 이룬다. 척수 주위는 경막초와 뇌척수액이 주위를 둘러싸 보호하며 완충작용까지 한다. 척수와 그 바깥을 겹겹이 싸는 수막은 척추뼈가 만드는 척주관 중앙의 공간을 따라 길게 뻗는데, 단단한 척주관은 척수를 안전하게 보호한다.

회색질은 백색질에 둘러싸여 나비처럼 생겼으며 척수의 중앙을 따라 길게 뻗는다. 회색질과 백색질을 이루는 신경세포는 온몸에서 받아들인 감각정보를 뇌로 보내고, 뇌에서 명령하는 운동정보를 온몸에 전달한다.

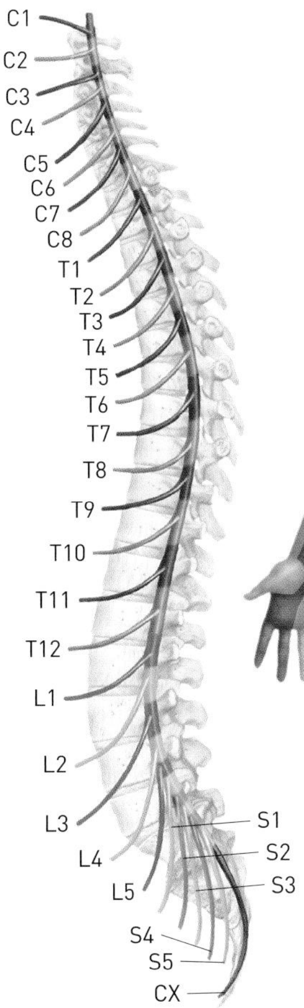

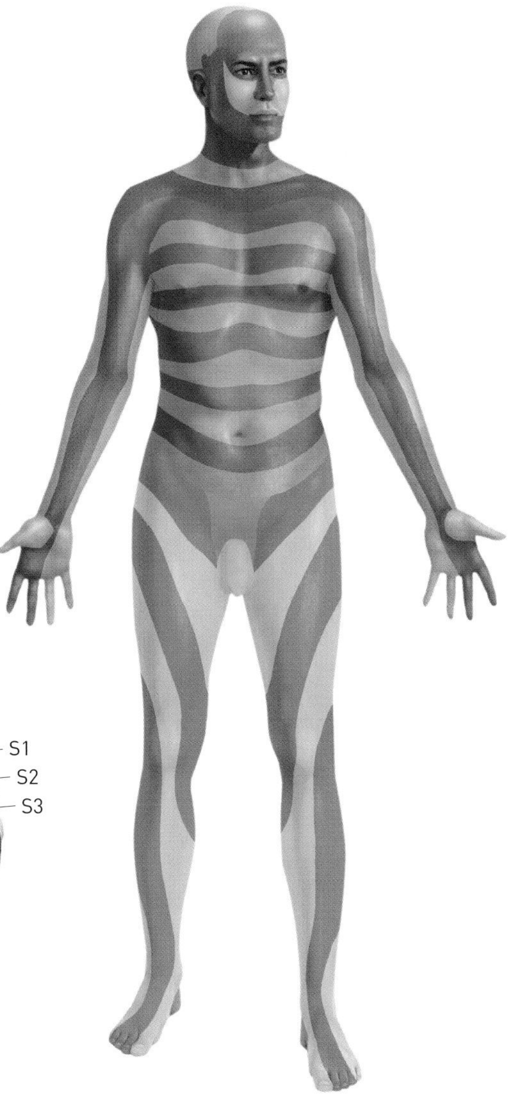

척수신경과 피부분절
번호를 붙인 각 척수신경은 각 번호에 해당하는 척추뼈 사이로 뻗어 나온다. 각각의 척수신경 쌍은 몸의 각 부분으로 나뉘는 피부분절과 연결돼 기능한다.

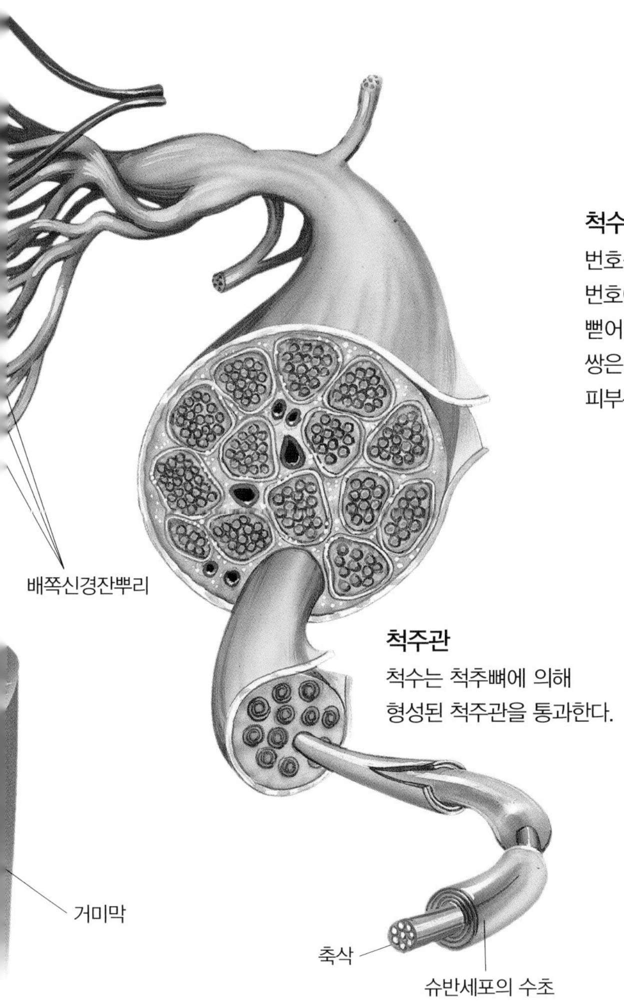

척주관
척수는 척추뼈에 의해 형성된 척주관을 통과한다.

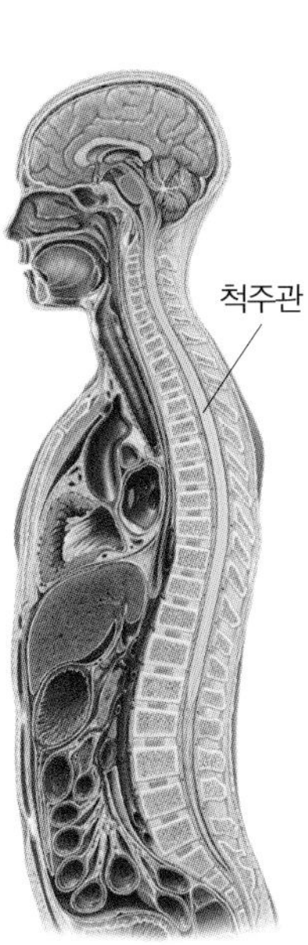

척주관

척주관은 척수 주위를 감싸는데, 이 척수와 척수신경뿌리가 지나가는 관을 형성하는 것은 바로 척추뼈다. 척추뼈의 몸통과 척추뼈고리(척추궁)에 의해 만들어진 구멍이 쭉 이어진 관을 형성하고, 척수가 그곳을 지나간다.

피부분절

피부분절은 각 척수신경과 연결되는 다양한 피부 영역이다. 척수신경 31쌍은 각각이 담당하는 피부분절과 중추신경계통을 연결해 신호와 정보를 주고받는다.

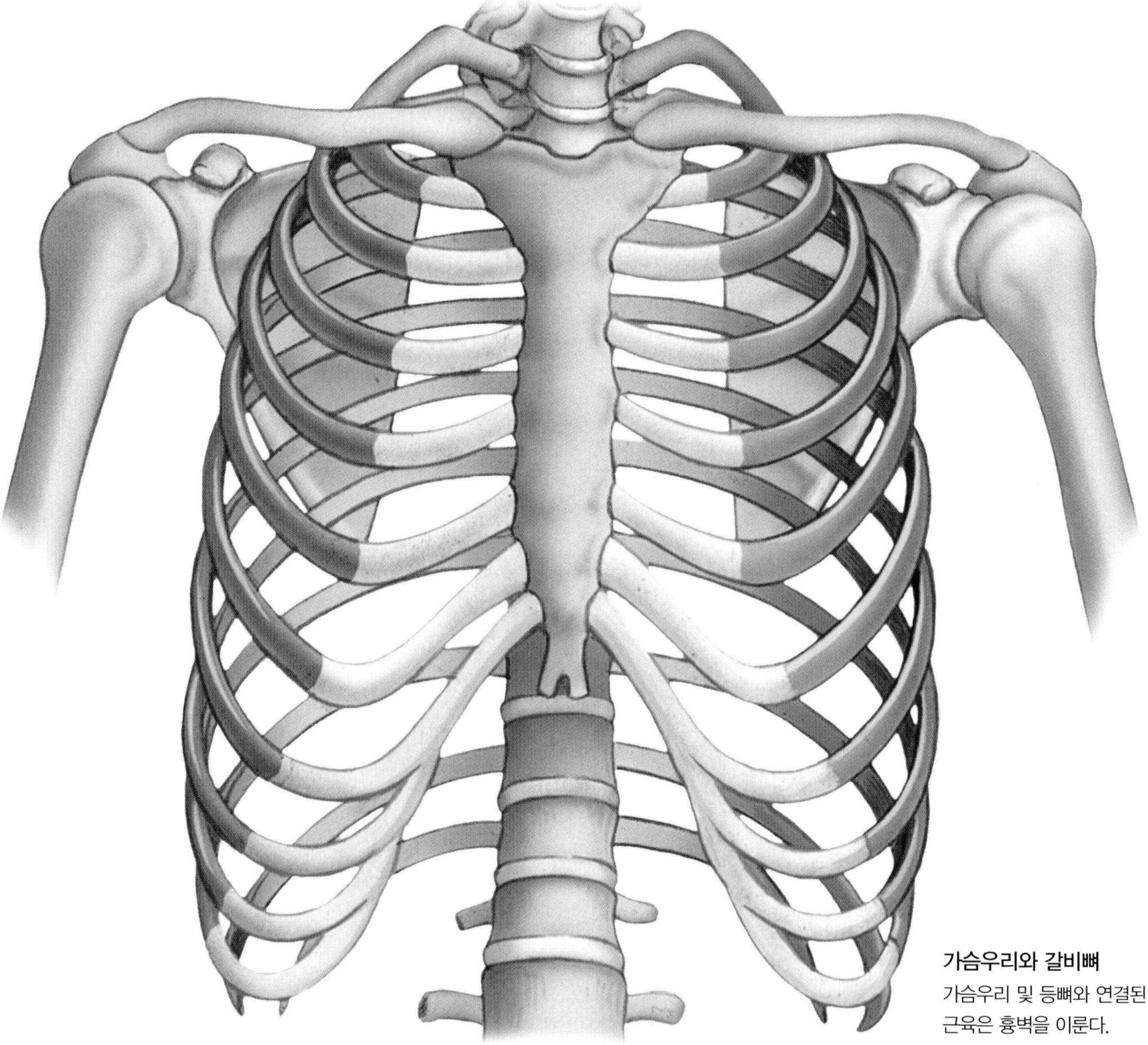

가슴우리와 갈비뼈
가슴우리 및 등뼈와 연결된 근육은 흉벽을 이룬다.

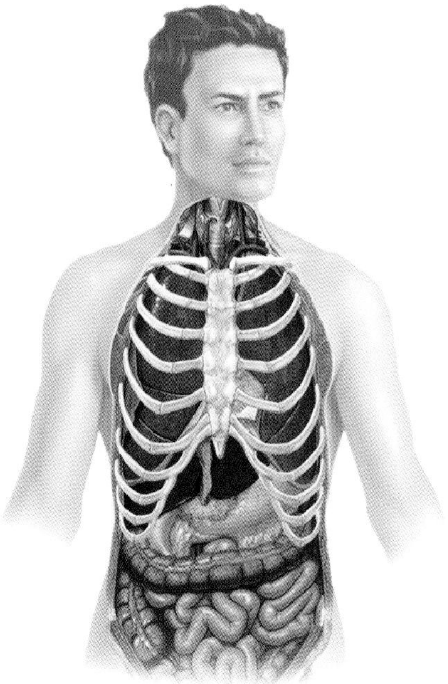

흉벽

흉벽은 가슴우리, 복장뼈, 등뼈, 이와 관련된 여러 근육으로 구성되며 가슴안 장기를 보호한다. 흉벽을 이루는 근육은 가슴우리를 움직여 호흡 과정에서 중요한 역할을 한다.

가슴우리

가슴우리는 가슴안에 위치한 중요한 장기들을 보호하는 '갑옷' 역할을 한다. 우리 몸에는 총 12쌍의 갈비뼈가 존재하는데, 해당되는 척추의 등뼈와 연결돼 있다. 첫째~일곱째 갈비뼈는 가슴 앞쪽까지 길게 뻗어 감싸며 이를 참갈비뼈라고 부르는데 복장뼈와 연결된다. 거짓갈비뼈(가성늑골)로 불리는 여덟째~열째 갈비뼈는 가슴뼈에 연결되지는 않지만, 서로 부착해 일곱째 갈비뼈와 다시 연결된다. 나머지 열한째와 열두째 갈비뼈는 가슴 앞쪽이나 다른 갈비뼈와 관절을 이루지 않고 떠 있어 뜬갈비뼈(부유늑골)라고 한다.

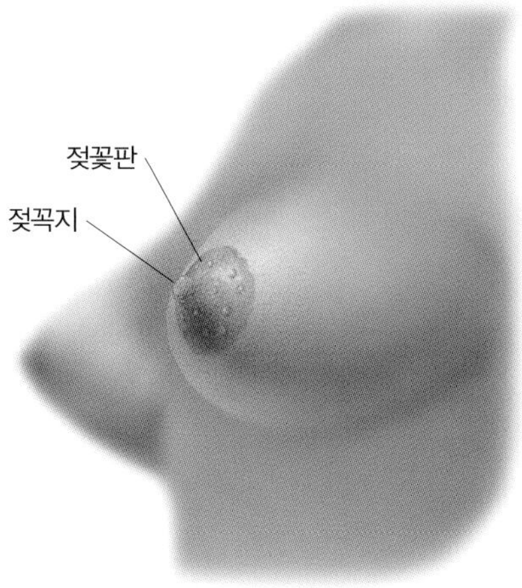

젖꼭지
젖꼭지(유두)는 양쪽 유방의 중심에서 솟은 부분이다. 젖꽃판은 양쪽 젖꼭지 주변을 둘러싼 적갈색의 피부 부위를 가리킨다.

젖꼭지

양쪽 가슴의 중심에는 젖꽃판이라는 적갈색 피부 부위에 둘러싸여 솟아오른 젖꼭지가 있다. 수유기에는 모유가 젖샘소엽에서 분비돼 젖샘관(유관)을 따라 젖꼭지의 작은 출구로 분비된다. 젖꼭지에는 약간의 발기조직도 분포해 여성과 남성 모두에게 성감대가 되기도 한다.

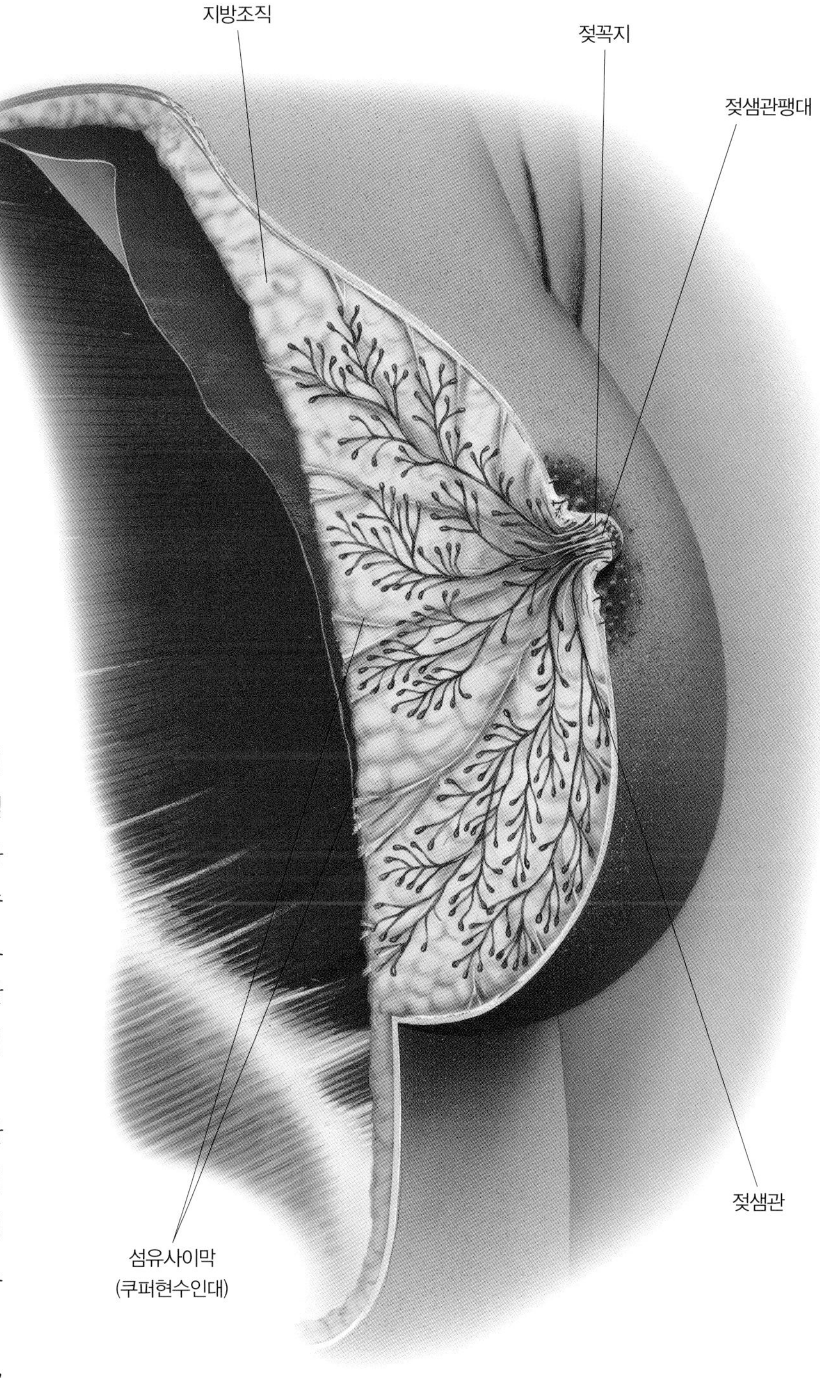

유방

유방 또는 젖샘은 위쪽 가슴의 양쪽에서 피부 아래에 발달한다. 남성은 평생토록 사춘기 이전 여성의 젖샘과 비슷한 상태로 살아간다. 여성의 유방은 사춘기와 임신, 출산 후에도 계속 변화하면서 여러 기능을 수행한다. 지방세포와 소엽이 발달한 유방은 일반적으로는 여성에게서만 기능한다. 유방은 사춘기부터 발달하며, 이 시기에 젖꼭지의 색깔이 짙어지고 주변의 지방과 섬유조직이 많아진다.

유방의 젖샘은 임신 기간 중에 호르몬의 자극을 받아 활성화된다. 출산 직후에는 첫젖(초유)이 생성되고 며칠 후부터는 진짜 모유가 만들어진다. 이 과정에는 뇌하수체에서 분비하는 젖샘자극호르몬인 프로락틴의 자극이 관여한다.

수유를 중단하면 발달했던 젖샘조직이 퇴화하고, 유방은 지방과 섬유조직으로 구성된 원래 상태로 돌아간다.

가슴과 가슴안

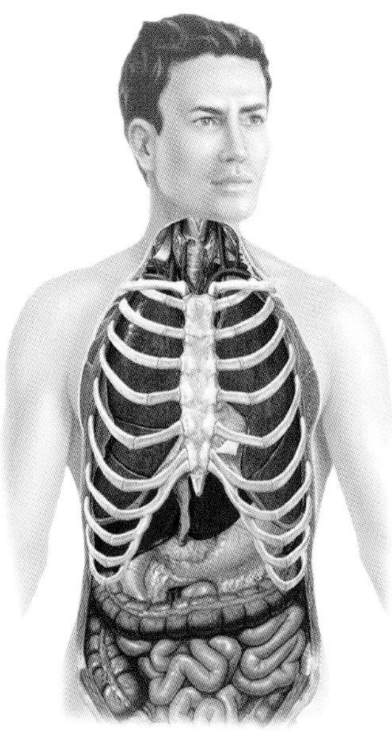

가슴과 가슴안

가슴 부위의 내장 기관은 갑옷처럼 튼튼한 뼈대의 보호를 받는다. 갈비뼈로 된 가슴우리와 복장뼈, 등뼈 12개는 가슴 부위에 자리 잡은 소중한 심장과 허파가 손상되지 않도록 안전하게 보호하는 임무를 수행한다.

내장 기관을 보호하는 갑옷

가슴우리는 가슴 부위의 중요한 내장과 혈관을 안전하게 보호한다.

가슴우리

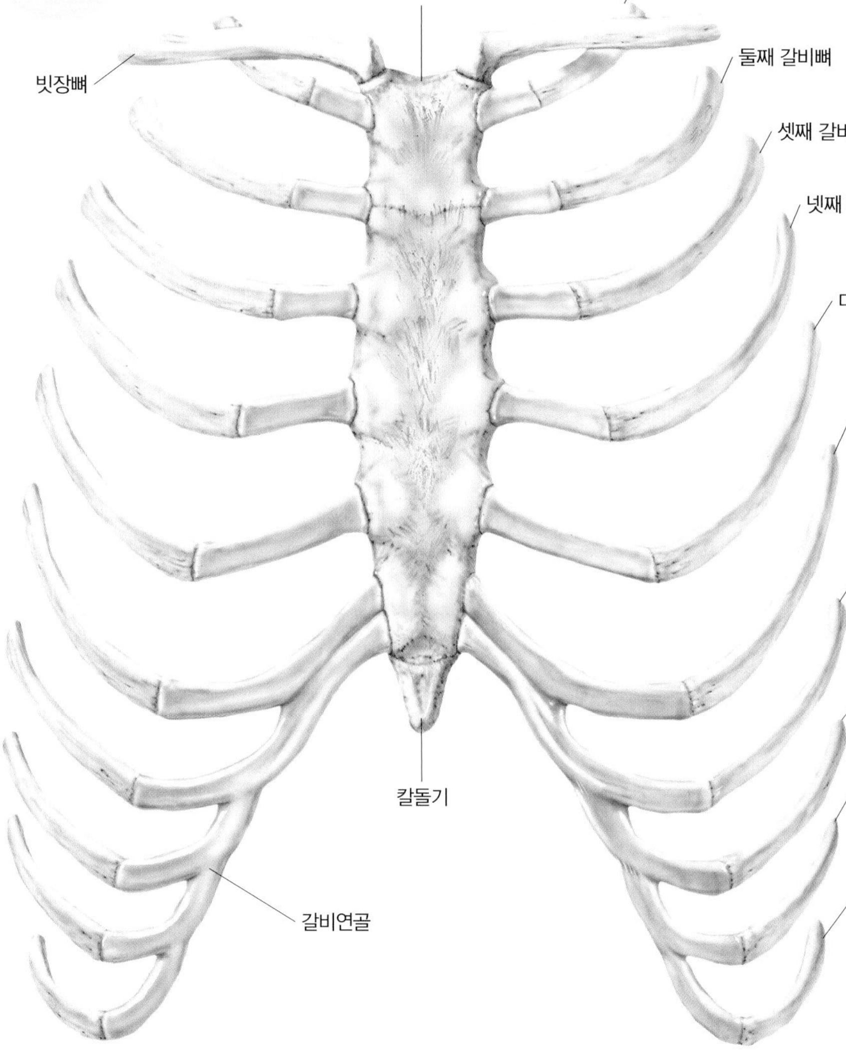

허파

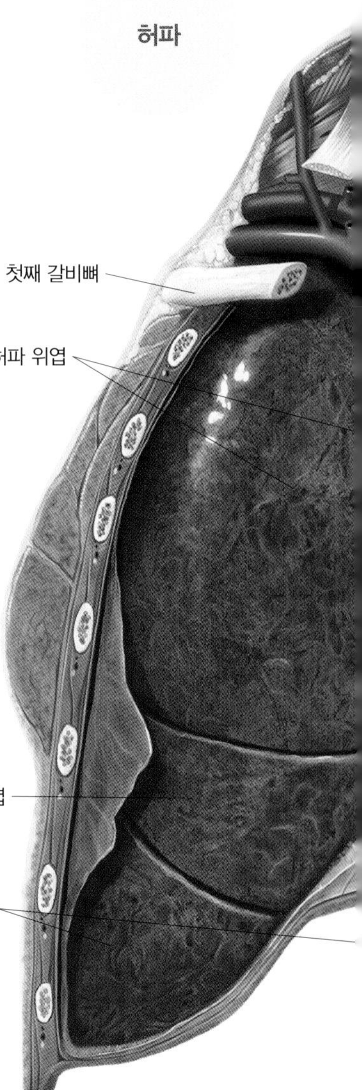

심장과 허파의 공동 작용

심장과 허파는 인체에 혈액을 원활하게 공급하기 위해 함께 작용한다. 혈액이 온몸을 순환하는 동안 우리 몸 곳곳에서는 산소가 소비되고, 이산화탄소가 노폐물로 배출된다. 심장의 우심실은 산소가 부족한 혈액을 허파동맥을 통해 허파로 전달한다. 이들 동맥을 따라 흐르던 저산소 혈액은 기관지나무를 따라 흐르다가, 마침내 작은 허파꽈리의 모세혈관에 이르러 이산화탄소를 배출하고 산소를 받아들인다. 다시금 산소를 공급받은 혈액은 심장의 좌심방으로 이동하고 또다시 온몸순환을 시작한다.

NOTE

심장박동 소리는 판막이 열리고 닫히면서 발생한다. 심장은 하루에 평균 10만 번 뛰며, 일생에 걸쳐 약 25억 번 뛴다.

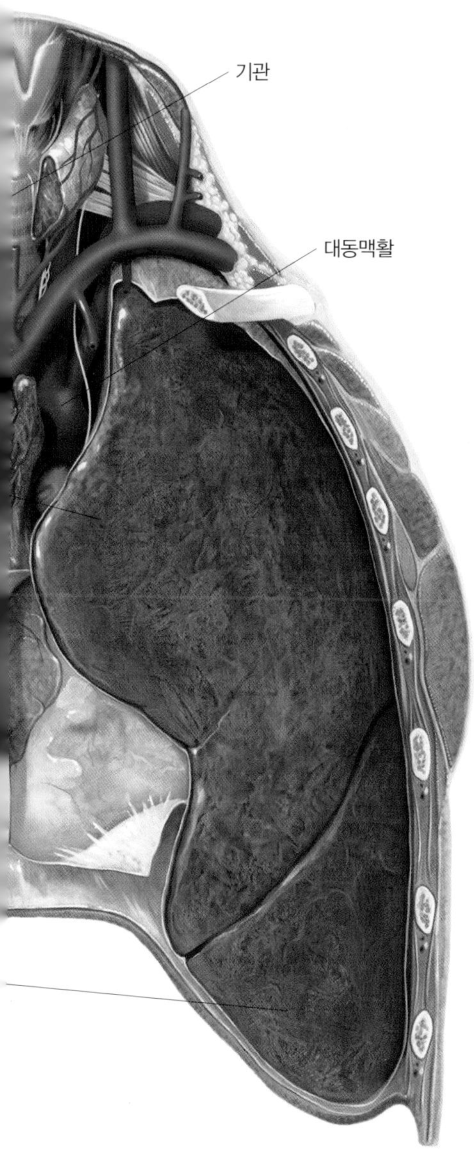

허파와 심장

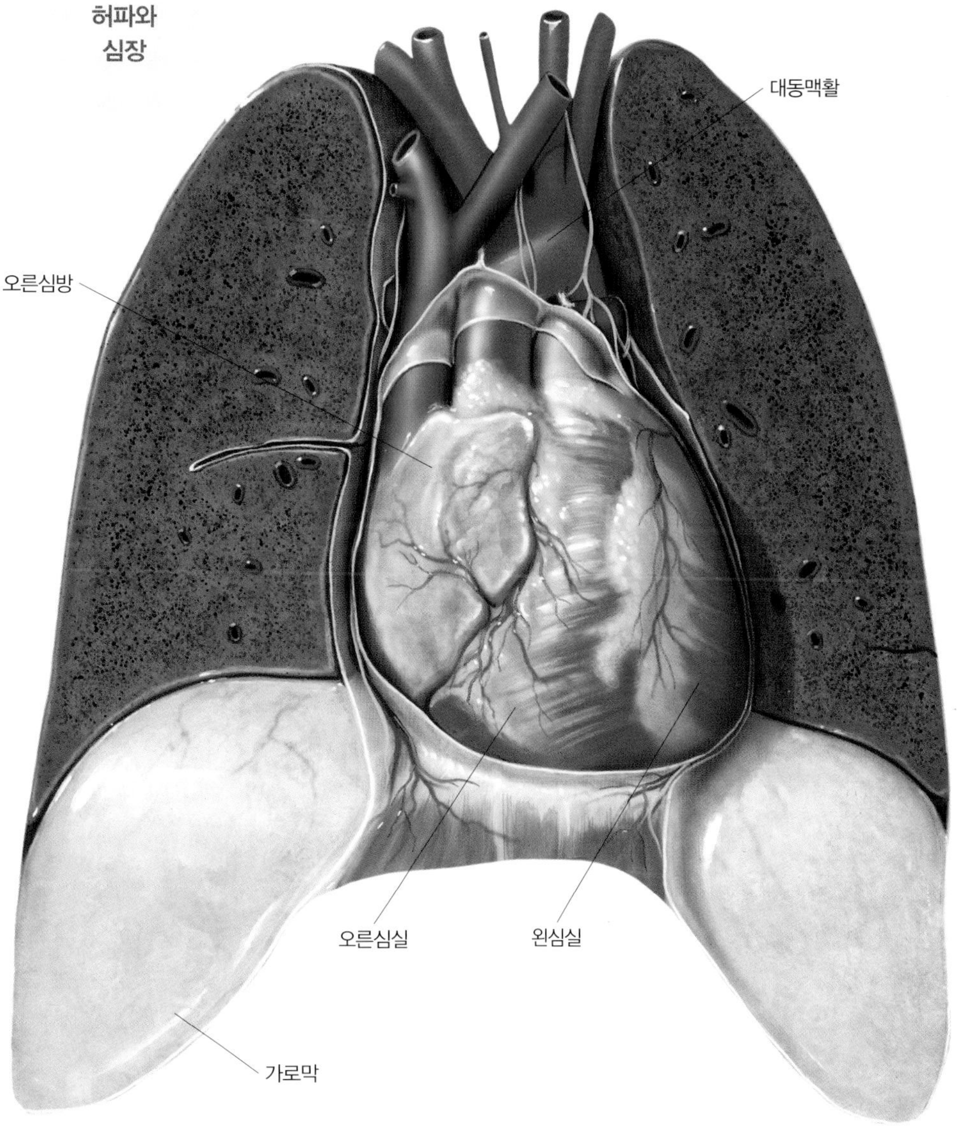

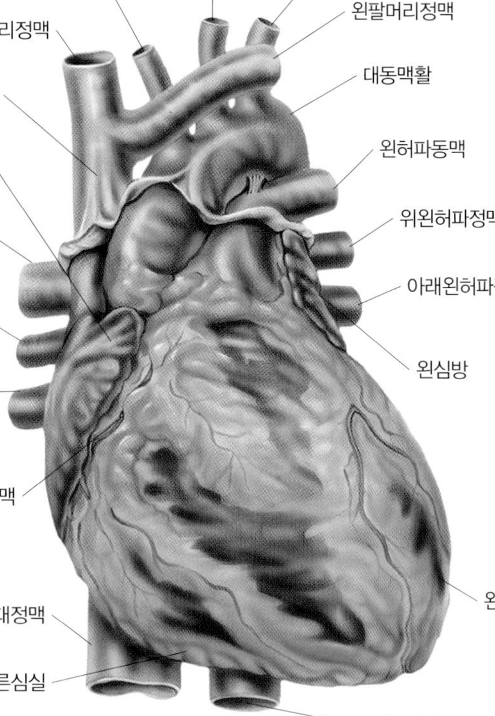

심장–앞에서 본 모습

심장 – 심방과 심실이 모두 보이는 관상단면

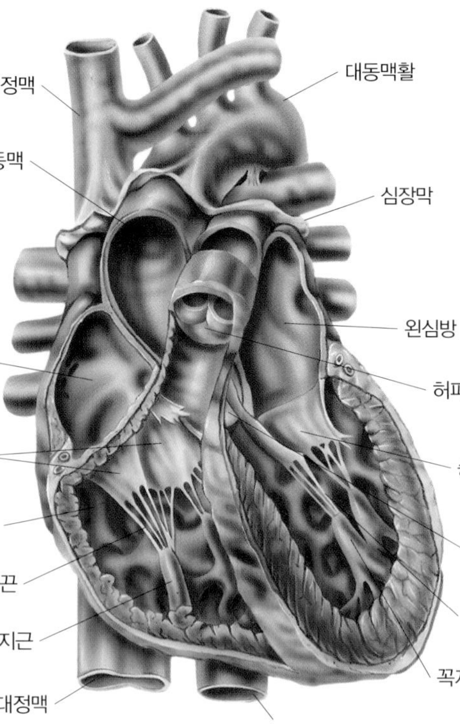

심장근육

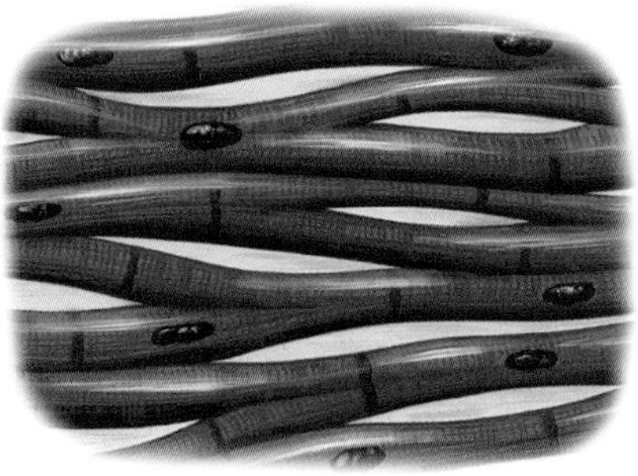

심장

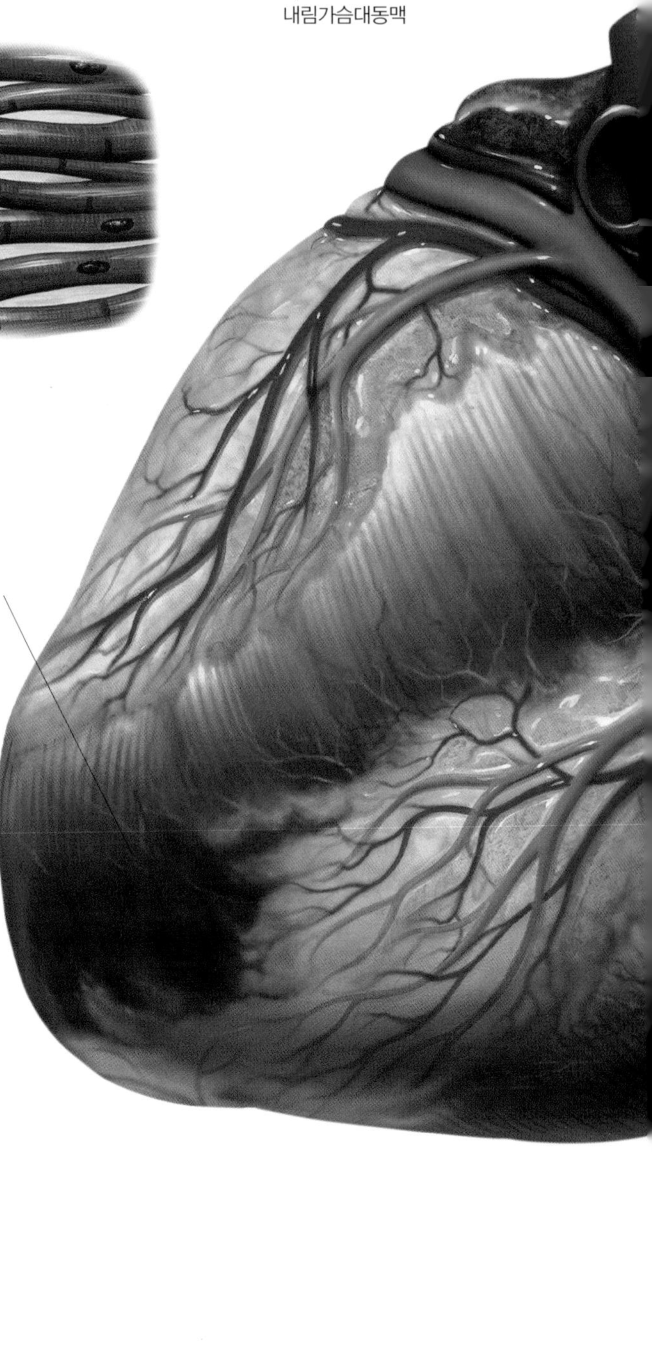

심장의 해부학적 구조

심장은 주먹만 한 근육질의 펌프로 양쪽 허파 사이에 위치한다. 중앙에는 근육 벽인 사이막(중격)이 있어 좌우로 방실이 나뉘고, 또다시 위쪽의 심방과 아래쪽의 심실로 나뉜다. 심장의 왼쪽에는 왼심방과 왼심실이 있으며, 허파순환을 마쳐서 산소가 풍부한 혈액을 받아들여 온몸에 순환시킨다. 심장의 오른쪽에는 오른심방과 오른심실이 있다. 산소가 부족한 혈액을 받아들여 허파동맥으로 내보내는데 허파순환을 하는 동안 기체교환이 일어난다. 각 심방과 심실 사이에는 판막이 있어서 혈액이 역류하지 않고 한 방향으로만 흐른다. 왼심방과 왼심실 사이에는 승모판막이 있고, 오른심방과 오른심실 사이에는 삼첨판막이 있다. 질긴 섬유성 조직인 힘줄끈은 판막의 아래쪽 가장자리에서 뻗어 나가 꼭지근(유두근)에 연결된다. 심실에서 나가는 혈관에 판막이 2개 더 있는데, 오른심실에는 허파로 혈액이 나가는 허파동맥에 허파동맥판막이 있고, 왼심실에는 온몸으로 혈액이 나가는 대동맥에 대동맥판막이 있다. 이 2개의 판막은 방실판막과 비슷하게 심실에서 혈액이 나갈 뿐 역류해 들어갈 수는 없도록 하는 기능이 있다.

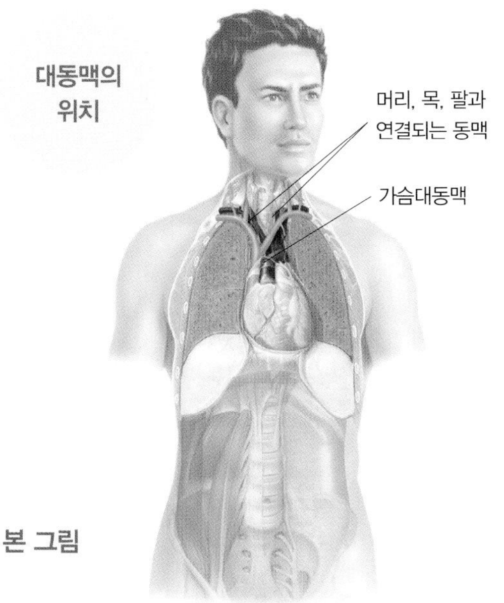

심장은 질긴 막 구조인 심장막(심낭)에 싸여 있다. 심장막은 액체가 들어 있어 마찰이 적은 막 층을 형성해, 심장이 매끄럽게 박동하도록 돕고 가슴안에서 이리저리 움직이지 않고 제자리에 위치하도록 붙드는 역할을 한다. 관상동맥(심장동맥)은 심장과 심장근육이 필요로 하는 혈액을 공급한다. 이들 관상동맥은 대동맥에서 갈라진 다음, 다시금 가는 동맥으로 가지를 뻗어 심장의 왼쪽과 오른쪽에 혈액을 골고루 공급한다.

심장은 우리 몸을 통틀어 심장에만 존재하는 심장근육으로 이뤄진다. 심장에는 원래 박동조율기인 굴심방결절이 있으며, 심장에 꼭 맞는 심장근육은 이 결절의 조절을 받아 불수의적으로 리드미컬하게 수축한다.

삼첨판막

삼첨판막은 3개의 첨판 때문에 생긴 이름으로, 오른심방과 오른심실 사이의 혈류가 역류하지 않도록 기능한다.

승모판막

승모판막은 주교가 의식을 집례할 때 쓰는 모자인 승모와 비슷하게 생겨 붙여진 이름이며, 왼심방과 왼심실을 분리해 혈액이 역류하지 않고 한쪽으로만 이동하도록 기능한다.

심장 – 뒤에서 본 그림

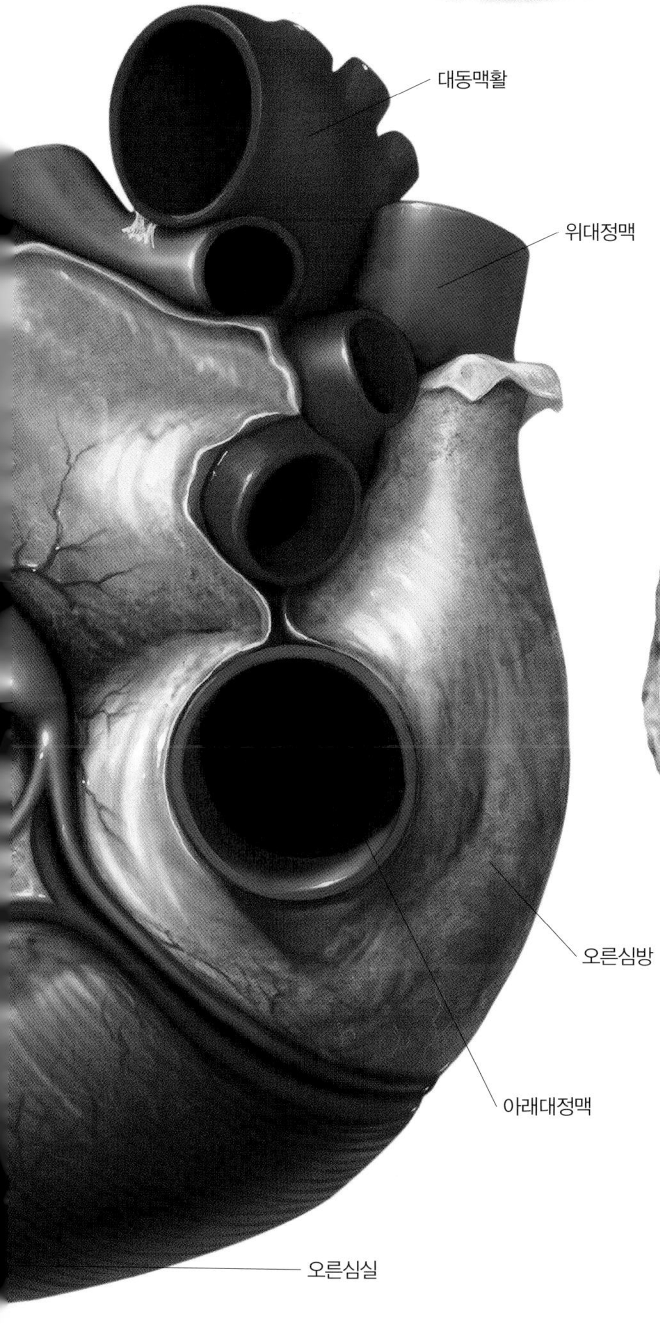

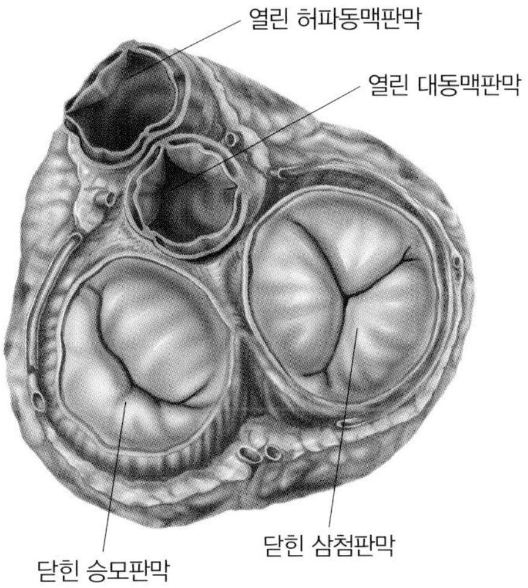

심실이완기의 심장

심장의 심실이 수축하면, 산소가 풍부한 혈액을 대동맥으로 밀어내는 온몸순환이 일어나고, 산소가 부족한 혈액은 기체교환을 위해 허파동맥으로 보내진다.

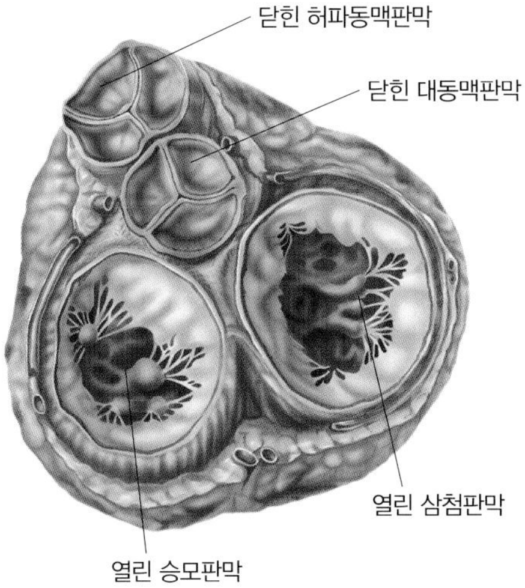

심실확장기의 심장

심장의 심실이 이완하면 승모판막과 삼첨판막이 열리고, 심장의 좌심실과 우심실에 혈액이 가득 차오른다.

심장주기

심장주기 동안에는 심장의 네 곳이 이완되고(확장기) 수축하는(수축기) 과정을 반복한다. 수축기가 시작될 때마다 방실판막은 닫히고, 허파동맥판막과 대동맥판막은 열린다. 각 수축기가 끝날 때마다 허파동맥판막과 대동맥판막이 닫히고, 방실판막이 열린다.

심장박동

굴심방결절의 조절을 받아 심실이 수축하면 심장박동이 일어나는데, 이 쿵쾅거리는 느낌은 왼쪽 가슴의 아래쪽에서 느낄 수 있다. 이때 오른심방에 위치한 굴심방결절이 심장박동을 조절하는 박동조율기로 작용해, 심장박동의 속도를 조절하는 전기자극을 전달한다.

허파동맥

저산소 혈액을 오른심실에서 허파동맥으로 뿜어낼 때는 허파동맥판막이 열린다. 이 혈액은 허파동맥을 지나 허파를 순환하면서 이산화탄소를 내보내고 산소를 충분히 받아들인다.

온몸순환 및 허파순환

혈액은 온몸을 순환한 다음, 심장으로 돌아온다. 몸 전체의 구석구석을 순환하는 동안 가득 채웠던 산소와 각종 영양소는 혈관에서 몸으로 내보내고, 이산화탄소를 받아 심장으로 돌아온다. 이렇게 온몸순환(체순환)을 마친 혈액은 오른심방으로 들어오고 삼첨판막을 지나 오른심실로 유입되면, 거기서 다시 허파동맥판막을 지나 허파동맥으로 뿜어져 나간다. 저산소 혈액은 허파동맥을 지나 허파로 유입되며, 허파동맥은 더 가느다란 혈관으로 계속 갈라지다가 마침내 허파꽈리를 둘러싼 가느다란 모세혈관에 이른다. 허파꽈리는 아주 작은 공기 주머니로, 혈액에서 받은 이산화탄소를 호흡하는 동안 날숨과 함께 공기 중으로 내보내는 역할을 한다. 반대로 들숨을 쉴 때는 공기 중의 산소를 허파꽈리의 혈관으로 받아들인다. 다시 산소가 가득 찬 혈액은

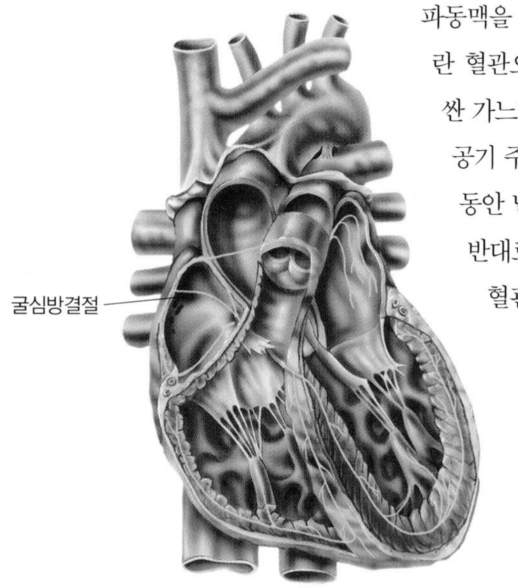

심장주기 1단계

심방이 이완하는 단계, 즉 심실이 확장할 무렵에는 온몸을 순환해서 산소가 부족해진 혈액과 허파를 순환해서 산소가 가득 찬 혈액이 심장의 좌우 심방으로 각각 유입된다.

심장박동

굴심방결절은 심장에 원래 존재하는 박동조율기로, 심장박동의 속도와 리듬을 조절하는 전기자극을 내보낸다.

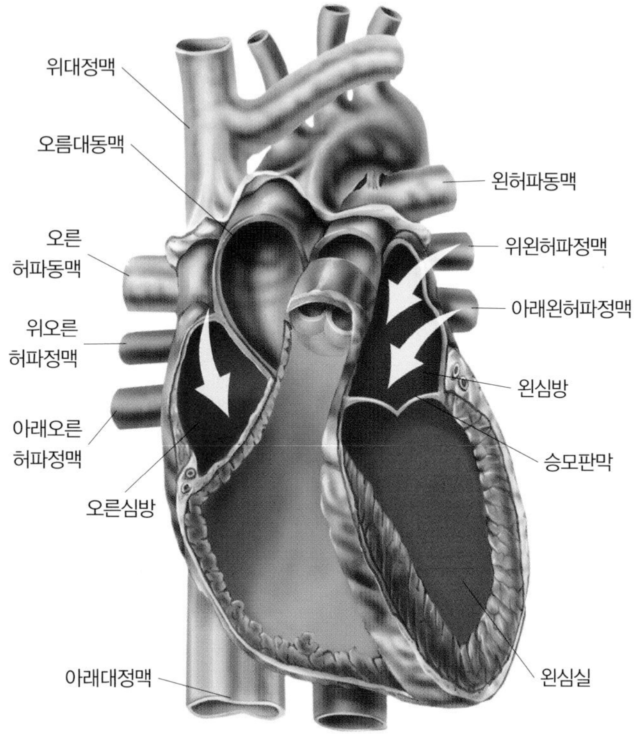

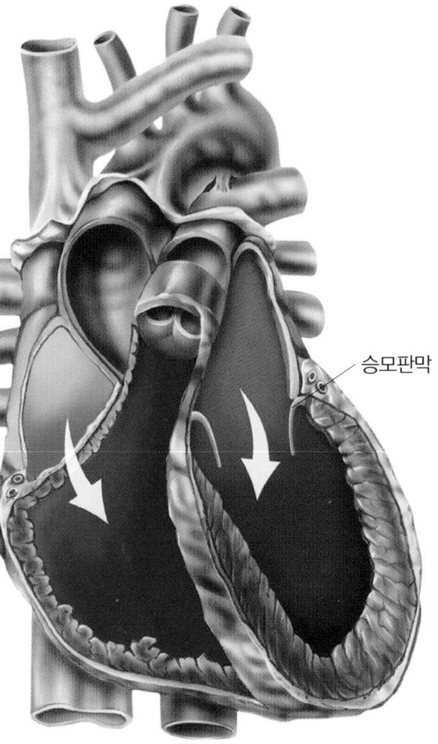

심장주기 2단계

심실 확장기가 끝나갈 무렵에는 심방이 수축하면서 혈액을 내뿜어 좌우 심실로 내보낸다.

허파순환

온몸순환을 마치고 저산소 상태가 된 혈액은 심장에서 허파로 이동해 허파순환을 시작한다. 허파에서 산소를 충분히 받아들인 다음, 혈액은 심장으로 돌아가 다시금 온몸순환을 시작한다.

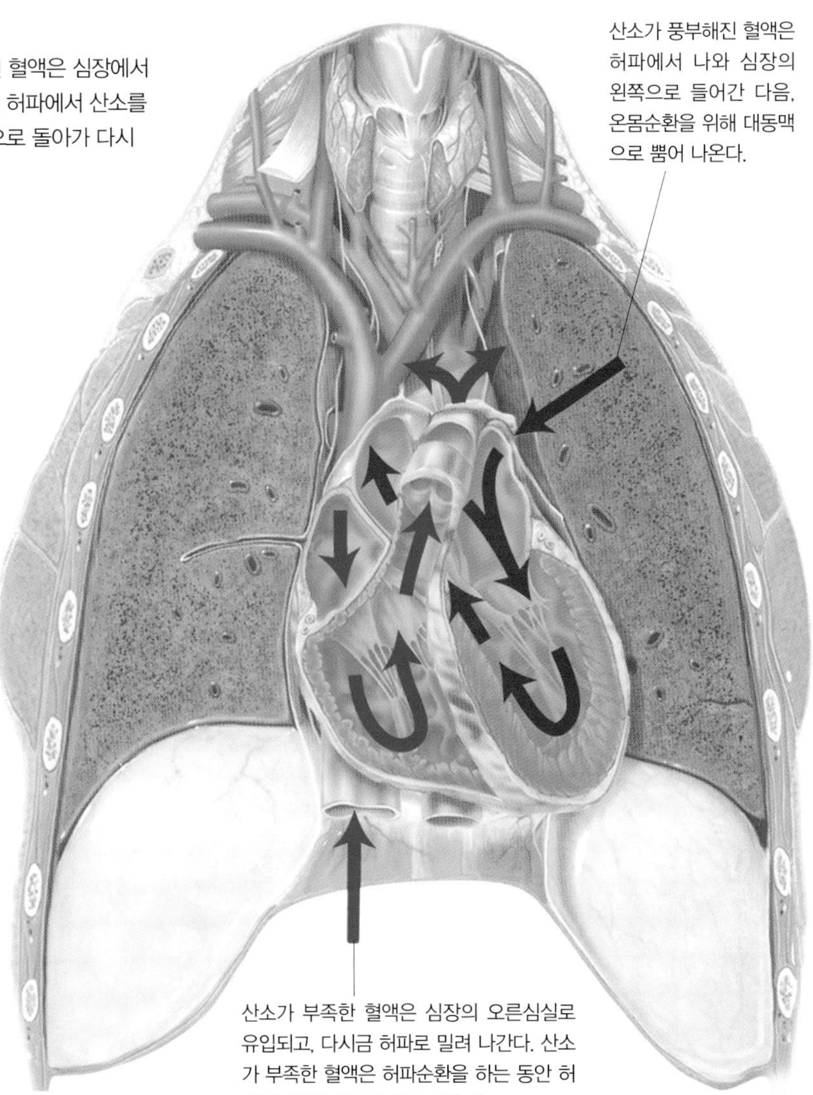

허파동맥

저산소 혈액이 오른심실을 채우면, 다시금 내뿜어져 허파동맥을 지나 허파로 이동한다.

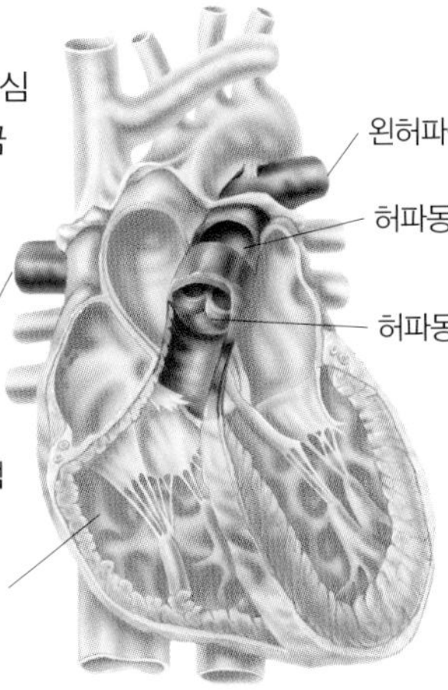

모세혈관, 세정맥, 허파정맥을 거쳐 왼심방으로 유입된다. 왼심방을 채운 혈액은 승모판막을 거쳐 왼심실로 이동하고 대동맥으로 뿜어져 나가면서 온몸순환을 다시 시작한다. 심장이 뿜어 내보내는 5L 정도의 혈액이 온몸과 허파를 순환하고 심장주기를 한 번 마치는 데 걸리는 시간은 대략 1분 정도다.

설명 : 이 그림에서는 심장을 자세히 보여주기 위해 허파와 가슴막의 위쪽 3분의 2 가량이 잘린 것처럼 묘사했다.

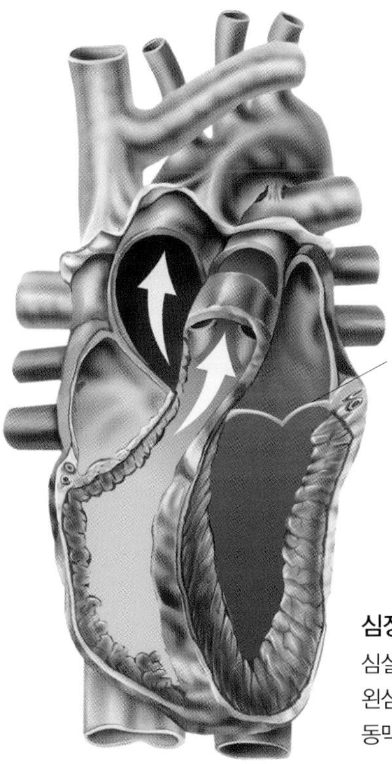

심장주기 3단계

심실의 수축기에는 오른심실과 왼심실이 수축하면서 혈액을 대동맥과 허파동맥으로 뿜어낸다.

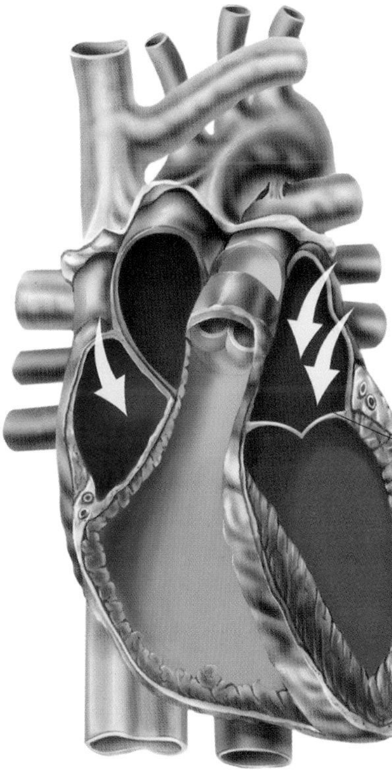

심장주기 4단계

심실이 이완하면서 확장기가 찾아오면 두 심방에 다시금 혈액이 유입돼 심장주기가 다시 시작된다.

허파

가슴 양쪽에 하나씩 자리 잡은 허파 2개는 대기와 혈액 사이에서 기체교환이 일어나는 기관이다. 기도로 들이마신 산소는 허파에서 혈액으로 들어가고, 혈액 내의 노폐물인 이산화탄소는 날숨을 쉴 때 대기로 빠져나간다. 양쪽 허파는 여러 엽으로 나뉜다. 왼쪽 허파는 엽이 2개, 오른쪽 허파는 엽이 3개다. 각 허파의 엽은 두 겹의 막 구조인 가슴막(흉막)에 싸여 있는데, 이 막 덕분에 가슴우리에 허파가 눌려도 마찰 때문에 크게 손상되지 않는다. 양쪽 허파 사이에는 가슴세로칸(종격)이 있다. 그 안에는 심장, 식도, 기관 및 주요 혈관과 신경이 분포한다. 이들 기관이 제 위치에 자리를 잡으려면 왼쪽 허파는 오른쪽보다 작을 수밖에 없다. 심장이나 심장과 연관된 혈관이 가슴의 왼쪽에 분포해 가슴안 공간을 차지하기 때문이다.

기관은 좌우 두 기관지로 갈라지고, 두 기관지는 또다시 더 작은 기관지로 세분하기를 거듭해 세기관지가 된다. 가장 작은 세기관지는 포도송이 모양인 허파꽈리이며, 이처럼 기관지와 세기관지가 뻗은 구조를 가리켜 기관지나무라고도 한다.

허파

양쪽 허파는 각 엽과 엽 사이에 틈새가 벌어져 나뉜 모습이다. 들이마신 공기는 기관을 통해 허파 안쪽의 기관지나무로 내려가고, 그 끝에서 산소와 이산화탄소의 교환이 일어난다.

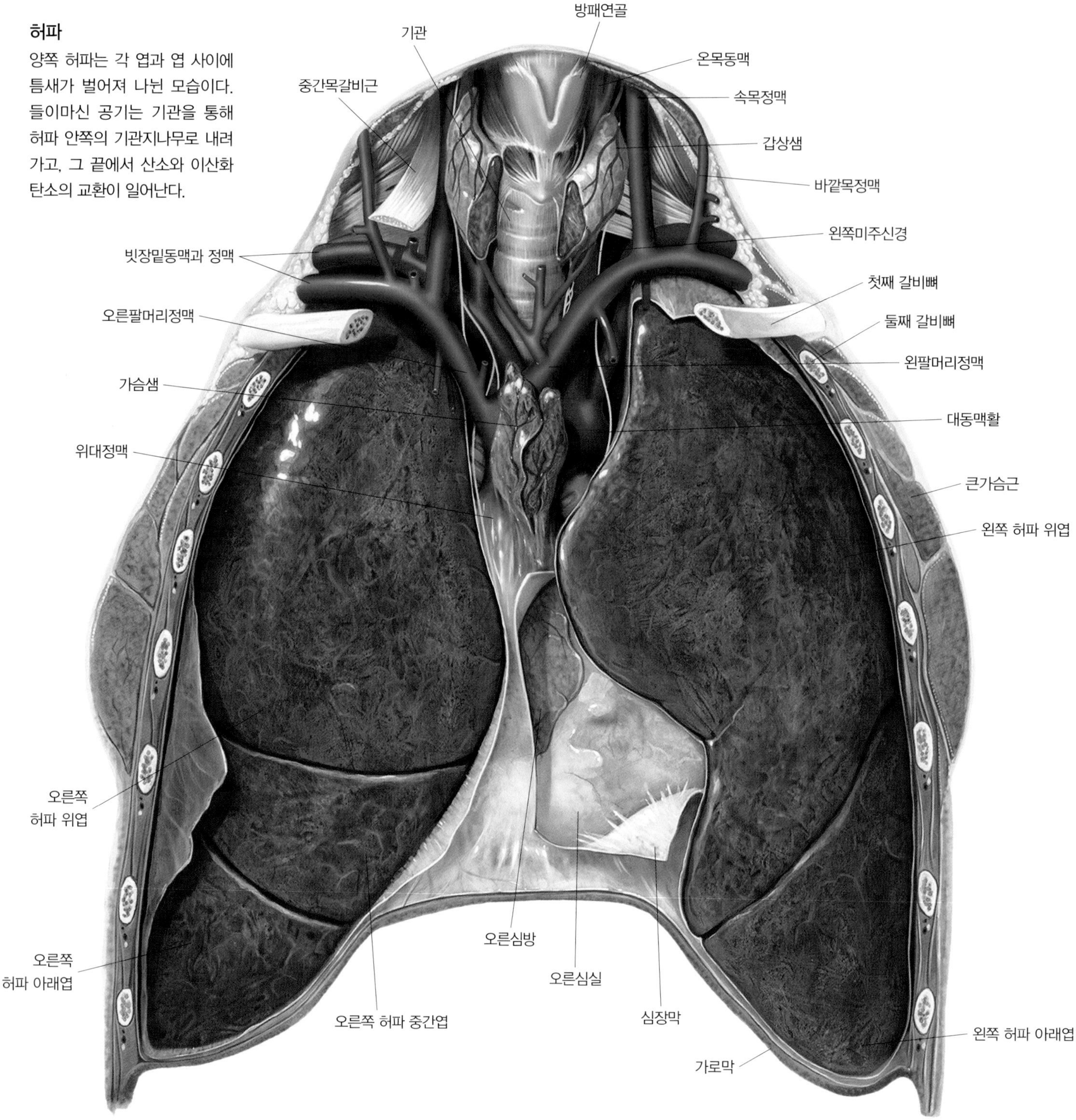

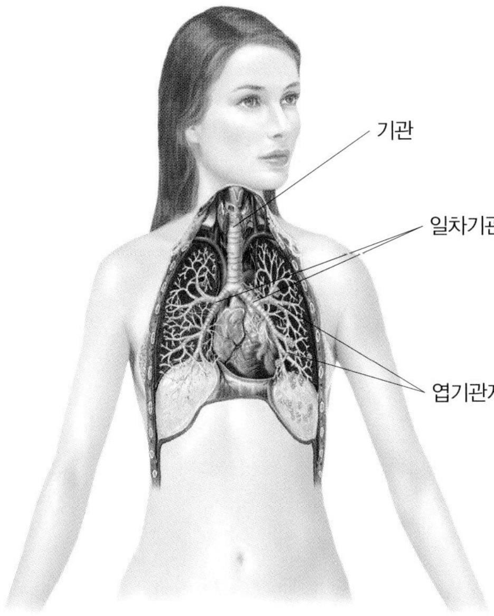

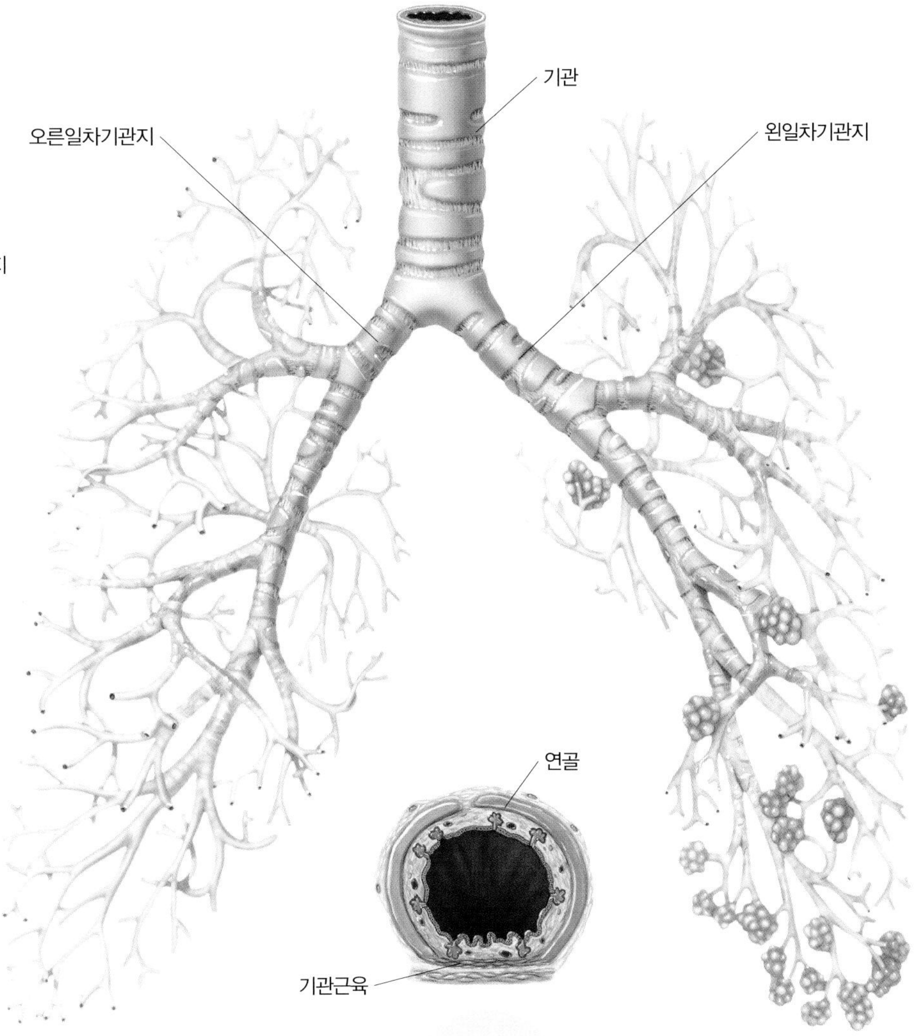

기관의 단면

기관지나무

각각의 기관지는 이차기관지 또는 엽기관지로 갈라진 다음, 더 가느다란 삼차기관지로 세분화한다. 이렇게 뻗어 나간 작은 기관지는 또다시 더 작은 세기관지로 갈라진다. 점점 세분화한 세기관지의 끝에는 훨씬 더 작은 크기의 허파꽈리가 달려 있다. 기관지는 연골 덕분에 단단한 모양을 유지하는 반면, 세기관지는 온전히 근육으로만 돼 있다.

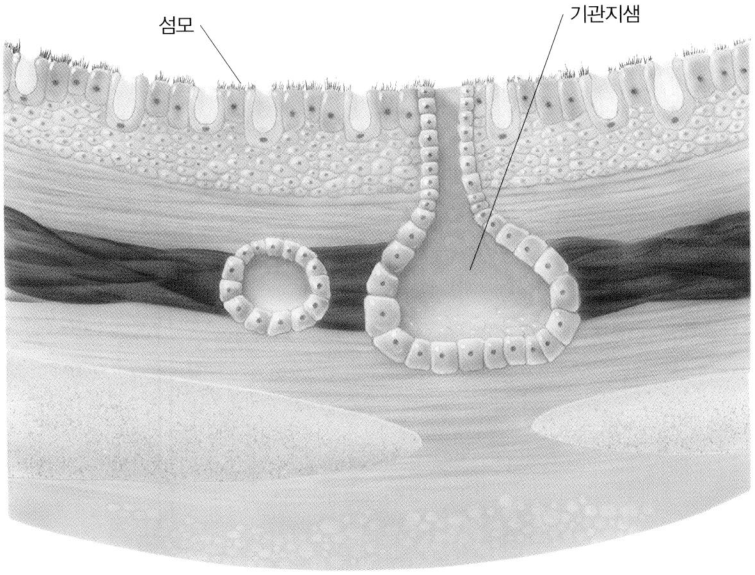

기관지의 단면

기관지나무

기관지나무는 들이마신 공기가 허파의 작은 공기 주머니인 허파꽈리로 진입하는 통로이며, 바로 그곳에서 기체교환이 일어난다. 기관지는 미세한 모발처럼 생긴 섬모와 점막 구조로 이뤄져 먼지와 공기 중의 작은 입자를 흡착해 걸러낸다. 허파로 들어오는 공기를 깨끗하게 유지하는 것이다.

숨쉬기

숨을 쉬는 것을 다른 말로 호흡 또는 환기라고 하는데, 공기가 허파로 들락거리는 들숨(흡기)과 날숨(호기)을 통해 기체교환이 일어나는 과정을 일컫는다.

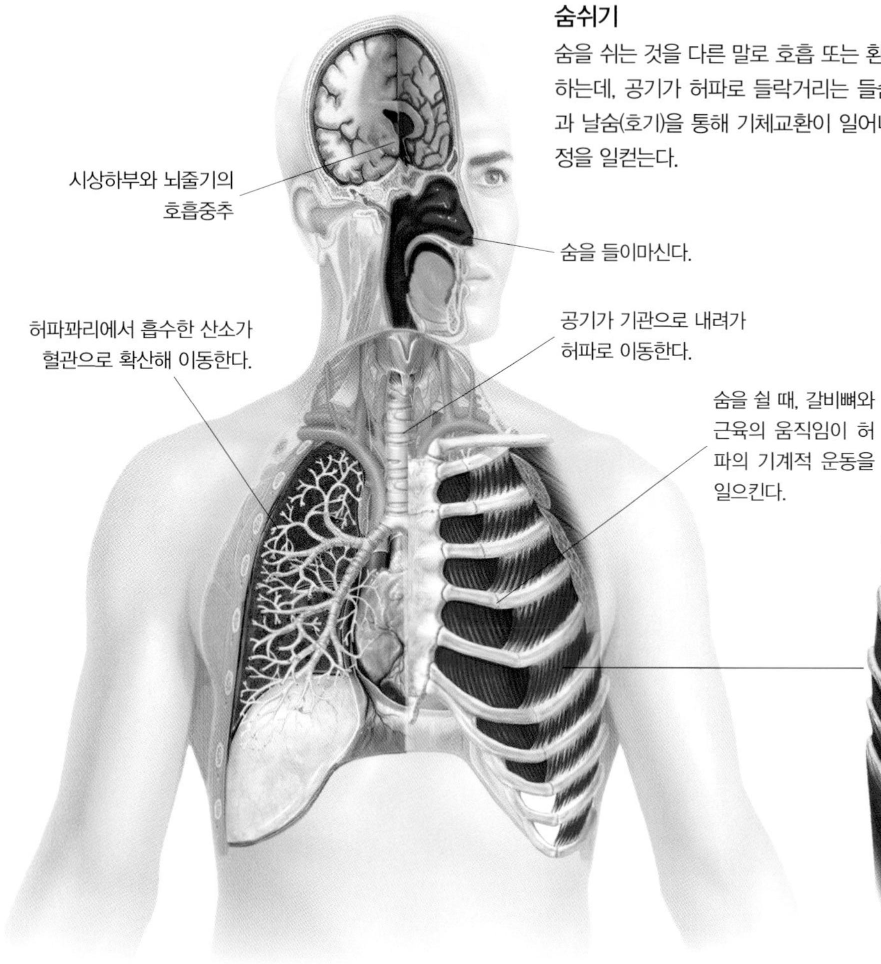

호흡에 관여하는 근육

갈비사이근이 움직이고 가로막이 수축하면, 가슴우리의 용적이 커져 들숨이 진행된다.

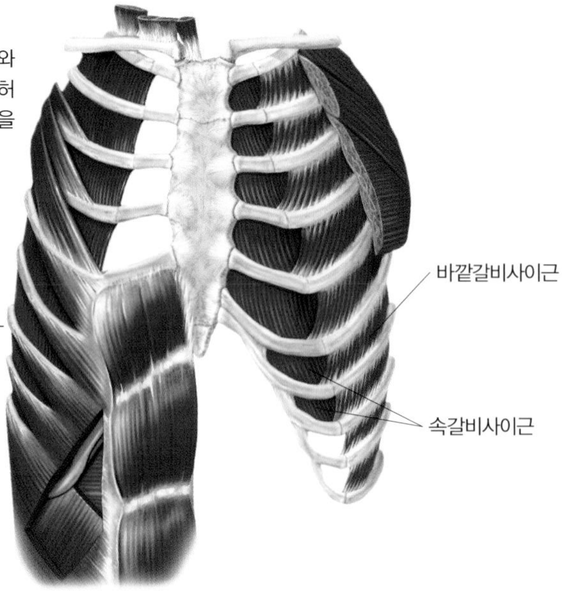

호흡

우리는 어떻게 숨을 쉴까?

숨을 들이마시는 그 짧은 순간에 가슴 부위에서는 여러 움직임이 일어난다. 갈비사이근의 근육층이 움직이면서 가슴우리는 상승하고 살짝 확장되며, 허파 아래쪽의 가로막은 아래로 내려간다. 이런 움직임은 가슴우리 안쪽의 용적이 늘어나도록 해, 공기를 들이마셨을 때 허파가 확장될 공간을 마련하는 효과가 있다. 입이나 코로 흡입한 공기는 인두, 후두, 기관, 기관지를 지나는 기도를 통해 허파 깊숙이 들어가, 마지막에는 허파꽈리에 도달한다. 그곳에서는 혈액 속 노폐물인 이산화탄소와 신선한 산소가 교체되는 기체교환이 일어나며, 결국 이산화탄소는 날숨으로 배출된다. 산소가 혈관으로 유입되고, 갈비뼈가 제자리로 돌아가고 가로막이 이완해 상승하면, 가슴우리의 용적이 감소하면서 확산 때문에 기도로 빠져나간 이산화탄소가 쥐어짜듯 허파 바깥으로 밀려 나간다. 이것이 날숨 과정이다. 숨을 내뱉고 들이마시는 동안 허파가 쪼그라지고 팽창하면서, 허파 내부의 압력도 바깥의 대기압보다 상승하거나 하강하는 과정을 반복한다.

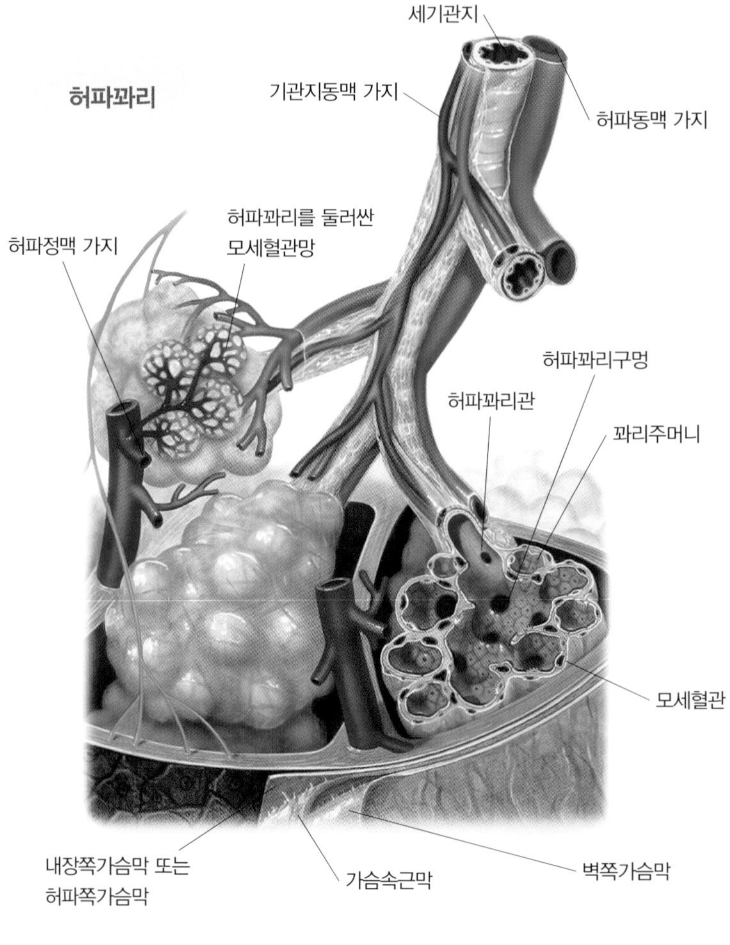

기관지

기관은 왼쪽 및 오른쪽 기관지로 갈라져 양쪽 허파로 들어간다. 이 기관지는 여러 번 다시 나뉘면서 점점 더 가늘어지고, 더 좁은 기도인 세기관지가 되다가 마침내 허파꽈리에서 끝난다.

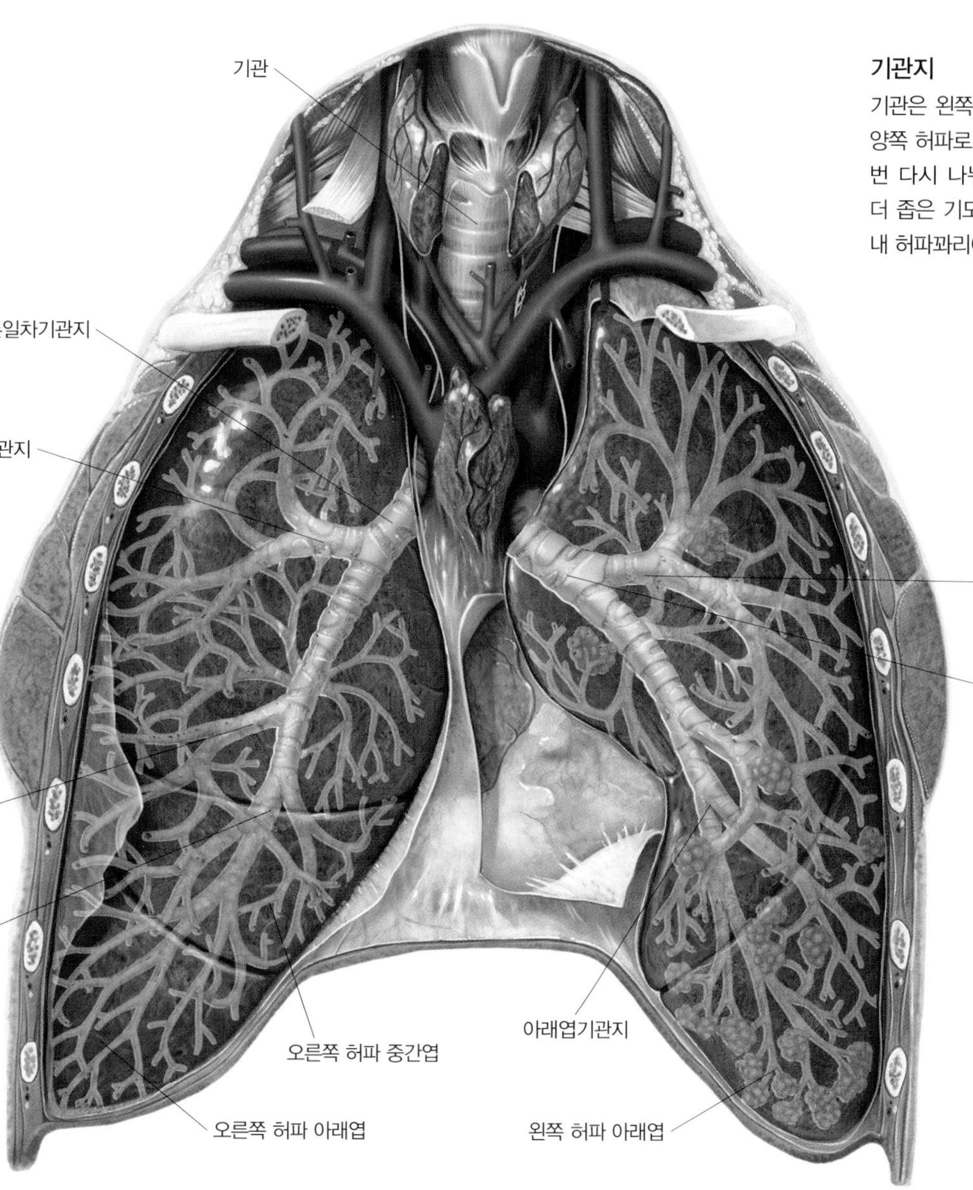

호흡

숨을 들이마실 때는 갈비사이근이 수축하면서 가로막이 내려간다. 이런 일련의 변화 덕분에 가슴안 용적이 늘어나고, 확장된 허파로 공기가 유입된다. 산소와 이산화탄소의 기체교환이 일어나면 호흡과 연관된 모든 근육이 다시금 제자리로 돌아가고, 그 탄성 덕분에 수동적으로 공기가 배출된다.

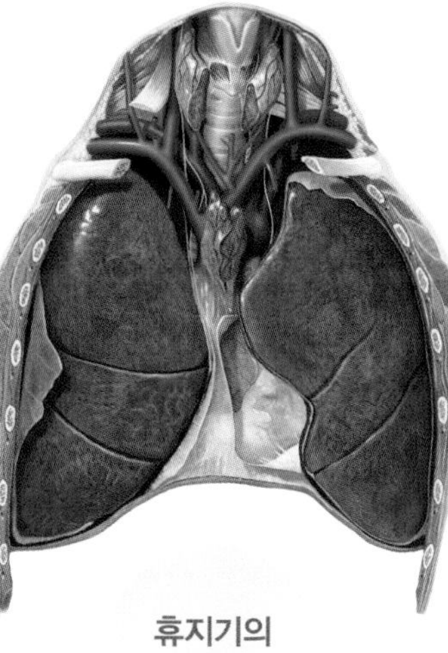

휴지기의 허파

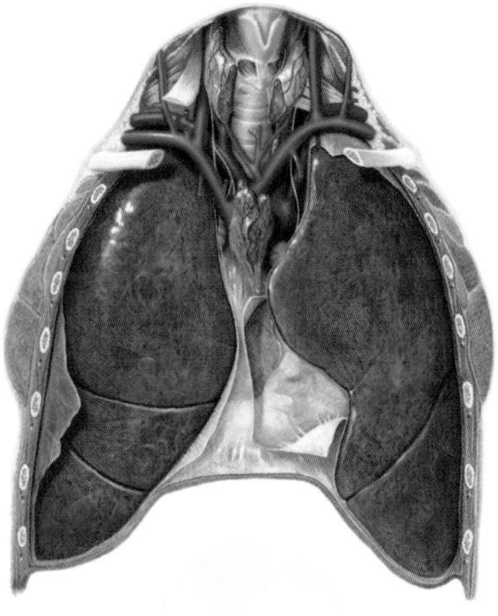

들숨

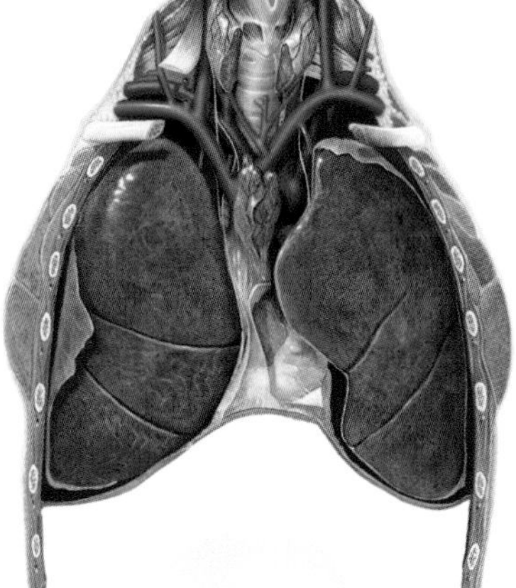

날숨

가슴안

갈비뼈는 가슴우리 뒤쪽에서 척추뼈와 연결된다. 갈비뼈 사이에는 겹쳐진 형태로 배열된 갈비사이근이 있어 숨을 쉴 때 가슴우리를 움직인다. 두 겹의 막 구조로 허파를 감싸는 가슴막은 마찰을 줄여서 호흡하는 동안에도 갈비뼈와 허파가 부드럽게 움직일 수 있다. 가슴막의 바깥층을 이루는 벽쪽가슴막은 가슴우리에 부착된다.

가로막

가로막은 인체가 숨을 쉴 수 있도록 하는 중요한 근육으로 가로막신경의 지배를 받는다. 휴지기에는 이완돼 돔 모양의 지붕처럼 둥근 형태이지만, 숨을 들이마셔 몸속에 공기가 유입되면 수축하면서 아래로 내려가 가슴안 용적을 증가시킨다. 날숨을 쉬면서 긴장했던 가슴과 배 부분이 이완되면 가로막도 제자리로 돌아간다. 근육막 구조인 가로막은 가슴우리에 부착한다. 뒤쪽으로는 척추, 가슴 옆면으로는 갈비뼈, 앞쪽으로는 복장뼈에 연결된다. 가로막 중심널힘줄은 심장을 에워싸는 심장막주머니로 이어진다. 가로막은 가슴과 배를 가르는 경계로, 식도나 순환계통의 중요한 혈관이 관통한다.

식도

소화계통의 일부인 식도는 목과 가슴 부위를 지나 가로막을 통과해 위와 연결된다. 먹고 마신 음식물이 지나는 통로 역할을 한다. 음식물은 식도를 이루는 민무늬근육의 수축운동과 중력에 의해 대동맥, 왼기관지, 심장의 왼심방을 지나 내려간다. 식도는 가로막을 지나야만 위와 연결되는데, 돌림근육의 근섬유가 조임근처럼 작용해 음식물이 위에서 식도로 역류하지 않게끔 한다. 식도를 구성하는 민무늬근육은 자율신경계통이 조절하는 제대로근으로, 파도처럼 수축하는 운동을 반복해서 음식물을 위로 밀어낸다.

기관

기관은 목 부위에서 가슴안으로 이어지다가 두 일차 기관지로 갈라지는 대롱이다. 기관은 식도 바로 앞쪽에 위치하며, C자 모양의 연골이 지탱하는 근육질의 구조를 취한다.

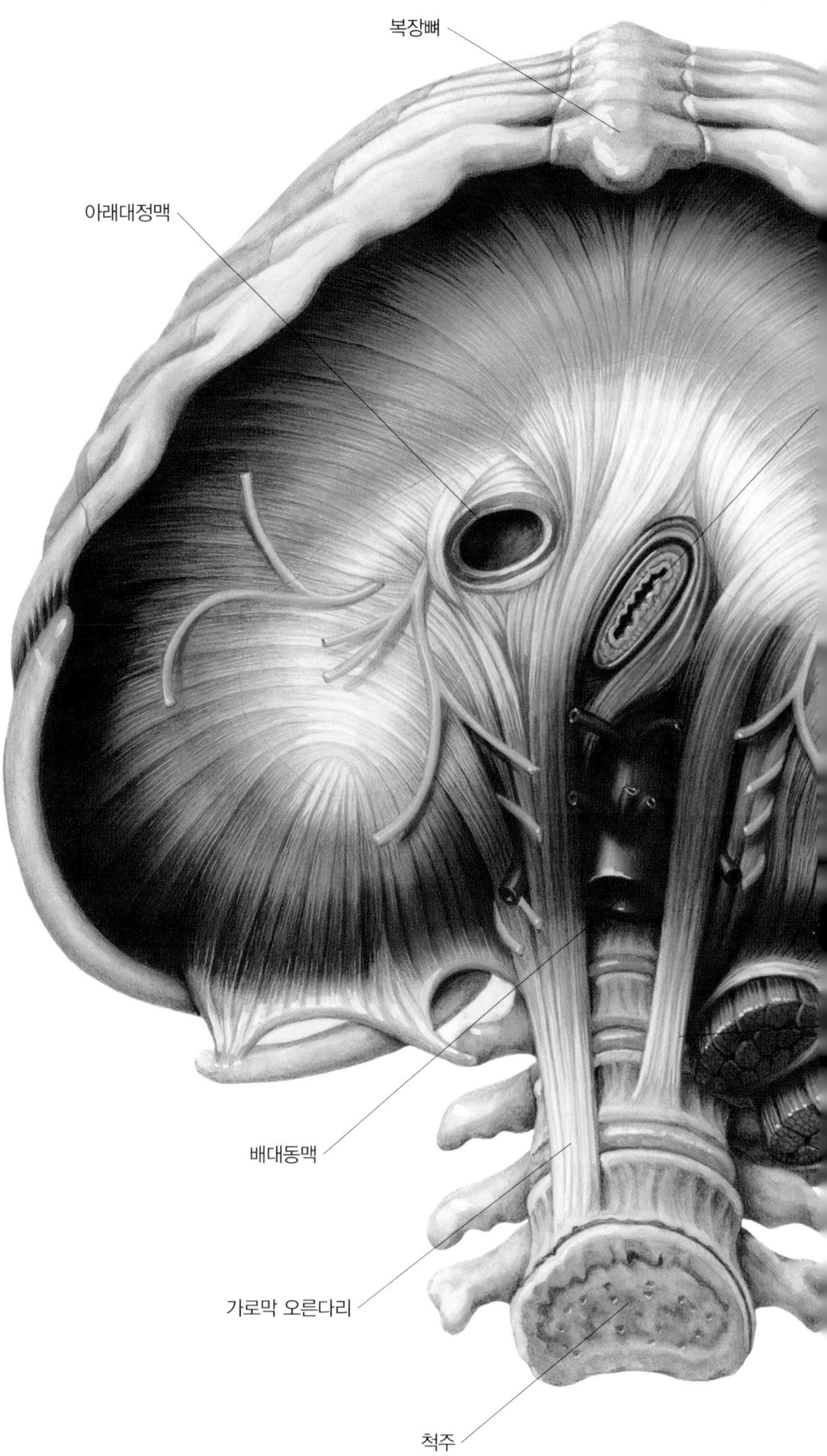

가슴샘

가슴 부분의 복장뼈 뒤쪽에 있는 가슴샘은 엄밀히 말하면 샘이 아니고, 바이러스와 같은 외부 병원체로부터 인체를 방어하는 데에 필요한 특별한 림프구를 생성하는 림프기관이다. 가슴샘은 소아 및 청소년기 때 가장 왕성히 기능하는데, 출생 무렵에는 14그램에 불과하던 가슴샘의 무게가 사춘기로 접어들면 28그램 정도로 늘어난다. 성인이 되면 가슴샘의 무게는 어릴 때 수준으로 다시 감소한다. 면역반응이 시작되고 활성화된 가슴샘에서는 'T세포'라는 림프구를 만든다. (T세포의 T는 thymus-derived의 줄임말로 가슴샘유래세포를 뜻한다.) T세포가 만들어지기까지는 3주 정도 걸리며, 그 후에는 혈액으로 방출된다. 생성된 T세포는 온몸의 림프조직을 순환하면서 외부 병원체를 감시하고, 발견하는 대로 파괴하는 임무를 수행한다. 우리 몸을 공격하는 침입자를 발견하면, T세포는 증식하며 외부 병원체를 파괴한다.

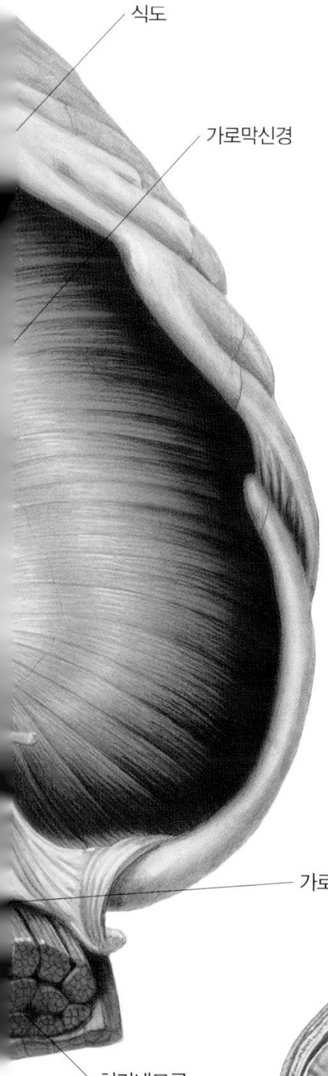

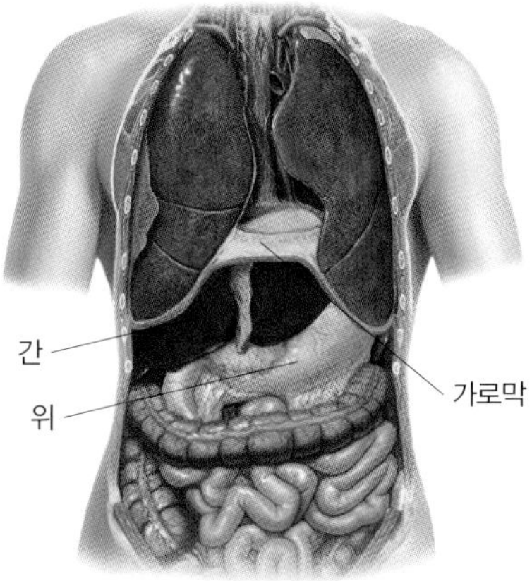

가로막

가로막은 가슴안과 배안을 나누는 근육층이다. 가슴안에서 보면, 가로막이 볼록 솟은 부분에 심장과 허파가 있다. 배안에서 보면, 위로 불룩한 지붕 주위로 왼쪽에는 위, 오른쪽에는 간이 위치한다. 아래에서 가로막을 올려다보면 마치 둥근 천장처럼 보인다.

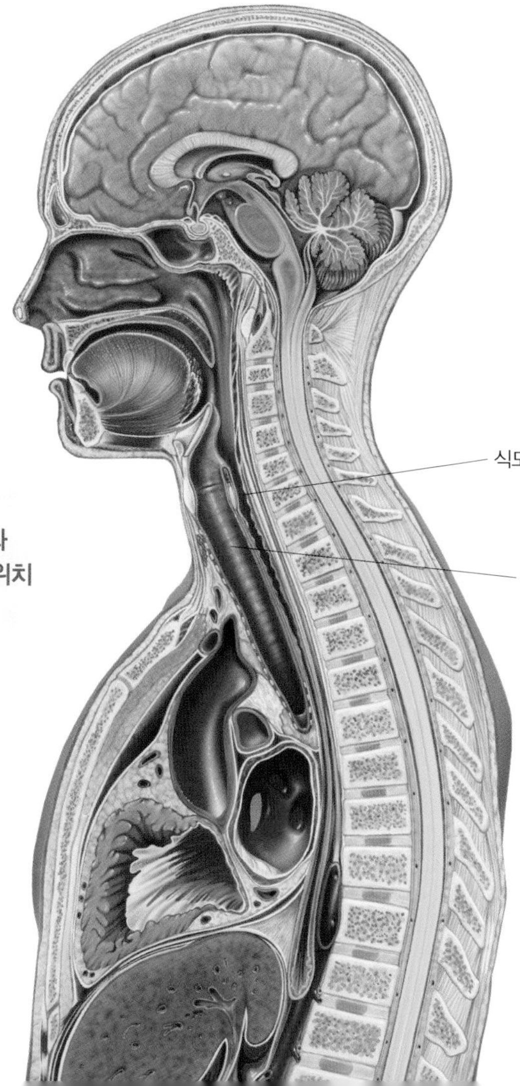

기관과
식도의 위치

가슴샘

가슴샘은 따로 연결된 관이 없는 샘기관이며, 가슴 부분에서 복장뼈 뒤쪽에 위치한다. 가슴샘은 세포면역반응에서 중요한 역할을 담당하는 T림프구라는 특별한 백혈구를 생성한다.

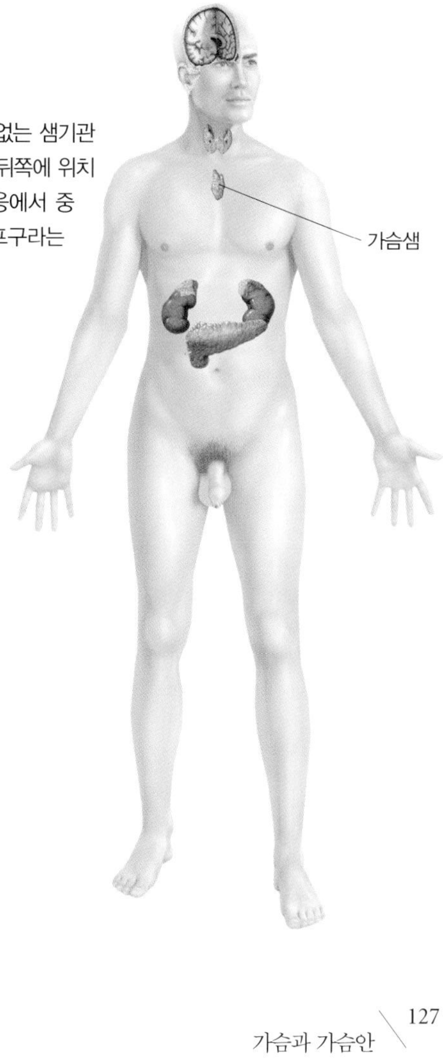

복부

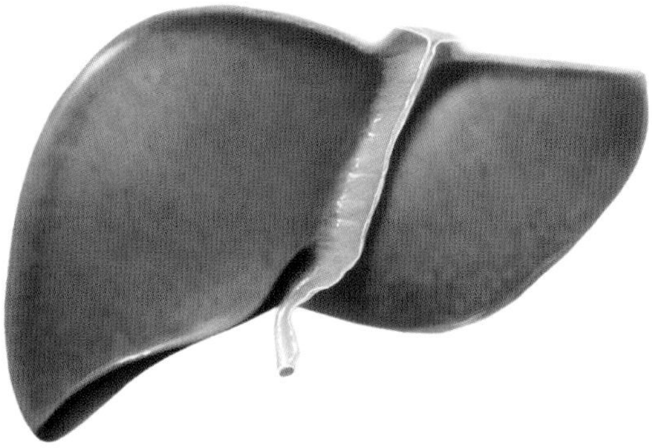

간

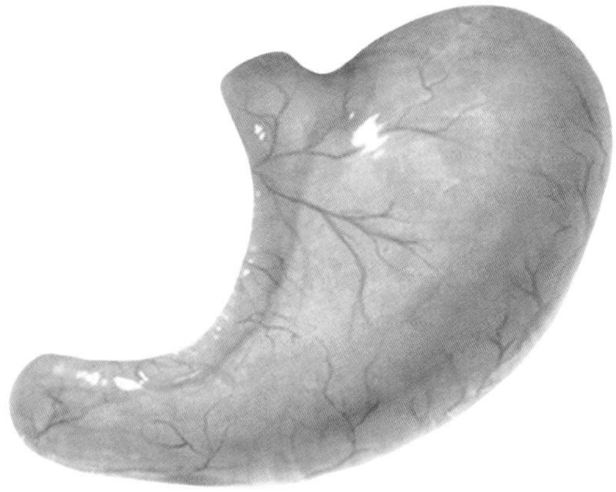

위

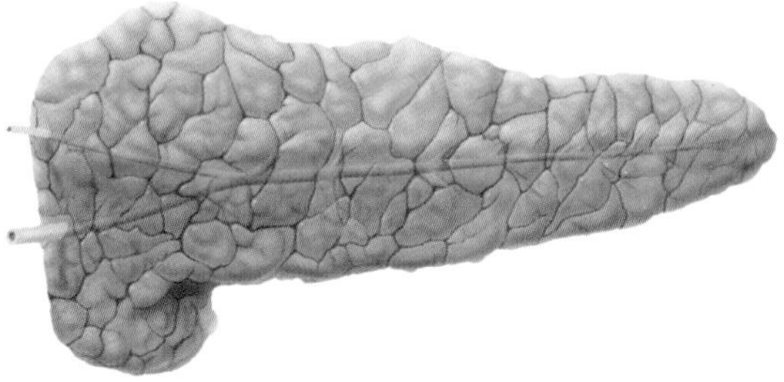

이자

배안의 기관

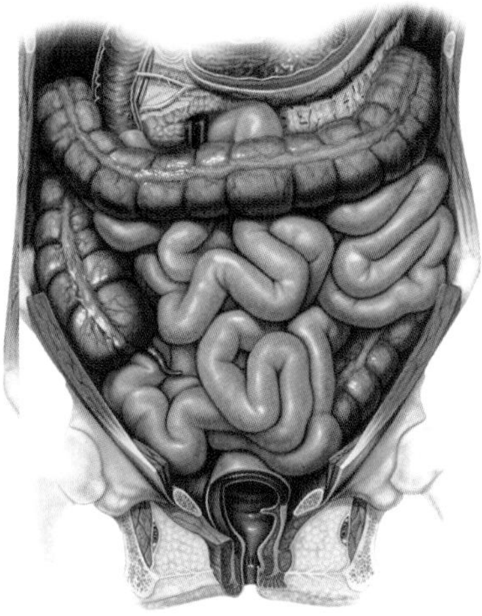

창자

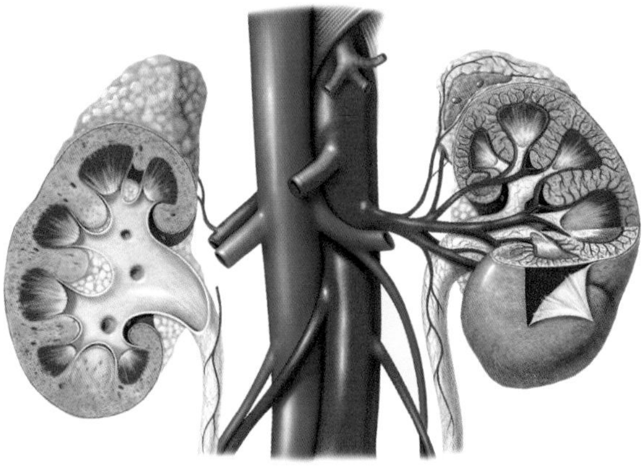

콩팥

복부

몸통 안쪽의 가슴과 배의 두 공간을 비교하면 아래쪽의 배가 가슴보다 좀 더 넓다. 배안에는 인체 기능에 중요한 여러 장기가 위치한다. 여기에는 소화계통, 비뇨계통, 생식계통의 장기가 포함된다. 배안에 있는 소화기관으로는 위, 간, 쓸개, 이자, 창자가 있다. 비뇨계통과 생식계통에 속하는 기관도 복부에 분포한다. 이 책에서는 각각 별도의 단원에서 자세히 설명할 것이다.

배안에는 심장으로 들고나는 주요 혈관도 분포한다. 내림대동맥은 골반과 다리에 혈액을 공급하는 엉덩동맥(장골동맥)으로 연결되며, 우리 몸에서 가장 굵은 정맥인 아래대정맥(하대정맥)은 다리에서 올라오는 혈액을 심장으로 돌려보낸다.

배안에는 내층의 배벽(복벽)과 장기를 둘러싼 윤활막인 배막(복막)이 있어 소화가 진행되는 동안 창자의 근육이 부드럽게 운동할 수 있다.

복부의 내장

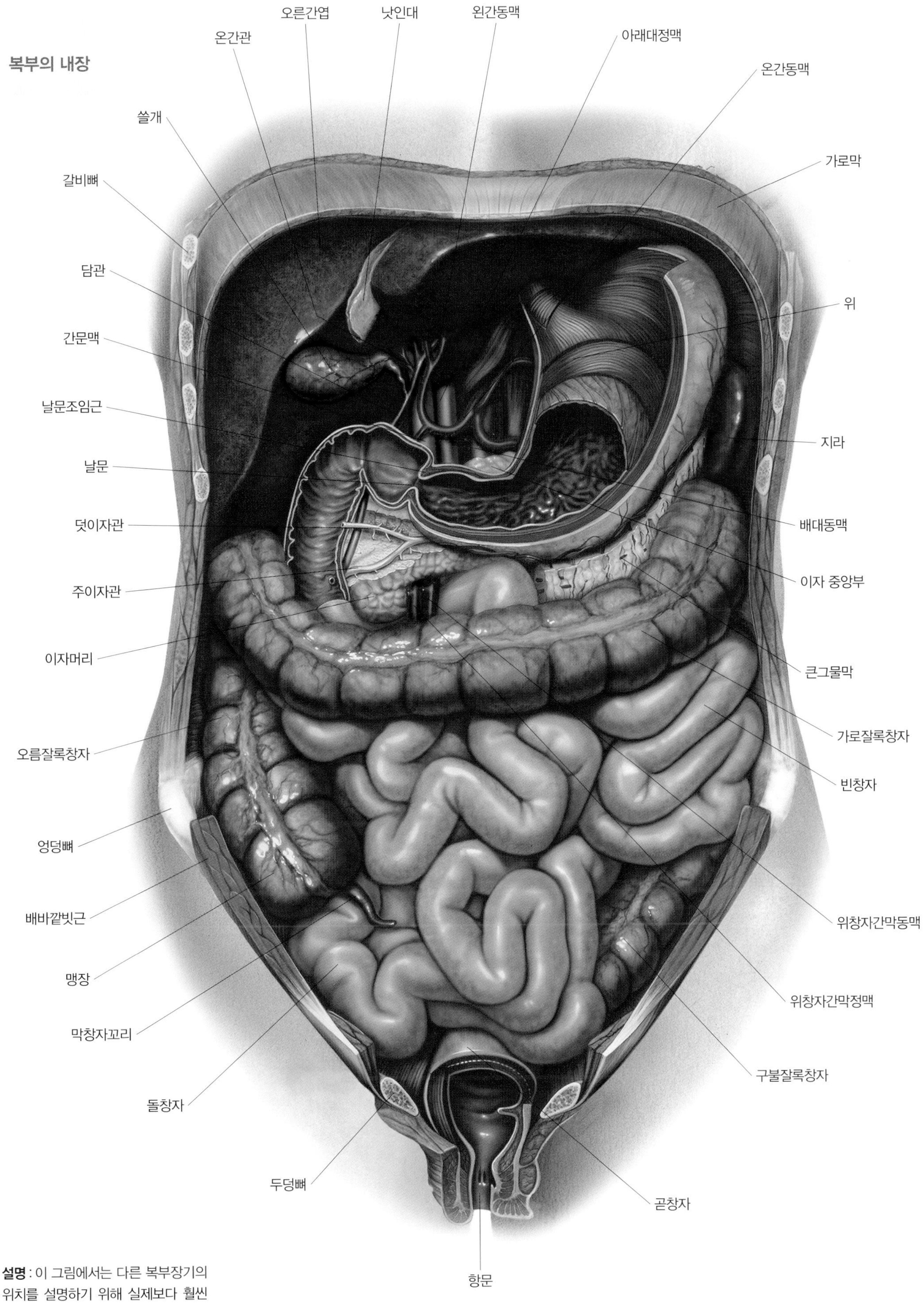

설명 : 이 그림에서는 다른 복부장기의 위치를 설명하기 위해 실제보다 훨씬 위쪽에 간을 표시했음.

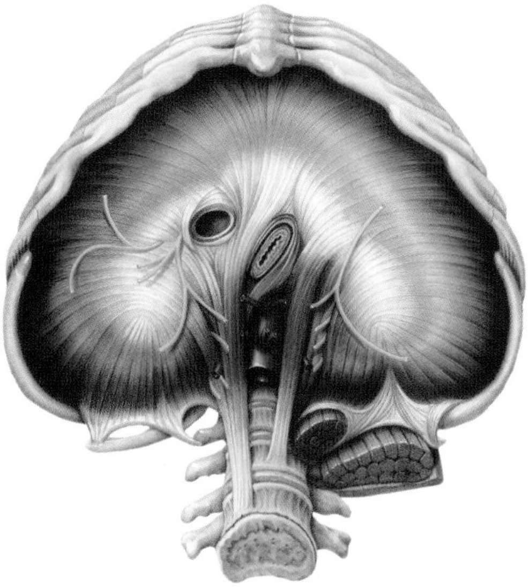

가로막

가슴안과 배안을 분리하는 근육층인 가로막은 호흡 과정에 매우 중요한 역할을 담당한다. 가만히 있을 때, 가로막은 돔 모양의 지붕처럼 배안 위쪽에 자리 잡고 있다. 그러다가 우리가 들숨을 쉬면 가로막은 수축하면서 배안 쪽으로 평평하게 내려오고, 가슴안 공간이 깊어지면서 공기가 허파로 밀려든다.

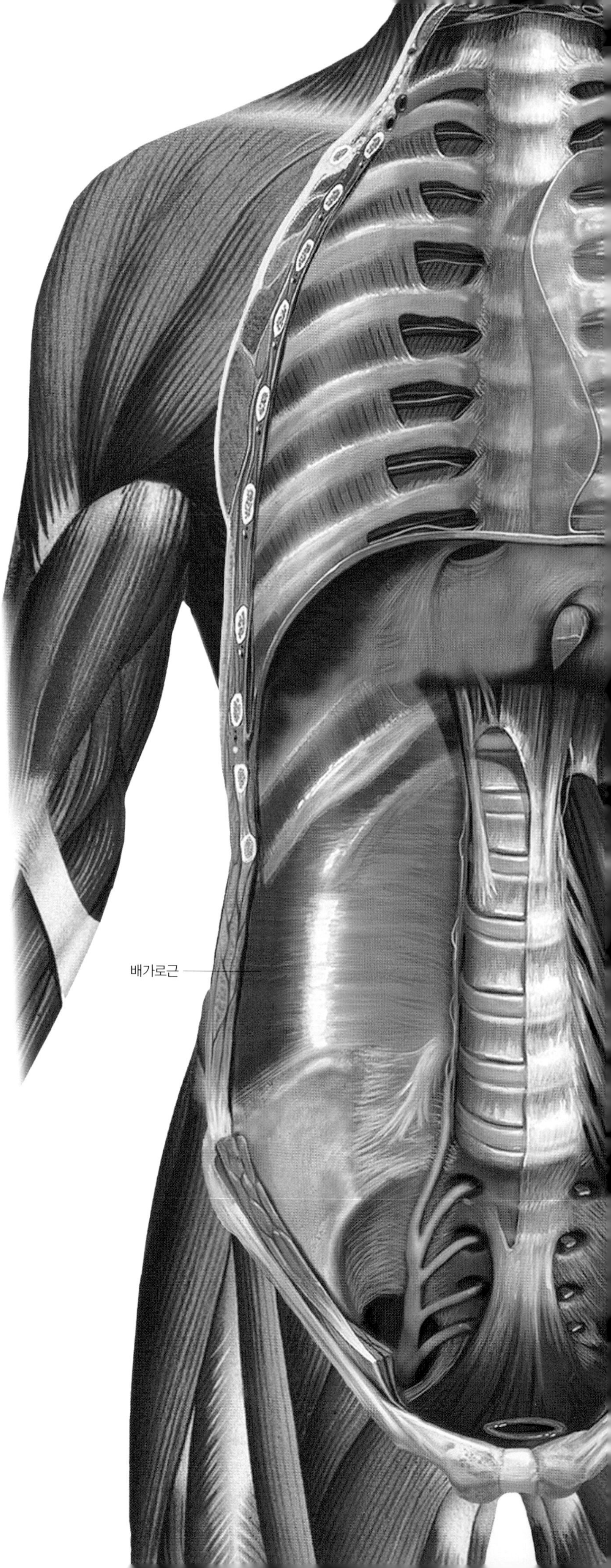

배안

배안에는 인체의 주요 장기가 빼곡하지만 유연한 상태로 자리 잡고 있다. 가슴안의 뒤쪽 벽은 척추뼈 및 주위의 근육에 의해 형성된다. 가로막의 옆쪽 및 앞쪽 벽은 지방과 피부로 덮인 단단한 근육층으로 이뤄지는데, 이들 근육이 복부장기를 압박하고 있어 호흡이 일어나는 동안 허파가 팽창할 수 있다. 가로막은 배안의 지붕 역할을 하고, 골반가로막은 골반의 바닥 부분을 이룬다.

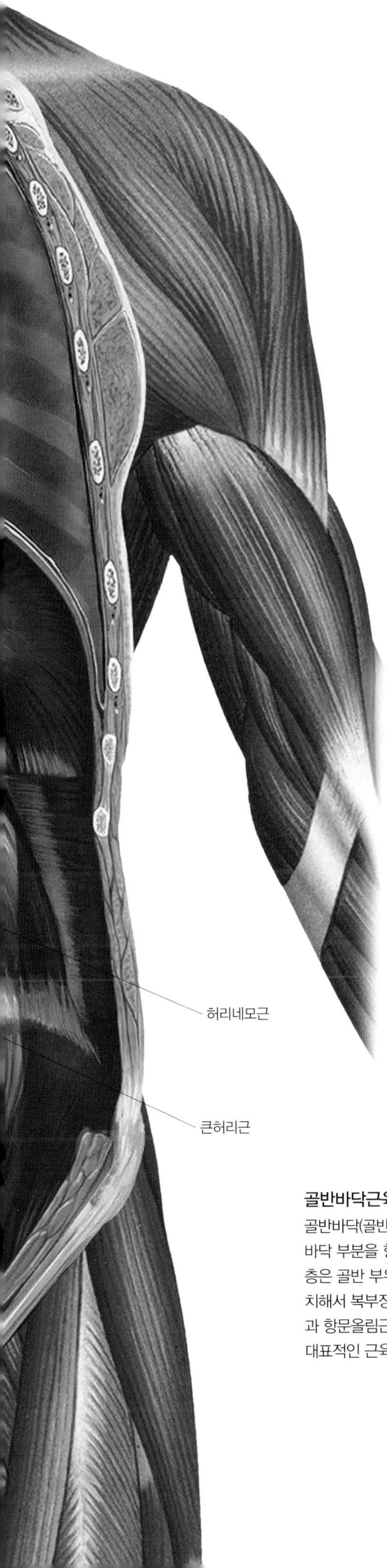

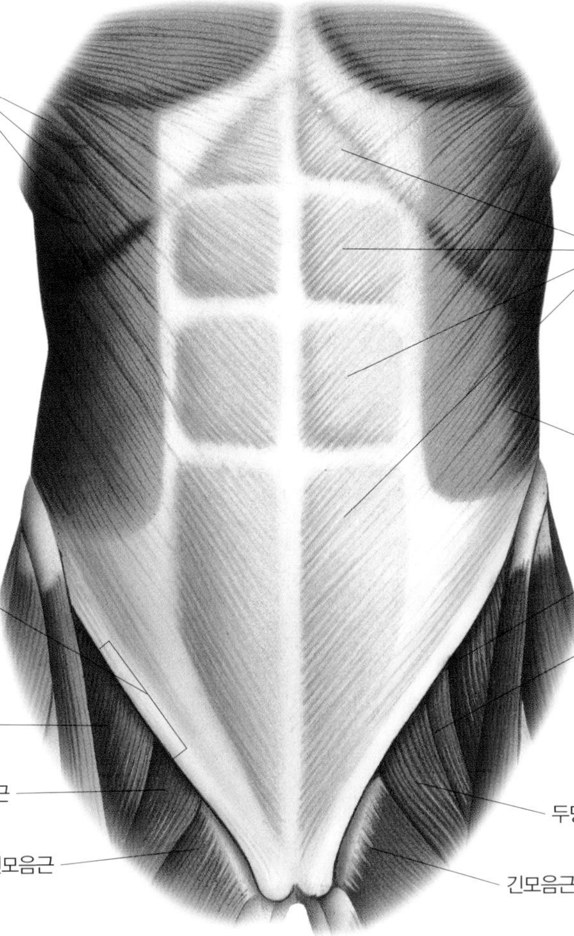

복부 근육

배 앞쪽 단면은 근육층이 덮어 단단하다. 이 근육층은 복부장기를 감싸는 동시에 호흡이 진행되는 동안 이 장기를 압박하는 역할을 한다. 배바깥빗근은 근육의 바깥층, 배속빗근은 중간층, 배가로근은 안쪽층을 이룬다.

골반바닥근육

골반바닥(골반가로막)은 배안의 바닥 부분을 형성한다. 이 근육층은 골반 부위를 가로지르며 위치해서 복부장기를 받친다. 꼬리근과 항문올림근은 골반바닥에 위치한 대표적인 근육이다.

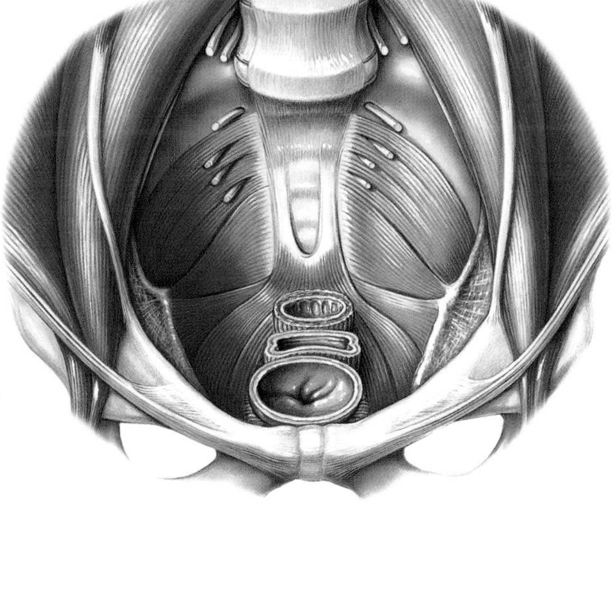

소화관

우리가 섭취한 음식물을 지방, 탄수화물, 단백질로 분해하는 과정은 소화관에서 이뤄진다. 분해된 영양소는 혈액에 흡수돼 에너지를 제공하고, 인체 조직을 만드는 재료로도 쓰인다. 수분은 소화관의 마지막 부분에 이르러서야 흡수되며, 나머지 찌꺼기는 대변으로 배출된다.

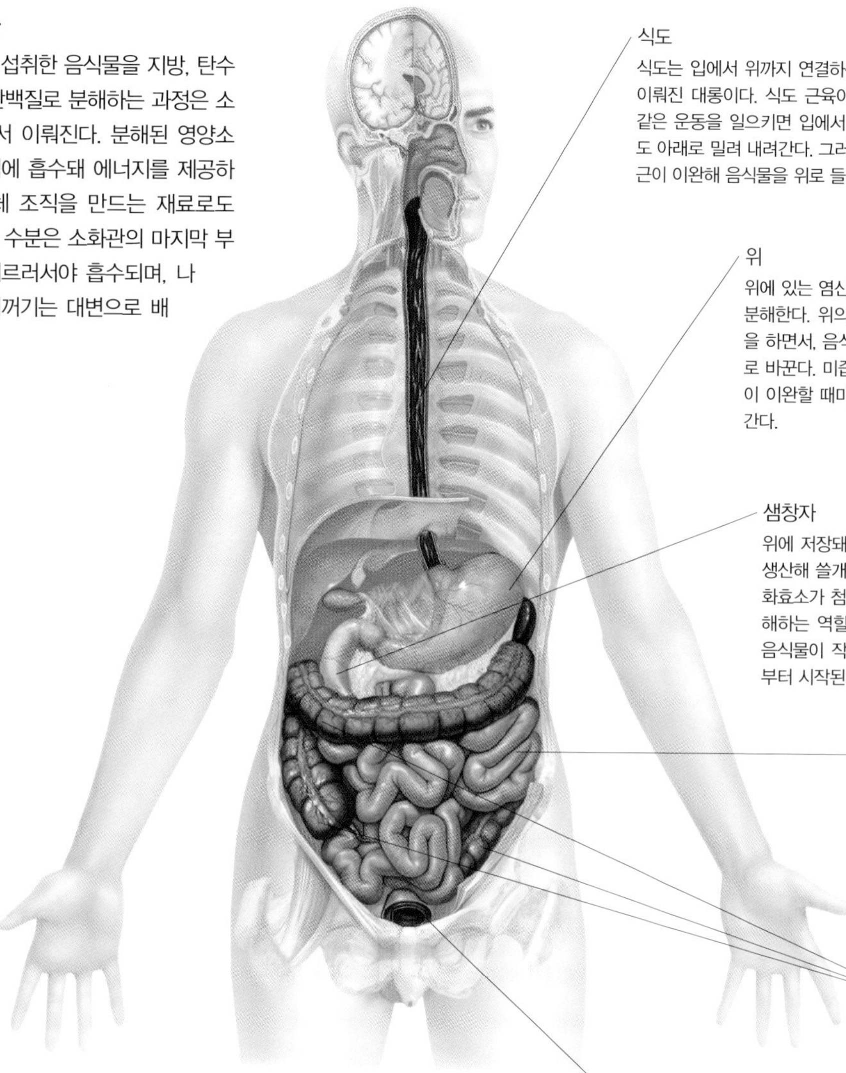

식도
식도는 입에서 위까지 연결하는 민무늬근육으로 이뤄진 대롱이다. 식도 근육이 수축하면서 파도 같은 운동을 일으키면 입에서 씹은 음식물이 식도 아래로 밀려 내려간다. 그러면 식도 끝의 조임근이 이완해 음식물을 위로 들여보낸다.
위
위에 있는 염산과 효소는 음식물을 더 작은 단위로 분해한다. 위의 여러 근육층이 수축하며 꿈틀운동을 하면서, 음식물과 위액을 휘저어 걸쭉한 미즙으로 바꾼다. 미즙은 위에 저장돼 있다가 날문조임근이 이완할 때마다 날문에서 조금씩 샘창자로 넘어간다.
샘창자
위에 저장돼 있던 미즙이 샘창자로 넘어오면 간에서 생산해 쓸개에 저장하던 담즙과 이자에서 분비한 소화효소가 첨가된다. 이런 소화액은 미즙을 추가로 분해하는 역할을 한다. 영양소의 흡수 과정은 소화된 음식물이 작은창자 부위로 이동하기 전, 샘창자에서부터 시작된다.
작은창자
이렇게 만들어진 미즙이 작은창자를 따라 지나가는 동안 영양소가 흡수된다. 작은창자에서 흡수된 영양소는 혈관을 거쳐 온몸으로 이동한다.
잘록창자
이제 큰창자로 진입하는 나머지 혼합물은 찌꺼기뿐이다. 큰창자에서 수분이 흡수돼 빠져나가고 고스란히 대변만 남는다.
곧창자
대변은 곧창자에 머무르다가 항문으로 한꺼번에 배출된다.

소화관

우리 몸의 상체를 관통하는 소화관은 입에서 시작돼 항문에서 끝나는데, 전체 길이가 9미터나 된다. 소화관은 파도처럼 움직이는 꿈틀운동을 일으키는 민무늬근육으로 이뤄진다. 이 운동 덕분에 우리가 입으로 먹은 음식물이 식도와 위, 샘창자, 작은창자, 큰창자를 지나 항문으로 배출될 수 있다. 그렇게 이동하는 동안 음식물은 부서지고 소화되며, 더 작은 성분으로 분해된다. 작은창자를 지나며 흡수된 영양소는 혈관으로 이동한다. 인체에 에너지를 공급하거나 손상된 조직을 복구하며 몸을 유지하는 활동에 이 영양소가 사용된다. 수분이 흡수되고 나면 노폐물만 남아 항문으로 배출된다.

위에 도달한 음식물

위액은 음식물이 도착하기도 전에 만들어진다. 우리의 시각, 미각, 후각, 심지어는 음식에 대한 생각마저도 위액의 생산과 분비를 촉진한다. 음식물이 식도와 연결된 위의 들문으로 들어가면, 위는 음식물과 위액을 섞는 운동을 한다.

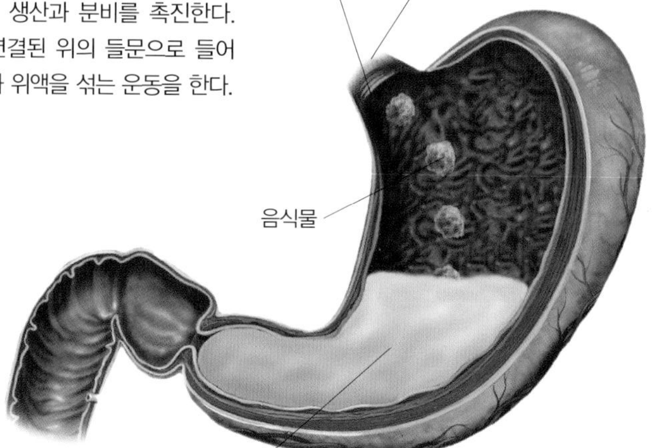

위의 들문
위식도 연결 부위
음식물
음식물과 뒤섞이는 위액

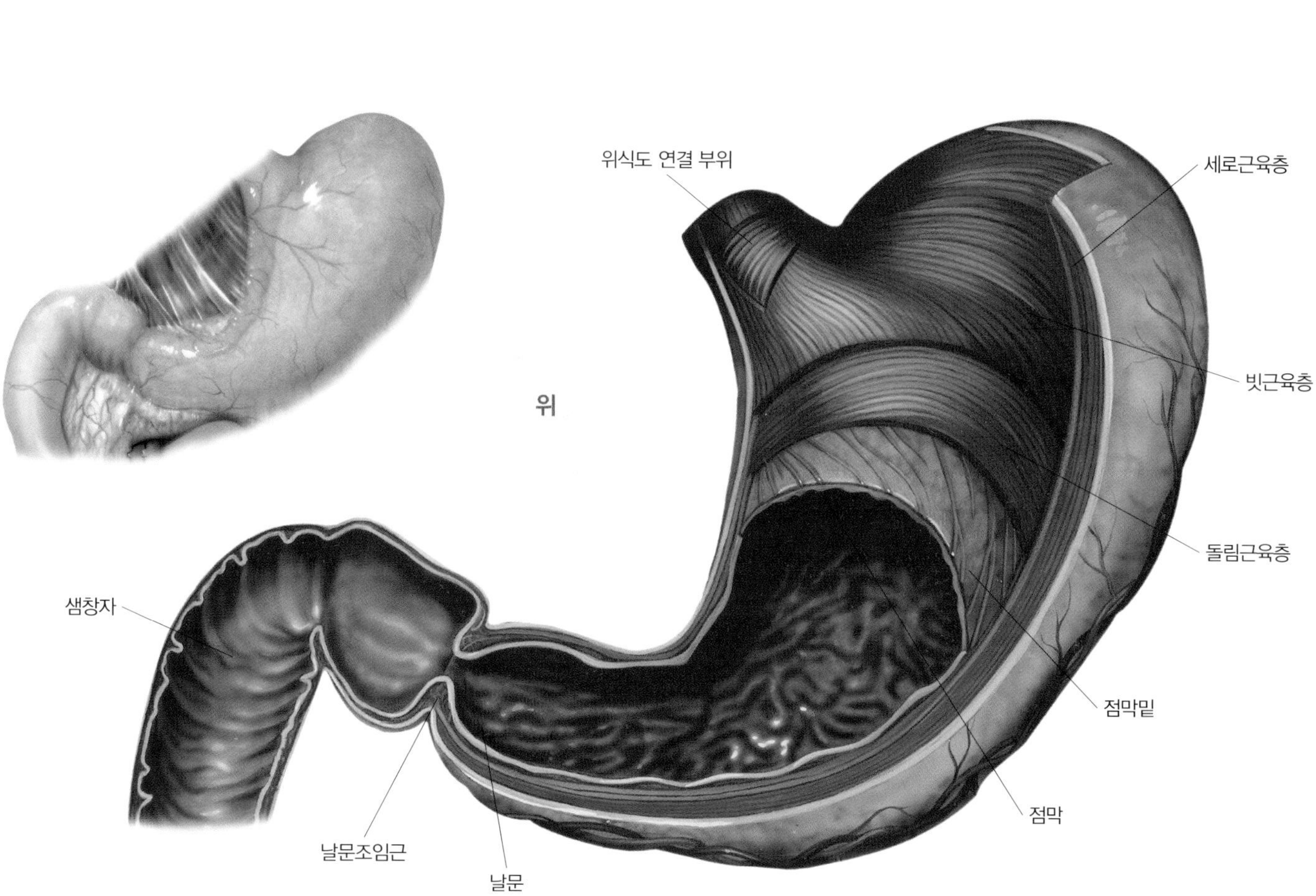

위

위

위는 위쪽으로 식도와 '들문식도 연결 부위'가 아래쪽으로 샘창자와 날문조임근이 연결된 주머니 모양의 소화기관이며 여러 근육층으로 이뤄졌다. 호르몬은 펩신을 포함한 단백질 소화 효소와 염산이 들어 있는 위산의 분비를 촉진한다. 위 주머니의 가장 안쪽을 이루는 점막층과 점막밑층에서는 점액을 생산해 분비한다. 이 점액은 위산으로부터 위벽을 안전하게 보호하는 장벽 역할을 한다. 위벽의 근육은 수축하면서 꿈틀운동을 일으켜 음식물과 위액을 뒤섞고 끈적한 미즙 상태로 분해한다. 위에서 소화 과정이 마무리되면, 근육의 수축 운동에 따라 미즙이 날문을 거쳐 밀려 나간다. 날문 끝 주위의 날문조임근은 뒤섞인 위의 내용물을 샘창자로 조금씩 내보낸다.

소화

위의 산과 소화효소는 음식물의 성분을 잘게 쪼개고, 위벽 근육의 수축 운동은 위 내용물을 잘 섞는다. 그렇게 만들어진 음식물과 위액의 혼합물은 걸쭉한 상태인 미즙이 된다.

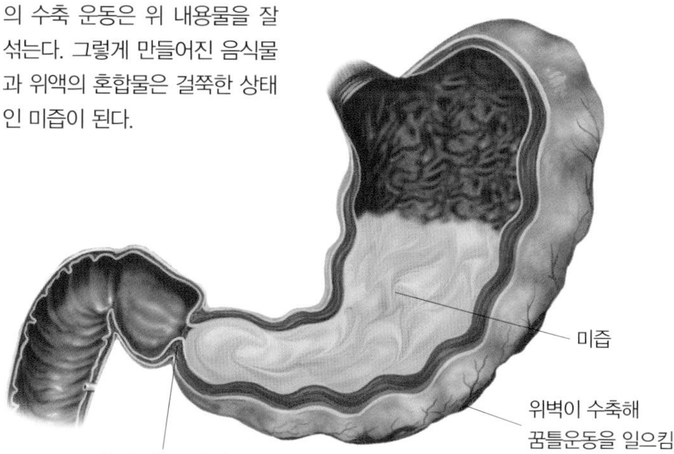

음식물의 이동

위에서 음식물의 소화가 마무리되기까지는 몇 시간이 걸릴 수 있다. 그 과정이 거의 끝나면 위의 수축 운동이 약해지면서 날문조임근이 열리고, 샘창자로 조금씩 미즙을 내보낸다.

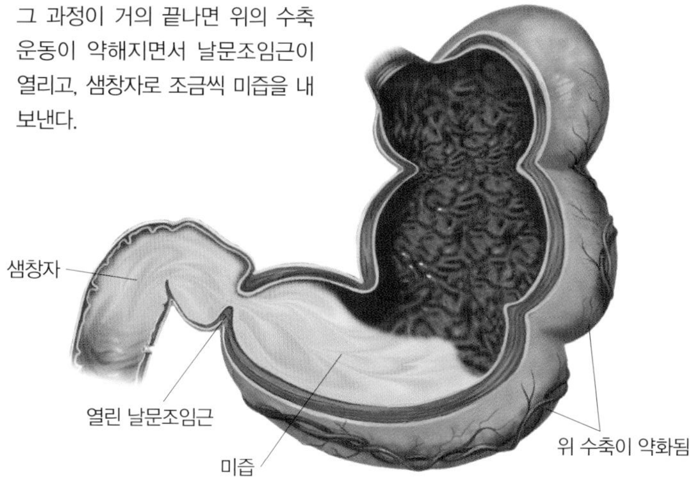

샘창자

작은창자의 첫 부분인 샘창자는 위와 빈창자를 연결한다. 이자머리 주위에 구불구불 자리 잡으며 길이는 25센티미터 정도다. 샘창자에는 간에서 생성한 담즙과 이자에서 분비하는 다양한 소화효소가 유입돼, 위에서 넘어온 미즙을 더 잘게 분해하고 소화하는 과정이 진행된다. 샘창자의 안쪽 창자벽이 구불구불한 덕분에 표면적을 극대화해서 당, 지방, 단백질의 아미노산 등을 흡수한다. 샘창자에서 소화된 음식물을 민무늬근육의 수축 운동을 통해 빈창자로 밀어낸다.

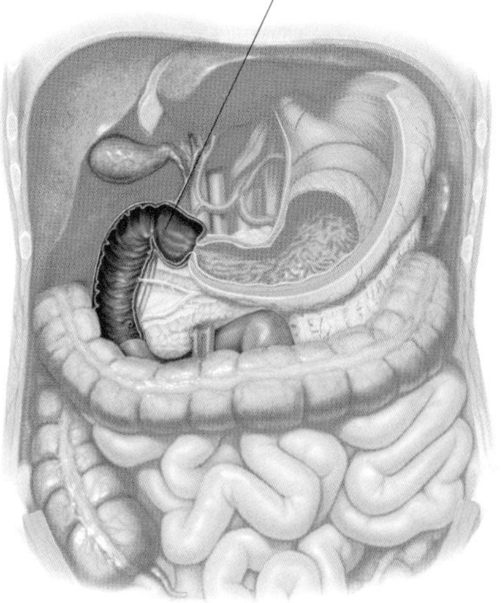

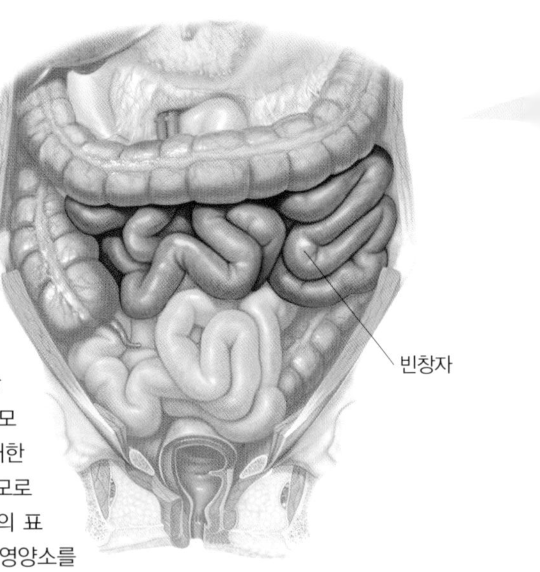

빈창자

빈창자는 작은창자의 가운데 부분으로, 길이가 2.5미터에 이른다. 빈창자의 안쪽 창자벽에는 작은 손가락 모양의 돌출부인 융모가 존재한다. 융모는 더 작은 미세융모로 뒤덮여 있다. 이처럼 창자벽의 표면적을 극대화하는 구조는 영양소를 최대한 흡수하기 위함이다. 영양소는 빈창자 내벽에서 흡수돼 림프관으로 유입된 뒤, 간문맥을 거쳐 간으로 이동한다.

창자

우리 몸의 창자는 크게 작은창자와 큰창자의 두 부분으로 구분할 수 있다. 작은창자는 샘창자, 빈창자, 돌창자로 이뤄지고 큰창자는 구불잘록창자와 곧창자로 이뤄지며 항문까지 포함한다. 큰창자는 배안의 아래쪽 절반을 M자 형태로 에워싸고, 작은창자는 그 안쪽에 돌돌 감긴 모양으로 들어 있다.

소화관 하부에 위치한 장기인 만큼, 창자에서는 소화 과정의 마지막 단계가 진행된다. 위에서 일부 소화된 음식물은 미즙 형태로 작은창자로 넘어오는데, 음식물의 영양소는 기다란 창자를 지나 내려가면서 흡수돼 혈관으로 유입되므로, 큰창자로 넘어가는 내용물에는 찌꺼기만 남는다. 큰창자에서는 수분과 전해질이 흡수되고 대변만 남는데, 대변은 곧창자에 저장되다가 항문에서 한꺼번에 배출된다.

창자는 창자간막(장간막)이라는 얇은 막 덕분에 제 위치를 유지할 수 있다. 창자간막 안에는 작은창자를 향해 뻗어 나가는 혈관과 신경, 림프관이 지나간다.

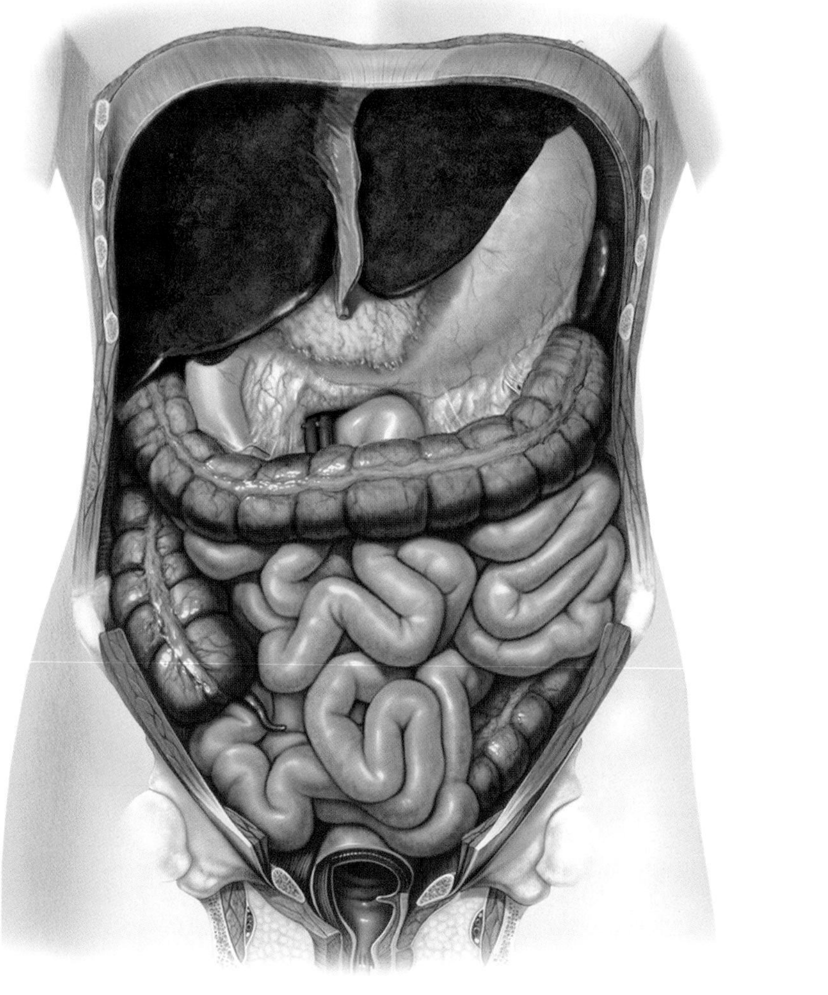

돌창자

작은창자의 마지막 부분에 해당하는 돌창자는 길이가 3.5미터 정도이고, 빈창자에서 시작돼 맹장으로 이어지는 부분이다. 음식물이 소화되는 과정에서 인체를 유지하는 데에 필요한 영양소 대부분은 이미 샘창자와 빈창자에서 흡수됐으며, 돌창자에서는 담즙의 주요 성분인 담즙산을 재흡수해 간으로 되돌려 보낸다.

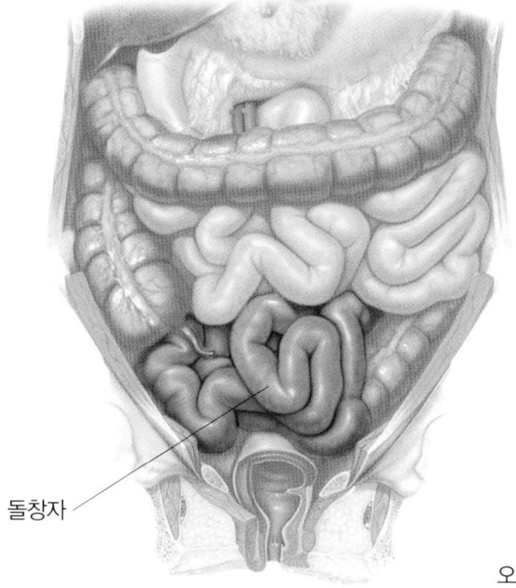

잘록창자 및 막창자꼬리

잘록창자는 큰창자의 시작 부분으로 그 길이가 1.3미터 정도이며 맹장, 오름잘록창자, 가로잘록창자, 내림잘록창자, 구불잘록창자로 구성된다. 잘록창자는 작은창자의 끝부분인 돌창자와 연결되는데, 음식물이 소화되고 작은창자에서 영양소를 흡수한 후에 남은 찌꺼기에서 수분과 염분을 제거하는 역할을 한다. 막창자꼬리(충수)는 벌레처럼 기다란 주머니 모양으로 매달린 9센티미터 정도의 주머니다. 창자 면역계통의 중요한 일부를 이루며, 정상적인 장내 미생물군의 저장소 역할을 한다.

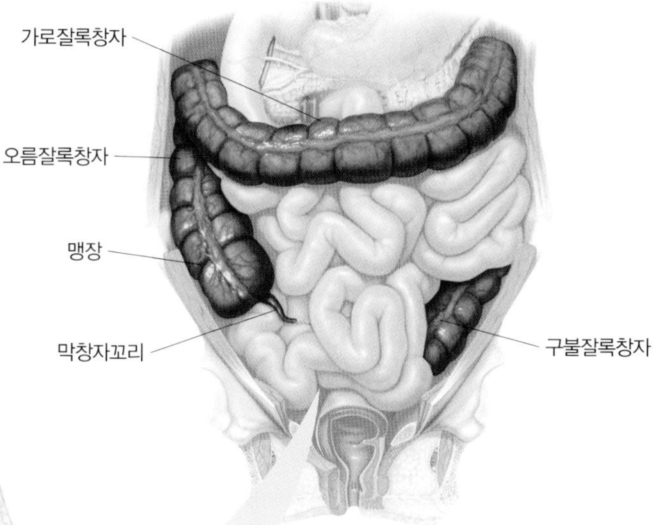

곧창자

잘록창자 밑으로 연결되는 부위는 곧창자로, 큰창자의 끝에서 두 번째에 위치하는 부분이다. 곧창자의 길이는 대략 15~20센티미터 정도이며, 구불잘록창자에서 넘어온 대변 물질을 받아 배변할 때까지 잠시 저장해 둔다.

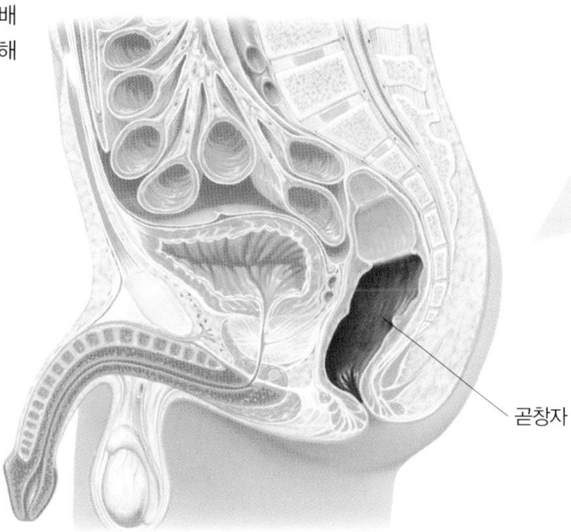

항문

큰창자의 마지막 부분인 항문은 곧창자와 연결된 항문조임근에서 항문구멍까지 3~4센티미터 정도 되는 관을 가리키며, 이곳을 거쳐 대변이 배출된다.

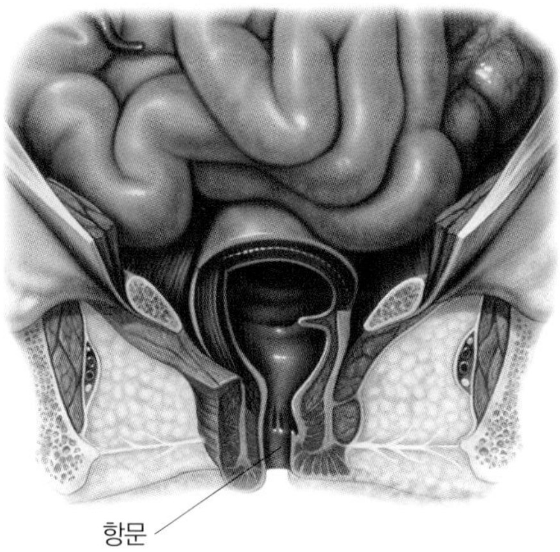

NOTE

사람은 한 해 동안 대략 500킬로그램에 달하는 음식을 먹는다. 이 양을 하루 단위로 분석하면 우리 몸속 소화계통은 매일 10~12L 분량의 음식과 액체 및 소화액을 처리하는 셈이다.

창자의 안쪽

창자의 길이를 모두 합하면 7.5미터 정도 된다. 하지만 창자의 안쪽 표면에는 울퉁불퉁한 돌림주름이 잡혀 있어 표면적을 더 넓히는 효과가 있다. 게다가 이 주름 잡힌 표면에는 더 작은 주름인 융모가 돋아 있어, 소화 과정에서 인체에 중요한 영양소를 모두 흡수할 수 있게끔 표면적을 극대화한다. 창자에서 흡수한 영양소는 혈관과 림프관으로 흡수돼, 우리 몸의 세포와 조직을 유지하고 에너지를 공급하는 데에 쓰인다.

창자

소화계통의 마지막 부분을 담당하는 작은창자와 큰창자는 복부의 아래쪽에 위치한다.

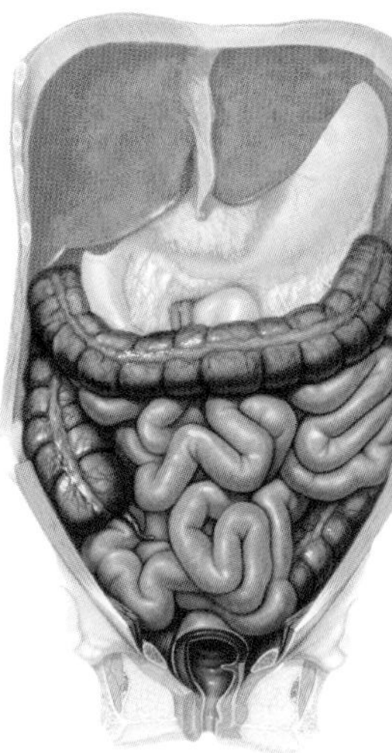

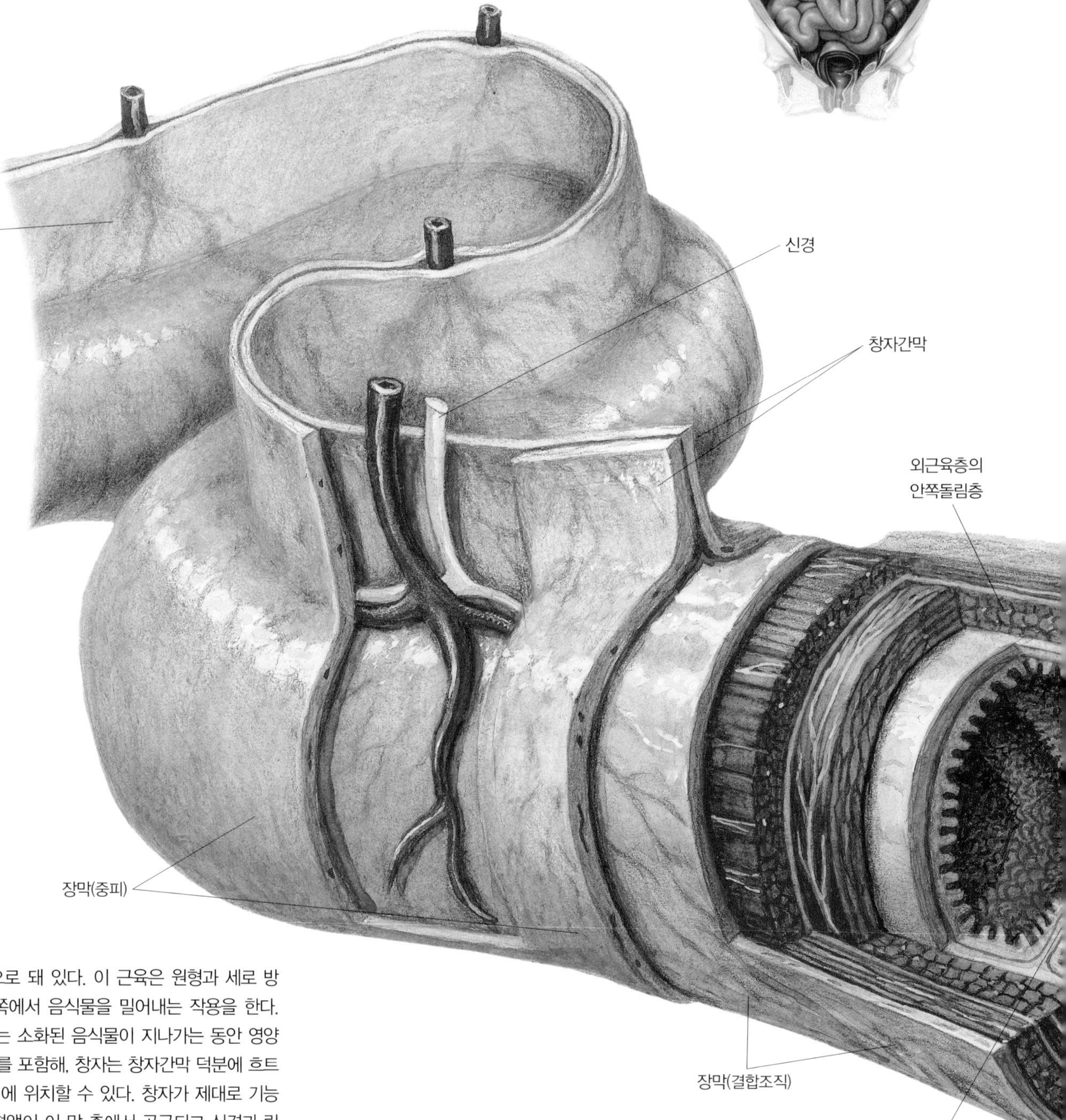

빈창자의 단면도

빈창자는 민무늬근육으로 돼 있다. 이 근육은 원형과 세로 방향으로 뻗어, 창자 안쪽에서 음식물을 밀어내는 작용을 한다. 주름 잡힌 점막층에서는 소화된 음식물이 지나가는 동안 영양소를 흡수한다. 빈창자를 포함해, 창자는 창자간막 덕분에 흐트러짐 없이 각각 제자리에 위치할 수 있다. 창자가 제대로 기능하는 데에 꼭 필요한 혈액이 이 막 층에서 공급되고 신경과 림프관이 연결된다.

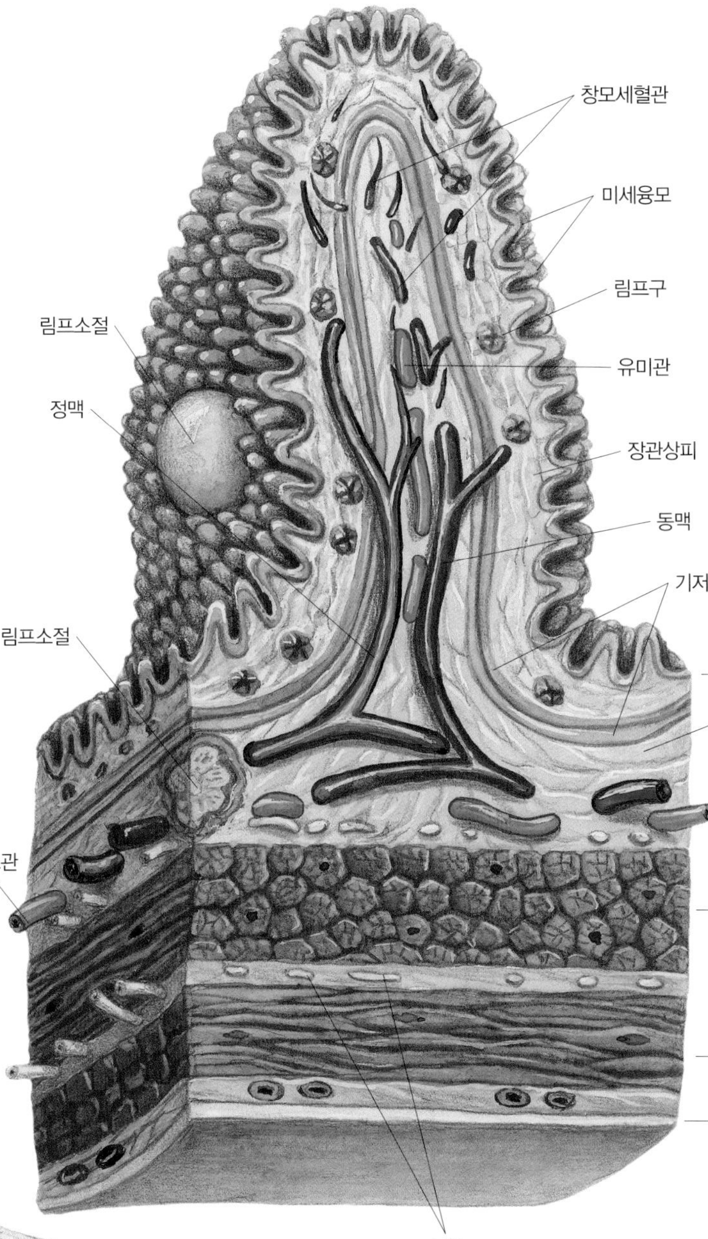

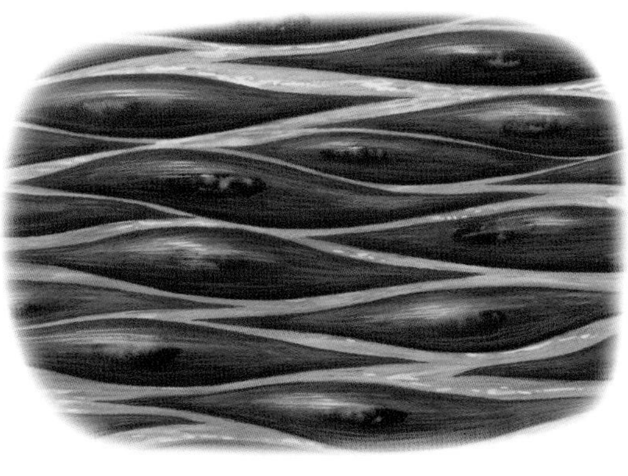

민무늬근육
창자를 이루는 민무늬근육은 자율신경 계통의 지배를 받기 때문에, 소화 과정은 불수의적으로 진행된다.

빈창자 융모의 단면도
작은창자의 주름 표면은 더 작은 융모가 뒤덮는다.

NOTE

작은창자의 내층에는 4억 개가 넘는 융모가 분포하는데, 이 정도라면 대략 250㎡가 넘는 표면적을 확보하는 셈이다. 이처럼 작은창자는 내측 표면적이 넓어 수분과 영양소를 충분히 흡수할 수 있다.

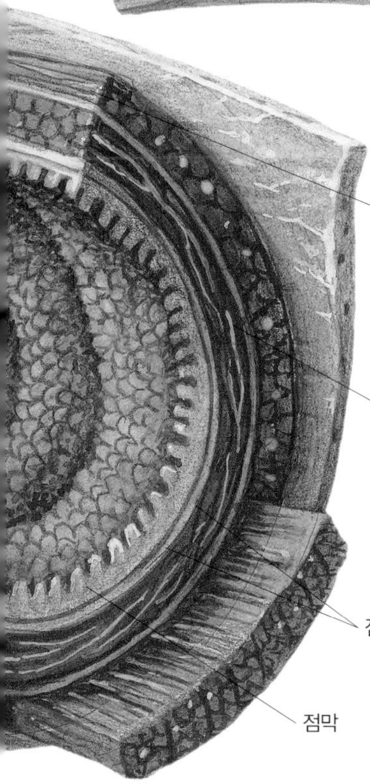

창자를 구성하는 민무늬근육은 소화된 음식물을 운반하기 위해 파도처럼 수축하며 움직이고, 창자 곳곳에 위치한 조임근은 내용물이 움직이는 속도를 적절히 조절한다. 근육층은 둥글거나 세로로 뻗어 있는데, 이런 근육들이 움직이면 소화된 음식물이 한 구역에서 다음 구역으로 이동한다.

간

수많은 기능을 담당하는 간은 무게가 대략 1.5킬로그램으로 가장 크고 무거운 장기다. 간은 배안 위쪽 오른편에 위치하는데, 갈비뼈 뒤에서 주름 잡힌 막에 의해 가로막에 부착된다. 쐐기처럼 생긴 간은 2개의 엽으로 나뉘며 쓸개, 콩팥, 샘창자의 일부, 식도, 위, 큰창자의 일부와 인접해 있다. 간은 위·샘창자와 인대와 간막으로 연결되는데, 쓸개와는 결합조직으로 연결된다.

혈관과 여러 도관이 드나드는 지점인 간문은 간 중심부 표면에 위치한다. 간문에는 간문맥과 간동맥, 쓸개 계통의 도관이 연결된다.

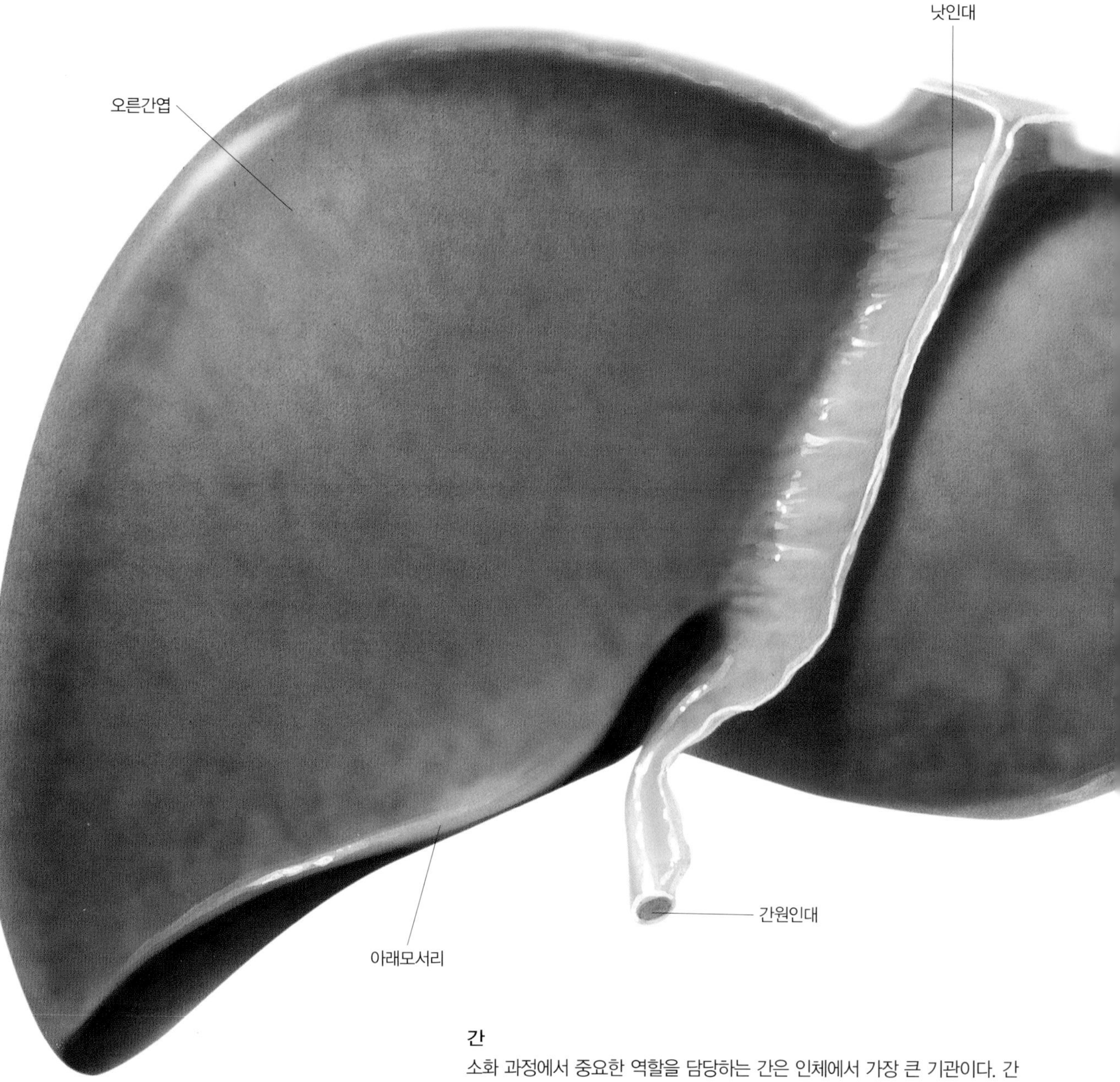

간

소화 과정에서 중요한 역할을 담당하는 간은 인체에서 가장 큰 기관이다. 간은 위에서 잘게 부순 음식물을 더 작은 분자로 소화하는 담즙을 샘창자로 분비할 뿐만 아니라, 혈액에서 낡은 적혈구와 독성 물질, 노폐물 등을 걸러내고 심장으로 돌아가는 혈액에 영양소를 전달하기도 한다. 간은 포도당을 글리코겐으로 전환해 저장하고 알부민과 혈액응고 관련 물질을 생성하며, 철을 저장해서 이런 물질의 혈중 농도를 적정 수준으로 유지한다. 또한 비타민 A를 합성하고 저장하는 등 수많은 기능을 수행한다.

간동맥과 간문맥

간동맥과 간문맥은 간에 연결된 주요 혈관이며, '간으로 들어가는 문'이라는 뜻의 '간문'을 통해 간과 연결된다.

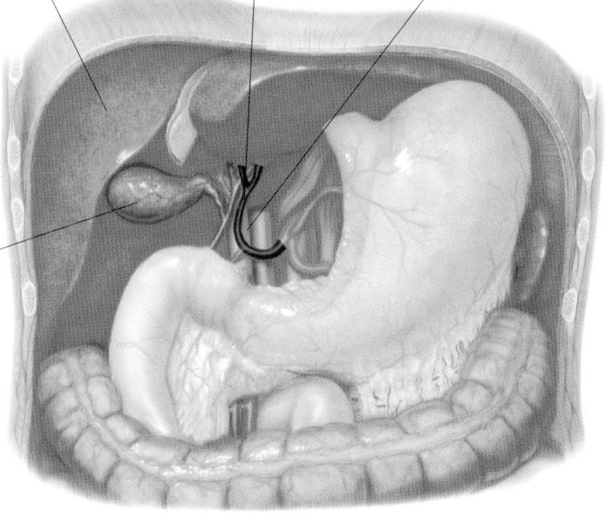

설명 : 이 그림에서는 간동맥과 간문맥의 위치를 보여주려고 간의 안쪽 모습을 그렸다.

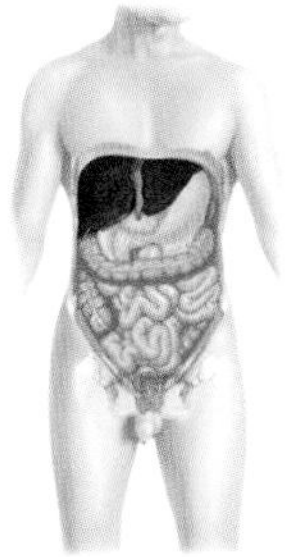

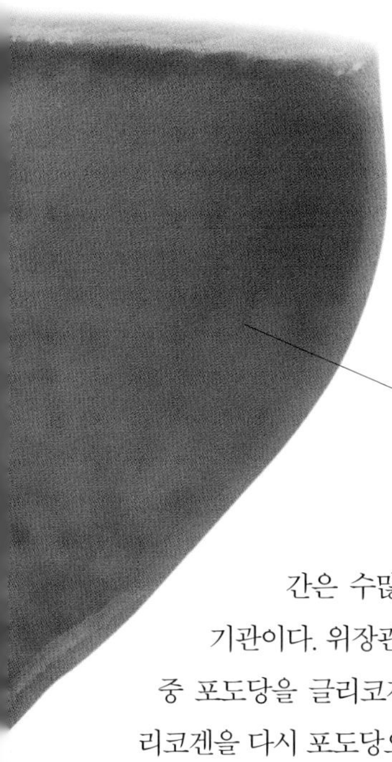

간은 수많은 대사 및 조절 기능을 수행하는 내장 기관이다. 위장관을 순환한 혈액이 운반되면, 간에서는 혈중 포도당을 글리코겐으로 전환해 저장한다. 필요할 때는 글리코겐을 다시 포도당으로 전환해 사용해서 혈당을 일정하게 유지하는데, 이자에서 분비하는 인슐린과 글루카곤은 그 과정에서 꼭 필요한 두 가지 호르몬이다. 간은 혈액을 여과하는 중요한 기능을 담당한다. 손상된 적혈구나 과량의 영양소, 음식이나 물과 함께 섭취한 독성 물질을 제거하고 파괴하는 '쓰레기 처리장'과 같다.

간은 인체 바깥 표면을 조성하는 상피조직의 건강에 필수적인 비타민 A를 생성하고 저장하며, 혈액 내 헤모글로빈 생성에 필요한 철분을 저장하는 곳이다. 또한 간에서는 혈액 내의 중요한 단백질인 알부민과 함께 혈액응고 과정에 관여하는 몇 가지 중요한 물질도 합성한다.

간에서는 담즙도 생성한다. 담즙은 샘창자로 분비돼 음식물의 분해를 촉진하는 역할을 한다. 담즙은 담낭계통의 도관을 거쳐 샘창자로 분비된다. 물과 담즙산염, 빌리루빈이라는 화학물질로 구성된 담즙은 창자로 유입된 후에는 재흡수돼 간문맥을 거쳐 간으로 회수된다. 계속 순환하며 재활용된다.

간동맥

간에 필요한 혈액의 30% 정도는 간동맥을 거쳐 공급되고 나머지는 간문맥으로 유입된다. 온간동맥은 오른간동맥과 왼간동맥으로 갈라져 산소가 풍부한 혈액을 양쪽에 골고루 공급한다.

간문맥

위, 지라, 이자, 쓸개와 창자를 순환하면서 영양소를 풍부하게 흡수한 혈액은 간으로 회수되며 간문맥을 거쳐 간으로 유입된다. 간문맥은 두껍지만 길이가 짧은데, 간문에서 간으로 들어가 굴모세혈관(굴맥관)이라 불리는 모세혈관계와 연결된다. 혈액이 운반해 온 손상된 적혈구나 세균은 이곳에서 분해되고 제거된다.

간을 순환하면서 혈액에는 새롭게 영양소가 공급되고, 과량의 영양소는 간에서 회수되고 저장된다. 간순환을 마친 혈액은 간정맥을 거쳐 간에서 빠져나가고 아래대정맥으로 유입된다.

간소엽

간은 육각형 모양의 소엽이라는 기능단위로 구성되며 여섯 귀퉁이마다 간문맥, 간정맥, 간관이 지나간다. 간소엽의 중심에는 중심정맥이 있다. 간소엽은 간세포의 판 구조로 이뤄지는데, 각 판의 두께는 세포 하나의 두께와 같다. 창자를 지난 혈액은 간세포 사이를 흘러 중심정맥으로 회수된다. 이 과정에서 각종 영양소, 담즙산염, 독성 물질과 노폐물이 걸러지고 처리된다. 간소엽마다 분포하는 중심정맥의 혈액은 하나로 합쳐져 간정맥으로 유입되고, 아래대정맥으로 연결돼 심장으로 돌아간다.

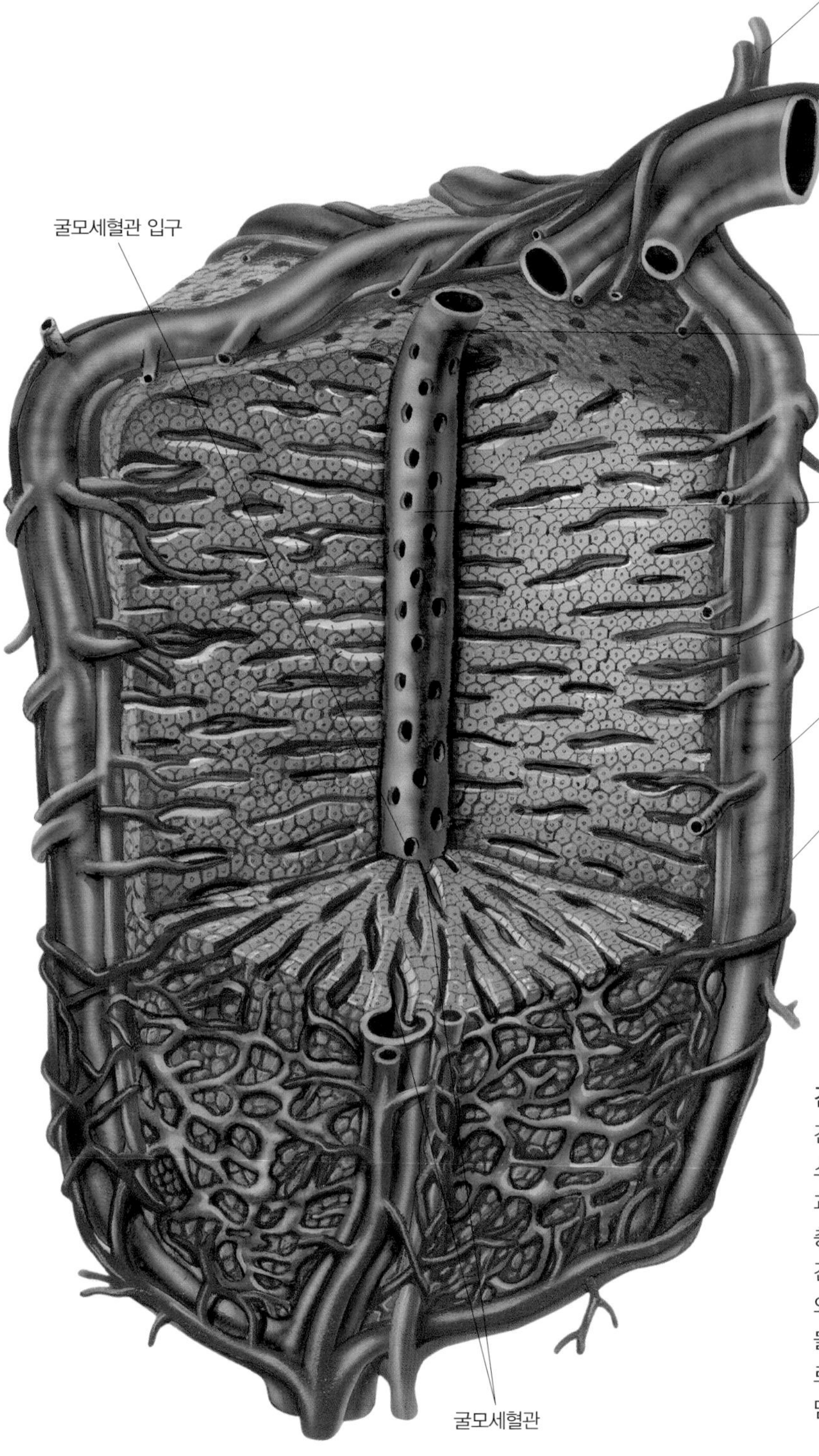

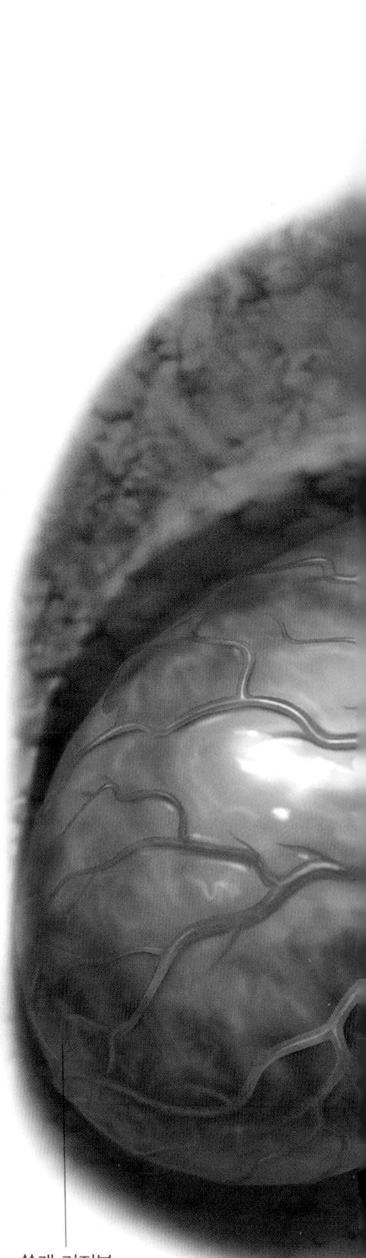

쓸개

간에서 만든 담즙을 저장하고 농축하는 일을 담당하는 주머니 모양의 기관이다. 활동 개시 신호를 받으면, 쓸개는 담즙을 샘창자로 분비해 소화 과정에 관여한다.

간소엽

간을 자세히 들여다보면 중심정맥을 둘러싼 육각형 모양의 간소엽이 질서정연하게 배열돼 있고, 각 귀퉁이에 간동맥, 간문맥과 담관이 연결된 것을 알 수 있다. 각각의 간소엽은 세포가 층층이 쌓인 구조로, 간소엽에서 회수한 혈액은 중심정맥을 지나 간정맥을 거쳐 간에서 흘러나간다. 위장관을 순환해서 영양소와 노폐물 등이 가득 담긴 혈액은 간문맥으로 유입돼 심장으로 돌아가기 전에 간세포 사이를 지난다. 간동맥과 간동맥의 가지로는 더 많은 혈액이 간으로 흘러 들어온다. 간세포에서 생산한 담즙은 담관계통을 지나 샘창자로 분비된다.

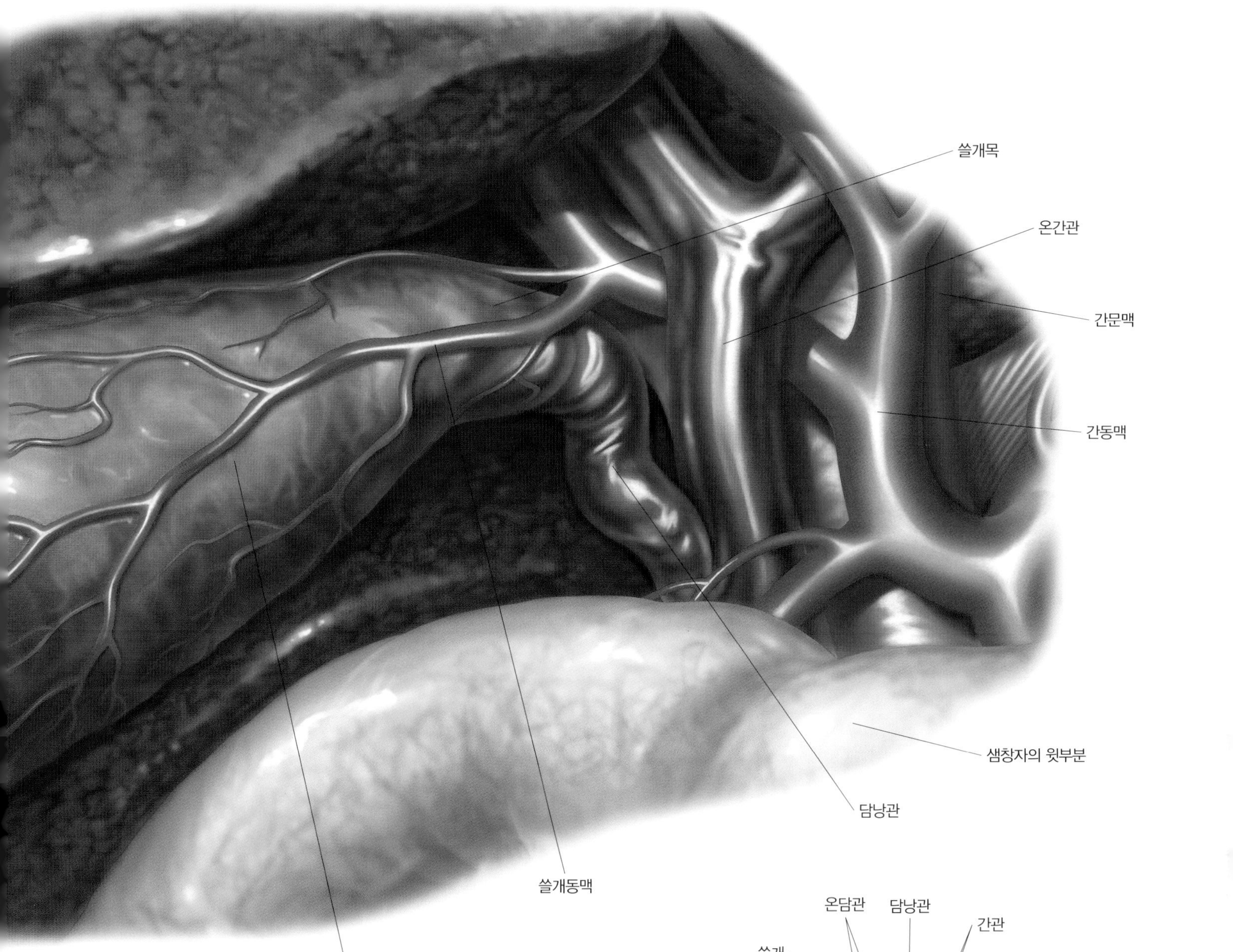

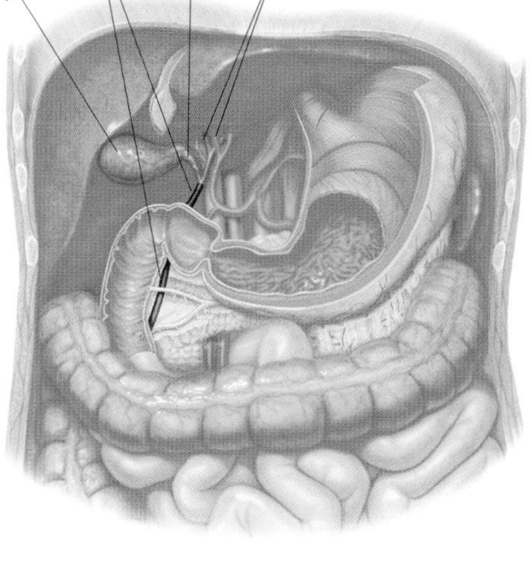

담관

색소인 빌리루빈, 레시틴, 담즙산염이 들어 있는 담즙은 간에서 생산되고 담관(쓸개관)을 거쳐 쓸개로 이동한다. 쓸개에 저장된 담즙은 샘창자로 분비될 준비를 한다.

쓸개

쓸개는 간에서 생산한 담즙을 보관하는 저장소다. 주머니 모양의 이 작은 기관은 간 아래쪽에 가려진 듯 위치하지만, 담낭관(쓸개주머니관)을 통해 담관과 연결돼 쓸개계통의 일부분으로 기능한다. 간세포에서 생산한 담즙은 담관을 거쳐 쓸개로 유입된다. 샘창자로 분비되기 전까지는 쓸개에 저장되면서 농축된다. 담관은 담낭관과 연결 부위를 지나 이자머리를 통과해 주이자관과 연결된 다음, 담즙이 분비될 샘창자까지 뻗어 나간다. 담즙은 큰 지방 분자를 유화해 작게 쪼개서 소화 및 흡수가 잘되도록 돕는다. 소화를 돕는 임무를 마치면, 담즙은 작은창자에서 재흡수돼 간정맥을 통해 간으로 회수되고, 담즙으로서의 기능을 또다시 수행할 준비를 한다. 이 과정을 '담즙의 창자간순환'이라고 한다.

이자

소화계통과 내분비계통 모두에서 작용하는 기관이다. 소화 과정에 필요한 효소를 샘창자로 분비할 뿐만 아니라, 내분비계통에 필요한 호르몬도 생산한다.

삼각기처럼 생긴 이자는 두툼한 머리 부분이 점점 좁아지면서 가느다란 꼬리처럼 뻗는다. 동맥과 아래대정맥 등 복부를 지나는 여러 굵은 혈관의 앞쪽과 위 뒤쪽에 자리 잡고 있다. 이자머리는 샘창자에 둘러싸여 있고, 이자꼬리는 지라와 인접한다.

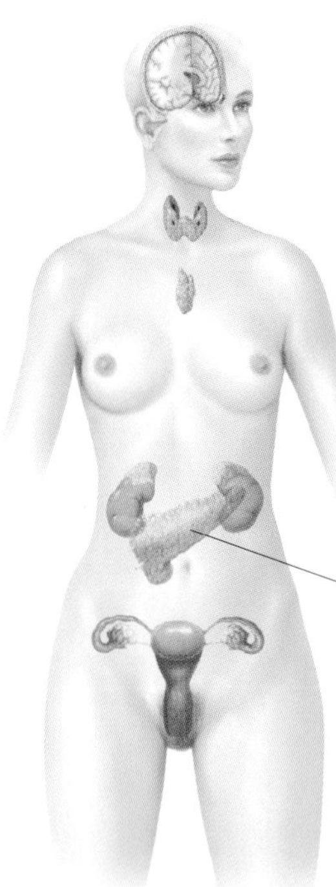

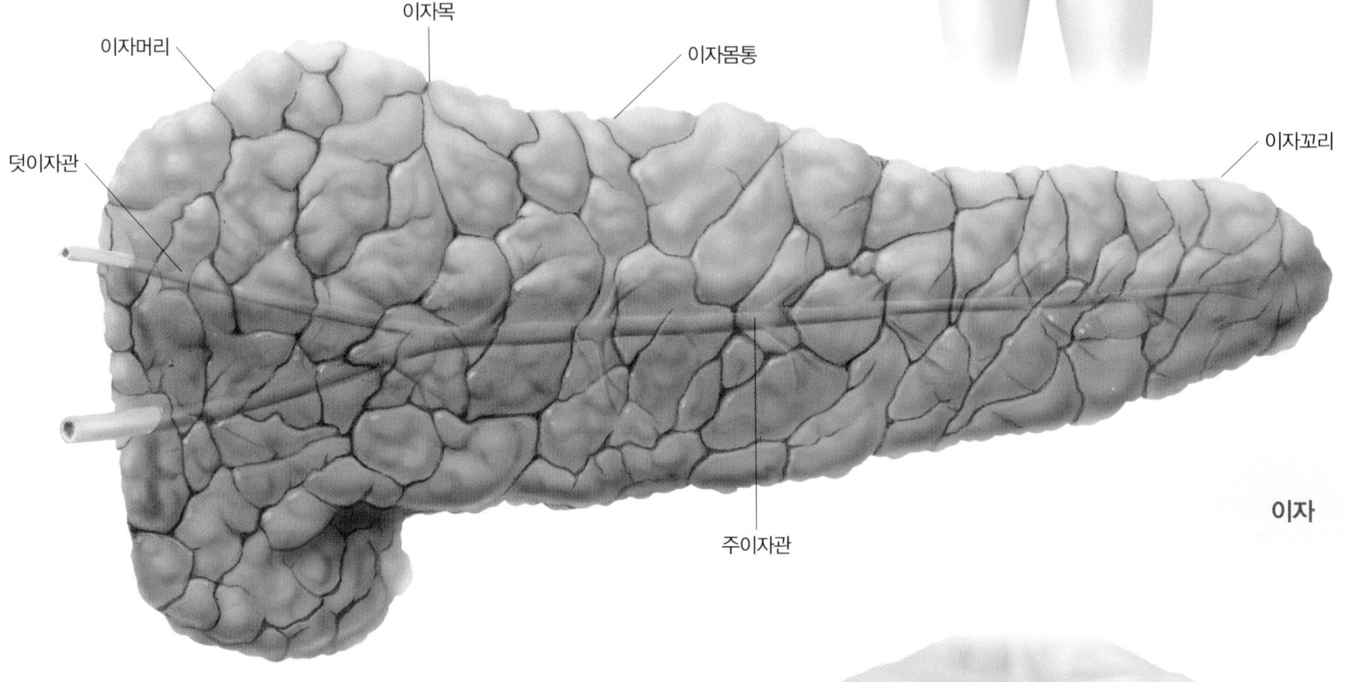

이자

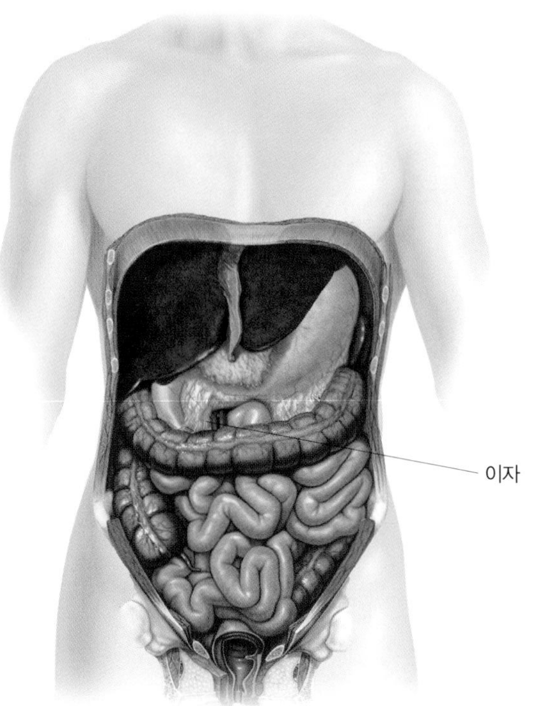

소화와 내분비 기능을 이중으로 수행하는 이자에는 외분비 및 내분비 세포가 모두 있지만, 대부분은 소화계통에서 음식물의 소화 과정을 돕는 외분비 기능을 수행하는 세포다. 그물망처럼 연결된 이자관은 이자에서 만든 효소를 샘창자로 운반해 음식물이 소화되는 동안 분비되도록 한다. 우리 몸에는 이자에서 분비하는 효소가 이자 자체를 손상하지 않도록 하는 몇 가지 보호 메커니즘이 있는데, 예를 들면 효소를 분리된 공간에 저장하고 화학적 저해제를 합성하는 현상을 손꼽을 수 있다.

이자에는 내분비 세포가 모인 세포군이 곳곳에 분포해 인체의 대사 활성을 조절하는 호르몬을 생성한다. 혈당을 조절해 적정선을 유지하는 인슐린과 글루카곤 등의 이자호르몬은 랑게르한스섬이라고도 하는 특별한 세포군에서 만들어진다.

부신

콩팥과 부신은 복부 뒤쪽에 위치하며, 부신이 콩팥 위쪽에 놓여 있다. 부신 2개는 호르몬 생성과 분비 기능을 담당한다.

황갈색을 띤 세모꼴의 부신은 부신겉질이라는 바깥층과 속질로 불리는 안쪽으로 나뉘는데, 이 두 층은 구조가 다를 뿐 아니라 각기 다른 호르몬을 생성하고 분비한다. 부신겉질에서는 글루코코르티코이드, 광물부신겉질호르몬과 성호르몬을 만들고 분비한다. 이들 호르몬은 체액의 일정량과 혈압, 혈액의 총량, 심박출량을 유지하고 나트륨의 재흡수를 조절한다. 겉질에서 생산하는 남성호르몬(안드로겐)은 남성의 성적 특징이 발현되도록 작용한다. 속질에서 생성하는 호르몬에는 에피네프린으로 불리는 아드레날린과 노르에피네프린으로 불리는 노르아드레날린이 있다. 이 두 호르몬은 인체가 스트레스를 받으면 심장박동과 근육에 공급되는 혈류를 증가시키고 혈당을 높이며, 기도를 확장해서 스트레스 상황에 대비하도록 우리 몸을 준비시킨다. 사람이 스트레스를 받으면 도망치거나 싸우게 된다는 뜻에서, 이들 호르몬의 작용은 '투쟁 도피' 반응으로 불리기도 한다.

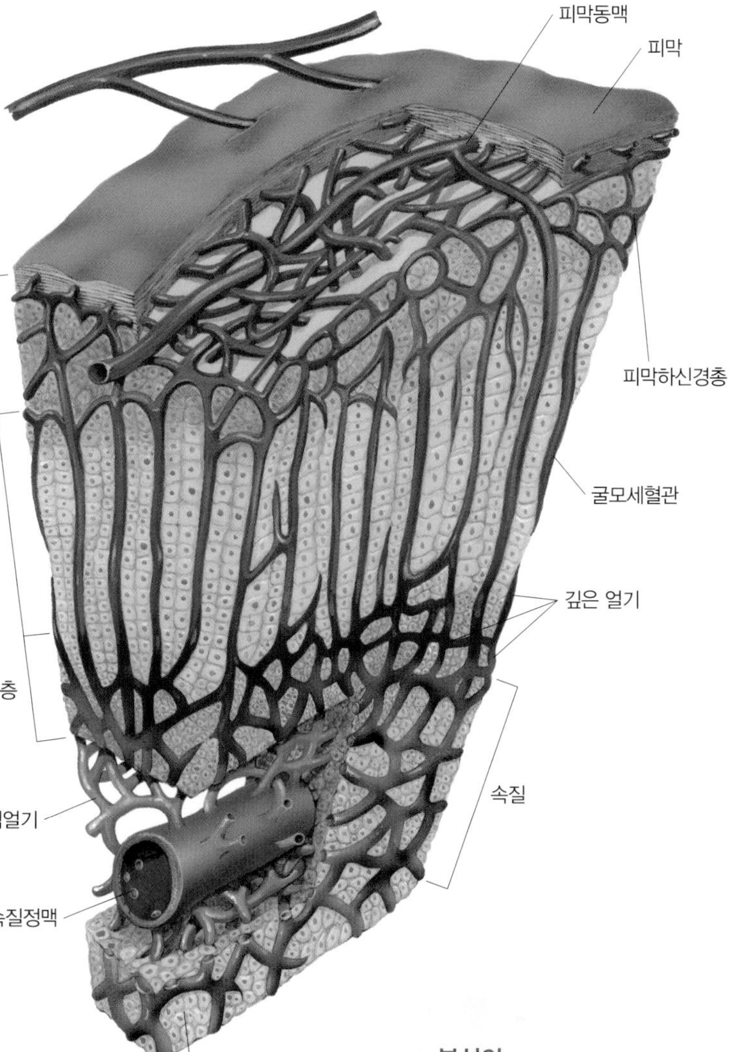

부신의 구조

부신

부신은 크기가 작아도 신체 건강에 미치는 영향이 매우 크다. 혈중 포도당 수치를 조절하고, 상처가 회복되도록 인체 반응을 유도한다. 혈액량을 일정하게 유지하고, 남성의 성적 특징이 발현되게끔 하는 스테로이드호르몬을 분비하는 역할도 수행한다.

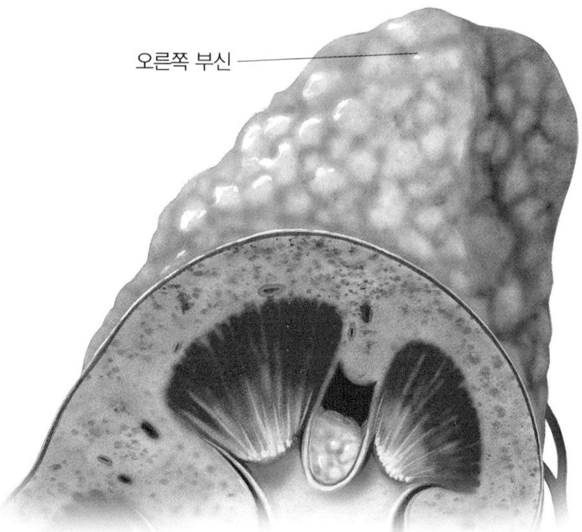

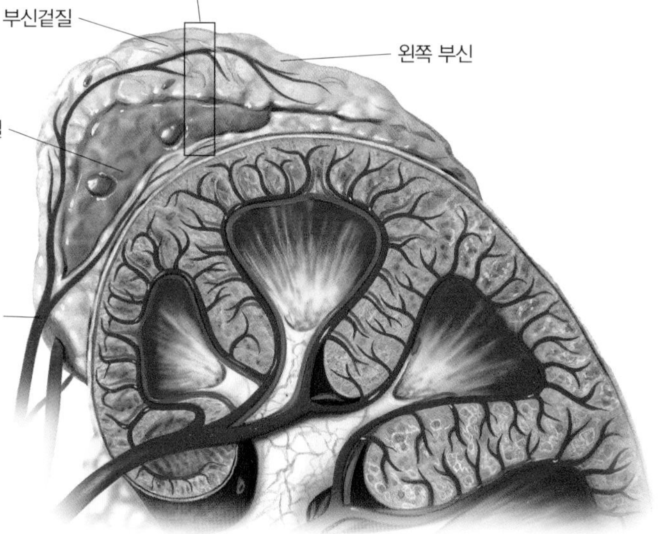

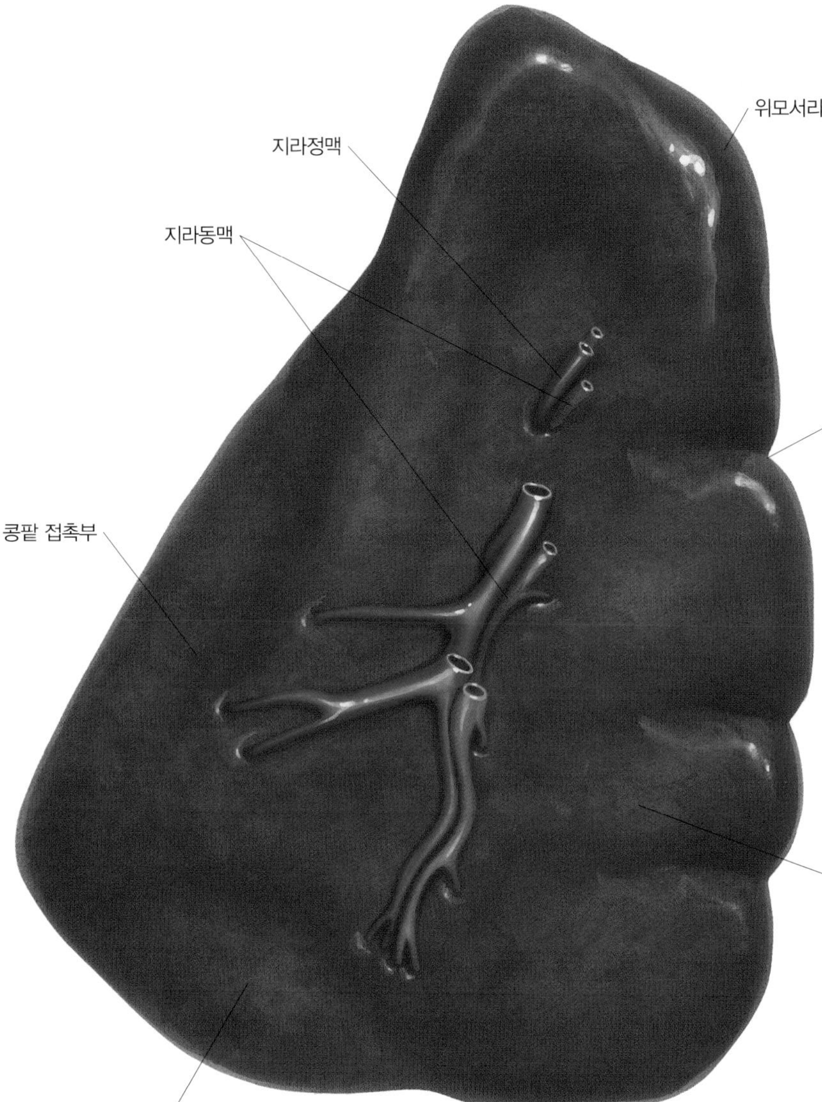

NOTE

임신 후기 무렵 태아가 아직 태어나기 전에는 지라에서 적혈구를 생성하고, 출생 이후에는 골수에서 그 기능을 담당한다. 태어난 후에도 골수에서 적혈구를 생성하지 못하는 경우에는 지라가 다시금 그 역할을 수행하기도 한다.

지라
지라의 적색속질은 혈액을 거르는 여과장치처럼 낡고 손상된 적혈구를 처리한다. 백색속질은 면역계통에서 작용할 림프구를 저장하는 림프조직으로 기능한다.

지라

복부 위 왼쪽, 가로막 바로 아래에 위치한다. 아홉째부터 열한째 갈비뼈의 보호를 받는다. 심장과 거의 비슷한 크기이면서 림프계통에서 가장 큰 장기다. 지라는 면역반응에서 핵심적인 역할을 담당하는 림프구를 생산하고 저장한다.

붉은색을 띠는 지라는 질감이 부드러운데, 이런 특성 덕분에 지라 표면에는 주위에 인접한 콩팥, 잘록창자, 위 등에 눌린 흔적이 남아 있다.

지라를 구성하는 적색속질과 백색속질은 피막층에 둘러싸여 있다. 적색속질은 공동이라는 통로로 혈액을 여과해 노화되고 손상된 적혈구 세포를 걸러낸다. 태아기에는 혈액 세포를 생성하는 역할도 적색속질에서 담당한다. 한편, 백색속질은 지라동맥을 에워싸며 면역계통에서 중요한 림프구를 저장한다.

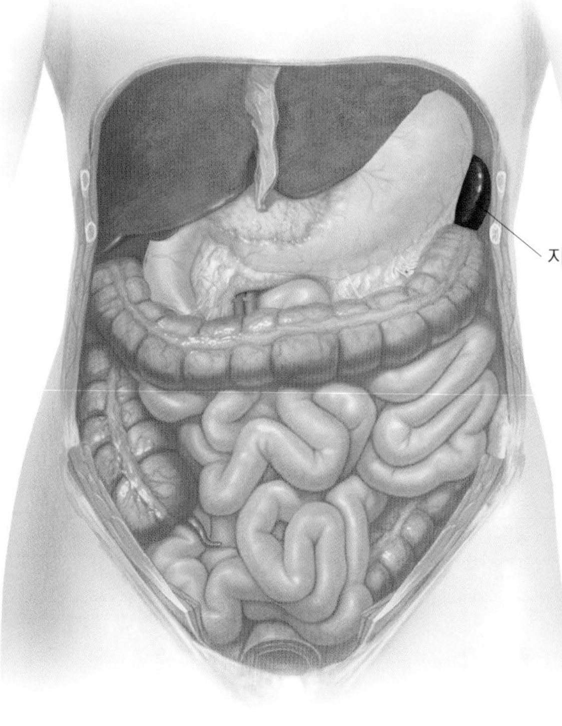

고샅 부위와 배벽

몸통의 복부와 넓적다리가 연결되는 고샅 부위에는 다리로 연결되는 림프절이 빼곡히 분포한다.

복강신경얼기

배의 뒤편, 가로막 바로 아래쪽에 자리 잡은 복강신경얼기는 배대동맥에 빼곡하게 분포하는 신경 그물과 같다. 복강신경얼기의 각 신경은 모든 복부 기관을 향해 가지처럼 뻗어 나가 장기의 움직임을 조절할 뿐만 아니라, 창자의 수축 운동이나 부신의 호르몬 분비와 같은 신체 기능을 통제하기도 한다.

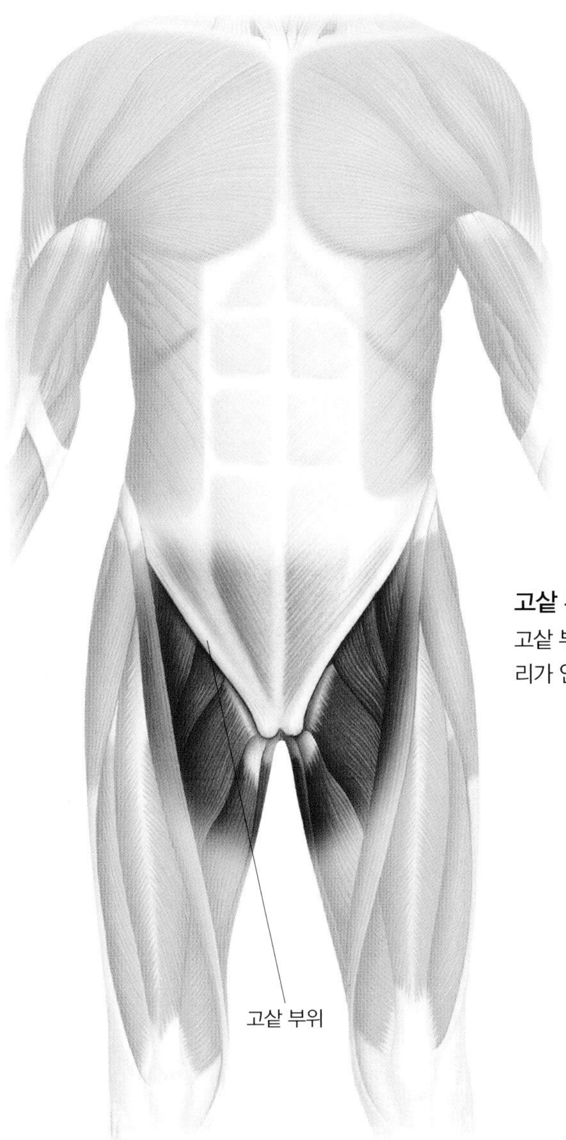

고샅 부위
고샅 부위(서혜부)는 배와 넓적다리가 연결되는 부위를 가리킨다.

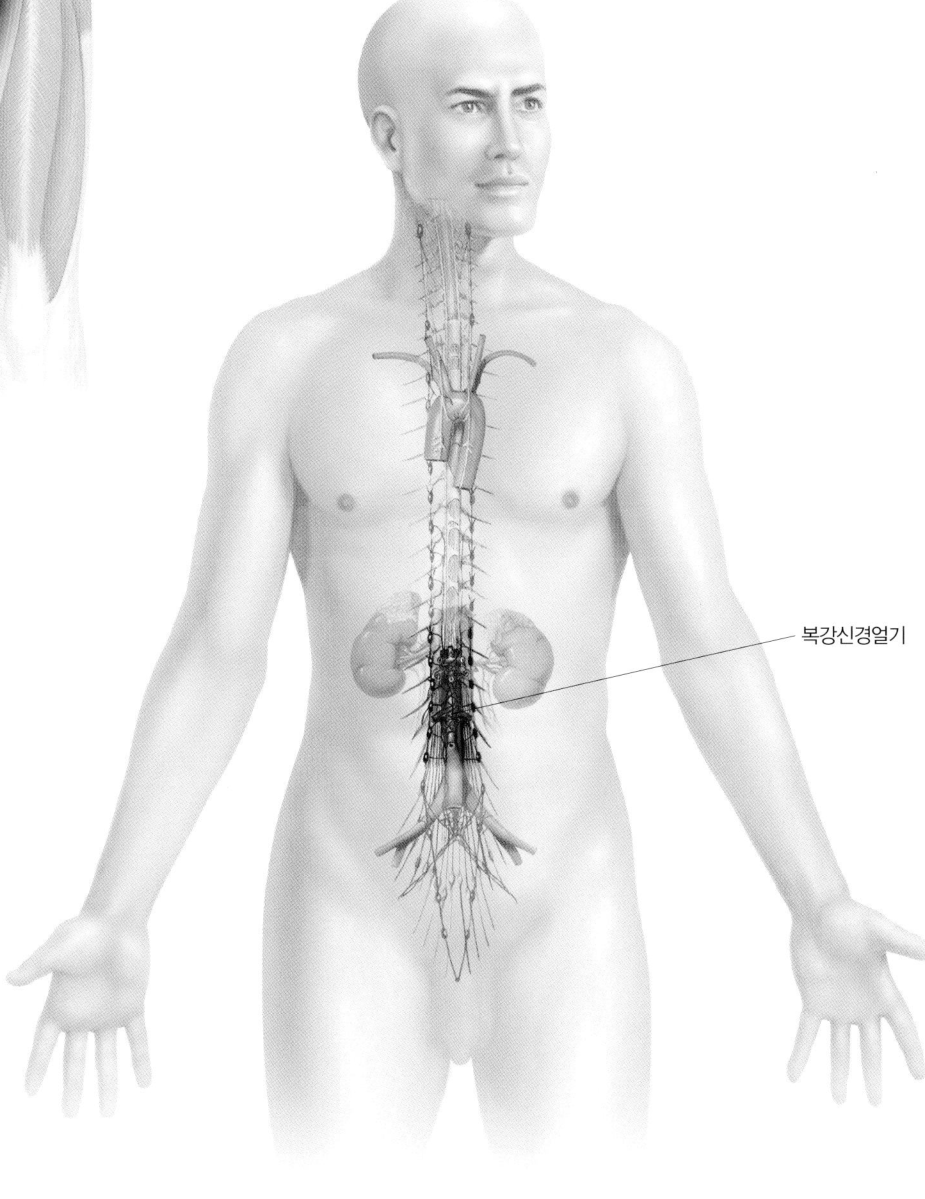

복강신경얼기
복강신경얼기는 흔히 '명치'라고 일컫는 복강동맥 주위에 분포하기 때문에 붙여진 이름이다. 자율신경계통의 지배를 받는 신경이 그 부위에 모여 그물처럼 연결된 '신경얼기'를 가리킨다. 각 신경은 해당 기관을 향해 가지처럼 뻗어 나가 연결돼 있으며, 각각의 신체 기능이 제대로 작동하도록 조절한다.

비뇨생식계통

요로

비뇨계통은 복부 뒤쪽에 위치하며 콩팥, 요관, 방광, 요도로 이뤄진다. 콩팥은 노폐물을 걸러내고, 혈액에 있는 과량의 수분을 소변 형태로 재흡수한다. 이렇게 만들어진 소변은 요관을 거쳐 방광에 모여 있다가, 요도라는 또 다른 관을 지나 몸 밖으로 배출된다.

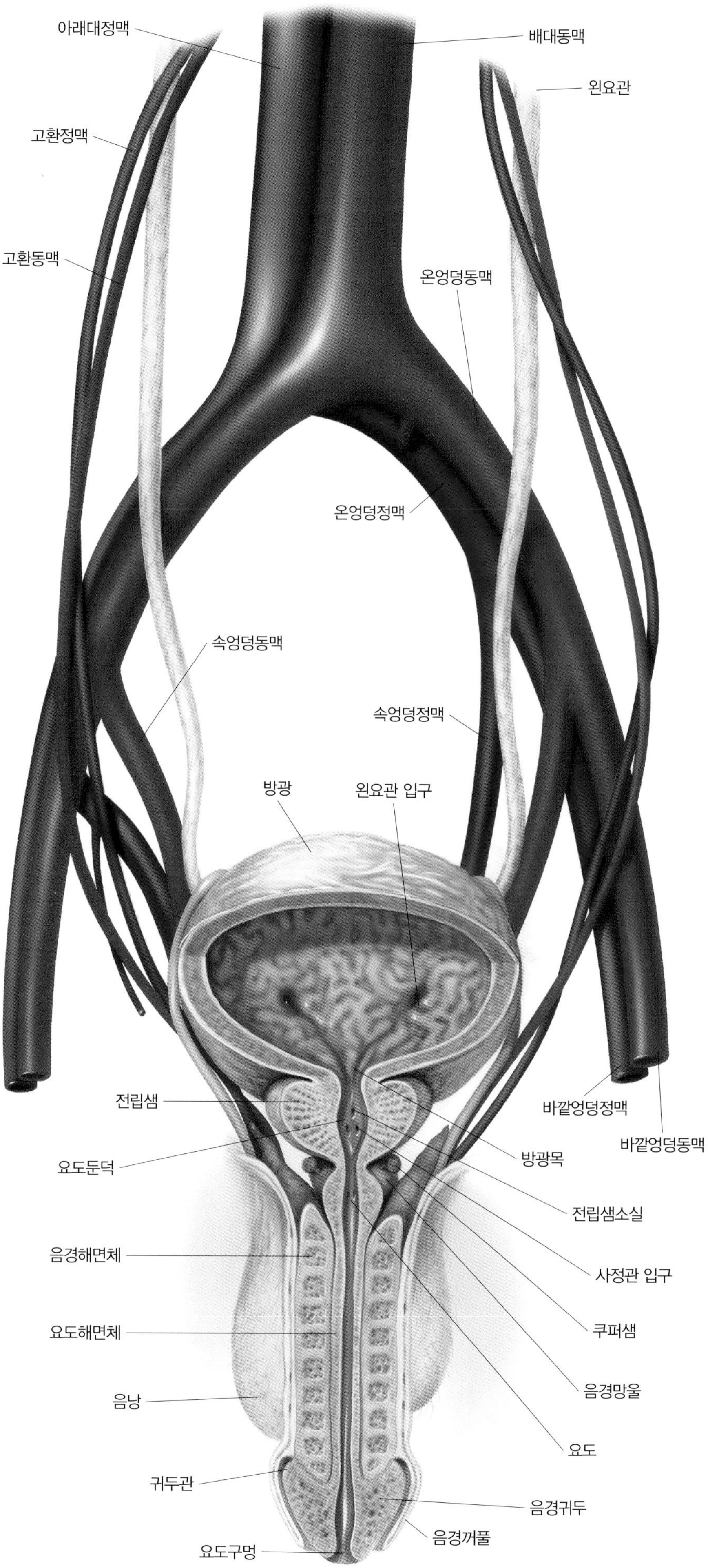

남성 비뇨계통

남성 비뇨계통은 콩팥, 요관, 방광, 요도로 구성된다. 남성의 요도는 소변과 정자가 지나는 통로다.

남성의 비뇨계통

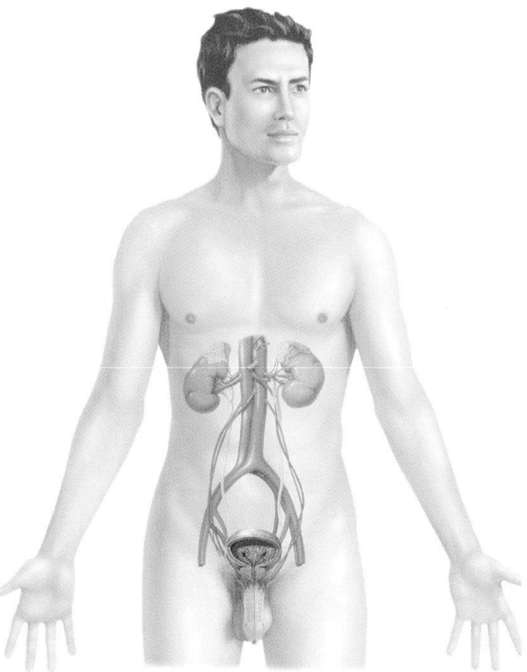

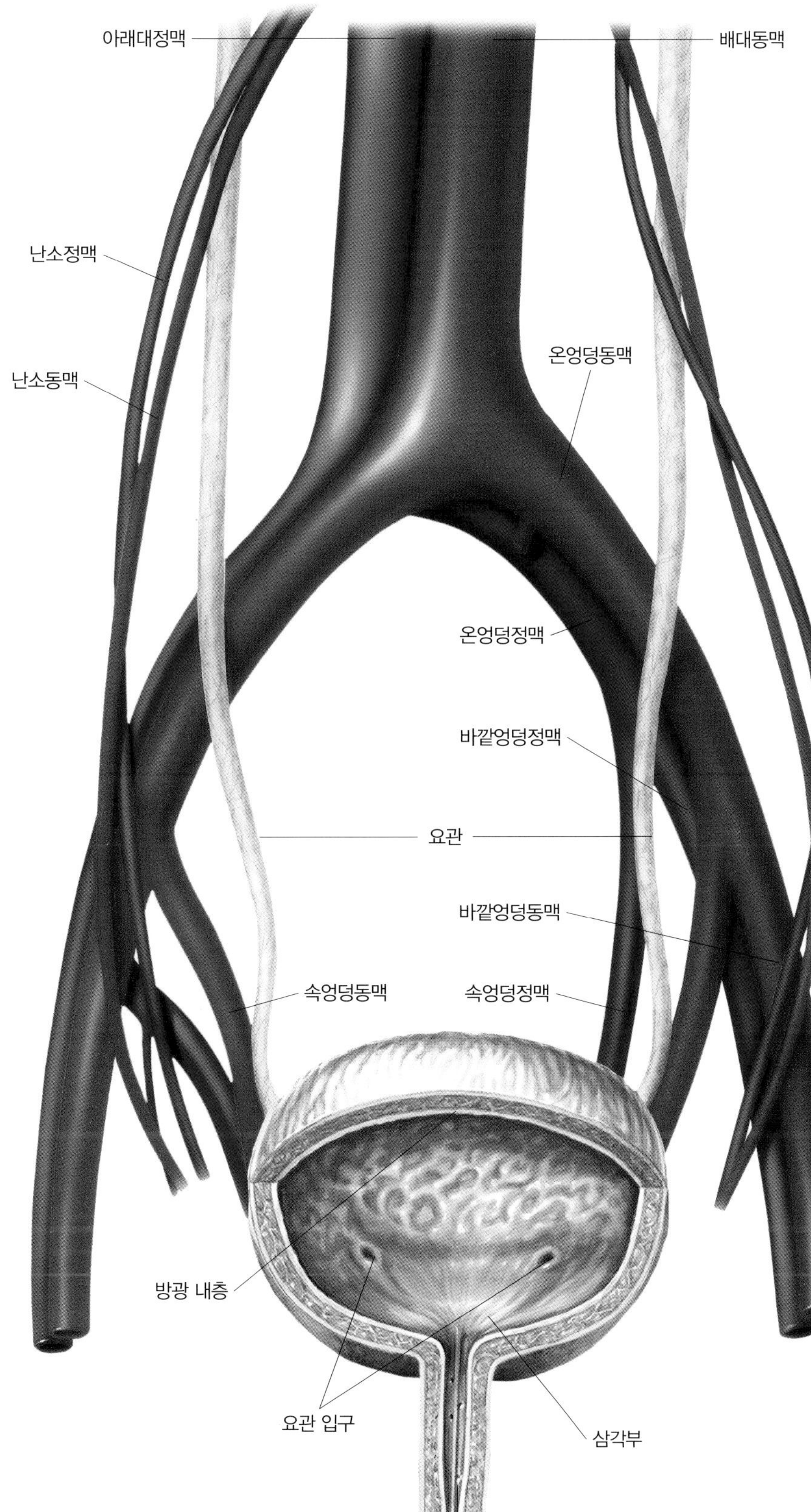

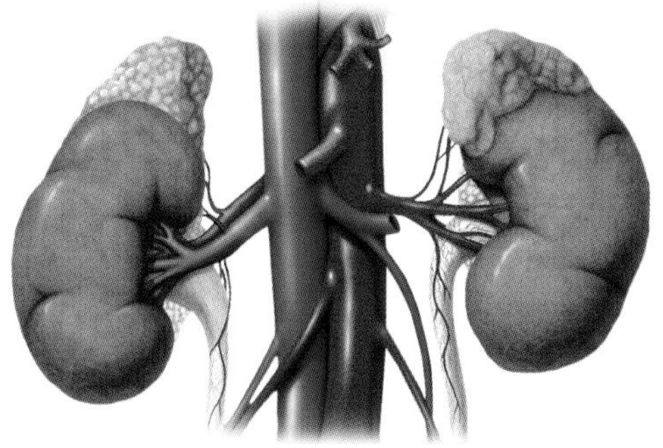

콩팥과 방광 사이에 있는 요도는 여성과 남성이 크게 다르지 않다. 다만, 남성의 요도는 정자를 내보내는 생식계통과 소변을 배출하는 비뇨계통의 역할을 둘 다 수행한다는 차이가 있다. 여성의 요도는 남성보다 짧고, 생식계통에 관여하지 않는다.

여성의 비뇨계통

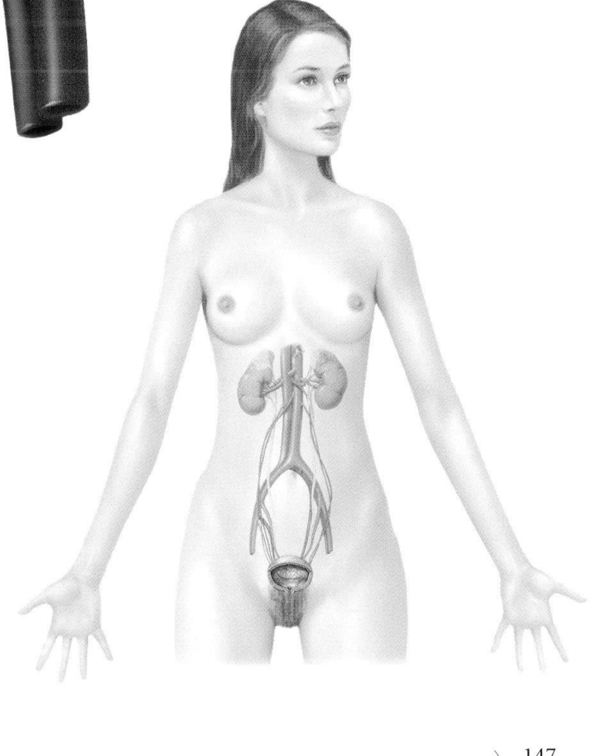

여성 비뇨계통

여성과 남성의 비뇨계통은 근본적으로 비슷하지만, 요도 길이는 여성이 좀 더 짧다.

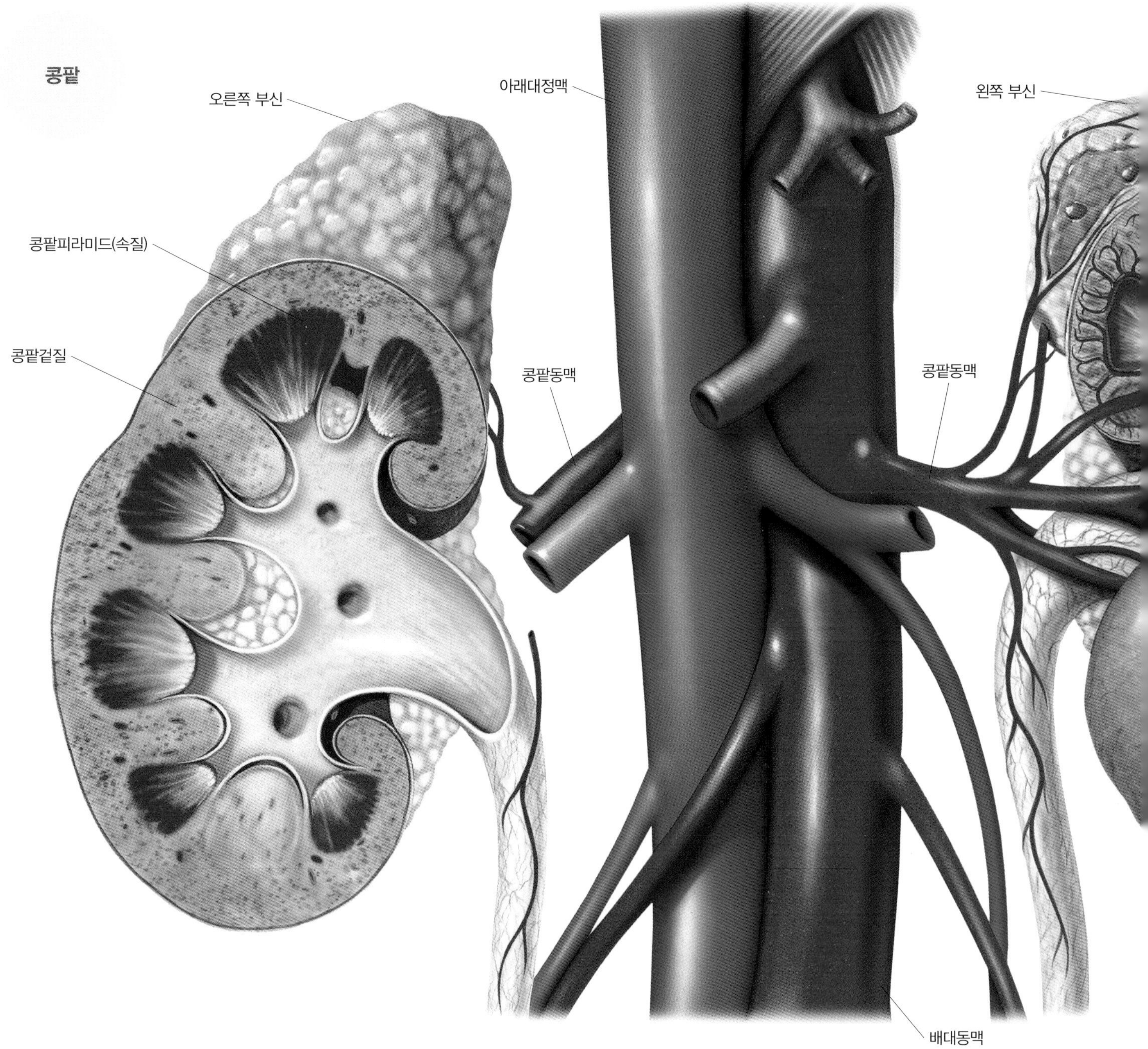

콩팥

콩팥은 인체에서 염분과 수분을 일정하게 유지하는 역할을 담당한다. 콩팥 2개는 척추 양옆으로 배벽 뒤쪽과 결합조직의 층으로 연결돼 있으며, 부신은 콩팥 윗부분에 모자를 쓴 것처럼 자리잡는다. 양쪽 콩팥의 중심부에는 콩팥문이라는 함입 부위가 존재하는데 바로 여기서 신경, 혈관, 림프관 등이 드나든다. 요관은 콩팥깔때기에서 콩팥에 연결돼 콩팥문을 통해 밖으로 나온다. 양쪽 콩팥은 모두 바깥 조직인 겉질과 안쪽 조직인 속질의 두 층으로 구성된다. 속질에는 콩팥피라미드가 8~18개 정도 분포하는데, 삼각형 모양의 꼭지점이 콩팥문을 향해 모이도록 배열된다. 겉질은 각 피라미드 사이의 공간인 콩팥기둥을 채워 콩팥 전체를 에워싸는 바깥 조직을 형성하고, 가장 바깥쪽에는 보호막과 같은 콩팥피막이 있다.

콩팥에서 혈액을 여과해 노폐물을 제거하고 수분을 재흡수하면, 혈액을 묽게 하는 잉여 수분이 최종 산물인 소변 형태로 배출된다. 몸속 염분과 수분의 양을 조절하고 일정하게 유지하는 것도 콩팥의 역할인데, 체내에 수분이 부족해 혈액의 염도가 상승하면 수분의 재흡수량을 늘리고, 반대로 혈액이 너무 묽으면 남는 수분을 요로로 배출해 체내의 수분과 염분이 일정하게 유지되도록 한다.

또한 콩팥은 조혈작용에 중요한 에리트로포이에틴(적혈구형성인자)을 혈액에 분비해 내분비계통의 조절에도 관여한다.

콩팥동맥

양쪽 콩팥 사이로 배대동맥과 아래대정맥이 지나가는데, 배대동맥의 양옆으로 굵은 콩팥동맥 2개가 뻗어 나와 양쪽 콩팥에 연결된다. 콩팥동맥은 먼저 부신과 요관으로 연결되는 잔가지로 뻗어 나간 다음, 다시 앞뒤 동맥의 두 가지로 갈라져 콩팥문을 통해 콩팥으로 들어간다. 콩팥으로 들어간 동맥은 모세혈관이 될 때까지 나뭇가지처럼 계속 갈라지며 뻗어 나가, 콩팥조직으로 산소를 운반하고 혈액을 여과하는 일을 한다.

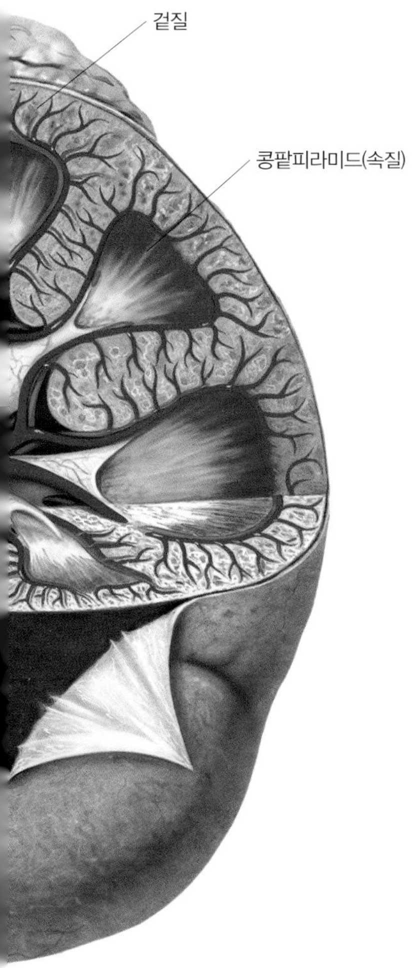

콩팥단위

양쪽 콩팥에는 백만 개가 넘는 콩팥단위가 있어 혈액을 여과한다. 각 콩팥단위는 콩팥의 겉질과 속질에 걸쳐 있다. 겉질에는 보우만(보먼)주머니가 있는데 모세혈관의 집합체인 사구체(토리)를 막처럼 둘러싼다. 이 기능단위에서 혈액을 여과하고 남은 액체에는 각종 미네랄과 노폐물, 물이 들어 있다. 토리에서 여과된 혈액은 다시금 온몸순환을 시작하고, 여과된 산물은 콩팥세관으로 진입해 콩팥피라미드를 통과한다. 여과액이 세관을 지나는 동안 물과 쓸모 있는 각종 물질은 주변 모세혈관에서 다시 흡수되는데, 이렇게 여과액이 재흡수돼 일반 순환으로 돌아가는 비율은 거의 99%에 이른다. 나머지는 콩팥세관의 모세혈관에서 분비되는 노폐물과 합쳐져 소변으로 배출된다.

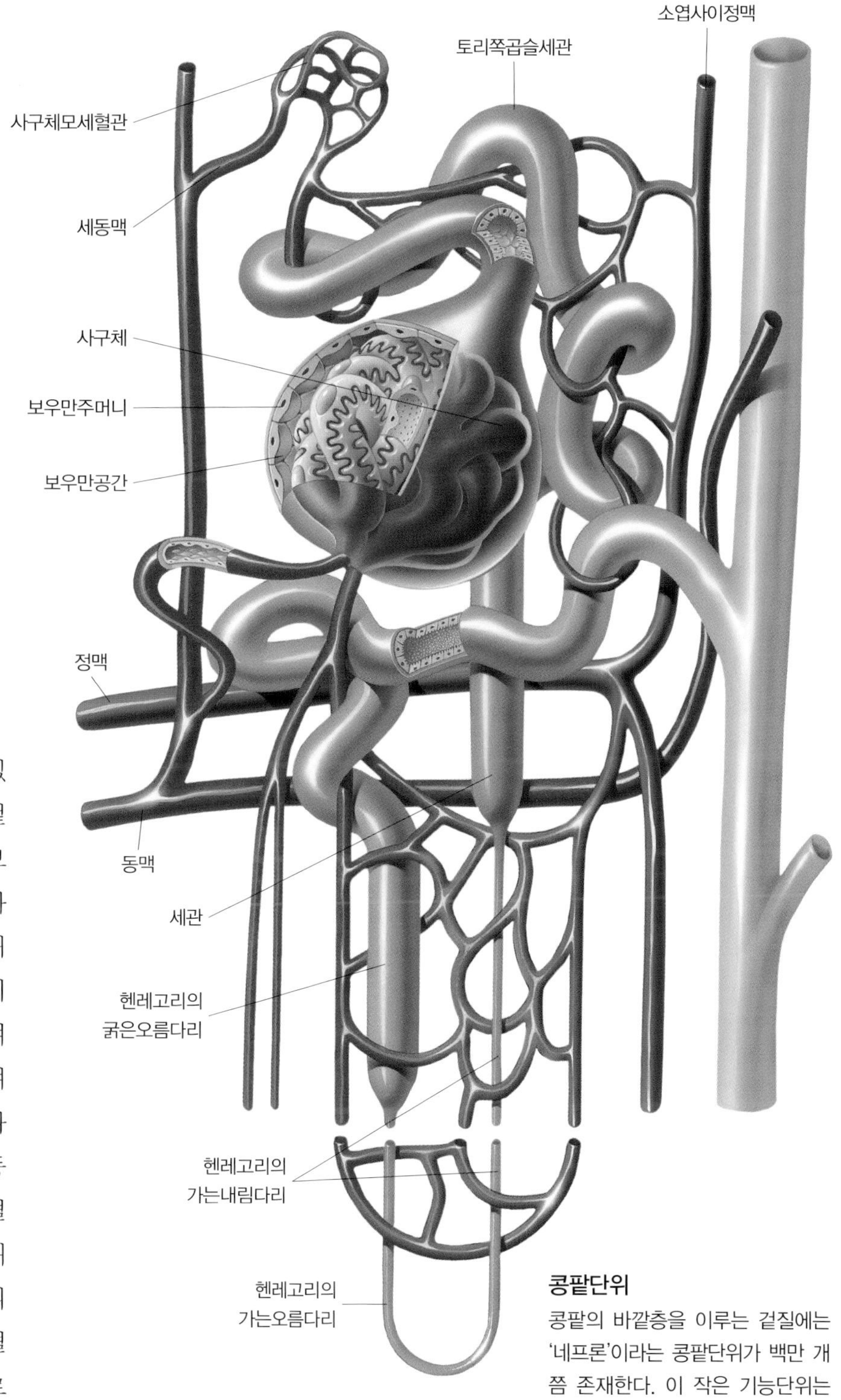

콩팥단위
콩팥의 바깥층을 이루는 겉질에는 '네프론'이라는 콩팥단위가 백만 개쯤 존재한다. 이 작은 기능단위는 혈액을 여과해 노폐물을 걸러내는 역할을 한다.

방광

골반안에 위치한 방광은 소변을 저장하는 기관이다. 콩팥에서 만들어진 소변은 가느다란 근육질의 요관을 타고 내려오는데, 요관을 구성하는 민무늬근육의 수축과 이완작용의 조절을 받는다. 방광은 근육질 주머니로 바닥면은 요도로 이어지고, 요관은 좀 더 위쪽에서 연결된다. 이렇게 구멍 3개가 열리는 지점을 꼭지점으로 하는 영역을 삼각부라고 한다. 방광으로 흘러 들어간 소변은 방광이 차오를 때까지 그곳에 저장된다. 성인의 방광 용적은 약 475밀리리터 정도로, 하루 평균 700~2,000밀리리터의 소변을 배출한다. 방광이 차오르면 방광목 부분이 이완돼 요도로 소변을 내보낸다. 하지만 우리는 배뇨하기에 알맞은 상황이 될 때까지 이런 자연적 배뇨 반응을 참다가, 한꺼번에 소변을 요도로 배출한다.

요도

방광 근육은 우리의 의식적인 통제하에 이완해 소변을 요도로 내보낸다. 요도는 소변이 우리 몸 밖으로 배출되기 전, 가장 마지막으로 지나가는 통로다. 여성의 요도는 골반바닥을 통과하면 곧바로 질 바로 앞의 구멍을 통해 밖으로 이어진다. 반면, 남성의 요도는 좀 더 긴 편이라 대개 20센티미터 정도이며, 정자와 소변을 모두 배출해 비뇨계 및 생식계통의 통로로 기능한다. 남성의 전립샘은 방광 바로 밑에 있어서 요도를 에워싸는 모양새다. 요도는 방광에서 시작돼 전립샘을 지나고, 정관과 만나 음경 속을 지나며 그 끝에서 열린다.

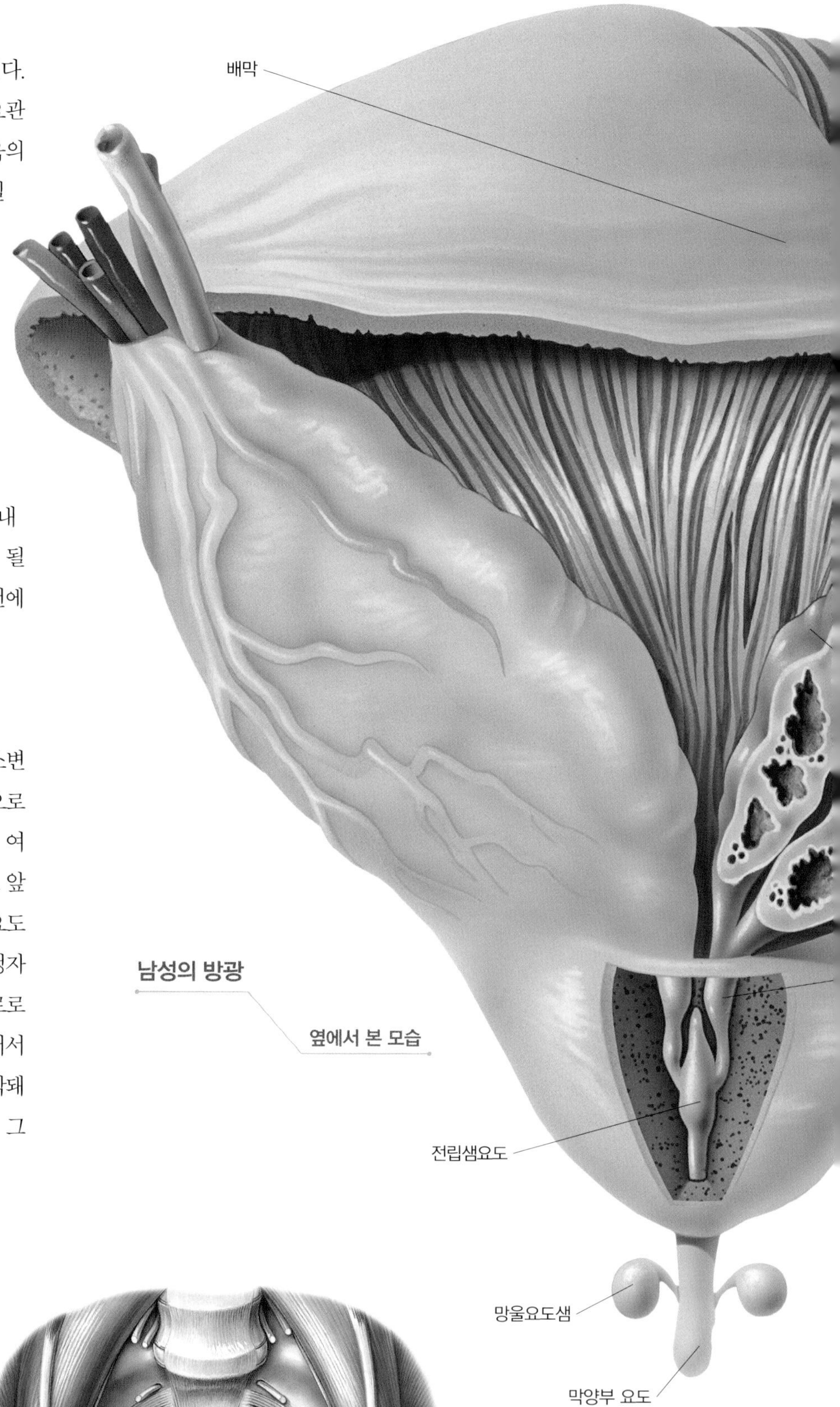

남성의 방광

옆에서 본 모습

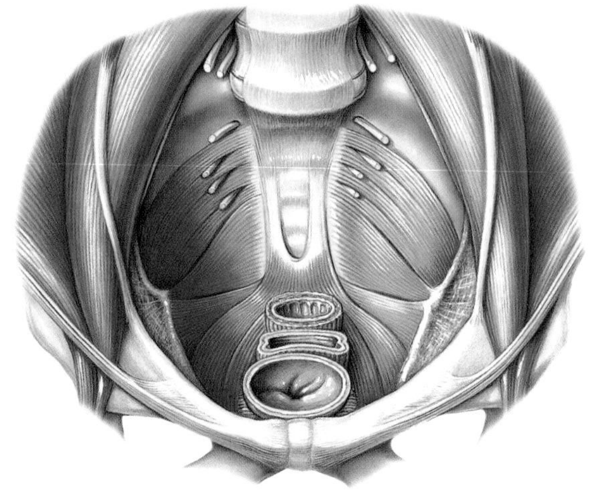

골반바닥근육

골반바닥근육은 방광과 남성의 전립샘 등을 포함하는 기관을 떠받친다. 골반바닥에는 요도가 몸 밖으로 열리는 곳을 포함해 구멍이 몇 개 있다.

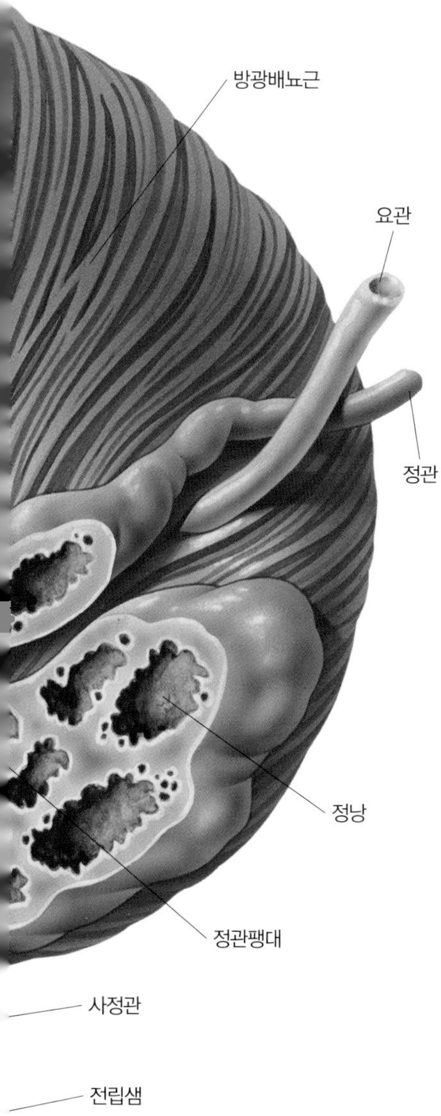

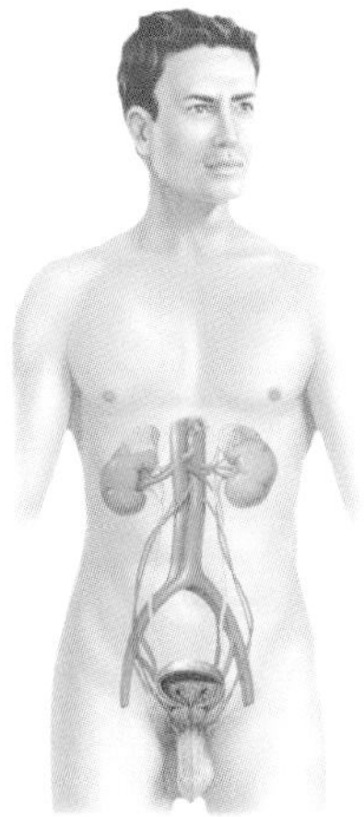

남성의 방광

소변을 저장하는 근육 주머니인 방광이 가득 차면 소변은 방광에서 요도로 배출된다. 전립샘과 음경을 통과해 요도를 지나 내려간 소변은 음경 끝부분의 구멍에서 몸 밖으로 배출된다.

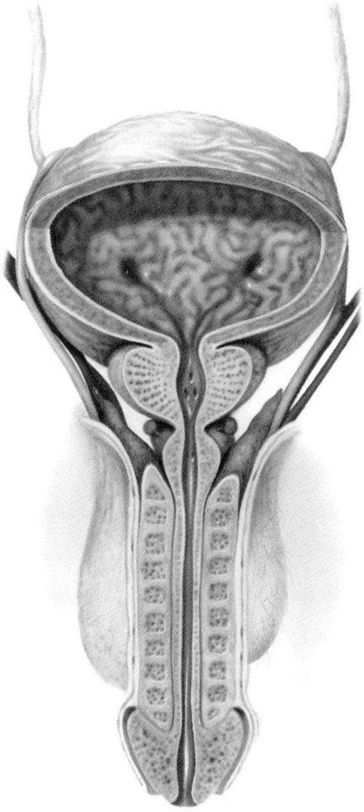

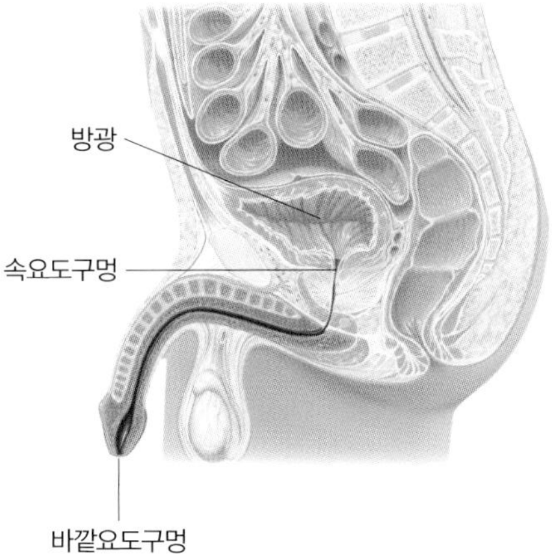

남성의 요도

남성의 요도는 여성보다 길고, 소변과 정자가 배출되는 통로다. 전립샘에서 연결된 정관과 방광을 몸 밖의 환경과 연결한다.

조임근

요로의 조임근(괄약근)은 소변이 아무 때나 흘러나오지 않도록 조절한다. 이들 환상근육이 이완하면 소변은 밖으로 배출되고, 수축하면 요도가 실질적으로 폐쇄된 것처럼 꽉 죄어 소변이 나오지 않는다.

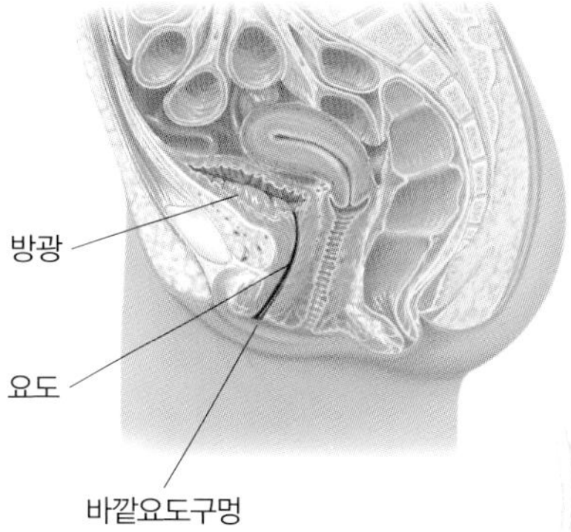

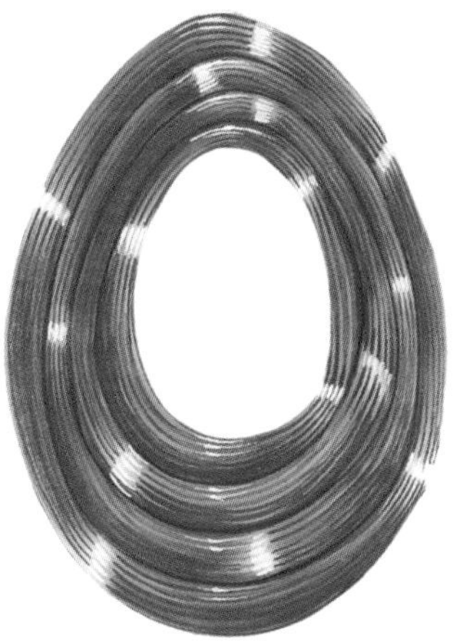

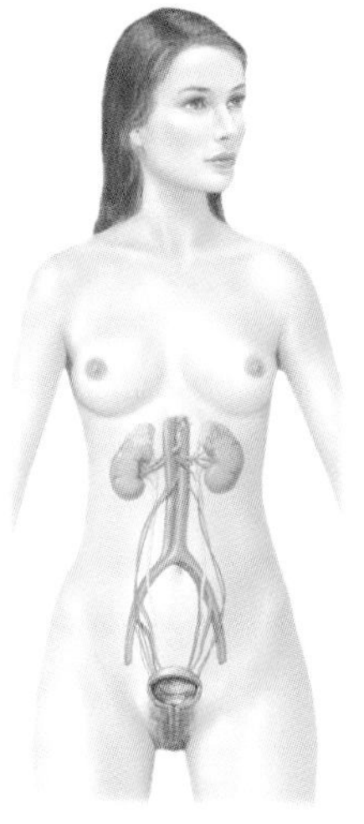

여성의 요도

여성의 요도는 골반바닥을 지나 질 앞에 열린 구멍를 통해 몸 밖과 연결된다.

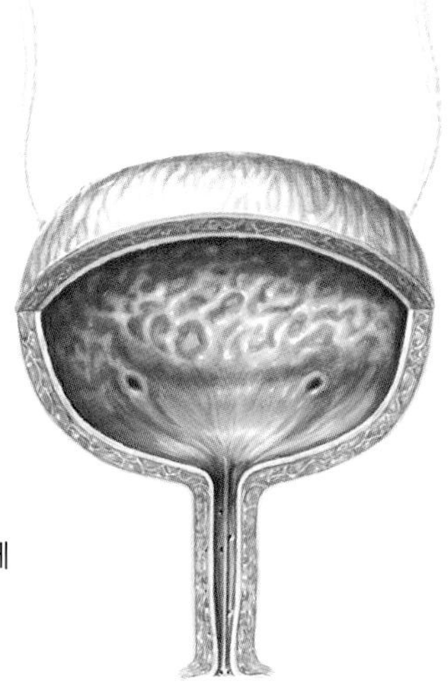

남성의 생식기관

남성의 생식기관에는 고환, 부고환, 전립샘, 음경이 있다.

전립샘

방광 바닥 부분의 방광목 주위에서 요도가 시작되는 부분을 감싸듯 자리 잡은 이 생식샘은 근육 및 샘조직으로 이뤄지며, 마치 피라미드가 뒤집힌 모양이다. 주요한 샘기관 둘이 포함돼 관으로 요도와 연결되며, 정자와 함께 분비되는 용액을 분비한다. 전립샘과 정낭에서 분비한 용액에 담긴 과당과 효소는 정자가 난자를 향해 헤엄쳐 올라갈 추진력을 갖도록 풍부한 에너지와 영양을 공급한다. 전립샘에서 분비한 용액은 정액 부피의 4분의 1 정도다.

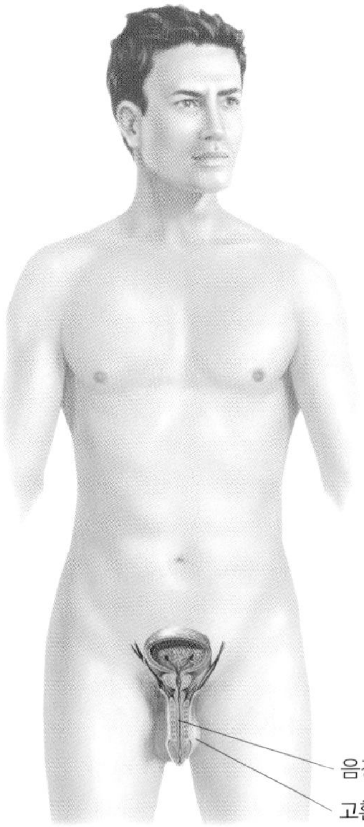

남성의 생식기관

정자는 고환에서 만들어져 정관을 따라 이동하며, 정낭의 관과 이어지는 사정관으로 빠져나간다. 사정할 때 분출되는 정액에는 이 정자와 함께 전립샘과 정낭에서 분비한 용액이 들어 있다.

음경

음경은 비뇨계통과 생식계통 양쪽에 속하는 기관으로 정액과 소변이 배출되는 통로다. 음경에는 요도가 지나가는 요도해면체가 있고, 그 양옆으로 좀 더 커다란 음경해면체 2개가 자리 잡는데, 이 세 해면체 모두 결합조직층에 둘러싸여 있다. 요도는 음경 끝에 있는 도톰한 귀두 부분에서 바깥요도구멍으로 열린다. 귀두는 특별히 민감해, 포경수술을 하지 않은 귀두는 음경꺼풀이 덮어 보호한다.

스펀지처럼 생긴 각 해면체 공간에는 혈액이 차 있고, 발기 과정은 자율신경계통에 의해 조절된다. 혈관이 확장해 해면조직에 혈액이 차고 정맥이 눌리면 혈액이 빠져나가지 못해서, 충혈된 해면체가 부풀어 음경이 커지고 위로 솟아 발기한다. 성적 흥분이 가라앉아 음경정맥을 통해 혈액이 빠져나가면, 부고환에서는 정자의 배출을 멈추고 음경은 다시금 축 늘어진다.

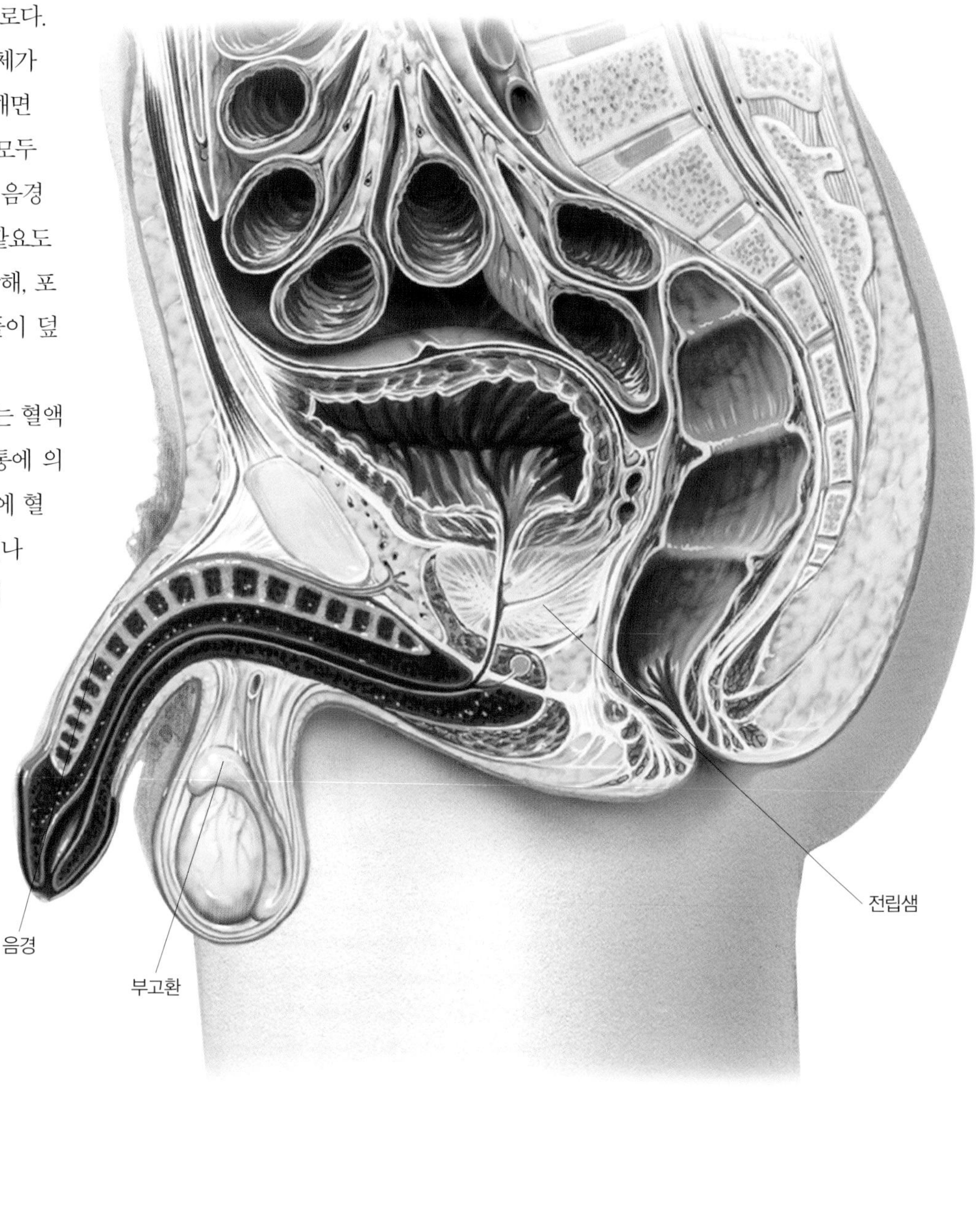

음경

음경은 남성의 몸 밖으로 돌출된 비뇨생식기관으로 정자와 소변을 내보내는 출구로 기능한다. 음경은 결합조직에 의해 골반뼈에 부착되며, 결합조직이 바깥을 감싸는 세 층의 발기조직으로 구성된다. 성적 자극을 받으면 음경에 혈액이 가득 차서 발기한다.

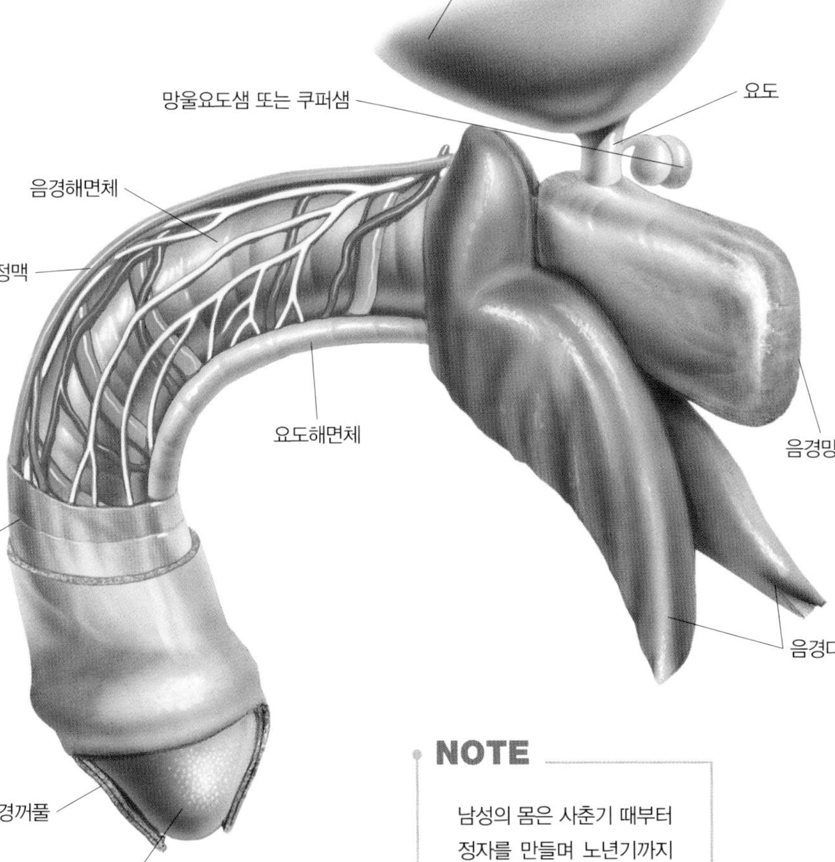

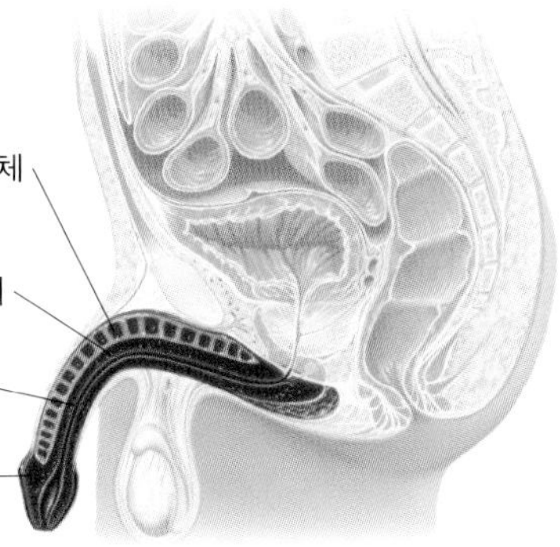

NOTE

남성의 몸은 사춘기 때부터 정자를 만들며 노년기까지 지속한다. 이렇게 생성하는 정자의 수는 하루에 수억 개나 된다.

전립샘

전립샘은 근육조직과 해면조직으로 이뤄지며, 방광 바로 아래에 있다. 전립샘에서는 정액의 액체 성분 중 일부를 생성해 분비한다.

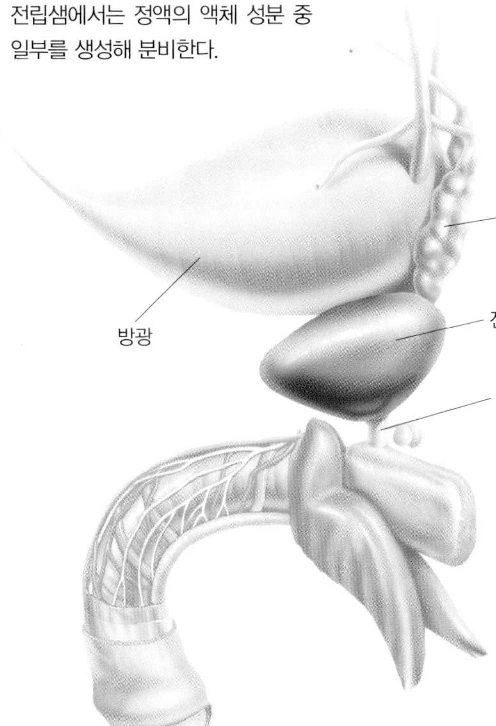

전립샘과 비뇨계통의 연관성

방광목을 둘러싼 전립샘의 위치 때문에 노화 또는 질병으로 인해 전립샘이 비대해지면 요도를 차단해 배뇨 과정이 힘들어진다.

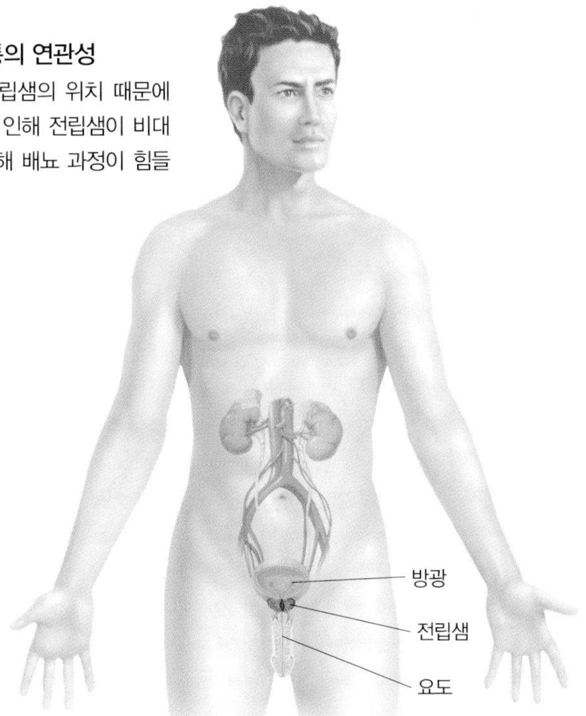

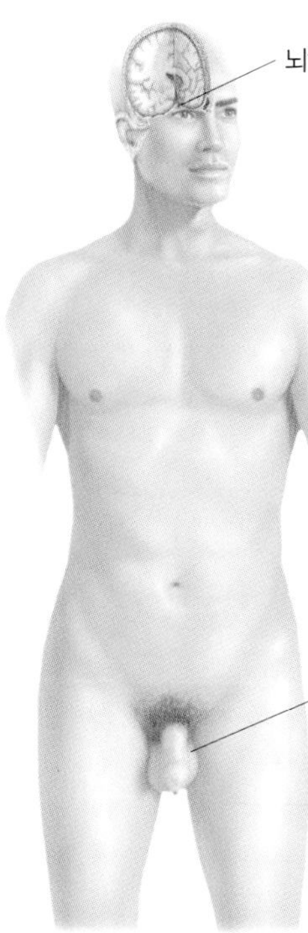

테스토스테론

테스토스테론은 뇌하수체호르몬의 영향을 받아 고환에서 분비된다. 남성의 사춘기에 관여해 수염과 음모가 나고 정자를 생산하며, 목소리가 굵어지고 생식기가 커지는 등의 여러 신체 변화가 나타나도록 조절한다.

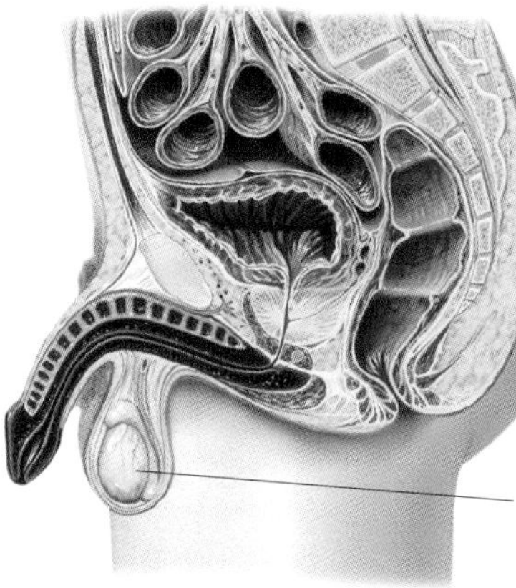

고환

고환은 남성의 생식계통에서 중요한 기관이다. 고환이 몸 밖에 자리 잡은 음낭 안에 들어 있는 이유는 정자가 신체 중심부의 체온보다 서늘한 곳에서 잘 생존하기 때문이다.

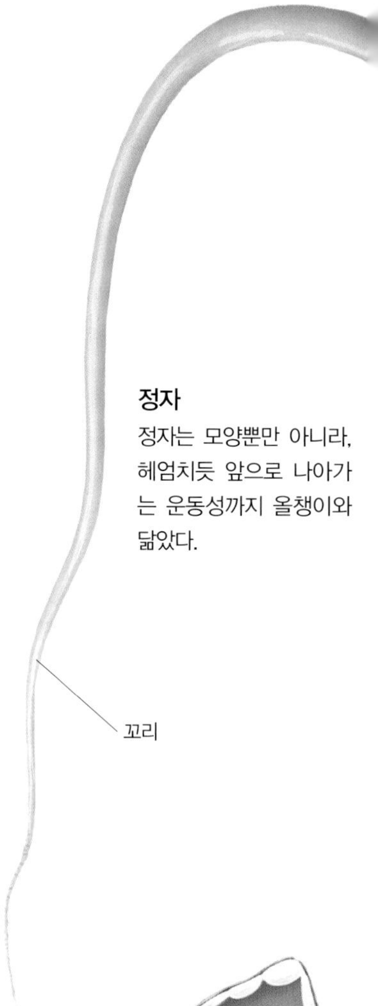

정자

정자는 모양뿐만 아니라, 헤엄치듯 앞으로 나아가는 운동성까지 올챙이와 닮았다.

음낭

남성의 회음 부위에 부착된 음낭은 자글자글한 피부로 둘러싸인 주머니 형태의 부드러운 조직이다. 음경 뒤쪽에 위치하며, 고환과 정삭의 아래쪽을 감싼 모양이다. 음낭의 주름진 모양새는 피부 밑의 얇은 근육층이 수축하기 때문이다.

고환

고환은 음낭 안에 위치한 남성 생식기관 중 하나다. 호르몬을 분비하고 정자 생산을 시작하는 사춘기 무렵에는 뇌하수체호르몬의 작용으로 고환이 완전히 발달한 상태가 된다. 남성의 몸은 이때부터 정자를 만들며 노년기까지 지속한다. 정자는 체온만큼 온도가 높은 곳에서는 건강히 발달하기 어려운데, 몸 밖으로 돌출돼 체온보다 온도가 낮은 고환이야말로 정자 생성에 최적화된 기관이다. 음낭 내에서 고환은 고환초막이라는 막 구조에 싸여 있고, 각 고환의 뒤쪽으로 부고환이 길게 뻗는다. 부고환은 두툼한 머리 부분이 점차 가늘어져 꼬리처럼 내려가다가, 뒤쪽으로 굽으며 다시 올라가 정관을 형성한다.

고환은 여러 고환소엽으로 나뉘는데, 각 소엽에는 정자가 만들어지는 정세관이 빼곡히 들어 있다. 정자는 정세관이 뭉친 그물망을 지나 부고환으로 나간다.

고환

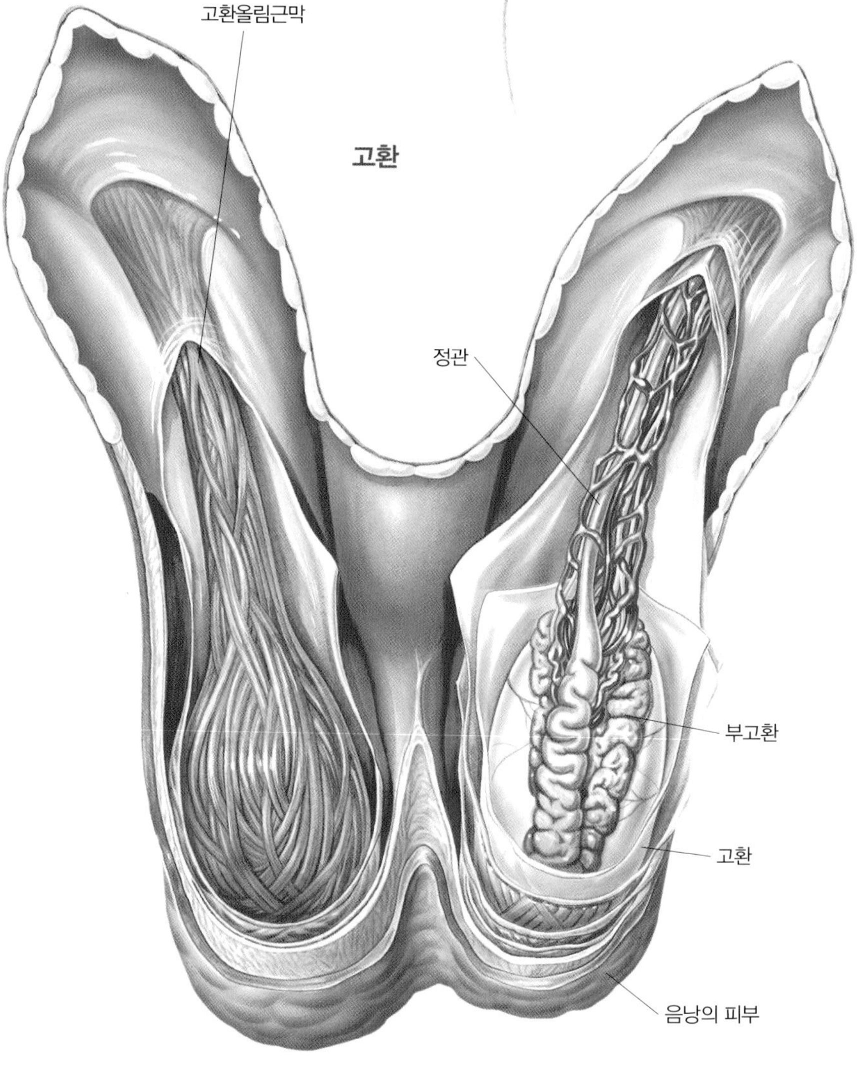

정자의 생성

고환 하나당 200여 개가 넘는 소엽이 빼곡히 들어선 구조다. 각 소엽에는 정자를 생성하는 정세관이 가득 말려 있다. 정자는 발달 과정이 단계별로 진행돼 성숙하기까지 소엽 안에 머무르고, 성숙한 정자는 부고환으로 이동해 사정될 때를 기다린다.

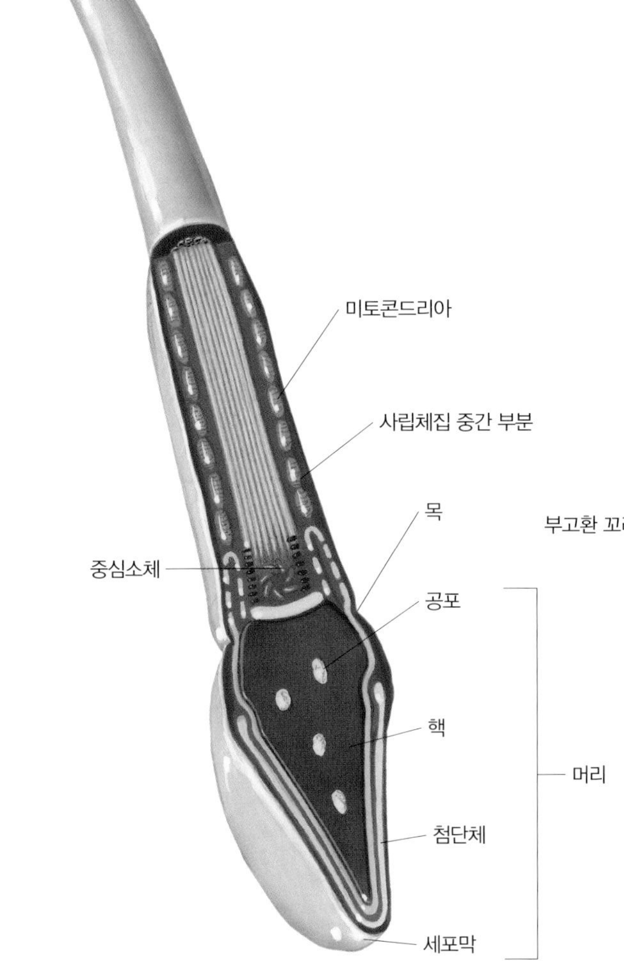

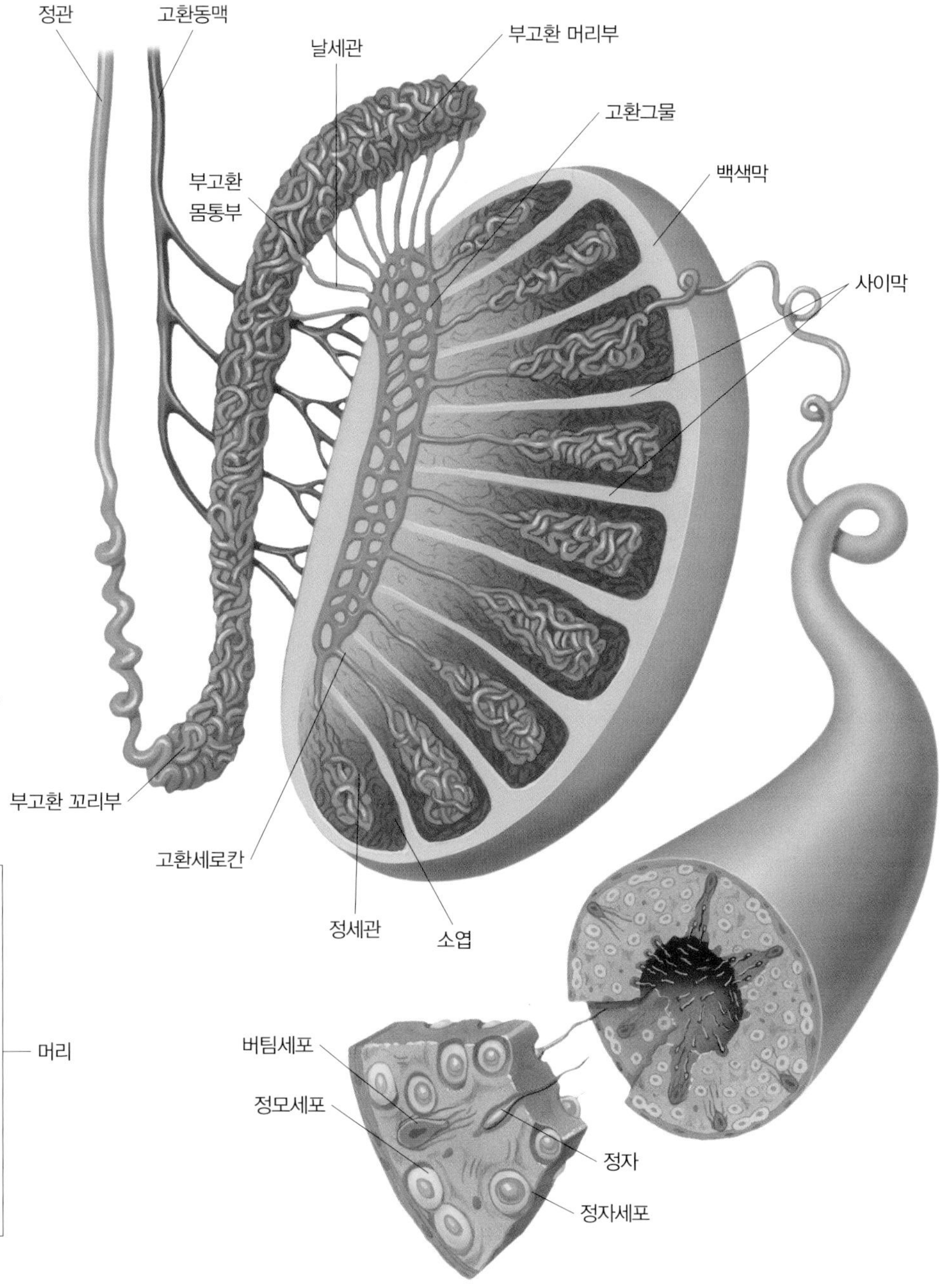

정자 및 정자의 생성 과정

정자는 정세관에서 만들어지며, 각각의 세관에는 여러 발달단계를 거치는 정자가 들어 있다. 마침내 완성된 정자는 고환을 빠져나가 부고환으로 이동해 성숙하면서 머무르는데, 샅근육의 수축을 통해 사정에 도달할 수 있다. 방출되는 정자는 요도로 진입하면서 전립샘과 정낭에서 분비된 용액과 합쳐지는데, 이 정액 성분과 반응해 운동성을 갖춘다. 정액의 90%는 정낭과 전립샘에서 분비한 용액이고, 나머지 10% 정도는 정자와 부고환액이 채운다.

한 번 사정했을 때 정액에 들어 있는 정자는 8천만~3억 개 정도다. 올챙이처럼 생긴 정자의 머리 부분에는 염색체와 효소가 있다. 염색체는 수정란의 성별을 결정하고, 효소는 난자의 표면을 에워싼 막을 침투하는 역할을 한다. 정자의 꼬리는 헤엄치듯 운동해 난자를 향해 재빠르게 움직일 수 있다. 정액에 많은 양의 정자가 들어 있지만, 일반적으로 정자 하나가 난자와 수정에 성공한다.

테스토스테론

테스토스테론은 남성의 고환에서 생성되며 사춘기 남성의 신체 변화를 유도하는 호르몬이다. 이 호르몬이 분비되면 남성의 수염과 음모가 자라며, 후두가 커지고 목소리는 낮아진다. 음경과 고환의 크기가 커지고, 온몸의 근육이 단단해지는 변화도 나타난다.

여성의 생식기관

여성의 생식기관에는 난소, 자궁관, 자궁, 질 등이 있다.

자궁

자궁은 윗부분(기저), 몸통, 경부 부위로 구분된다. 자궁 윗부분에 연결돼 양쪽으로 뻗어 나가는 자궁관의 끝에는 손가락처럼 기다란 자궁관술이 북슬북슬 달려 있어 근처 난소에서 터져 나온 난자를 붙들 수 있다. 자궁은 아래쪽으로 뻗어 질과 연결된다.

임신을 담당하는 자궁은 자궁넓은인대뿐만 아니라 경부에 부착된 인대 덕분에 골반 벽에 고정되고, 골반바닥근육의 지지를 받는다. 평소에는 뒤집힌 조롱박처럼 잘록한 모양이지만, 임신을 유지하는 동안에는 크게 팽창한다. 그러는 동안 자궁 안에서 성장하는 태아에게 밀려 자궁 주위의 여러 기관은 눌리거나 밀린다.

자궁은 가장 안쪽의 자궁내막, 중간의 자궁근육층, 가장 바깥의 배막으로 이뤄진다. 자궁내막은 28일가량 되는 월경주기 동안 주기적으로 두께와 구성에 변화가 나타난다. 난자가 수정이 될 경우를 대비해 부풀어 오르는 자궁내막은 수정이 발생하지 않으면 월경혈로 떨어져 나와 자궁목에서 질로 흘러 배출된다.

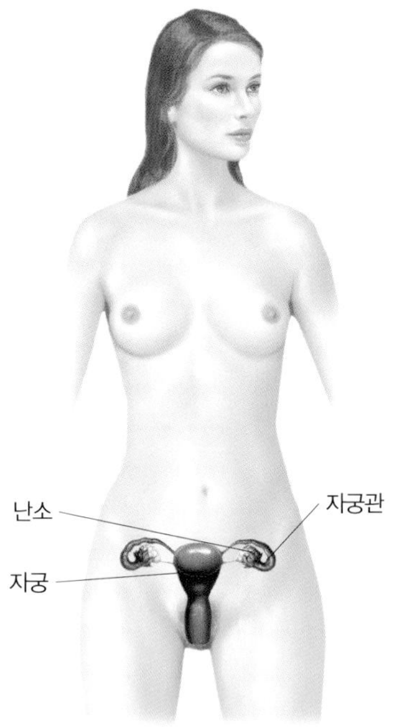

여성의 생식기관

자궁목

자궁의 아래쪽을 이루는 자궁목은 자궁몸통과 질을 연결하는 근육질의 원통과 같다. 정자는 자궁목을 지나 자궁몸통으로 올라가고, 월경혈은 자궁목에서 흘러나와 질로 빠져나온다. 자궁목에는 점액을 분비하는 속층이 있어, 내막의 겉층이 떨어져 나가 노출되더라도 자궁 조직이 괴사하지 않는다. 임신 기간에는 이 점액이 끈끈한 '장벽'을 형성해 외부 감염원으로부터 자궁목을 효과적으로 보호한다.

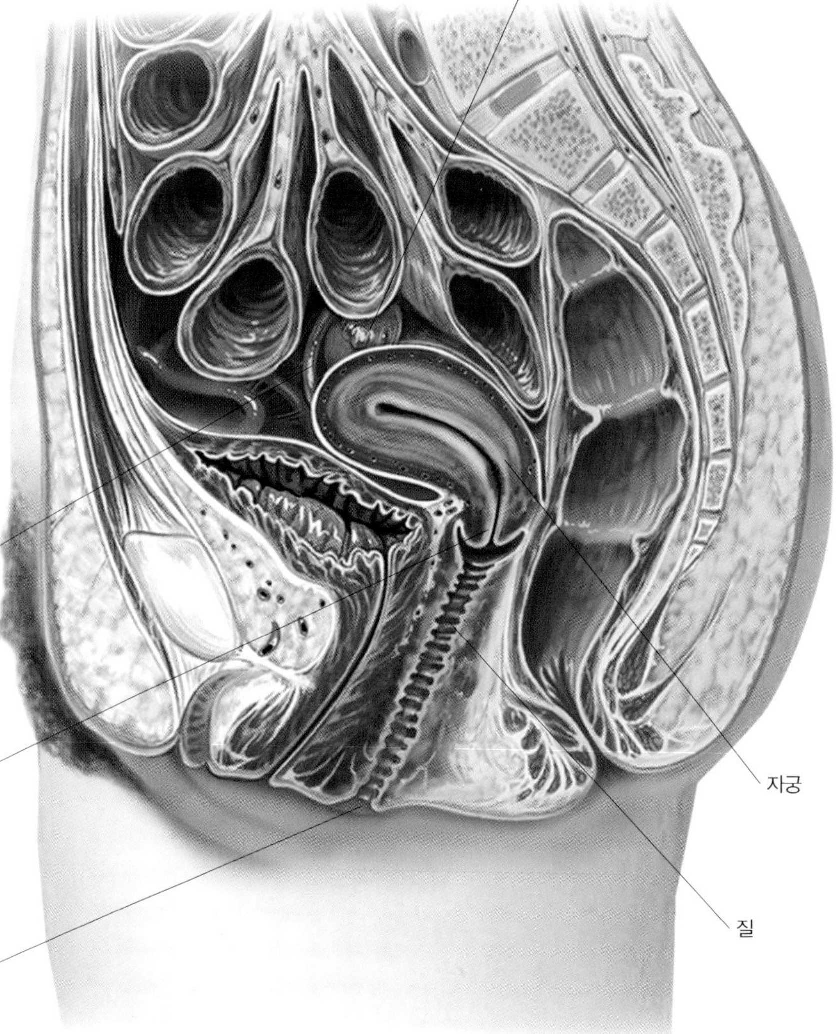

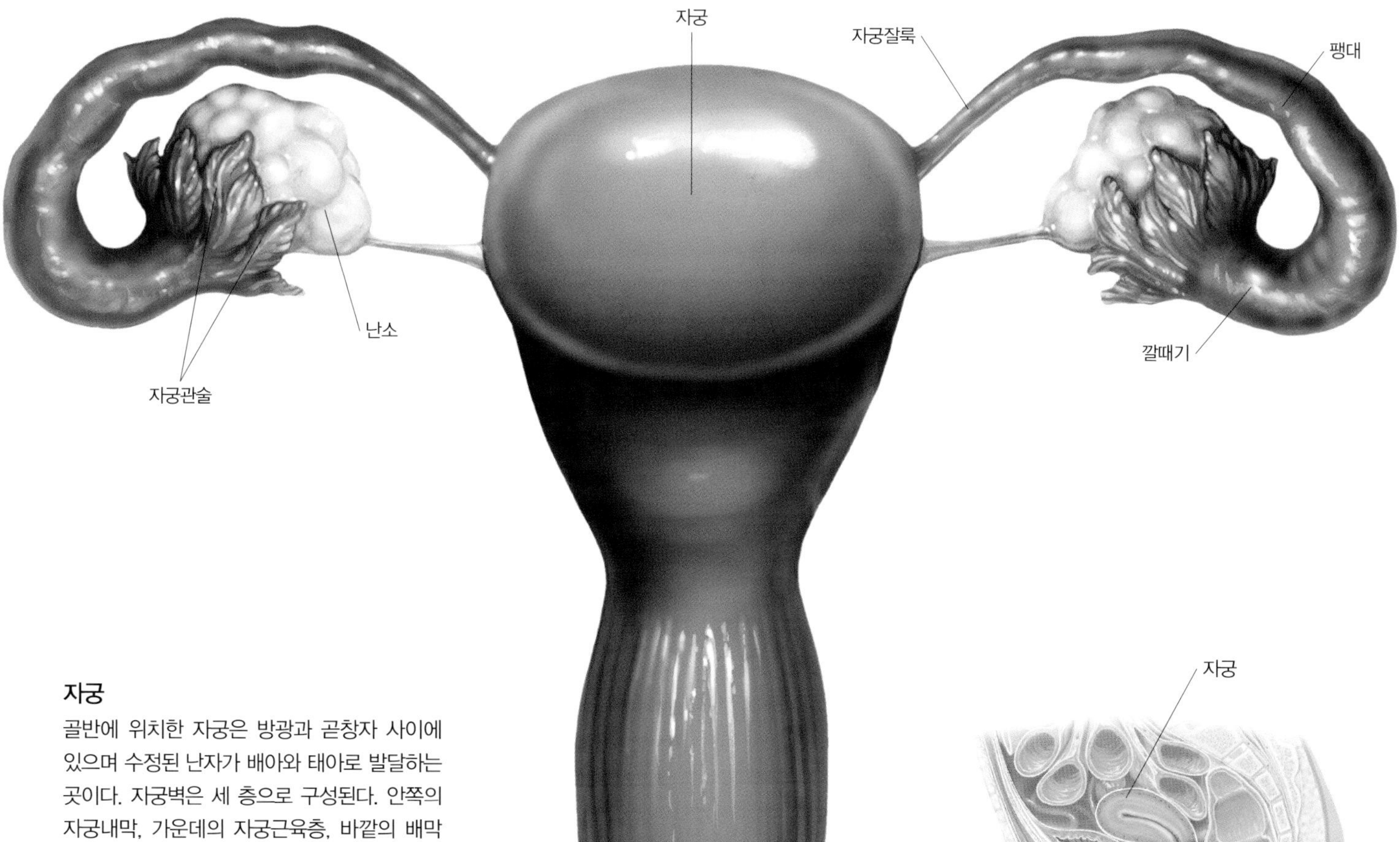

자궁

골반에 위치한 자궁은 방광과 곧창자 사이에 있으며 수정된 난자가 배아와 태아로 발달하는 곳이다. 자궁벽은 세 층으로 구성된다. 안쪽의 자궁내막, 가운데의 자궁근육층, 바깥의 배막으로 구분할 수 있다. 난자가 수정되면 분열하는 배아를 둘러싼 자궁내막 부위가 태반이 된다. 난자가 수정되지 않으면, 자궁내막은 월경주기에 따라 때가 되면 떨어져 나온다.

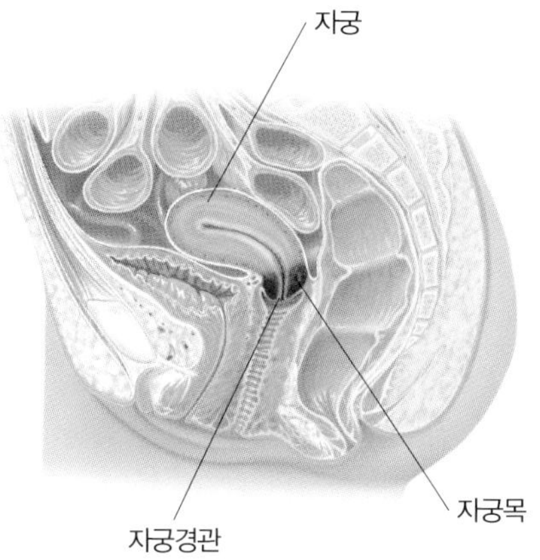

자궁목과 자궁경관

자궁경관은 자궁몸통과 질을 연결하는 통로가 된다. 자궁목은 자궁의 아래 부위를 일컫는다. 분만 과정에서 자궁목이 약 10센티미터까지 벌어져서 태아의 머리가 자궁경관을 빠져나온다.

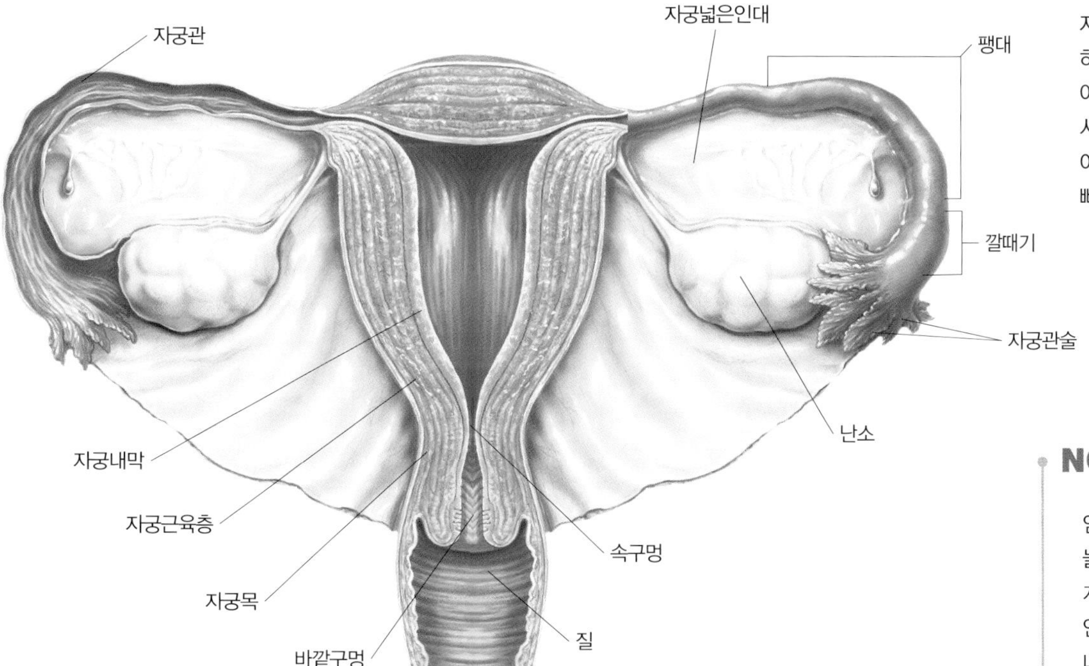

자궁-뒤에서 본 모습

NOTE

임신 기간에는 자궁벽이 급격히 늘어나고, 분만 과정에서 힘 있게 수축한다. 자궁 근육은 여성 인체에서 무척 강한 근육 중 하나다.

난소

자궁넓은인대 덕분에 제자리에 고정돼 있는 난소는 길쭉한 타원형으로 길이가 3.8센티미터가량이며, 골반 측면 벽 가까이에 위치한다. 가임기 여성의 난소에는 아직 발달하지 않은 수천 개의 원시난포와 발달단계를 거치는 난자가 여러 개 들어 있다. 난자의 겉은 주머니처럼 생긴 난포가 에워싼다. 이처럼 발달 중인 난자는 배란기에 보통 하나씩 배란되며, 배란되지 않는 난자는 도달한 발달단계에서 그대로 퇴화한다.

제대로 성숙해 살아남은 난포는 배란을 할 수 있는 성숙난포가 된다. 배란기에 양쪽 난소 중 한쪽에서 성숙난포를 뚫고 나온 난자는 근처 자궁관으로 들어간다. 난자를 배출한 성숙난포의 나머지 부분은 난자의 수정에 대비하며 황체가 된다. 이 황체는 난자가 수정되지 않으면 다음 월경주기가 시작되기 전에 퇴화한다.

자궁관

자궁관(난관)은 나팔처럼 생긴 관이다. 좁다란 끝부분은 자궁과 연결되고, 작은 손가락 모양의 술이 달린 자궁관술 부분은 배란된 난자를 붙든다. 이렇게 자궁관으로 진입한 난자는 자궁을 향해 이동한다. 이때 수정이 이뤄지면 자궁벽까지 이동해 착상한다. 난자가 수정되지 않으면, 자궁내막이 떨어지면서 월경혈이 배출된다.

월경주기

월경주기는 월경이 시작된 날을 기준으로 28일 정도의 간격을 두고 반복되는데, 그 가운데 월경기간은 보통 5일 정도다. 월경주기에서 월경기간을 제외한 나머지는 배란기 이전의 증식기와 배란기 이후의 분비기, 이렇게 두 단계로 나눌 수 있다.

월경기간(1~6일)이 지나면 자궁 안쪽의 자궁내막이 다시금 새로 생성돼(7~13일 사이) 난자가 수정된다면 자궁에 착상할 수 있도록 준비를 한다. 14일에는 성숙한 난자가 배란돼 자궁관으로 진입한다. 분비기(15~28일)에는 자궁관을 따라 자궁으로 난자가 이동한다. 난자가 수정되지 않으면, 호르몬 수치가 감소하고 자궁 혈관이 수축하면서 자궁내막이 떨어져 나와 배출되고, 월경주기가 다시금 시작된다.

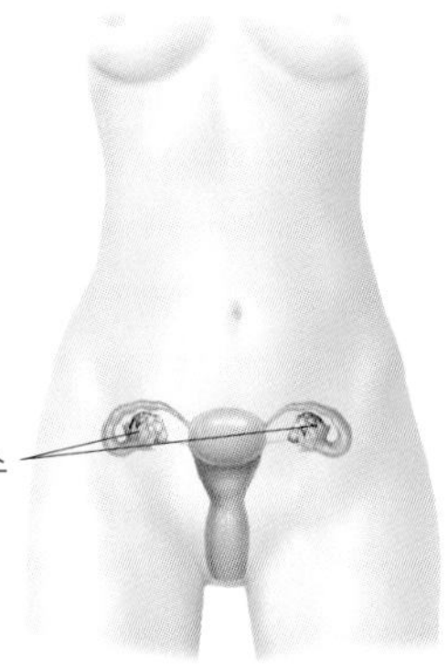

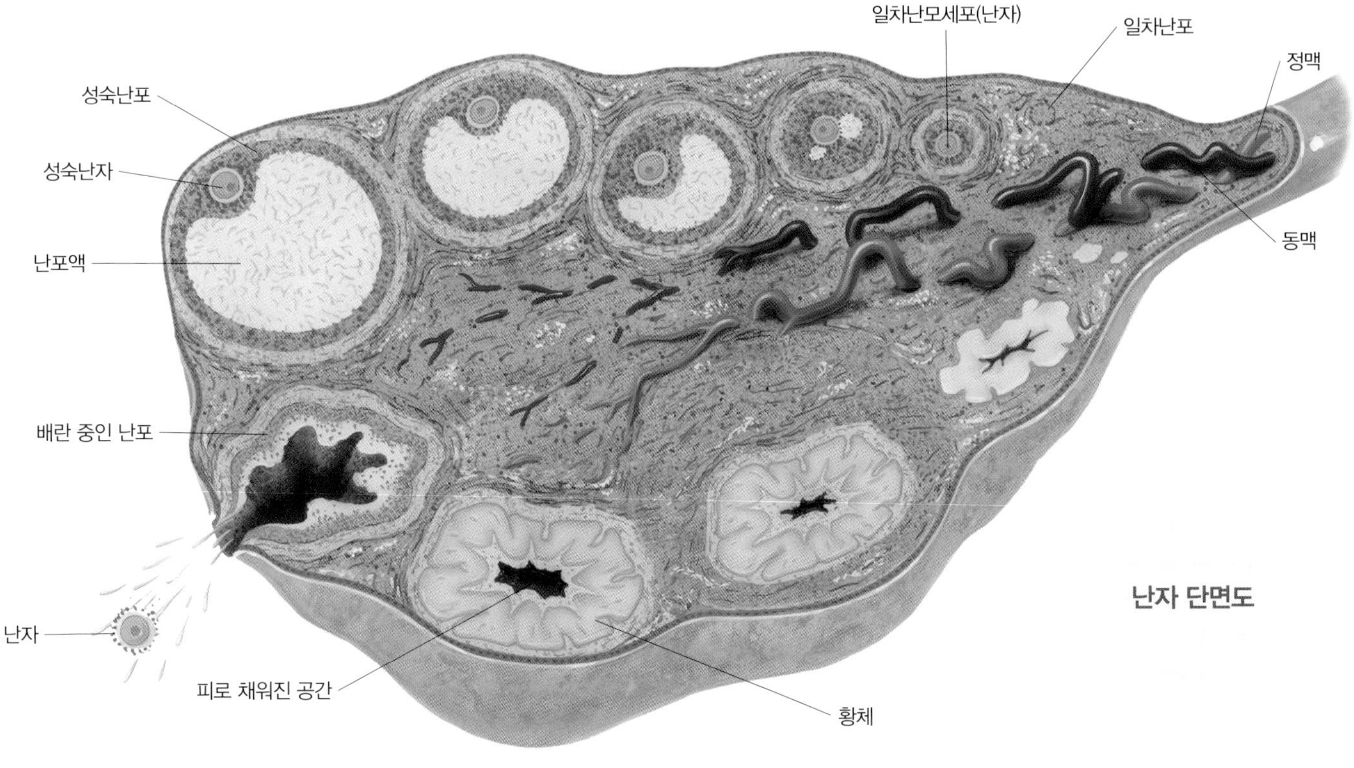

난자 단면도

월경주기

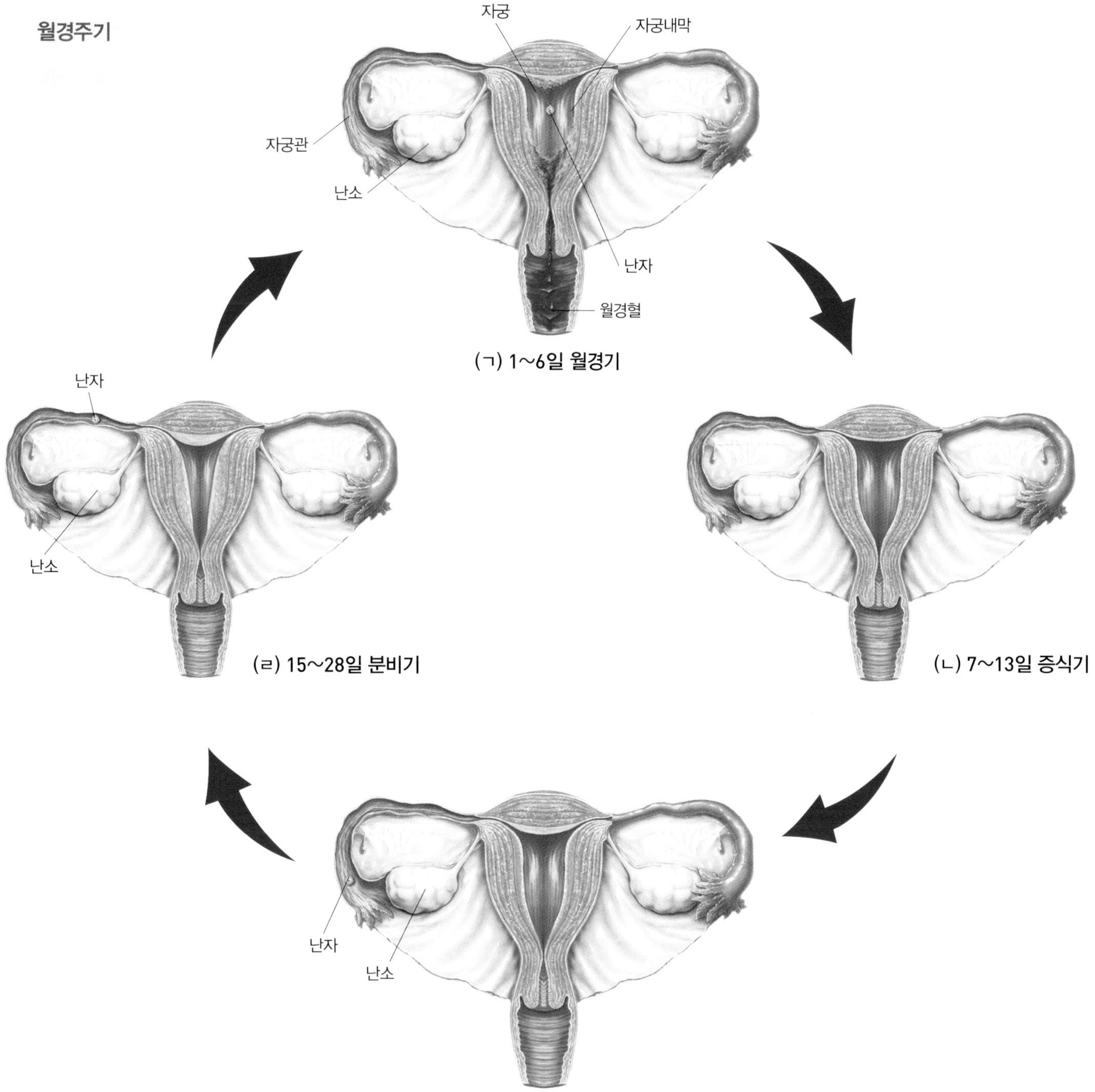

월경주기

월경주기는 월경의 시작일로부터 28일 정도의 간격으로 반복된다.

(ㄱ) 1~6일 : 월경기 – 자궁 안쪽 자궁내막이 떨어져 나와 배출된다.
(ㄴ) 7~13일 : 증식기 – 자궁내막이 다시금 부풀어 오른다.
(ㄷ) 14일 : 배란기 – 난자가 난소를 빠져나와 자궁관으로 이동한다.
(ㄹ) 15~28일 : 분비기 – 성숙한 난자는 난소에서 배란된 후 자궁관을 지나 호르몬의 영향으로 자궁내막이 두꺼워진 자궁을 향해 이동한다. 하지만 난자가 수정되지 않으면 호르몬이 감소하고, 자궁의 혈관이 수축하면서 다시금 월경주기가 시작된다. 이때 부풀어 올랐던 자궁내막과 조직은 떨어져 나와 몸 밖으로 배출된다.

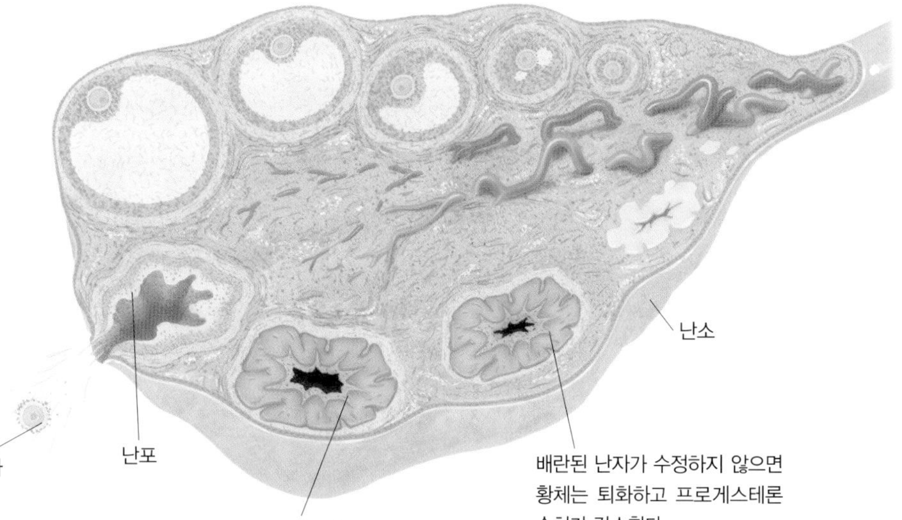

에스트로겐

에스트로겐은 주로 난소에서 합성해 분비하는 여성호르몬이다. 뇌하수체에서 에스트로겐의 분비를 조절해 여성의 성적 특성과 생식기관의 발달에 영향을 준다.

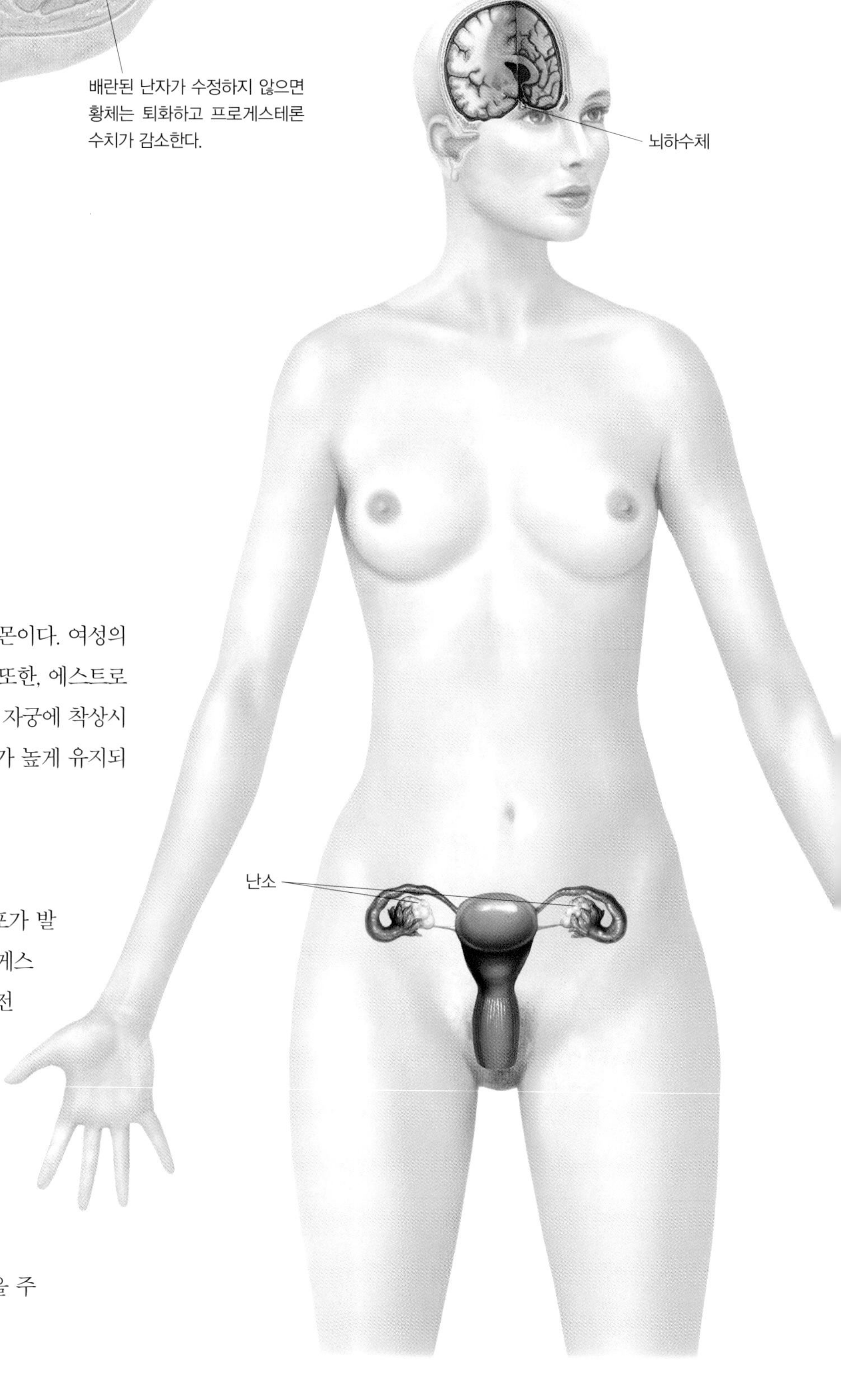

프로게스테론

난자를 내보낸 난포는 샘 같은 구조로 변하면서 황체가 된다. 임신하는 상태를 대비해 황체는 프로게스테론을 생성해 자궁을 준비 상태로 만든다.

에스트로겐

에스트로겐은 주로 난소에서 합성되는 여성호르몬이다. 여성의 성적 특징이 발현되도록 조절하는 역할을 한다. 또한, 에스트로겐은 자궁내막의 재생을 유도해 난자가 수정되면 자궁에 착상시킬 준비를 한다. 임신 기간에는 에스트로겐 수치가 높게 유지되다가, 분만 후 며칠이 지나면 감소한다.

프로게스테론

프로게스테론은 난자의 배란 이후, 남은 성숙난포가 발달해 생성한 황체가 분비하는 호르몬이다. 프로게스테론은 자궁내막을 자극해, 수정한 난자를 착상 전까지 보호하고 영양을 제공하기 위한 액체를 분비하도록 한다. 임신 전기의 후반부가 되면 이 역할을 태반이 수행하고, 분만 후에는 프로게스테론 수치가 급격히 감소한다. 난자가 수정되지 않으면, 월경기간의 26일째 즈음에 황체가 퇴화하면서 프로게스테론 수치도 급격히 떨어진다. 이런 변화는 자궁내막에도 영향을 주어 월경이 시작된다.

여성은 태어날 때부터 몸속에 이미 2백만여 개의 원시난포를 갖고 있다. 사춘기 무렵에는 원시난포의 숫자가 35만 개 수준으로 감소하고, 폐경기 즈음이 되면 거의 남지 않아 배란이 일어나지 않는다.

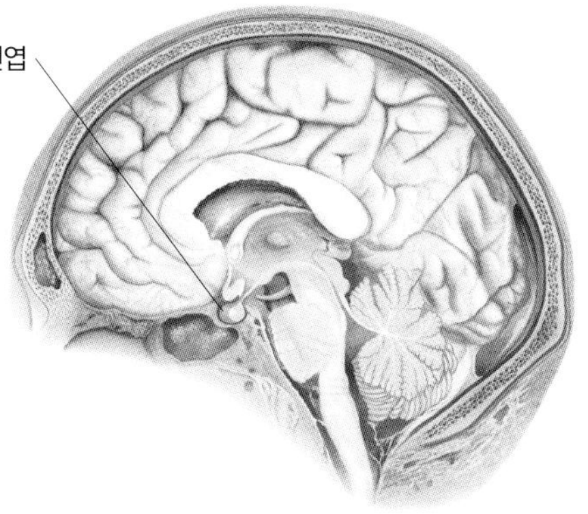

여성호르몬의 생산
뇌하수체전엽은 에스트로겐이나 프로게스테론처럼 월경과 관련된 호르몬을 조절한다.

질

질은 섬유성 근육조직으로 이뤄진 관이다. 자궁목과 연결돼 자궁과 바깥 환경을 연결하는 통로가 된다. 이 통로의 바깥벽은 근육조직으로 구성되고, 통로 안쪽은 점막으로 이뤄져 있으며 내부 공간이 있다. 점액층과 내부 공간으로 구성된다. 평소에 질의 안쪽 표면은 주름진 관이 밀착된 상태이지만 유연하게 이완되고 확장할 수 있으며, 출산 시 태아가 지나가는 통로가 되기도 한다. 질의 위치는 방광과 곧창자 사이의 골반 아래쪽이며, 자궁목인대와 골반바닥근육이 고정하는 덕분에 제자리에 위치할 수 있다.

외음

여성의 바깥생식기관을 통틀어 외음(음문)이라고 한다. 대음순은 피부와 음모로 덮인 한 쌍의 주름이며, 내층은 분비물로 촉촉하다. 소음순은 질어귀(어귀) 양쪽의 부드러운 주름으로, 안쪽으로는 질과 요도의 구멍 및 점액질을 분비하는 샘이 자리 잡는다. 소음순과 질이 만나는 곳에는 얇은 막처럼 생긴 섬유조직인 질입구주름이 있으며, 소음순의 위쪽 끝은 음핵을 에워싼다. 음순의 가장 안쪽, 질구멍의 양옆으로는 큰질어귀샘(바르톨린샘)이 있어 윤활을 위한 점액질을 분비한다.

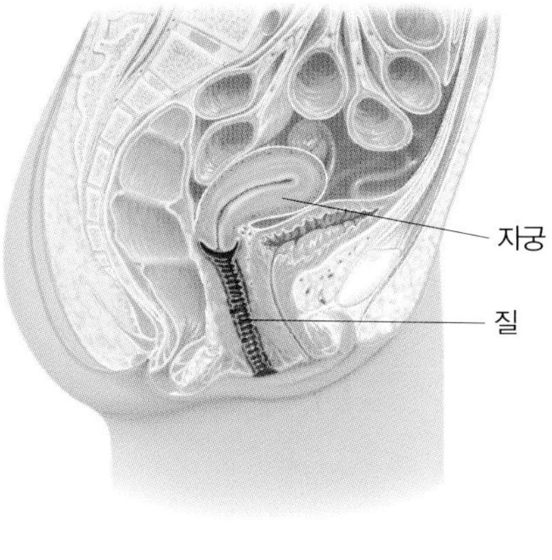

질
질은 자궁목에서 외음까지를 연결하는 근육조직 벽으로 이뤄진 관이다. 자궁과 인체 바깥을 연결하는 통로와 같다. 질은 방광과 곧창자 사이의 아래쪽 골반에 위치하며, 질을 이루는 근육 벽은 자궁목인대와 골반바닥근육과 연결돼 지지된다.

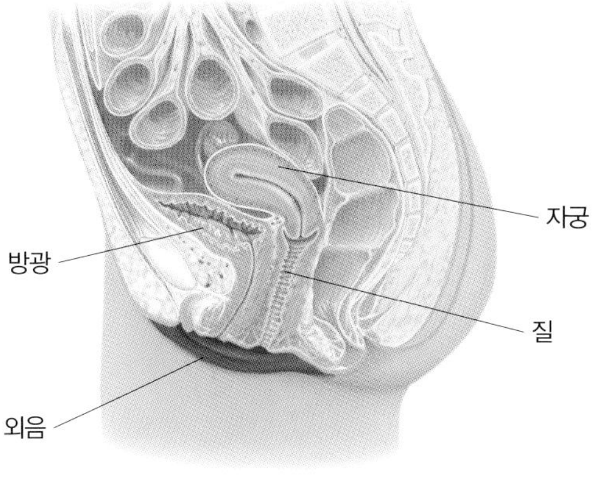

외음
외음은 여성의 바깥생식기관을 통칭하는 용어로 대음순, 소음순, 음핵이 여기에 속한다.

어깨, 팔과 손

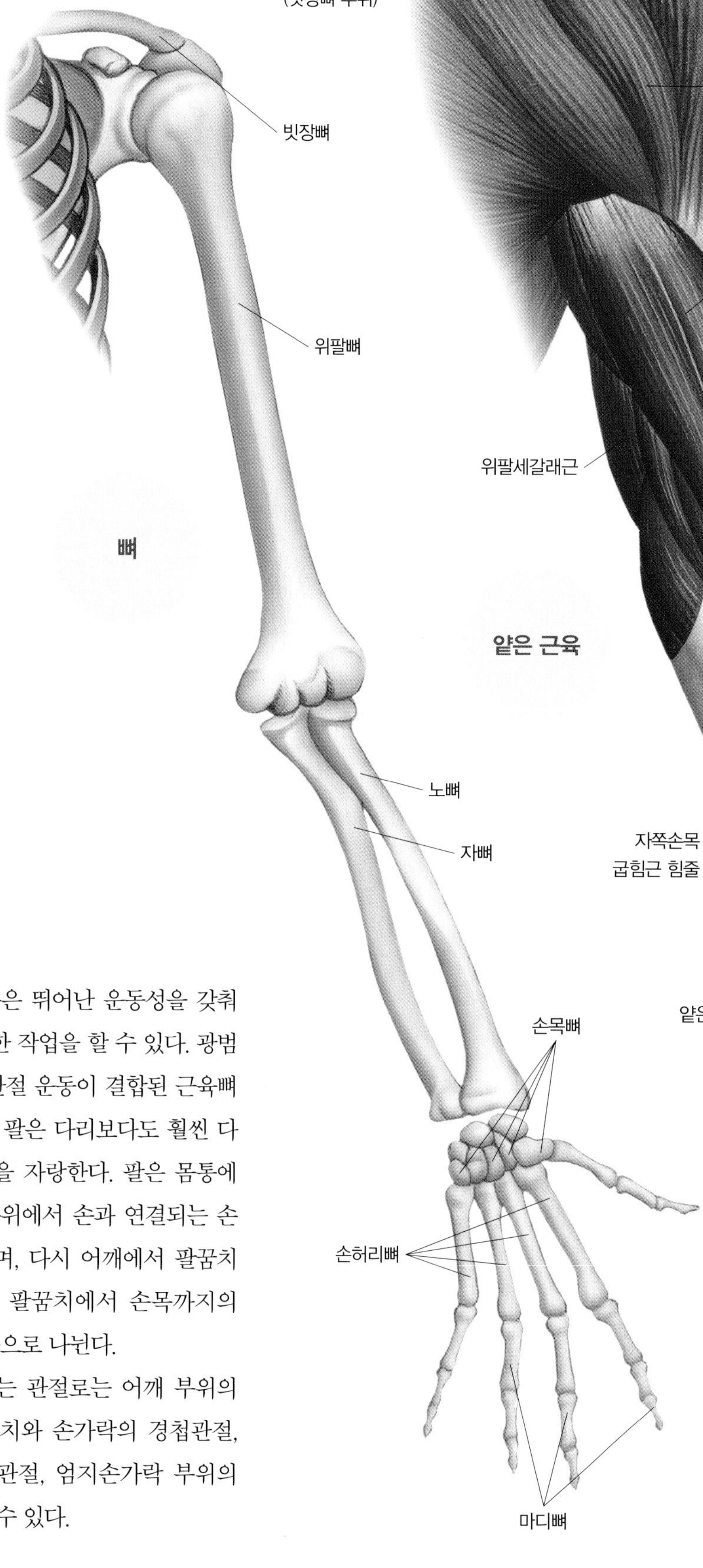

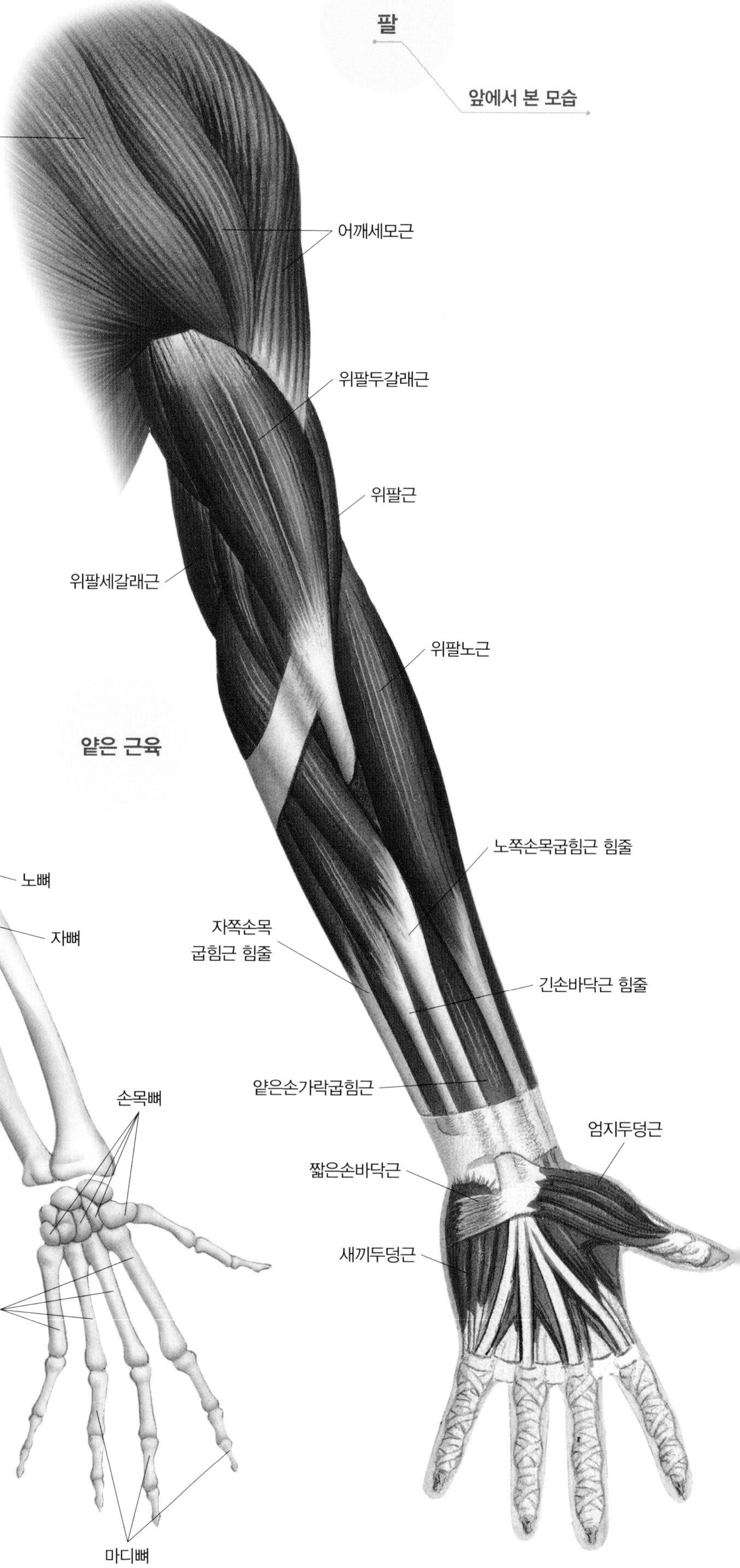

팔

인체의 팔과 손은 뛰어난 운동성을 갖춰 섬세하고 다양한 작업을 할 수 있다. 광범위한 근육 및 관절 운동이 결합된 근육뼈대계통 덕분에, 팔은 다리보다도 훨씬 다재다능한 기능을 자랑한다. 팔은 몸통에 부착된 어깨 부위에서 손과 연결되는 손목까지를 말하며, 다시 어깨에서 팔꿈치까지의 위팔과 팔꿈치에서 손목까지의 아래팔, 두 부분으로 나뉜다.

팔을 구성하는 관절로는 어깨 부위의 절구관절, 팔꿈치와 손가락의 경첩관절, 손목의 미끄럼관절, 엄지손가락 부위의 안장관절을 들 수 있다.

팔

뒤에서 본 모습

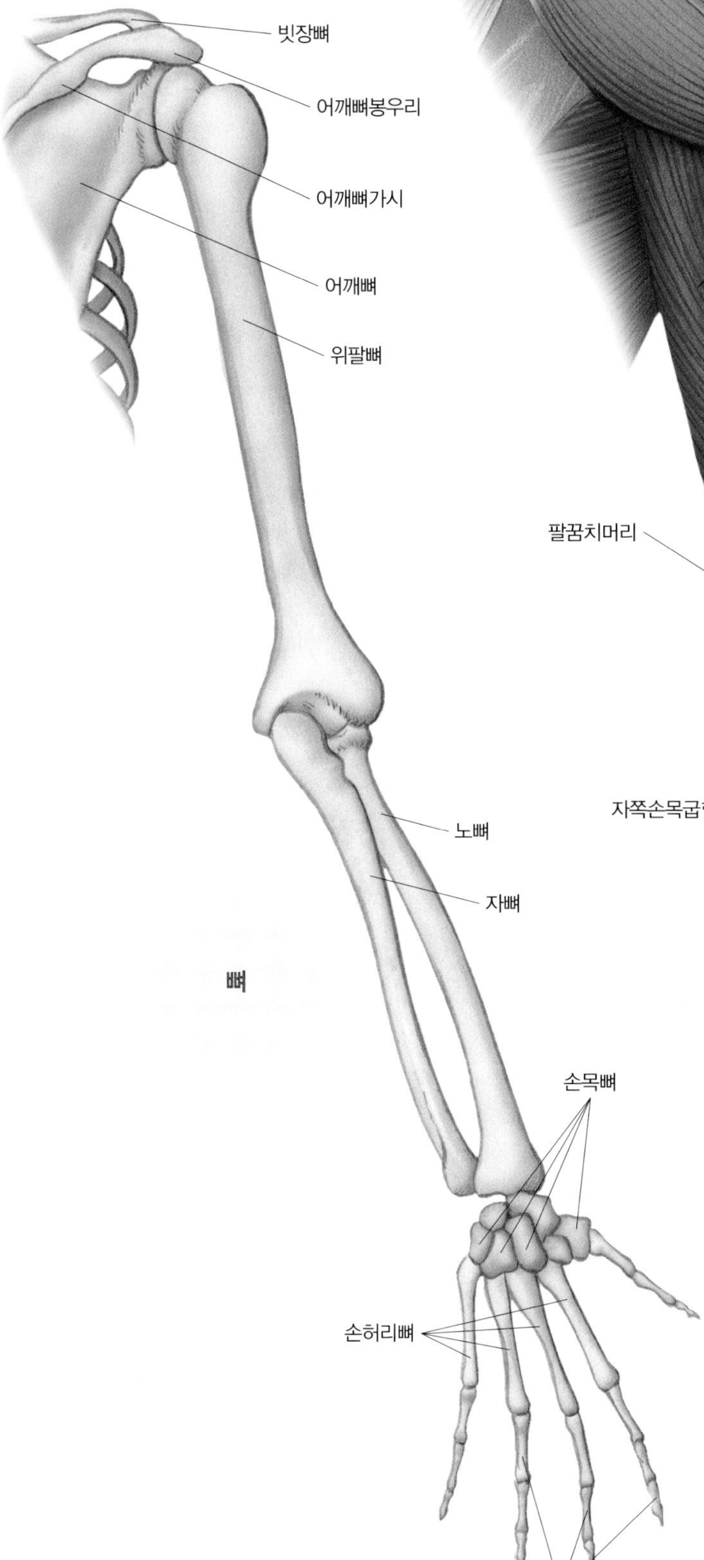

뼈

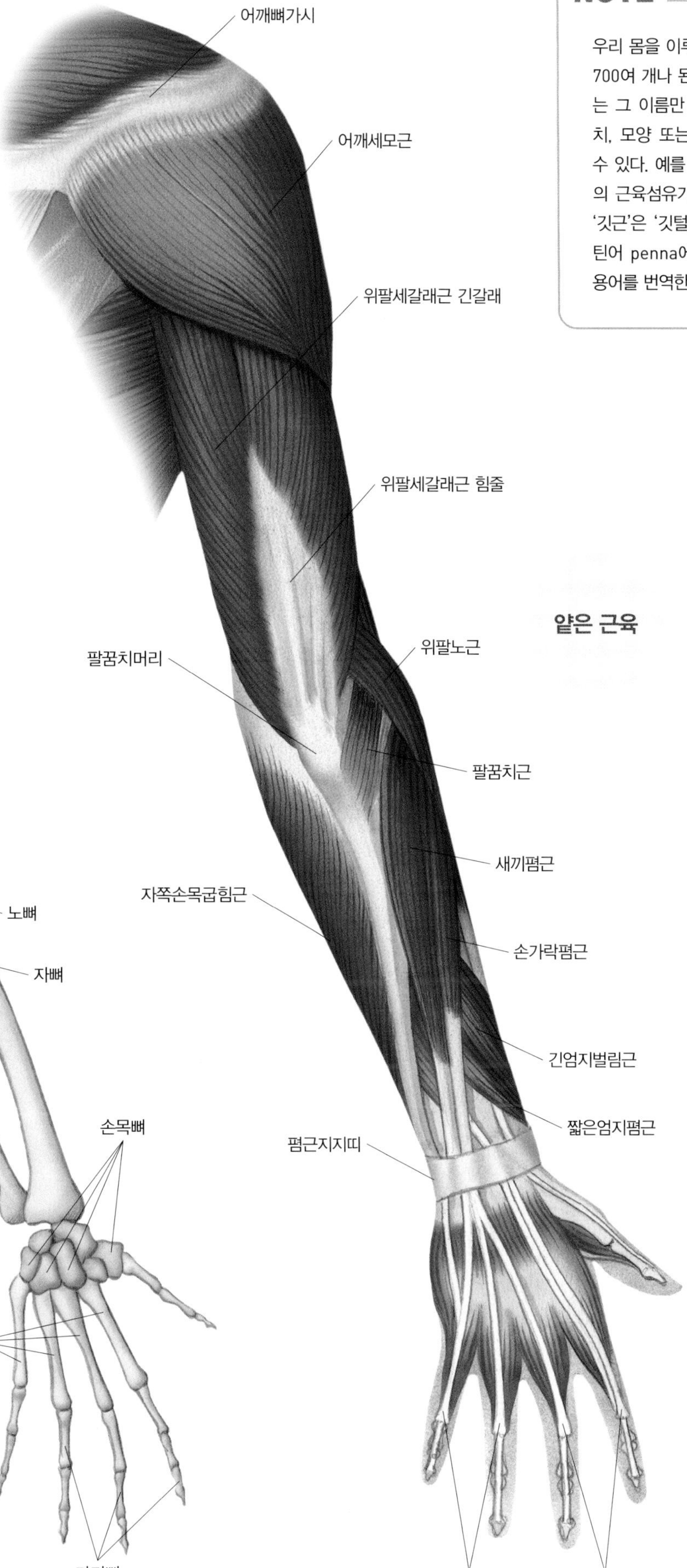

얕은 근육

NOTE

우리 몸을 이루는 근육은 대략 700여 개나 된다. 그중 상당수는 그 이름만 봐도 근육의 위치, 모양 또는 기능을 짐작할 수 있다. 예를 들면, 깃털 모양의 근육섬유가 힘줄까지 뻗은 '깃근'은 '깃털'을 의미하는 라틴어 penna에서 유래한 의학 용어를 번역한 것이다.

설명 : 얇은 근육은 *로 표시함

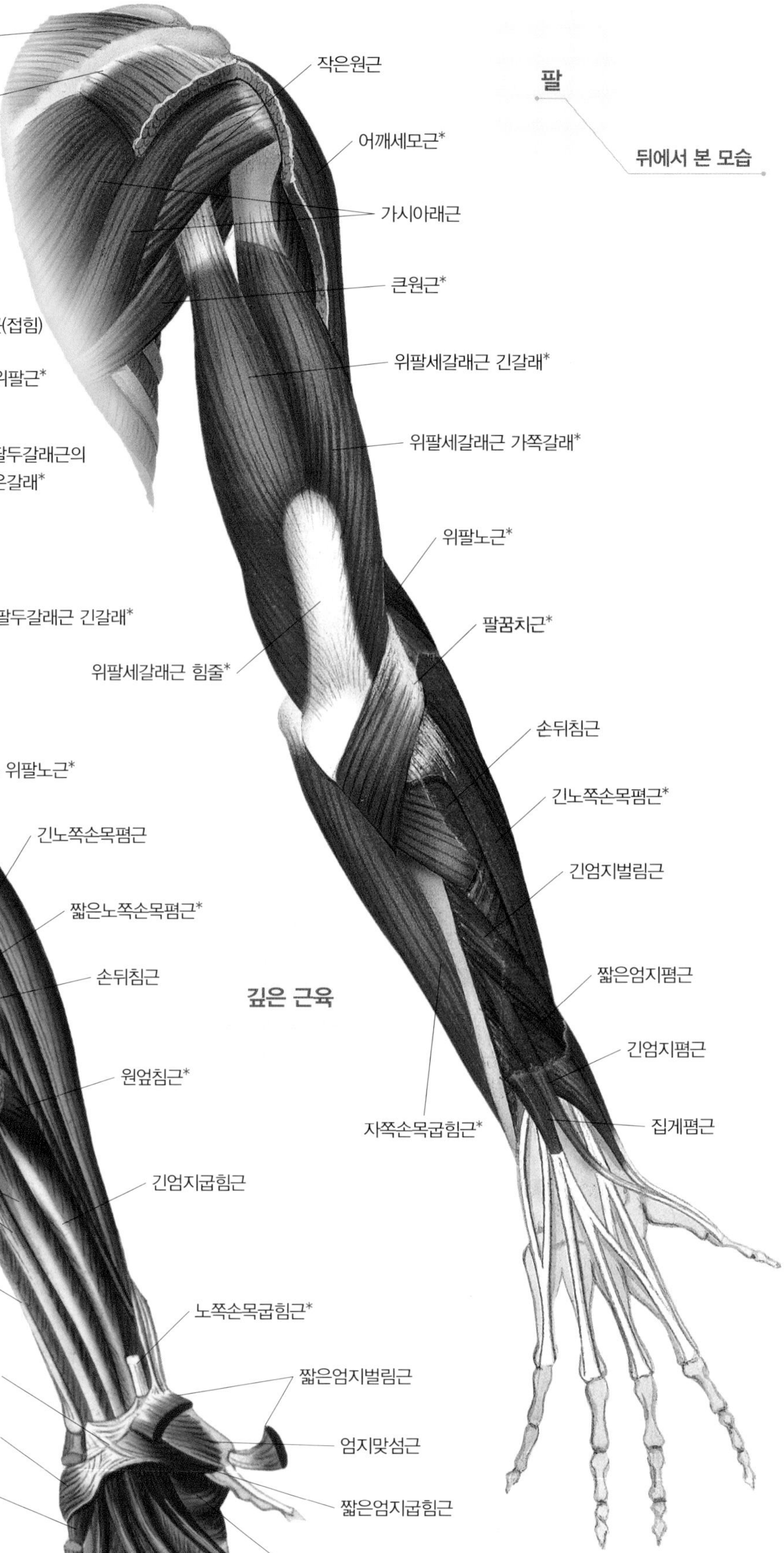

팔

뒤에서 본 모습

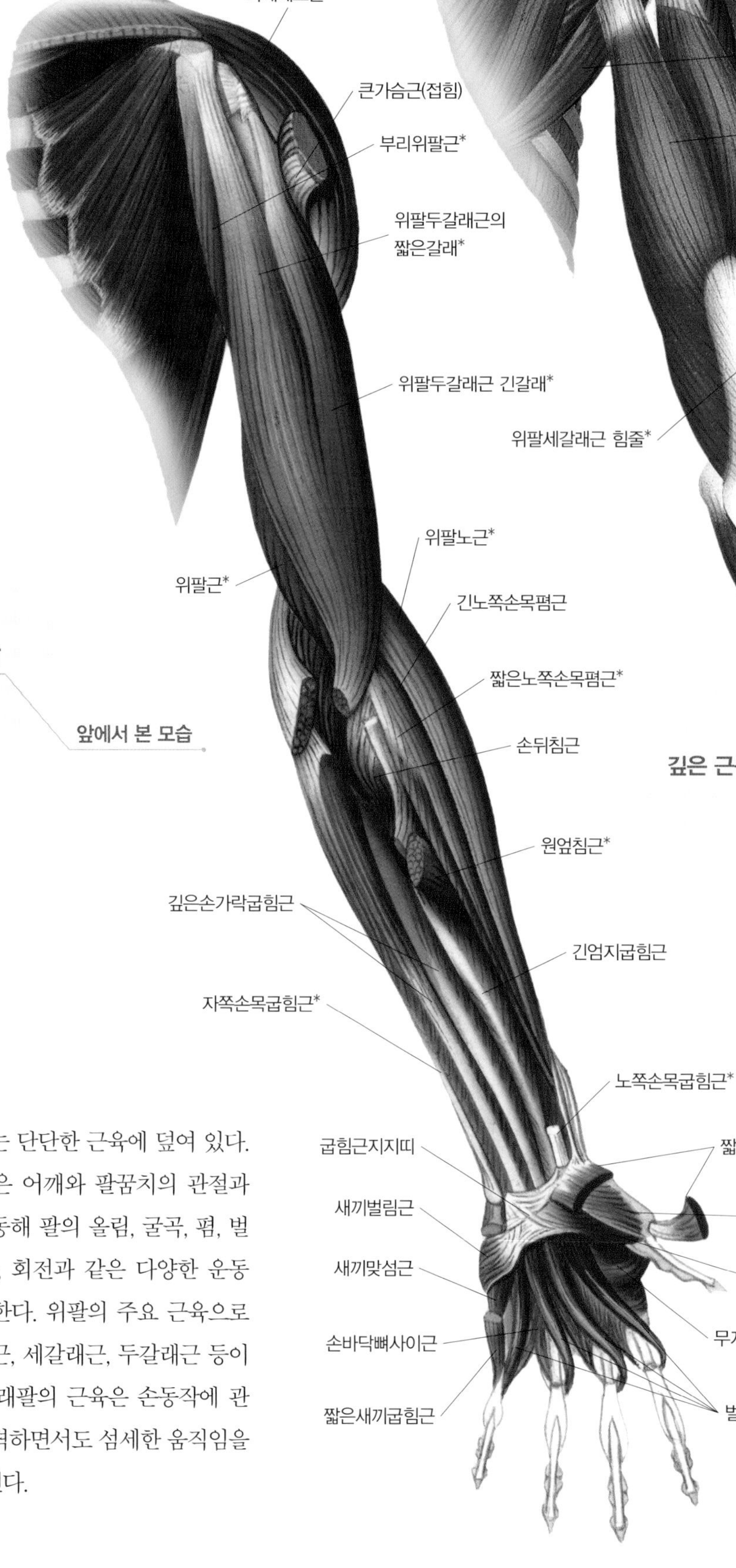

팔

앞에서 본 모습

팔 근육

팔 부위는 단단한 근육에 덮여 있다. 이 근육은 어깨와 팔꿈치의 관절과 함께 작동해 팔의 올림, 굴곡, 폄, 벌림, 모음, 회전과 같은 다양한 운동을 수행한다. 위팔의 주요 근육으로는 위팔근, 세갈래근, 두갈래근 등이 있다. 아래팔의 근육은 손동작에 관여해 강력하면서도 섬세한 움직임을 만들어낸다.

팔의 혈관과 신경

팔을 향해 뻗어 나가는 여러 혈관 가운데 위팔동맥(상완동맥)은 매우 중요한 혈관으로, 팔꿈치에서 팔뚝의 노동맥(요골동맥)과 자동맥(척골동맥)으로 갈라진다. 이 두 동맥은 손으로 짚으면 맥박을 측정할 수 있으며, 다시 손가락에 혈액을 공급하는 가락동맥으로 가지를 뻗는다. 팔의 혈액을 몸통으로 회수하는 주요 정맥으로는 목 부근에서 발견되는 빗장밑정맥(쇄골하정맥)과 겨드랑에 분포하는 겨드랑정맥(액와정맥)이 있다.

팔의 신경은 목의 팔신경얼기에서 겨드랑과 팔로 갈라져 내려간다. 중요한 팔 신경으로는 겨드랑신경(액와신경), 노신경(요골신경), 자신경(척골신경) 등이 있다.

자신경

팔이 시작되는 어깨부터 손까지 뻗어 내려가는 자신경은 아래팔의 굴근, 손의 작은 근육, 손의 새끼손가락 쪽 피부 등의 감각을 담당한다.

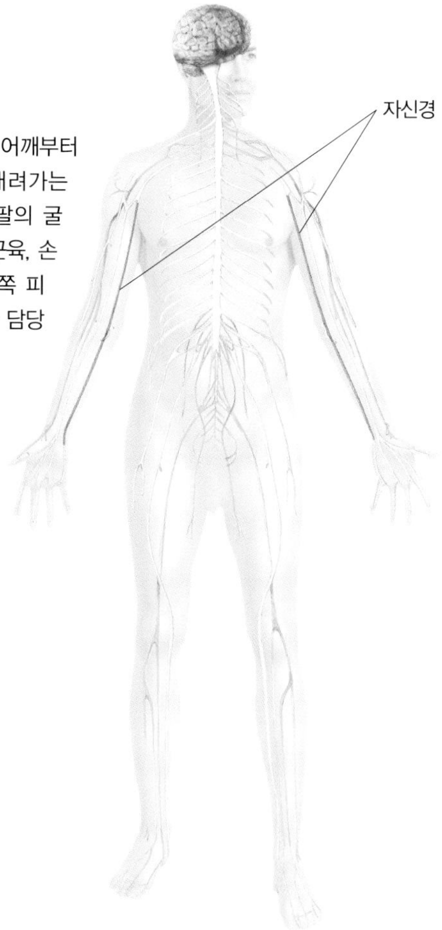

노신경

노신경은 팔을 감고 돌아 내려가서 팔 뒤쪽의 폄근과 손목과 손의 근육을 지배하고, 팔과 손의 엄지 쪽 피부 감각을 담당한다.

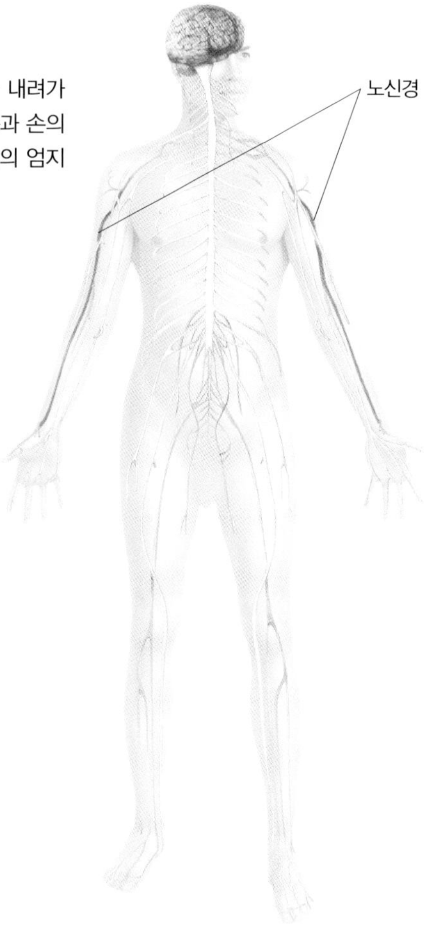

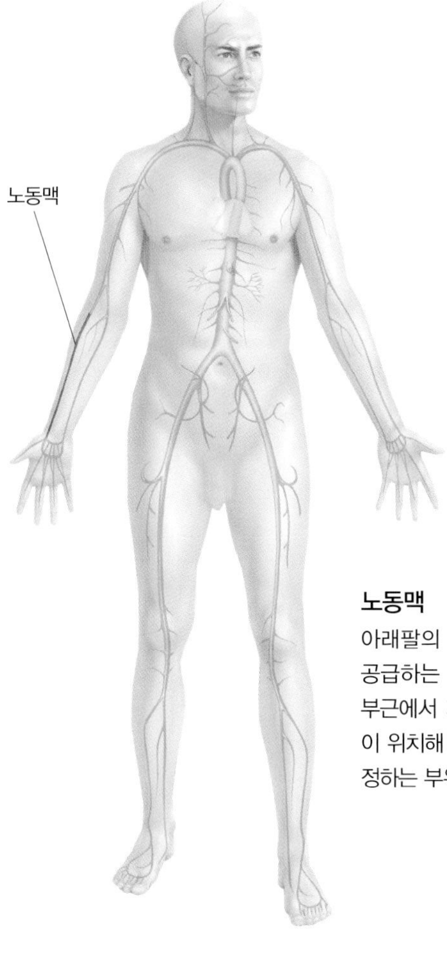

노동맥

아래팔의 근육에 혈액을 공급하는 노동맥은 손목 부근에서 피부 표면 가까이 위치해 종종 맥박을 측정하는 부위로 활용된다.

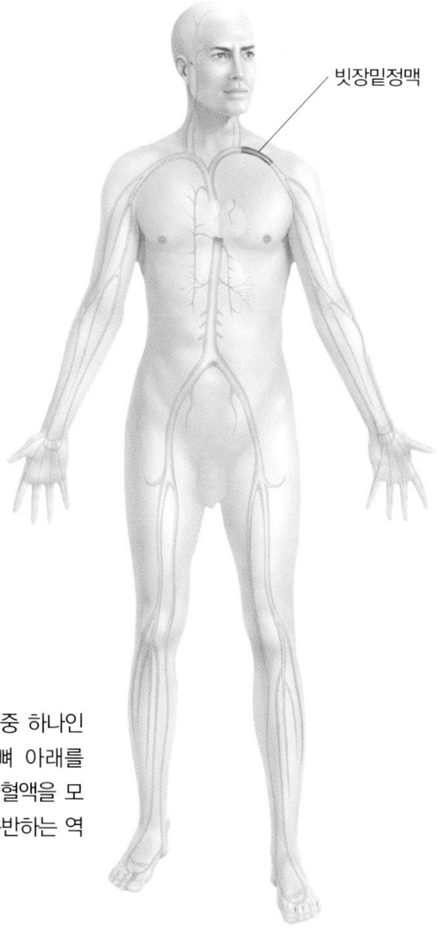

빗장밑정맥

상반신의 주요 정맥 중 하나인 빗장밑정맥은 빗장뼈 아래를 지나 팔에서 올라온 혈액을 모은 다음, 심장으로 운반하는 역할을 한다.

어깨와 팔의 뼈대계통

위팔뼈, 노뼈, 자뼈가 팔의 뼈대를 이룬다. 위팔뼈는 어깨뼈와 연결되며 어깨관절을 이룬다. 자뼈와 노뼈는 아래팔을 이루는 두 뼈로, 팔꿈치에서 시작돼 손목까지 뻗는다.

위팔뼈

긴뼈인 위팔뼈(상완골)는 긴 원통처럼 생겼으며, 양쪽 뼈끝이 나팔처럼 넓어진 모양새다. 위팔뼈의 위쪽 끝은 어깨뼈와 어깨관절로 서로 연결된다. 아래쪽 끝은 노뼈, 자뼈와 연결되면서 팔꿈치관절을 형성한다.

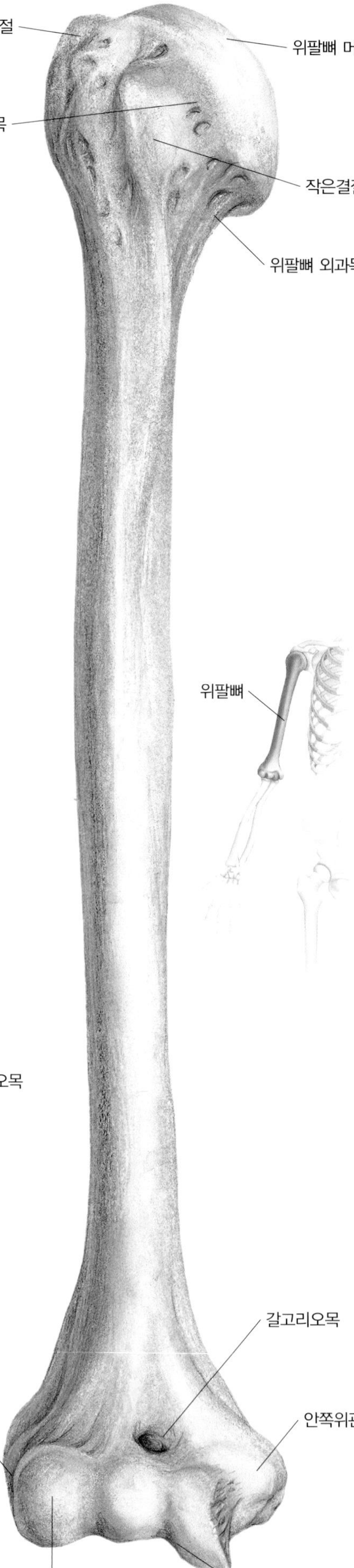

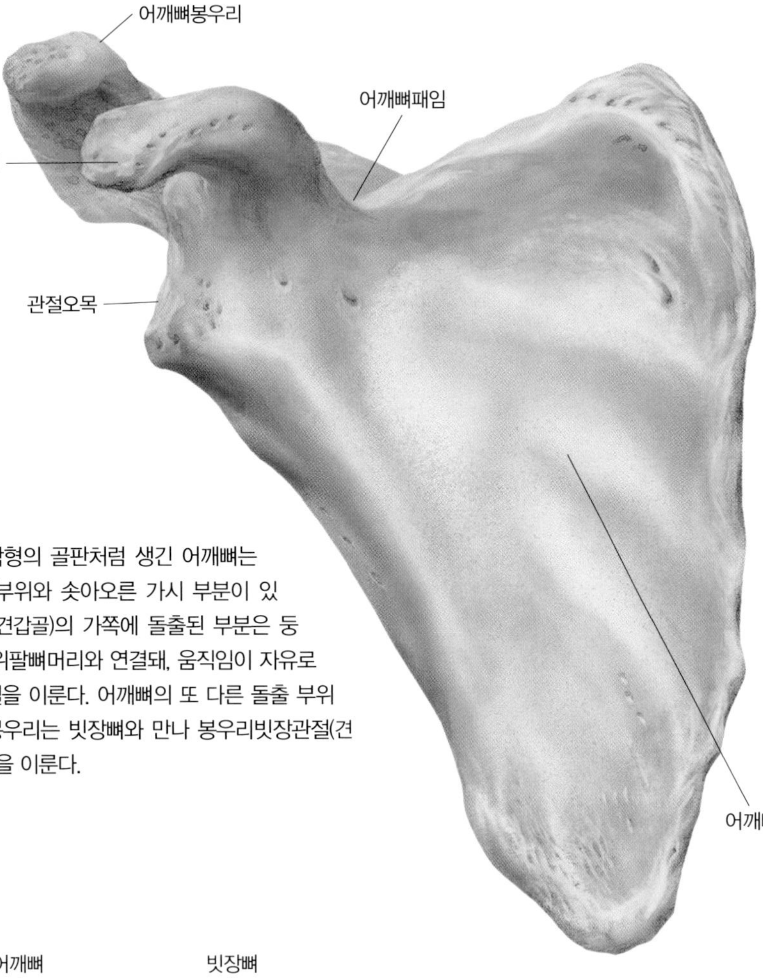

어깨뼈

편평한 삼각형의 골판처럼 생긴 어깨뼈는 여러 돌출 부위와 솟아오른 가시 부분이 있다. 어깨뼈(견갑골)의 가쪽에 돌출된 부분은 둥근 형태의 위팔뼈머리와 연결돼, 움직임이 자유로운 절구관절을 이룬다. 어깨뼈의 또 다른 돌출 부위인 어깨뼈봉우리는 빗장뼈와 만나 봉우리빗장관절(견봉쇄골관절)을 이룬다.

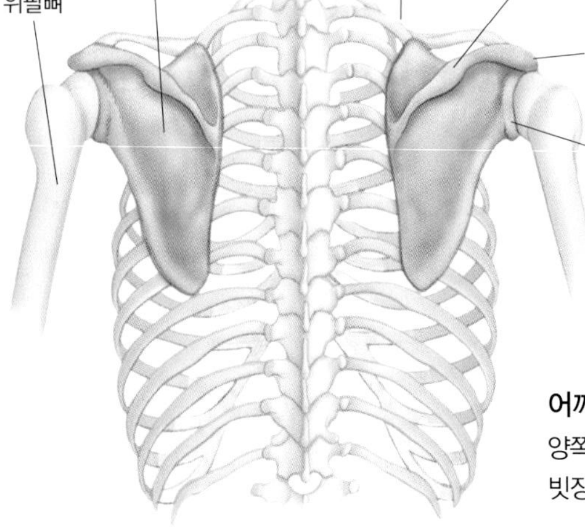

어깨뼈–뒤에서 본 모습

양쪽 어깨뼈는 각각 위팔뼈, 빗장뼈와 연결된다.

노뼈

노뼈는 자뼈와 함께 작용해 아래팔의 움직임에 관여한다. 둥근 노뼈머리는 팔꿈치에서 중쇠관절로 연결돼, 자뼈 주위를 둥글게 회전하고 손목을 움직일 수 있다. 노뼈는 아래팔의 엄지 쪽에 위치한다.

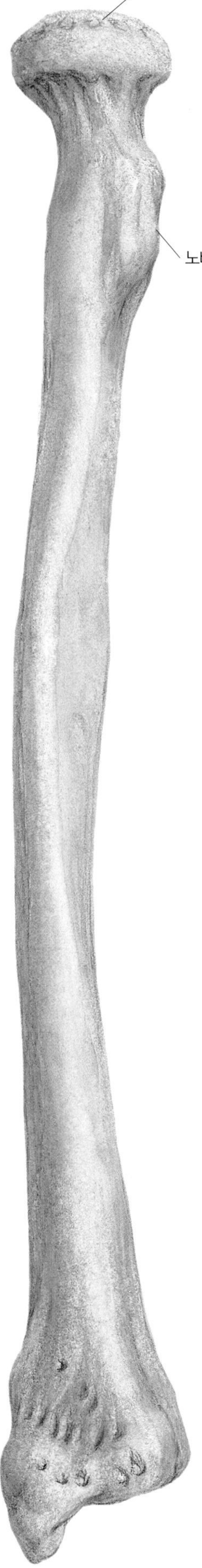

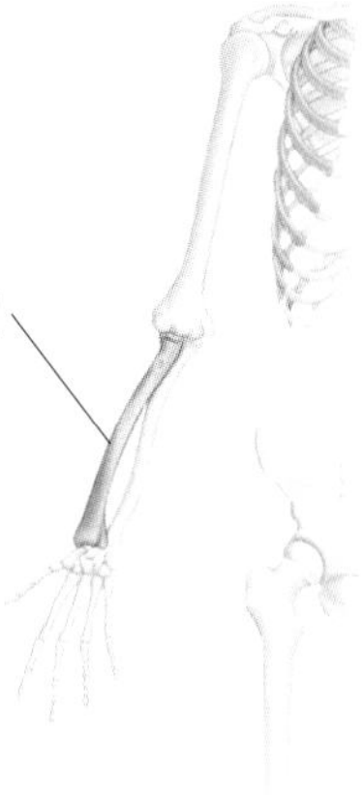

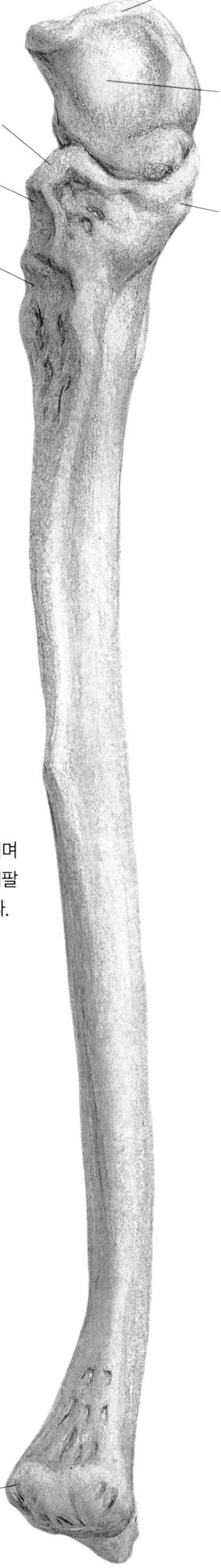

자뼈

자뼈는 노뼈보다 약간 더 긴 편이며 아래팔의 안쪽에 위치하는데, 위팔뼈와 경첩관절을 이루며 연결된다.

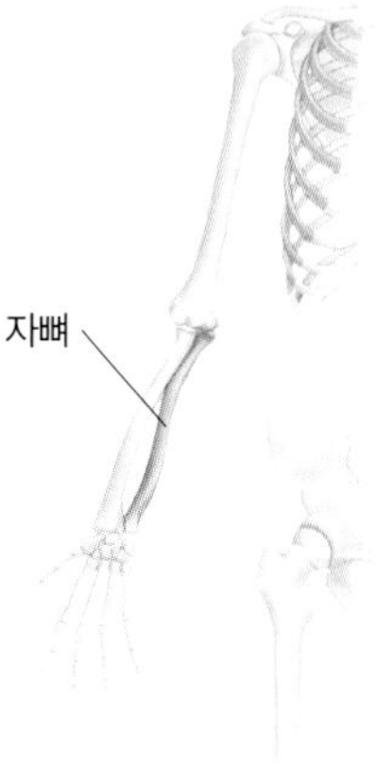

위팔

위팔을 이루는 뼈는 위팔뼈 하나뿐이며 위팔세갈래근, 위팔두갈래근, 어깨세모근과 같은 단단한 근육과 연결돼 팔을 들어 올리고 회전할 수 있다.

아래팔

아래팔을 이루는 두 뼈는 노뼈와 자뼈로, 각각 팔꿈치관절에서 손목까지 길게 뻗는다. 아래팔의 여러 근육은 손의 다양한 움직임을 조작하고 관여한다.

어깨

강력한 여러 근육과 운동성이 매우 뛰어난 관절이 어깨에 있는 덕분에 팔을 자유자재로 움직일 수 있다. 빗장뼈(쇄골)와 어깨뼈, 위팔뼈가 서로 연결돼 어깨를 이룬다. 어깨뼈는 위팔뼈와는 절구관절로 연결되고, 빗장뼈와는 봉우리빗장관절에서 미끄럼관절을 형성한다. 몸에서 움직임이 가장 자유로운 절구관절은 윤활액이 들어 있는 관절주머니막으로 둘러싸여 있는데, 이 윤활액 주머니는 관절의 움직임을 부드럽게 완충한다. 어깨 부위에는 강력한 근육이 있어서 팔이 폭넓게 움직일 수 있고, 동시에 안정성도 올라간다. 어깨 근육은 위팔뼈를 팔이음뼈로 연결하는 근육과 팔이음뼈를 몸통에 연결하는 근육, 두 군으로 크게 나뉜다.

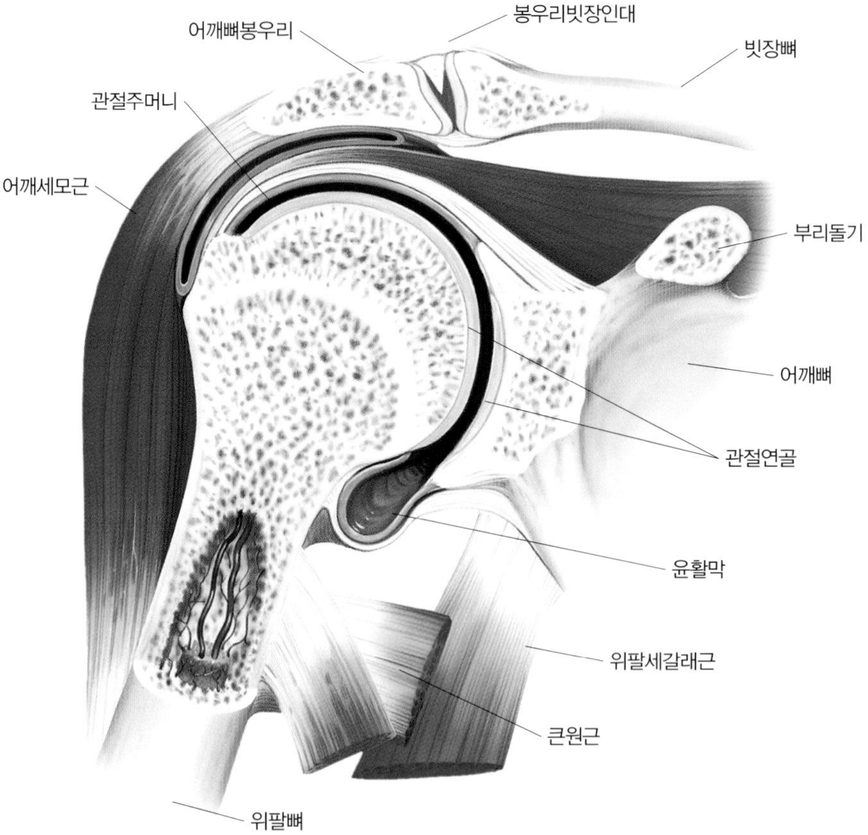

어깨의 수평단면

회전근개근육

이들 강력한 근육은 위팔뼈머리를 어깨의 절구 부위에 단단히 고정해 어깨를 안정시킨다. 어깨 앞쪽의 어깨밑근과 뒤쪽의 가시위근, 가시아래근, 작은원근으로 이뤄진 회전근개근육은 어깨에서 시작해 위팔뼈에 부착한다.

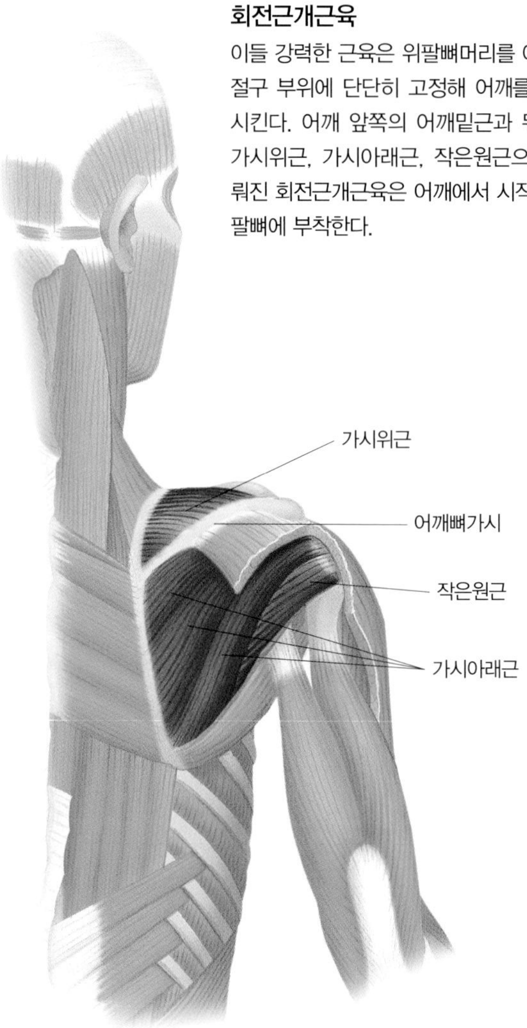

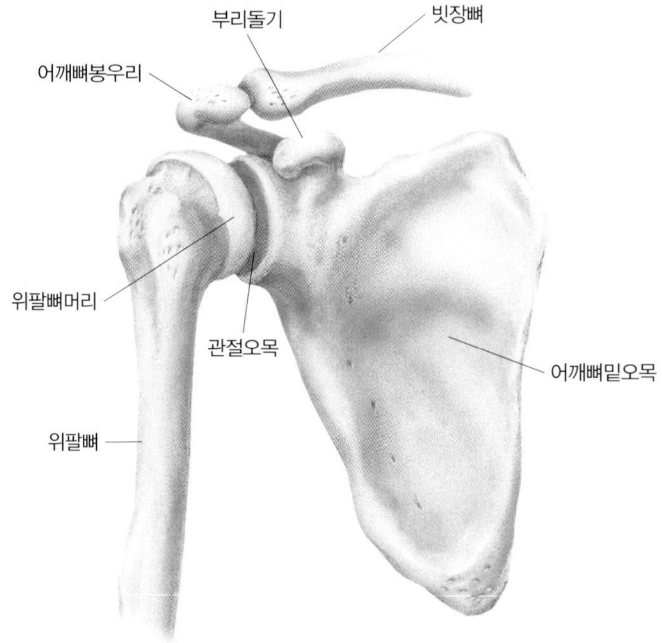

어깨관절

어깨 부위의 뛰어난 유연성은 운동성이 큰 절구관절 덕분인데, 절굿공이처럼 생긴 위팔뼈머리가 절구처럼 생긴 어깨뼈의 관절오목에 쏙 들어가 연결된다. 어깨의 모든 운동은 빗장뼈와 어깨뼈로 이뤄진 팔이음뼈의 움직임에서 비롯된다.

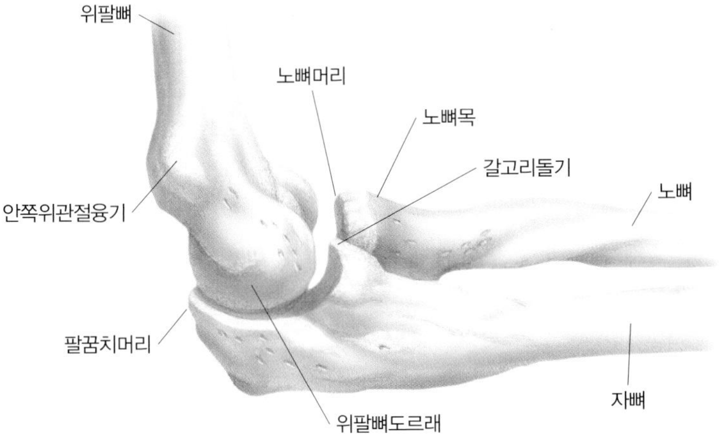

팔꿈치의 움직임

근육이 쌍으로 작용해야 관절을 움직일 수 있다. 하나가 굽힘근육 역할을 하면, 다른 하나는 폄근육으로 작용한다. 팔꿈치의 움직임은 두갈래근과 세갈래근의 조절을 받는데, 두갈래근은 팔꿈치를 굽히고 세갈래근은 팔꿈치를 펴는 운동을 조절한다.

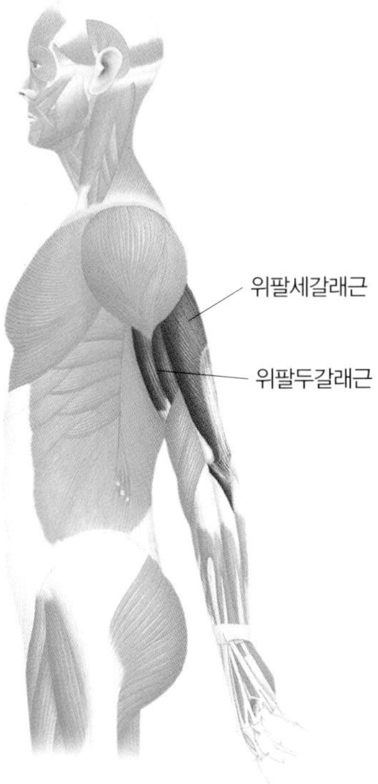

팔꿈치

위팔을 이루는 위팔뼈 그리고 아래뼈의 노뼈와 자뼈는 팔꿈치에서 만나 경첩관절을 이룬다. 팔꿈치관절은 위팔뼈의 끝에 돌출된 관절융기와 노뼈 및 자뼈가 만나는 부분으로, 여러 인대가 관절의 안정성에 기여한다. 위팔 근육이 팔꿈치를 움직이는 역할을 하는데, 두갈래근은 팔꿈치를 굽히고 세갈래근은 펴는 작용을 한다. 노뼈와 자뼈의 연관성도 팔꿈치의 회전 운동에 기여하는데, 노뼈가 자뼈 주위를 회전해 손을 뒤집는 동작을 할 수 있다.

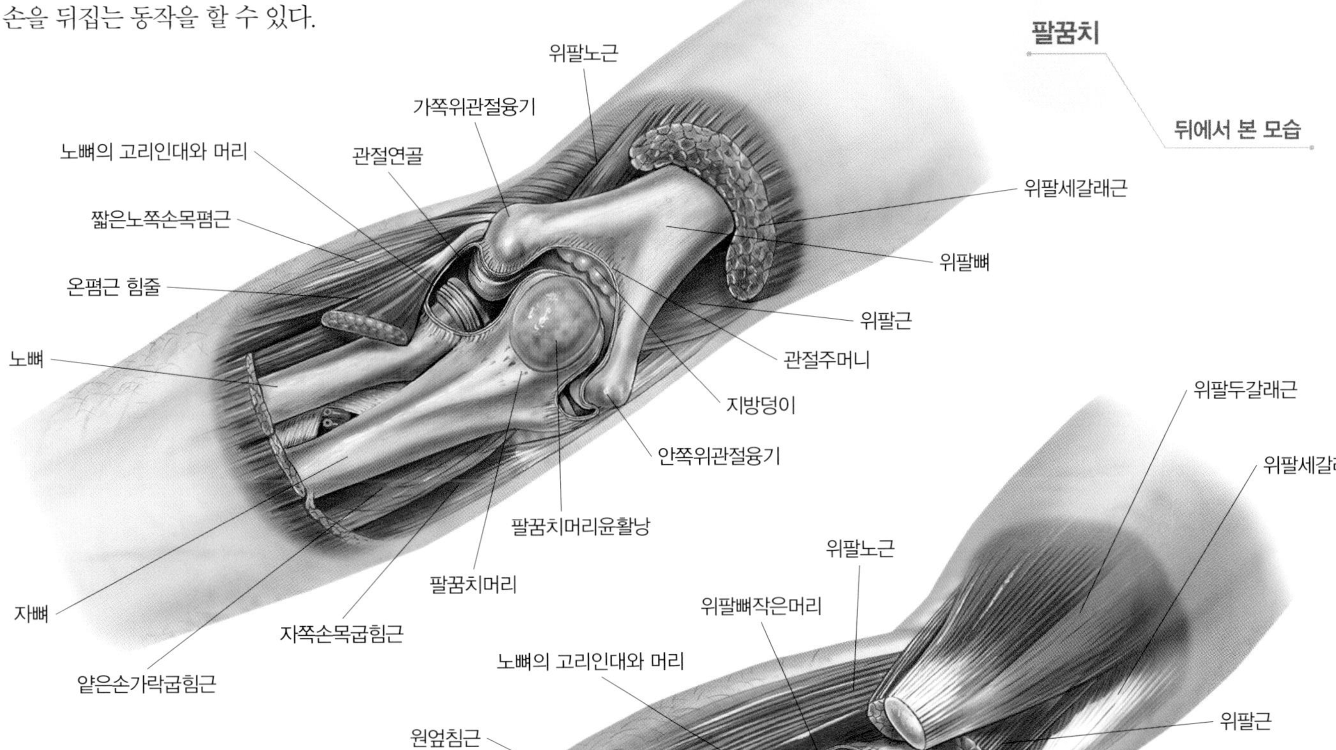

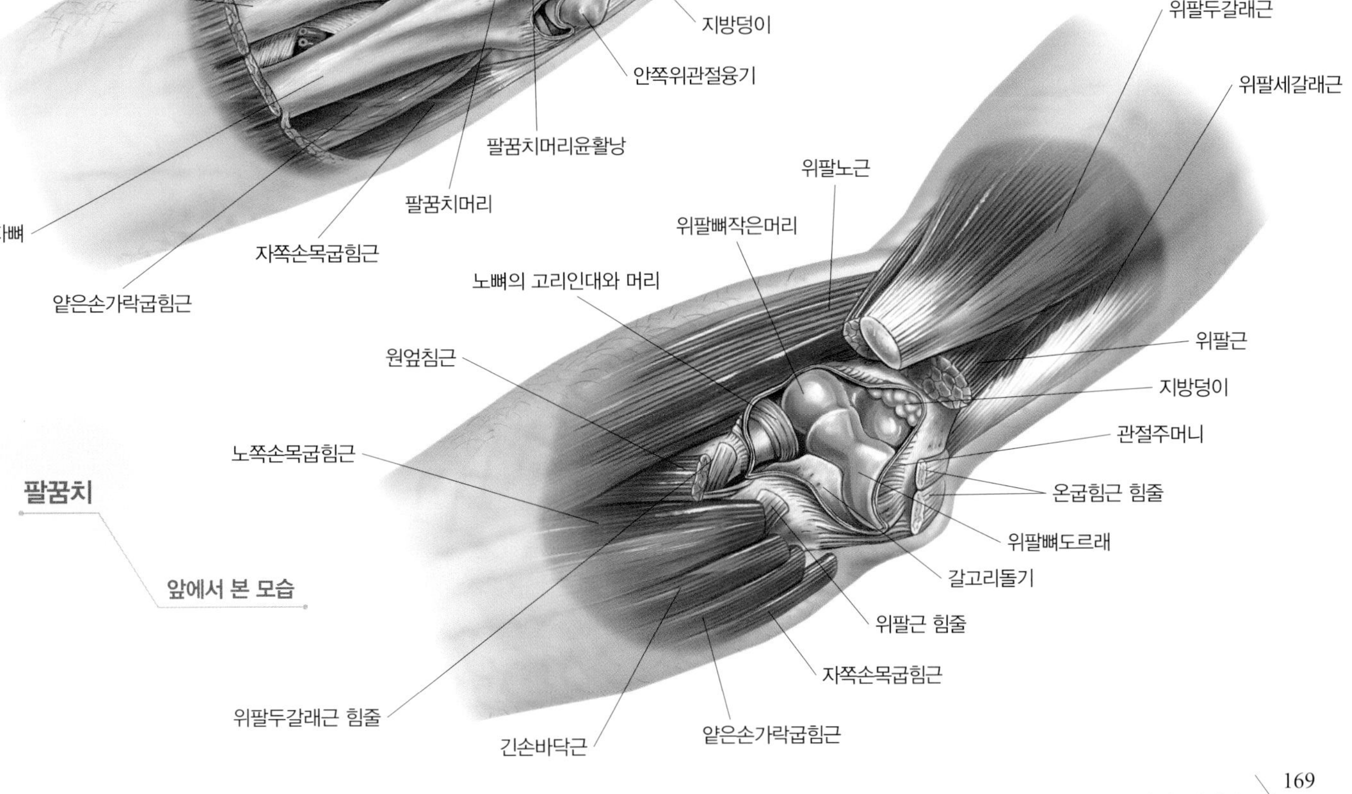

손

손은 물체를 붙잡고 조작하도록 설계된 인체 부위다. 손바닥이라고 불리는 앞부분, 손등으로 불리는 뒷부분, 엄지와 손가락으로 이뤄진다. 손바닥의 표면은 두꺼운 피부로 덮여 있는데, 약간 오목한 모양새는 물체를 움켜쥐는 움직임을 돕기 위함이다. 손바닥의 힘줄은 손가락을 앞으로 구부려 오므리는 역할을 하고, 손등에 분포하는 힘줄은 구부러진 손가락을 뒤쪽으로 잡아당겨 곧게 펴는 역할을 한다.

아래팔을 따라 내려가는 신경이 손의 근육과 피부에 연결된다. 손에 분포하는 주요 신경으로는 자신경, 정중신경, 노신경이 있다.

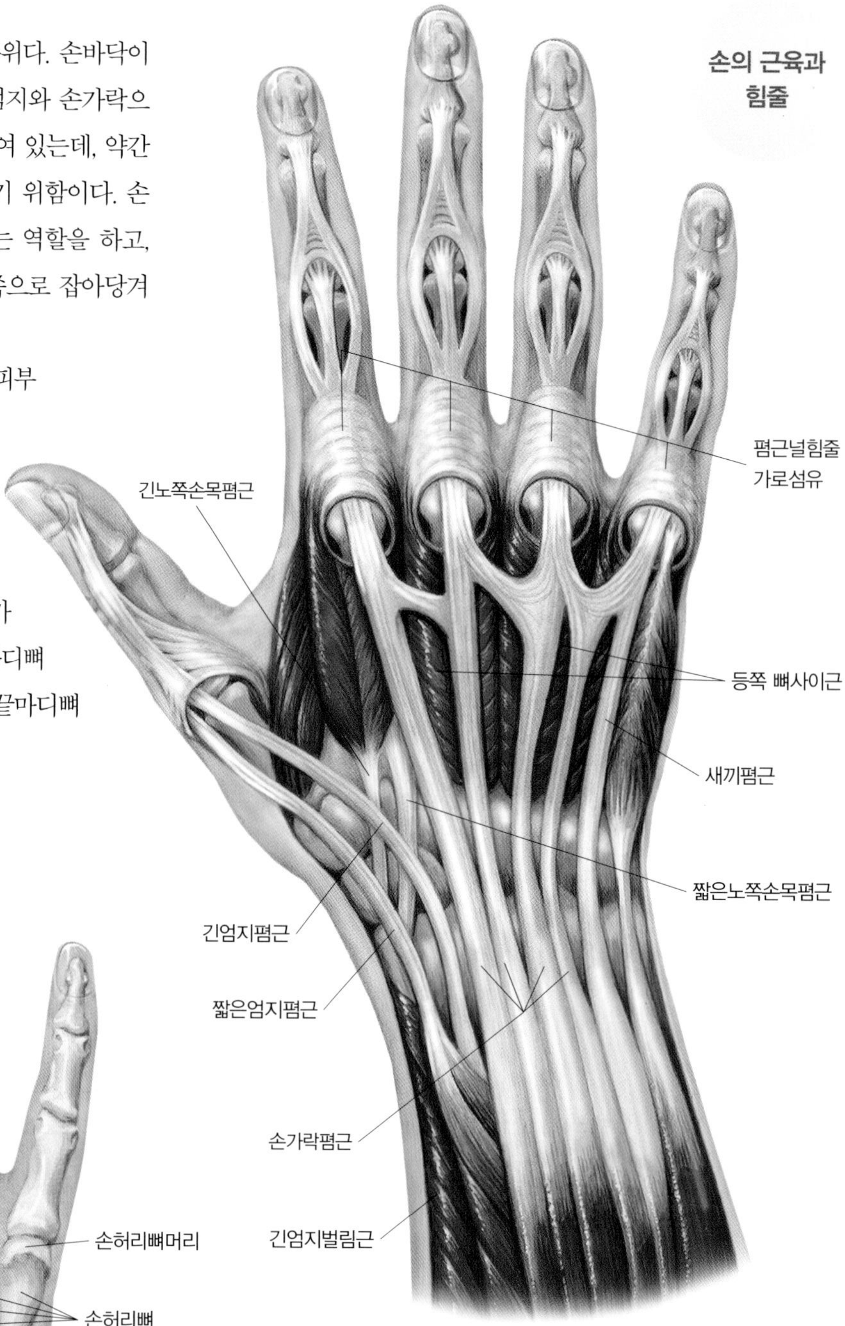

손의 뼈

손목 부위에서 시작되는 손허리뼈(중수골) 5개가 손가락뼈인 마디뼈와 연결된다. 각 손가락은 마디뼈(지골) 3개로 이뤄지지만, 엄지에는 첫마디뼈와 끝마디뼈 2개만 있다.

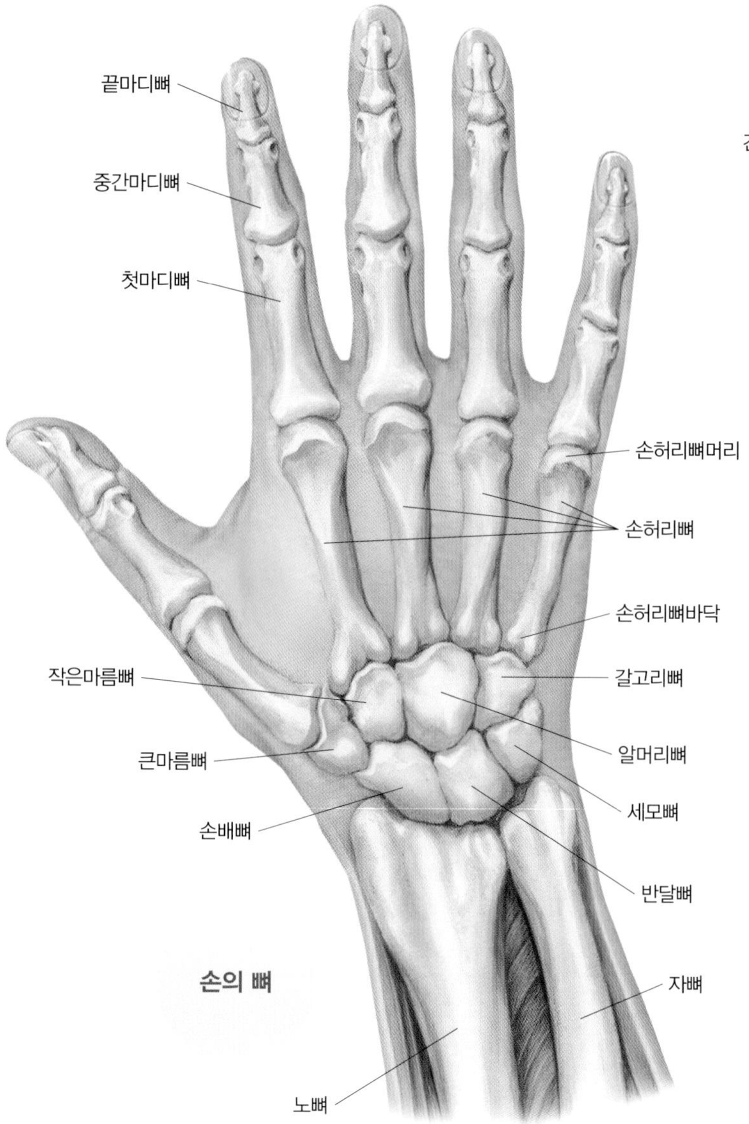

손의 근육과 힘줄

손의 다양한 움직임 가운데 상당 부분은 손 자체의 근육뿐만 아니라 강력한 팔 근육이 함께 작용해야 가능하다. 물건을 들어 올리며 힘껏 움켜쥐거나 펜을 쥐고 글씨를 쓰는 정밀한 동작을 할 때처럼, 손을 움직이려는 목적에 따라 각기 다른 근육이 제 역할을 담당한다. 손바닥에서 엄지 쪽의 공처럼 둥근 부위인 엄지두덩근과 각 모음근(내전근)이 작용해 엄지손가락이 움직인다. 자뼈 쪽 손바닥이 두둑한 것은 새끼두덩근(소지구근) 때문이다. 각 손허리뼈 사이에는 뼈사이근(골간근)이 분포해 손가락의 여러 움직임에 관여한다.

손목

손목관절은 노뼈와 자뼈가 손목뼈와 연결되는 손목 부위다. 굽힘, 폄, 양쪽으로 구부리는 것을 포함해 광범위한 움직임을 수행할 수 있다. 손목 부위를 이루는 손목뼈의 위아래로는 결합조직으로 이뤄진 힘줄집(건초)이 자리 잡아 엄지와 각 손가락으로 뻗어 나가는 힘줄을 감싼다. 손목 부위에는 여러 신경과 혈관이 지나가며 정보를 전달하고 혈액을 공급한다. 아래팔로 내려가는 자동맥과 노동맥은 손목을 지나 손까지 뻗은 다음에야 각 가락동맥으로 갈라진다.

손가락

손가락에는 근육이 없어서 손 근육, 팔 근육, 손가락 등에 연결된 힘줄 각각의 운동이 손가락의 모든 움직임을 결정한다. 손가락 4개는 각각 첫마디뼈, 중간마디뼈, 끝마디뼈의 세 뼈로 이뤄진다. 각각의 마디뼈는 경첩관절을 이루며 서로 연결되는데, 손바닥에서 가장 가까운 첫마디뼈는 또다시 손의 손허리뼈와 경첩관절을 형성한다. 손가락 끝의 바깥(손등 쪽)에는 손톱이 있어서 손끝을 보호하고, 안쪽에는 저마다 각기 다른 소용돌이 모양의 지문이 있어서 사람을 식별하는 수단으로 활용되기도 한다.

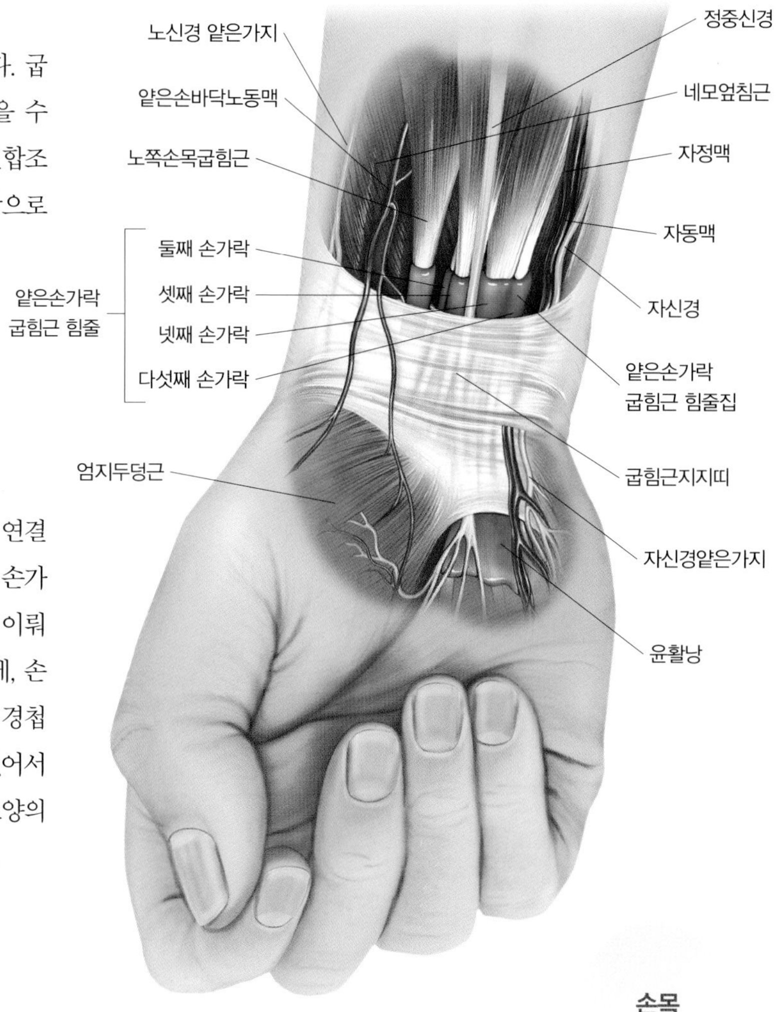

손목

NOTE

손은 섬세하고 정밀한 손놀림에서 꽉 움켜쥐는 동작에 이르기까지, 잠시도 쉴 틈 없이 바쁘게 움직인다. 사람의 손가락 관절은 평생 2천5백만 번 이상 구부리며 움직인다.

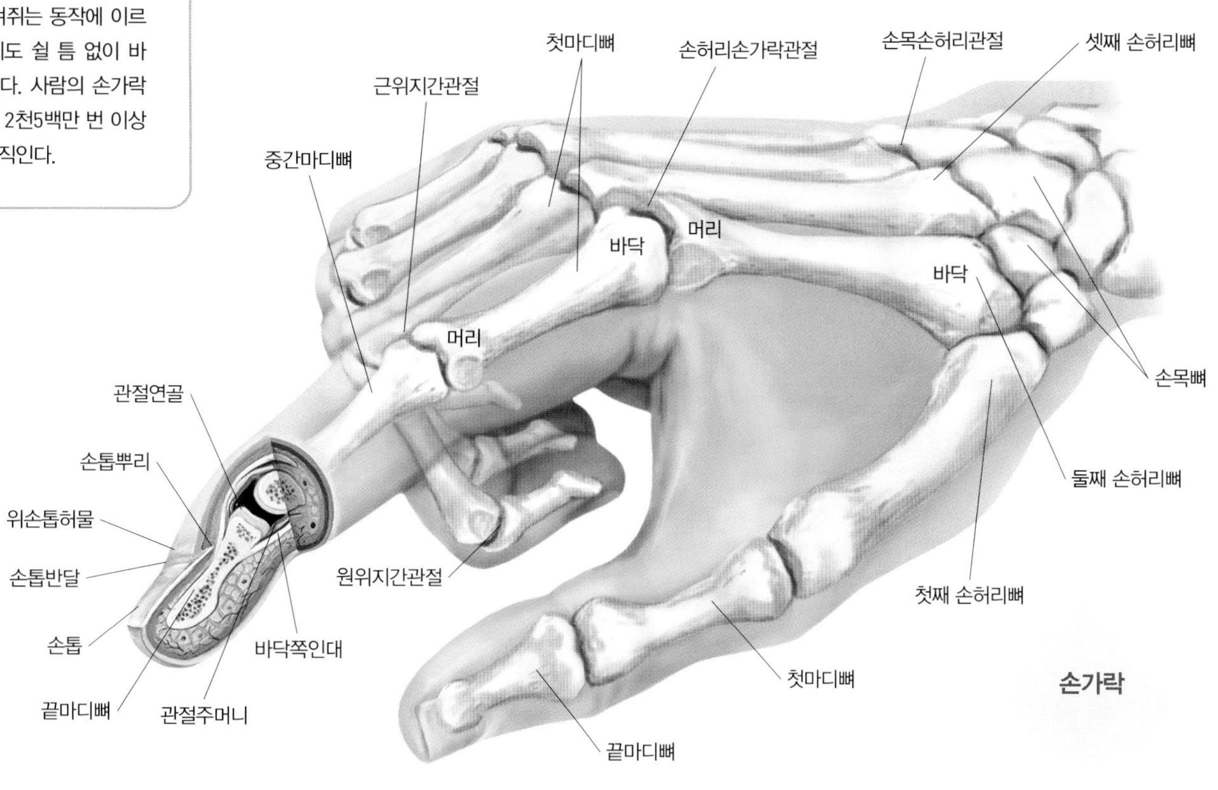

손가락

엉덩 부위, 다리, 발

다리

다리는 위쪽으로 볼기뼈, 아래로 발과 연결되며 넙다리뼈, 정강뼈, 종아리뼈를 포함하는 긴뼈 3개로 이뤄진다. 영어 단어 leg는 해부학적으로 무릎과 발목 사이의 부위를 가리킬 뿐이지만, 보통은 발 부분을 제외한 다리 전체를 뜻하는 말로 사용된다. 다리와 척주 사이를 연결하는 역할을 볼기뼈가 담당한다. 다리에는 몸통의 무게를 지탱하기 위해 넓고 튼튼한 근육이 있어 몸 전체를 안정적으로 지지하고 다리의 움직임을 주도한다. 엉덩이와 무릎 부위의 커다란 관절과 다리 전체를 감싸는 단단한 인대 덕분에 두 다리로 똑바로 서서 걷는 인체 구조가 완성된다.

다리

앞에서 본 모습

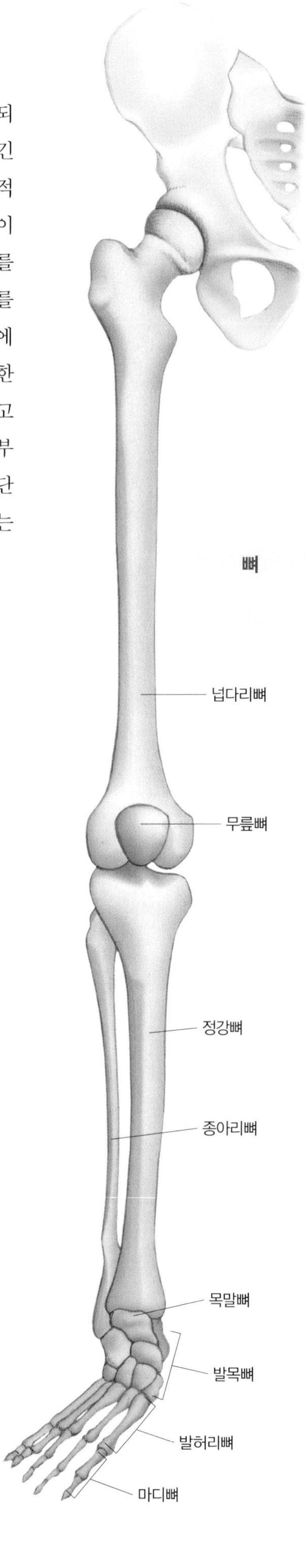

뼈

얕은 근육

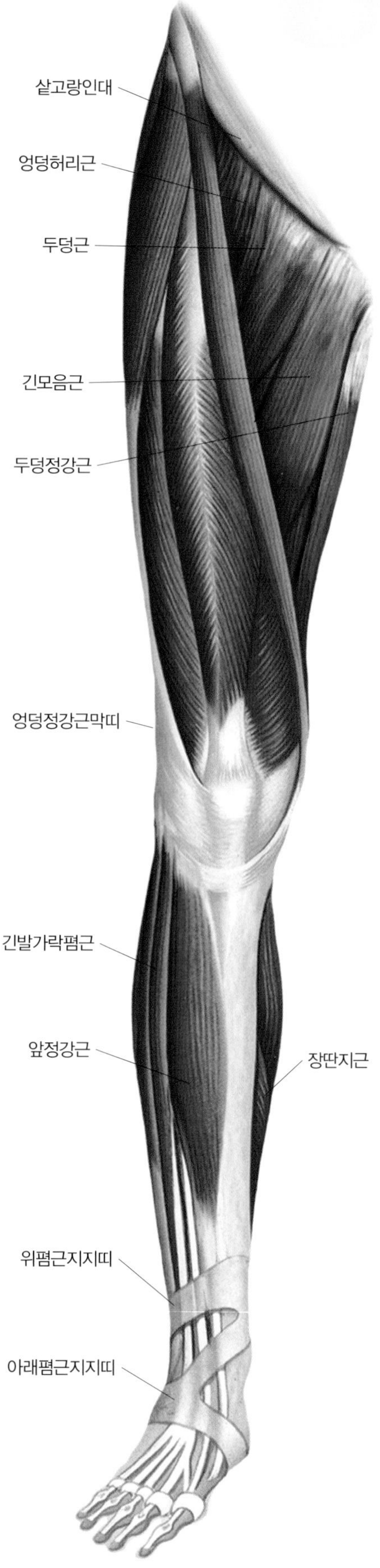

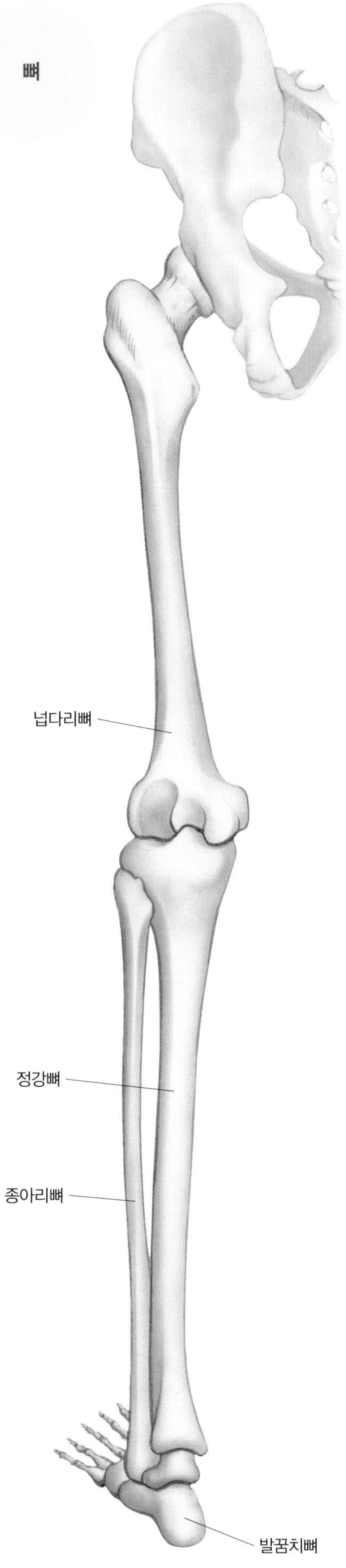

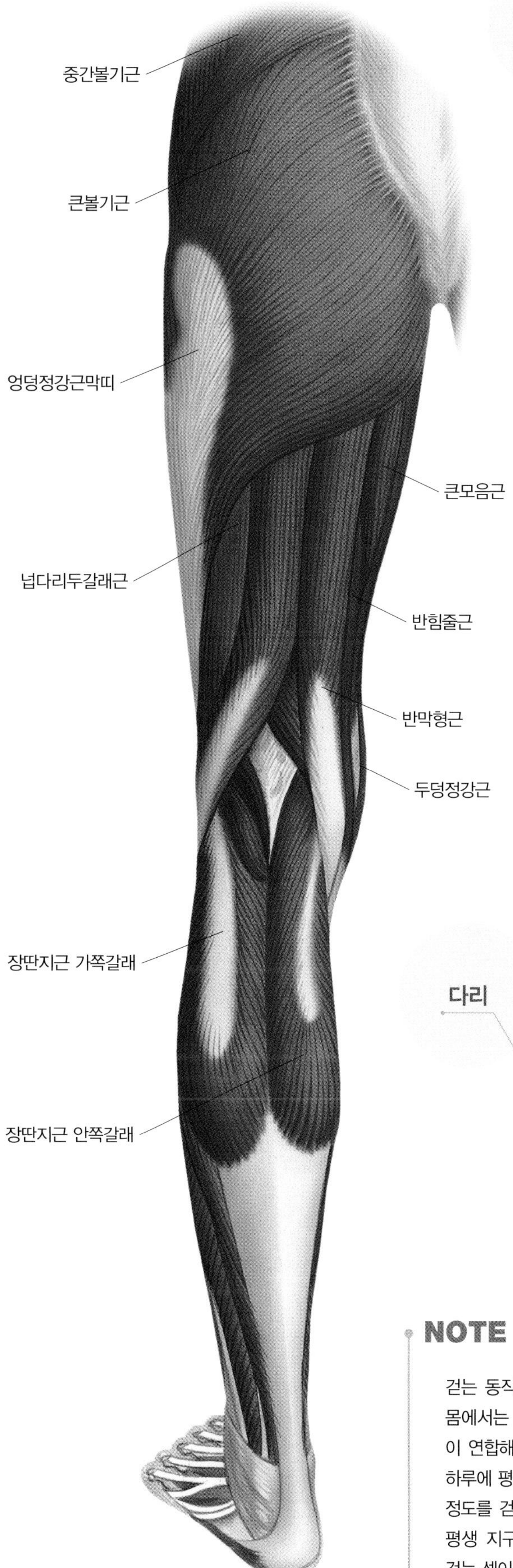

다리

뒤에서 본 모습

NOTE

걷는 동작을 수행할 때, 우리 몸에서는 200개 이상의 근육이 연합해 작용한다. 사람들은 하루에 평균 8,000~10,000보 정도를 걷는데, 이를 계산하면 평생 지구 둘레를 네 바퀴나 걷는 셈이다.

설명 : 얕은 근육은 *로 표시함

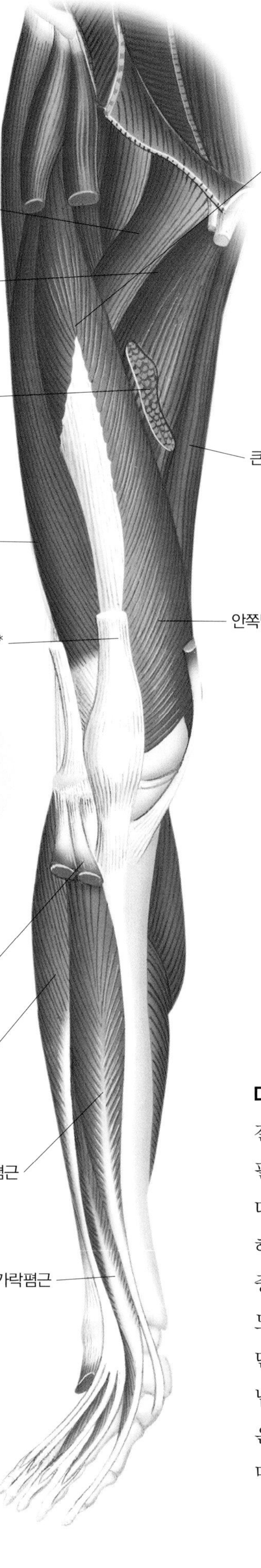

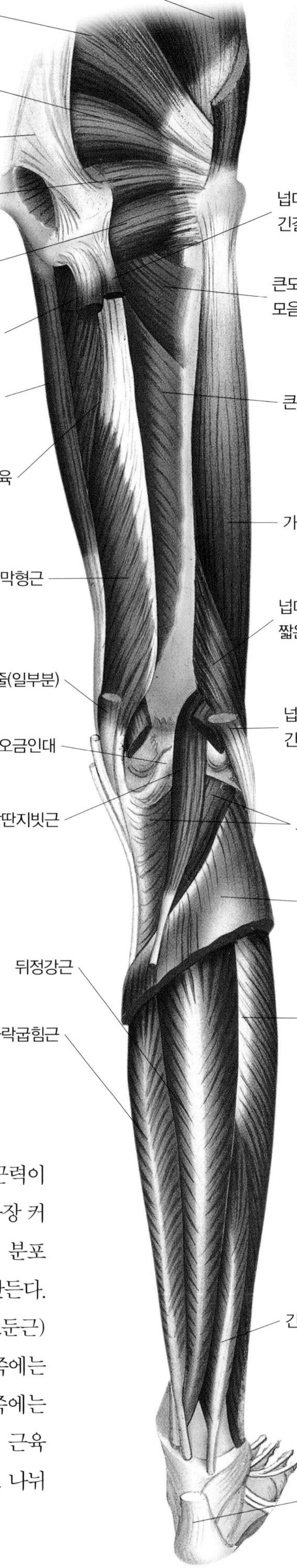

다리 근육

걸을 때는 엉덩이와 다리의 강력한 근력이 필요하다. 인체의 모든 근육 가운데 가장 커다란 큰볼기근(대둔근)은 볼기 뒤쪽에 분포해 엉덩이의 특징인 불룩한 형태를 만든다. 중간볼기근(중둔근)과 작은볼기근(소둔근)도 볼기 부위에 분포한다. 허벅지 앞쪽에는 단단한 넙다리네갈래근이 있고, 뒤쪽에는 넙다리뒤근육이 자리 잡는다. 종아리 근육은 크게 앞과 옆, 뒤쪽의 세 부분으로 나뉘며 대부분 뒤쪽에 몰려 있다.

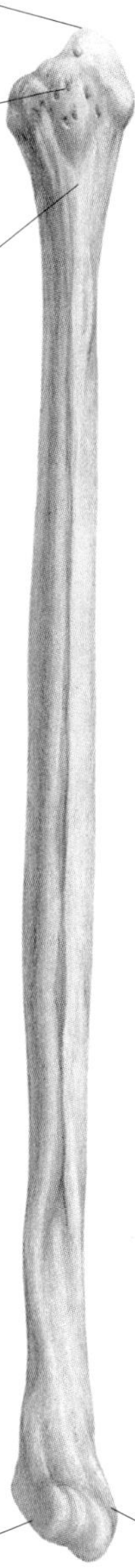

종아리뼈

종아리뼈(비골)는 비교적 얇은 뼈에 속하지만, 일부 다리 근육의 부착점 역할을 담당한다. 종아리뼈는 말 그대로 무릎 바로 아래부터 발목에 이르는 뼈로, 아래쪽 끝은 발목관절의 바깥쪽을 형성한다.

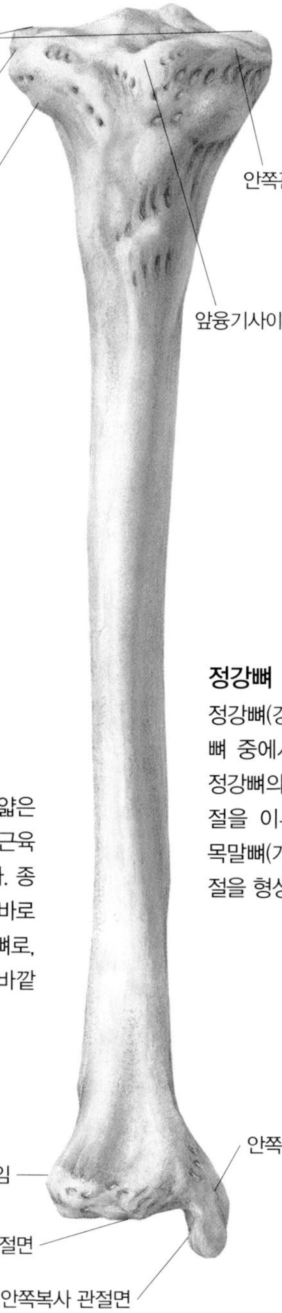

정강뼈

정강뼈(경골)는 인체의 모든 뼈 중에서 두 번째로 길다. 정강뼈의 위쪽 끝은 무릎 관절을 이루고, 아래쪽 끝은 목말뼈(거골)와 만나 발목관절을 형성한다.

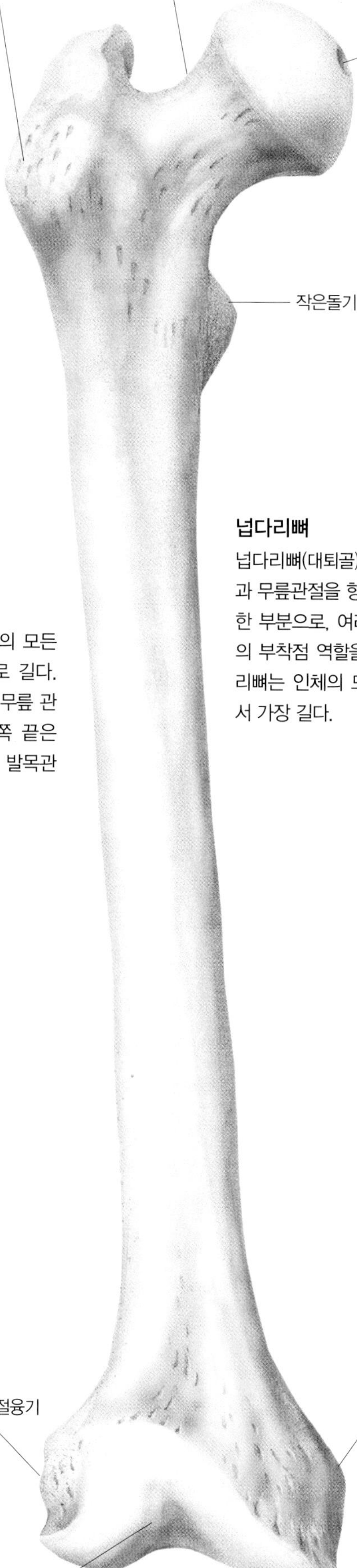

넙다리뼈

넙다리뼈(대퇴골)는 엉덩관절과 무릎관절을 형성하는 중요한 부분으로, 여러 다리 근육의 부착점 역할을 한다. 넙다리뼈는 인체의 모든 뼈 중에서 가장 길다.

다리의 뼈대계통

다리를 구성하는 긴뼈 3개는 넙다리뼈, 정강뼈, 종아리뼈다. 넙다리뼈는 온몸에서 가장 단단한 긴뼈로, 꼭대기의 둥근 머리 부분은 볼기뼈와 절구관절을 이뤄서 다리가 큰 폭으로 움직일 수 있다. 넙다리뼈는 안쪽을 향해 기울어진 각도를 이루며 무릎관절까지 뻗어 나간다. 넙다리뼈의 바닥면에는 융기 2개가 정강뼈와 관절을 이룬다. 그뿐만 아니라, 넙다리뼈는 넙다리네갈래근 힘줄에 파묻혀 있는 작은 무릎뼈와도 관절을 이룬다. 종아리는 정강뼈와 종아리뼈로 이뤄진다.

특별한 다리 근육

장딴지근육

장딴지 부위에는 발의 다양한 움직임을 조절하는 여러 근육이 분포한다. 장딴지 앞쪽의 근육은 발을 앞으로 들어 올리고, 뒤쪽의 근육은 발바닥을 굽힌다. 반면에 뒤쪽의 얕은 근육은 발을 아래쪽으로 쭉 뻗도록 하고, 발목관절 뒤를 지나는 깊은 근육은 발가락 쪽이 아래로 내려가게 한다.

넙다리네갈래근

넙다리네갈래근은 넙다리곧은근, 가쪽넓은근, 안쪽넓은근, 중간넓은근의 각 갈래가 모여 이루는 근육이다. 위쪽 끝의 잇는 점은 골반과 넙다리뼈 위쪽이다. 아래쪽으로는 네 갈래의 근육이 한 힘줄로 합쳐져 무릎뼈에 부착한 다음, 더 아래로 뻗어 내려가 정강뼈에 닿는다. 넙다리네갈래근은 허벅지를 굽히고, 무릎을 펴도록 하는 근육이다. 무릎관절에 힘을 부여하고 안정성을 유지하는 데에 기여한다.

넙다리뒤근육

넙다리두갈래근(대퇴이두근)과 반힘줄근(반건형근), 반막형근은 넙다리뒤근육으로, 넙다리 뒤쪽에 넓게 분포한다. 이들 얕은 근육은 종아리뼈의 각 지점에 붙어 무릎 뒤쪽을 지나 올라가며, 골반바닥부에서 궁둥뼈에 부착한다. 이 근육들은 힘이 세며 엉덩관절과 무릎관절의 움직임에 모두 관여한다.

장딴지근육

앞정강근은 정강뼈에 부착해 발을 안쪽과 위로 움직이는 데에 기여한다.

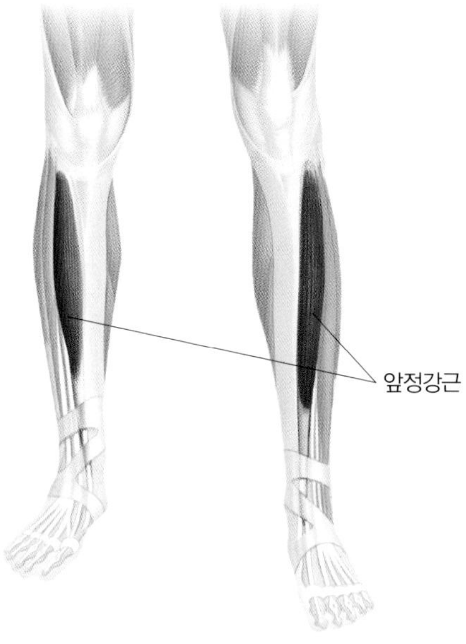

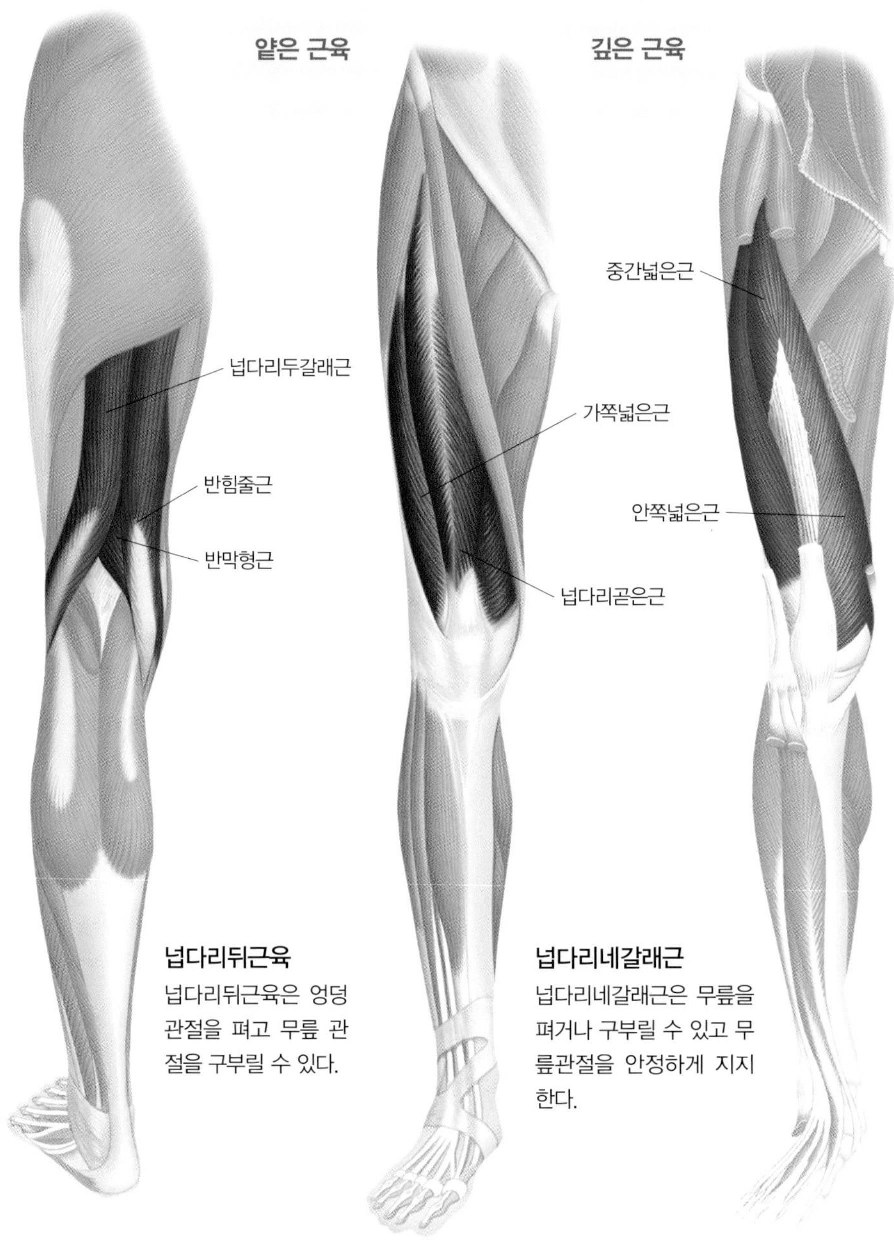

넙다리뒤근육

넙다리뒤근육은 엉덩관절을 펴고 무릎 관절을 구부릴 수 있다.

넙다리네갈래근

넙다리네갈래근은 무릎을 펴거나 구부릴 수 있고 무릎관절을 안정하게 지지한다.

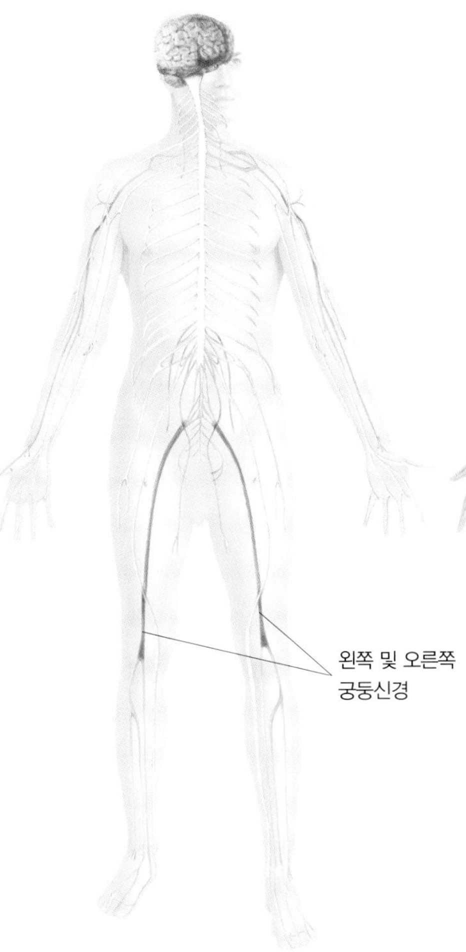

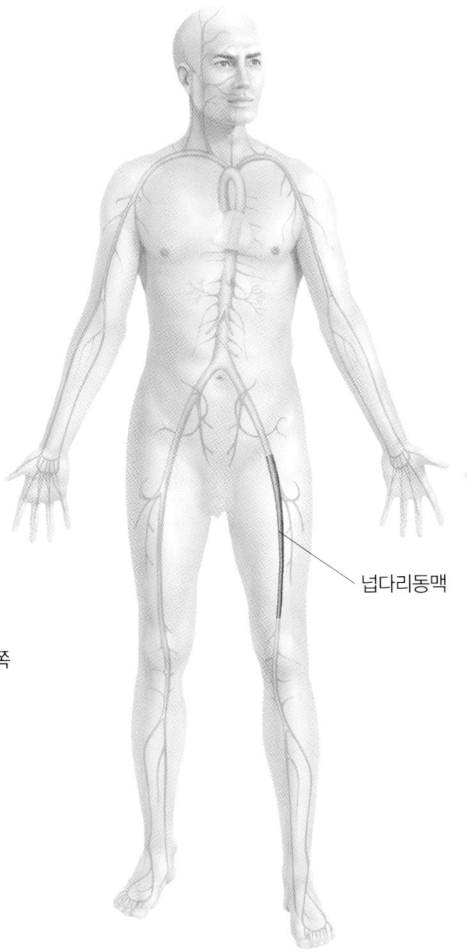

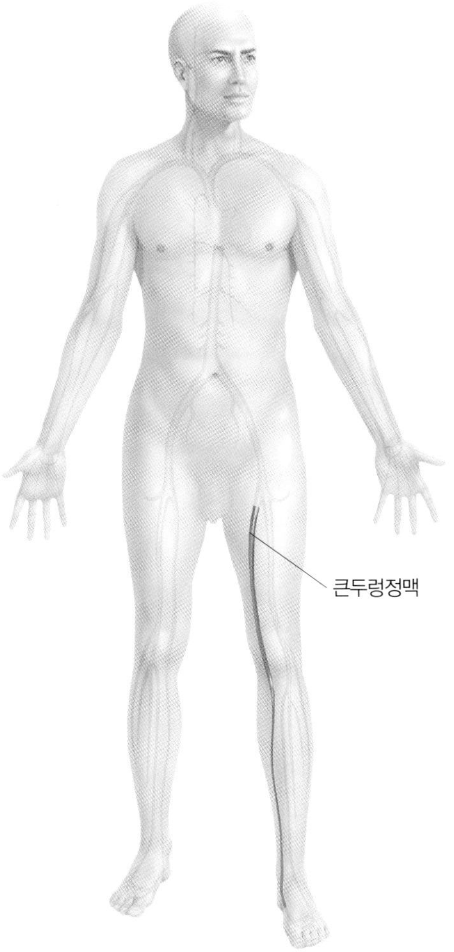

궁둥신경
몸에서 가장 굵은 신경인 궁둥신경은 척추 끝에서 넓적다리 아래쪽으로 내려가, 종아리와 발까지 가지를 뻗는다. 궁둥신경은 넙다리뒤근육을 포함해 여러 근육의 움직임을 조절한다.

넙다리동맥
몸통에서 내려가는 바깥엉덩동맥(외장골동맥)은 고간 부위에서 넙다리동맥(대퇴동맥)이 되는데, 바로 그 지점에서 맥박이 뛰는 걸 느낄 수 있다. 넙다리동맥은 다리와 엉덩이 부위에 혈액을 공급한다.

두렁정맥
큰두렁정맥(대복재정맥)은 다리에서 고간 부위까지 뻗는 정맥으로, 우리 몸의 모든 정맥 중에서 가장 길다. 이 얕은 정맥의 혈액은 깊은 정맥혈과 합쳐져, 다시 심장으로 흘러 들어간다.

다리의 신경과 혈관
다리의 굵은 동맥과 정맥은 좀 더 가느다란 혈관을 연결해 혈액이 원활하게 흐르도록 한다. 넙다리동맥은 다리의 주요 동맥으로, 대동맥에서 바깥엉덩동맥을 거쳐 넓적다리 아래쪽으로 내려가, 무릎 뒤쪽을 향해 뻗는다. 거기서 오금동맥이 된 다음, 이 정맥은 종아리의 여러 부분으로 갈라져 혈액을 공급한다.

다리에는 얕고 깊은 여러 정맥이 흐른다. 깊은 정맥은 동맥을 따라 뻗지만, 얕은 정맥은 피부 바로 밑에 분포한다. 다리 정맥에는 판막이 정맥혈의 역류를 방지하는 대규모의 '역류방지 시스템'이 작동한다. 다리 근육이 팽창하고 수축할 때마다 이 정맥의 판막을 조이고 이완하는 작용을 한 덕분이다. 근육이 판막을 조이면 혈관의 압력 때문에 정맥혈이 심장을 향해 솟구쳐 올라간다. 반대로, 근육이 이완하면 얕은 정맥의 혈류가 깊은 정맥으로 유입될 수 있다. 다리에 분포하는 대표적인 얕은 정맥인 큰두렁정맥은 우리 몸에서 가장 긴 정맥이다.

다리의 주요 신경으로는 넙다리신경, 폐쇄신경, 궁둥신경(좌골신경)이 있다. 이들 신경은 더 가느다란 신경으로 갈라져 다리 근육과 피부에 분포한다. 궁둥신경은 넙다리뒤근육, 종아리 및 발 근육과 연결된다.

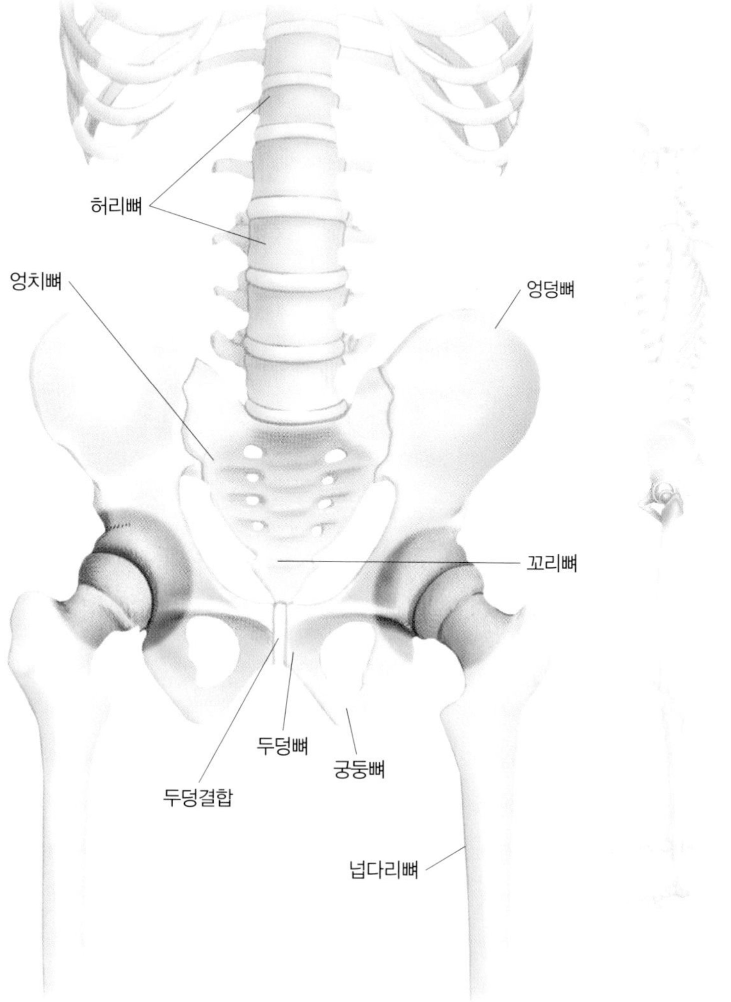

볼기뼈와 엉덩관절

엉치엉덩관절에서 척추와 연결되는 엉덩 부위는 엉덩뼈, 궁둥뼈, 두덩뼈로 이뤄진다. 이들 뼈는 사춘기 초반에 성장하면서 절구에서 융합해 볼기뼈를 한 덩어리로 연결한다. 볼기뼈와 엉치뼈가 연결됨에 따라 복부 아래쪽의 여러 기관을 에워싸는 둥근 모양의 뼈가 만들어진다.

컵처럼 움푹한 절구는 연한 넙다리뼈머리를 에워싸며 엉덩관절을 이룬다. 넙다리뼈머리의 절반 이상이 절구 안에 들어가는 엉덩관절의 모양새는 엄청난 하중을 견디도록 안정성을 높일 뿐만 아니라 폭넓은 운동성도 확보한다. 넙다리뼈머리를 연골이 덮는 데다 윤활액까지 에워싸므로, 엉덩관절은 마찰 없이 부드럽게 움직일 수 있다. 또한 이 부분을 다시 섬유피막이 덮어, 넙다리뼈머리가 제자리에서 마음껏 움직일 수 있도록 단단히 붙든다. 엉덩관절을 이루는 강한 근육으로는 뒤쪽의 큰볼기근, 중간볼기근, 작은볼기근이 있으며, 앞쪽에는 넙다리곧은근이 있다. 이 근육 덕분에 관절을 단단히 고정하면서 허벅지를 움직일 수 있다.

볼기뼈와 관절

볼기뼈는 엉덩뼈, 궁둥뼈, 두덩뼈가 모여 구성한다. 이 뼈가 모두 절구에서 연결돼 단단하고 움푹한 절구 부위를 형성하고, 넙다리뼈의 머리 부분과 결합해 엉덩관절을 이룬다.

절구관절

넙다리뼈의 둥근 머리 부분이 절굿공이처럼 절구의 움푹한 부분에 수용돼 형성된다. 절구관절은 어깨관절 다음으로 폭넓은 운동성을 자랑한다.

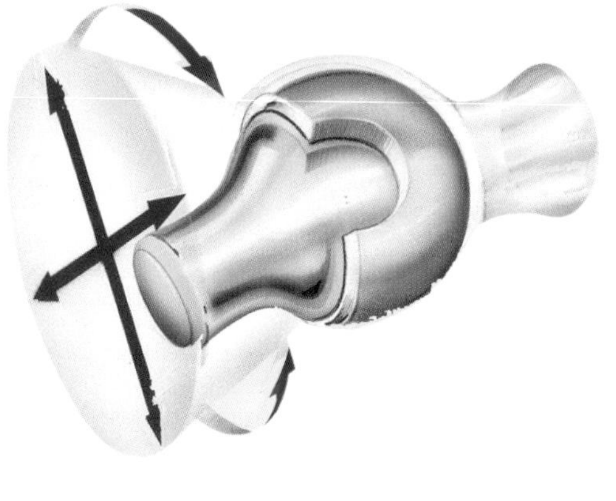

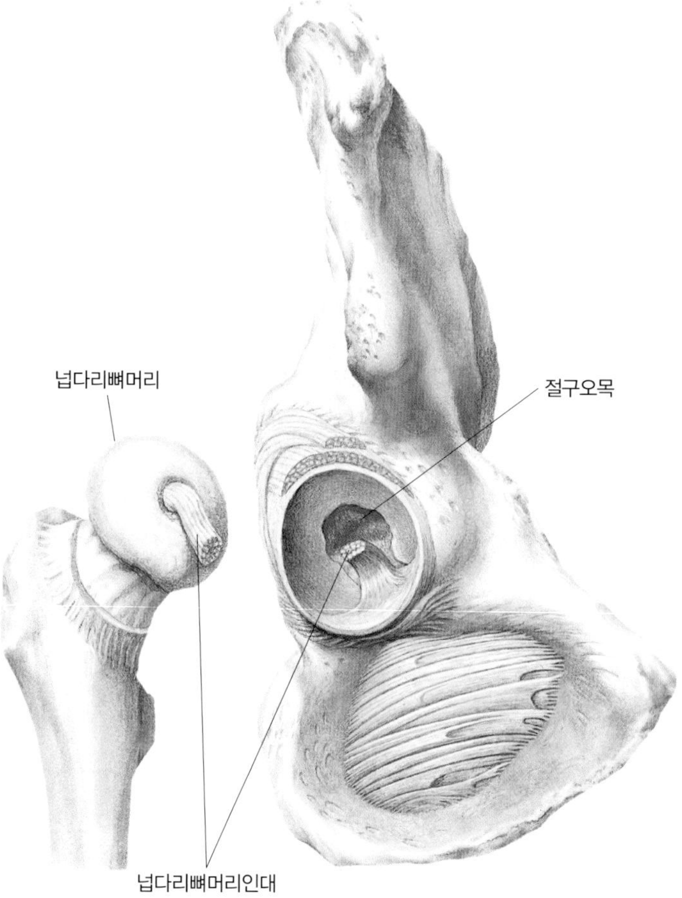

무릎 관절

무릎은 허벅지의 넙다리뼈와 종아리의 정강뼈, 무릎뼈가 모여 만드는 복잡한 두융기관절이다. 섬유피막이 관절을 감싸며 이 3개의 뼈를 하나로 모은다. 관절안(관절강)에는 쐐기처럼 생긴 연골판(반달연골) 2개가 정강뼈 윗면에 부착돼, 작은 범위의 회전 운동을 할 수 있다.

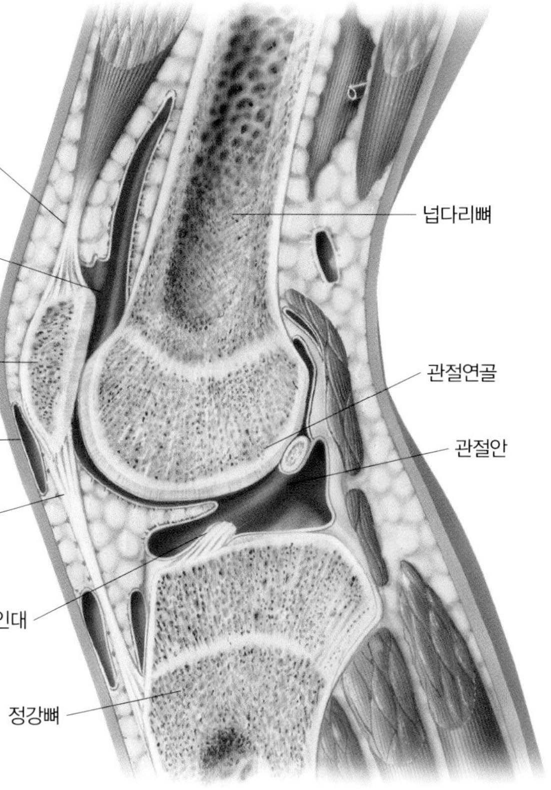

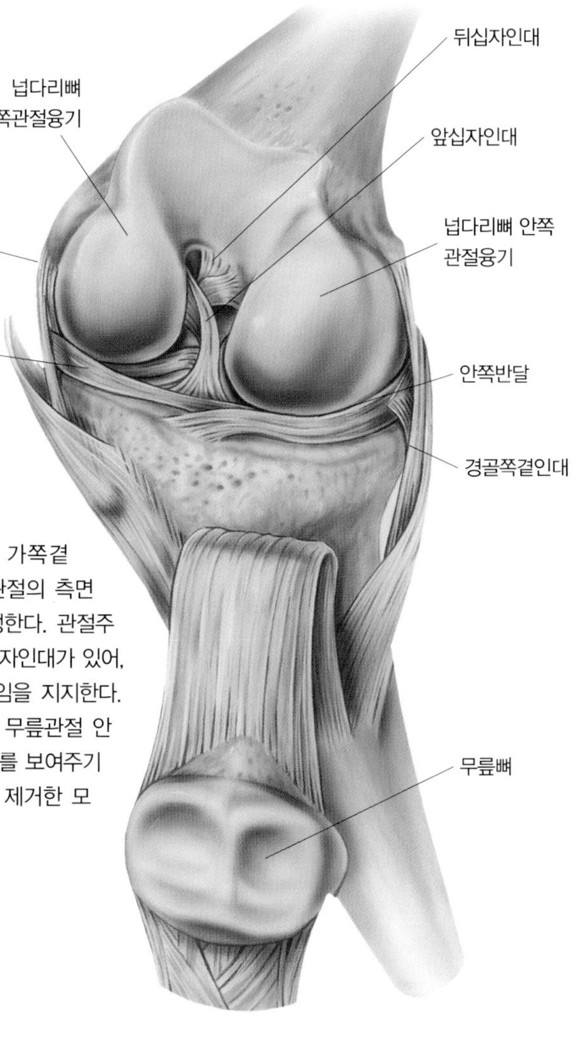

무릎의 인대

안쪽곁인대와 가쪽곁인대는 무릎 관절의 측면을 단단히 고정한다. 관절주머니 안에는 십자인대가 있어, 정강뼈의 움직임을 지지한다. 이 그림에서는 무릎관절 안쪽의 인대와 뼈를 보여주기 위해 무릎뼈를 제거한 모습을 묘사했다.

무릎과 무릎관절

온몸에서 가장 복잡한 관절인 무릎관절은 허벅지와 종아리가 연결되는 부위로 넙다리뼈, 정강뼈, 무릎뼈가 모여 관절을 이룬다. 무릎관절은 기본적으로 경첩관절이지만, 바깥과 안쪽으로 약간의 미끄럼과 회전도 가능한 운동성을 자랑하며, 엄청난 하중을 견딜 만큼 단단하다.

무릎관절을 구성하는 세 뼈와 그 뼈 사이의 넓은 관절안 공간은 무릎 관절주머니에 싸여 있다. 이 주머니의 내층은 막 구조로 이뤄지며, 윤활액이 들어 있어 인접한 관절 표면을 부드럽게 만든다. 게다가 넙다리뼈의 바닥면과 정강뼈머리는 연골이 덮어 관절이 부드럽게 움직일 수 있다. 네갈래근 힘줄에 파묻힌 무릎뼈는 넙다리뼈의 앞쪽을 미끄러지듯 움직이며 운동한다.

무릎관절의 각 뼈는 서로 가까이 붙어 있지 않아서, 관절의 강도와 안정성을 유지하려면 단단한 인대와 근육의 도움이 필요하다. 무릎뼈는 단단한 인대 덕분에 제자리에 위치하는데, 이 인대가 세로로 운동할 때마다 무릎뼈도 넙다리뼈 위를 미끄러지듯 움직인다. 관절의 곁인대는 관절주머니의 바깥쪽을 따라 뻗고, 주머니 안쪽에서는 십자인대가 정강뼈와 무릎뼈의 움직임을 조절한다. 넙다리뒤근육과 네갈래근 같은 다리 근육은 무릎의 안정성에 기여할 뿐만 아니라 무릎을 지지하는 중요한 역할을 수행한다.

발과 발목관절

발을 이루는 뼈는 온몸을 지지하고 걸을 때 지렛대처럼 작용한다. 작게 나뉜 뼛조각은 발이 땅을 디딜 때 각기 다른 접촉면을 이루며 걸음을 부드럽게 연결한다. 발바닥은 두꺼운 피부로 덮이지만, 발등은 종아리부터 발목뼈(족근골)와 발가락까지 뻗어 내려가는 힘줄 위를 얇은 피부가 덮을 뿐이다. 발 뒤쪽의 발목에는 발목뼈 7개가 있는데, 발목관절의 일부를 구성하는 목말뼈, 발꿈치를 이루고 아킬레스힘줄의 아래쪽 부착점이 되는 발꿈치뼈(종골)가 여기에 속한다. 나머지 발목뼈는 나란히 배열되면서 미끄럼관절을 이룬다. 발목뼈는 발의 중앙부에서 발허리뼈(중족골)와 연결되고, 발허리뼈는 다시 발가락을 이루는 마디뼈와 연결된다. 작은 발가락은 모두 첫마디뼈, 중간마디뼈, 끝마디뼈와 결합해 형성되지만, 엄지발가락에는 첫마디뼈와 끝마디뼈, 2개만 있을 뿐이다.

발목관절은 종아리의 정강뼈와 종아리뼈가 발의 목말뼈와 연결되는 경첩관절로, 종아리 근육의 작용에 따라 발의 움직임이 결정된다. 안쪽복사와 가쪽복사라고 부르는 정강뼈와 종아리뼈 끝의 돌출부는 발목을 불룩하게 만든다. 이 두 복사뼈 부위는 목말뼈가 제대로 자리 잡도록 바깥틀을 구성해 발목의 안정성에 기여한다. 또한, 복사뼈와 목말뼈를 연결하는 인대는 발목관절을 더욱 안정적으로 붙든다. 발목의 앞쪽에는 힘줄의 배열을 고정하는 힘줄집도 있다. 힘줄집에 싸여 있던 힘줄은 연결될 곳에 이르면 힘줄집을 빠져나와 각각의 발뼈에 부착한다.

발이 구현할 수 있는 움직임에는 발끝이 위쪽으로 향하는 발등굽힘, 발끝으로 아래쪽을 가리키는 발바닥쪽굽힘, 발바닥이 안쪽으로 향하는 안쪽들림 또는 뒤침, 발바닥이 바깥을 향하도록 돌리는 가쪽번짐 또는 엎침이 있다.

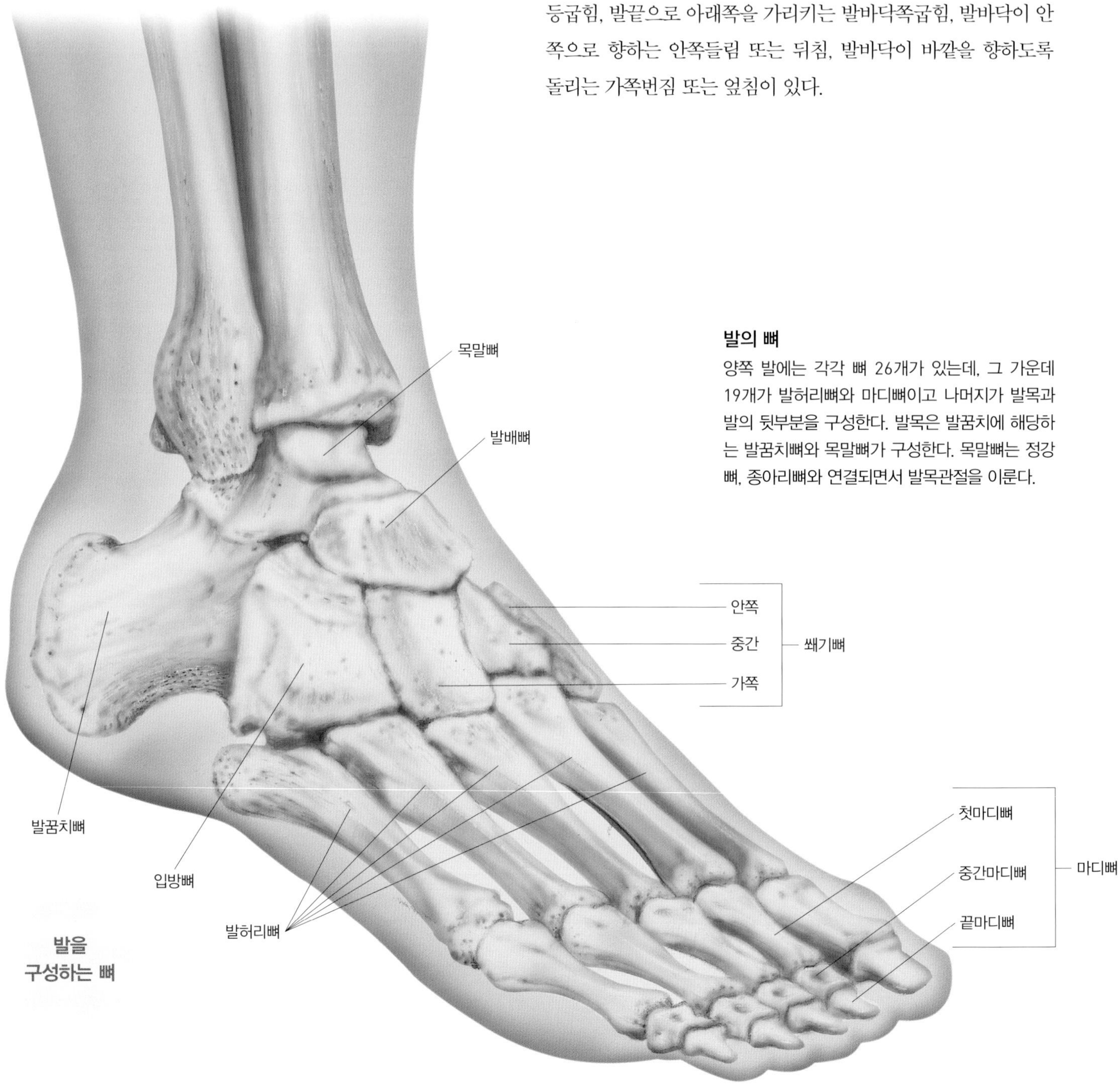

발을 구성하는 뼈

발의 뼈

양쪽 발에는 각각 뼈 26개가 있는데, 그 가운데 19개가 발허리뼈와 마디뼈이고 나머지가 발목과 발의 뒷부분을 구성한다. 발목은 발꿈치에 해당하는 발꿈치뼈와 목말뼈가 구성한다. 목말뼈는 정강뼈, 종아리뼈와 연결되면서 발목관절을 이룬다.

발 근육

발은 종아리와 발 부위의 근육 덕분에 위아래와 안팎을 가리키며 움직일 수 있다. 발등을 위로 움직이도록 하는 주요 근육은 종아리의 앞쪽에 위치하지만, 반대로 발을 아래로 내릴 때 사용하는 근육은 주로 종아리의 뒤쪽에 있다. 종아리뼈와 정강뼈는 인대로 발목뼈와 연결돼 단단한 발목관절을 형성한다.

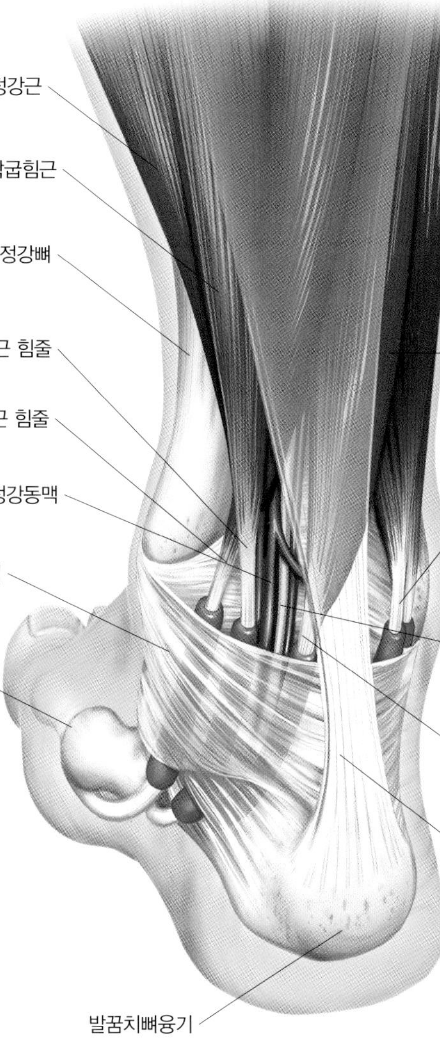

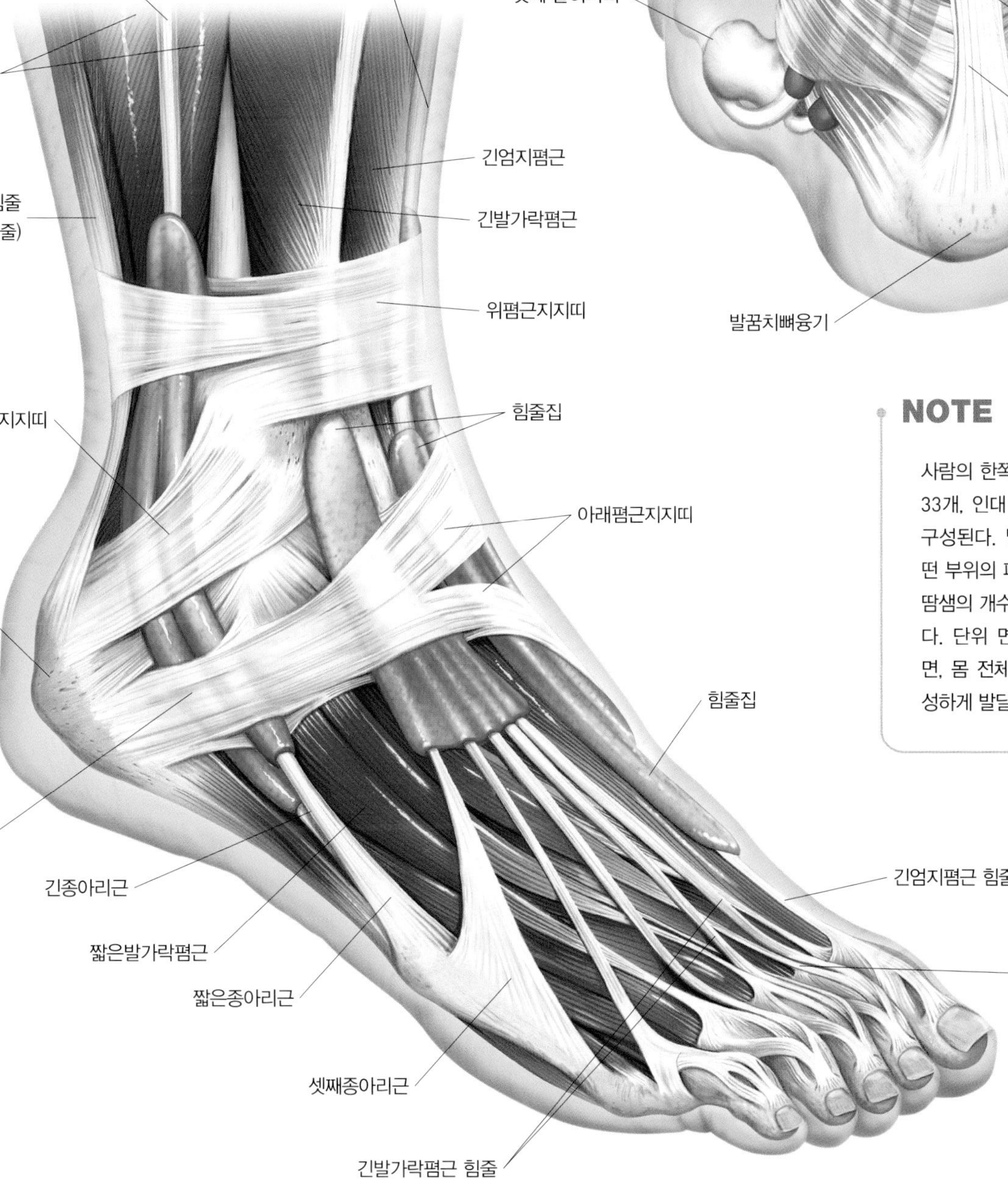

NOTE

사람의 한쪽 발은 뼈 26개, 관절 33개, 인대 107개, 근육 19개로 구성된다. 발바닥 피부는 그 어떤 부위의 피부보다 훨씬 두껍다. 땀샘의 개수도 12만 5천 개나 된다. 단위 면적당 개수를 비교하면, 몸 전체에서 땀샘이 가장 왕성하게 발달한 곳이 바로 발이다.

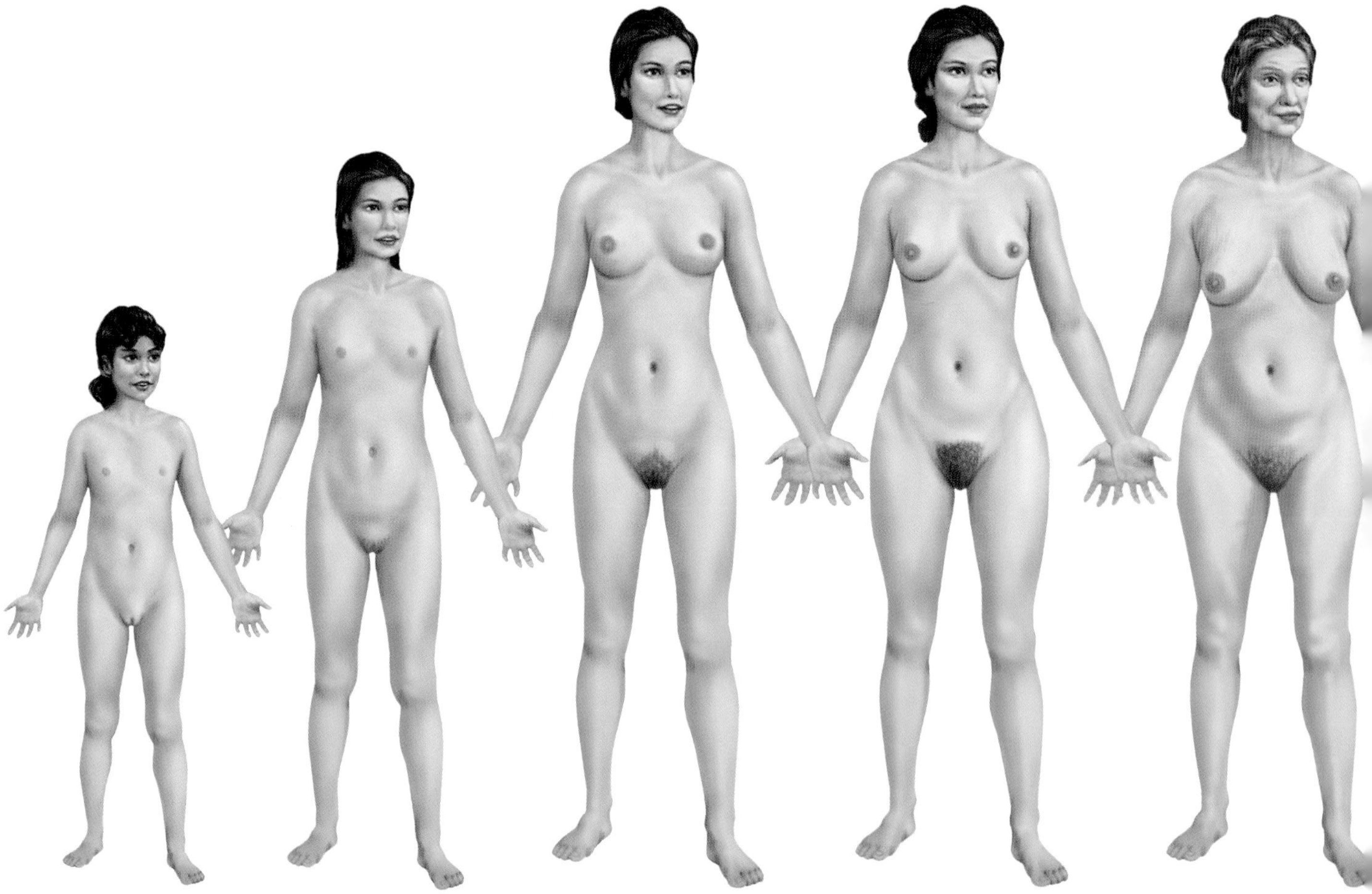

5세 10세 18세 30세 55세

사람의 생애주기

노화

일생 동안 사람은 외모뿐만 아니라, 인체계통의 구조와 기능적인 측면에서 완만하거나 급격한 변화를 여러 번 겪는다.

소아기

유아기와 청소년기 사이의 아동은 발달 과정 중에 여러 변화를 겪으며 자라난다. 소아의 뇌는 언어 및 사고 능력의 발달을 뒷받침하도록 빠르게 성장한다. (아이의 뇌는 만 6세 무렵이 되면 성인의 90%에 이를 정도로 커진다.) 뼈가 길어지고, 팔과 다리의 연골은 점차 뼈로 바뀐다. 만 6세 무렵부터는 유치 20개가 하나둘 빠지고, 점차 영구치 32개로 대체된다.

청소년기

남아와 여아의 청소년기에서 가장 두드러진 특징은 폭발적인 성장을 손꼽을 수 있다. 이런 변화가 여아의 경우에는 보통 만 10세에서 11세경에 나타나며, 남아는 한두 해 늦게 시작된다. 키는 해마다 평균 8센티미터 정도 자라고, 성인의 신체 비율에 가까운 모습으로 바뀐다. 점점 성장하고 성숙하면서, 개념적이고 추상적인 사고 능력도 갖춘다.

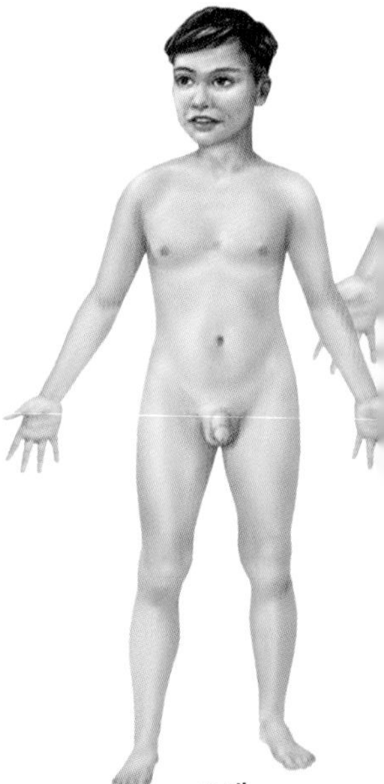

5세

사춘기가 되면 음모와 겨드랑이털이 자라며 남아는 얼굴에 수염도 난다. 온몸의 땀샘과 피부기름샘도 발달하므로 여드름이 생기기도 한다.

여아는 만 13세 무렵에 초경을 시작하며, 난소에서 호르몬 분비가 증가하면서 유방과 바깥생식기관이 발달한다. 남아는 사춘기가 되면 근육량이 증가하고 목소리가 낮아진다. 고환이 자라 정자를 생성하며, 음낭과 음경의 크기도 커진다.

성인기 및 노년기

만 18세 무렵이 되면 인체는 생리학적, 해부학적, 성적 성숙 상태에 이른다. 그 이후에도 변화를 겪지만 더는 성장하지 않는다.

남성은 나이가 들면 근육 발달이 점점 감퇴한다. 호르몬과 정자 생성량도 줄어들고, 발기하거나 발기된 상태를 유지하기 어려운 사람도 있다. 또한 피부가 부드러워지고 전립샘이 비대해지며, 탈모가 많이 나타난다.

여성은 만 35세 무렵부터 난자와 성호르몬 생성이 줄어들어 만 50세 전후로 폐경을 맞이한다. 에스트로겐 자극이 감소하면서 유방과 피부의 조직이 부드러워지고, 온몸의 지방 분포 양상이 바뀌며 음모가 빠지고, 뼈가 얇아지면서 키가 작아진다.

남녀 모두 색소 감소 때문에 흰머리가 늘어난다. 노인이 되면서 피부에는 검버섯이 피고 모든 계통의 기능이 감퇴한다. 영양 균형을 고려해 식사하고 규칙적으로 운동하며, 마음의 안정을 지키면서 긍정적으로 사고한다면, 노화가 진행되는 속도를 늦출 수 있다.

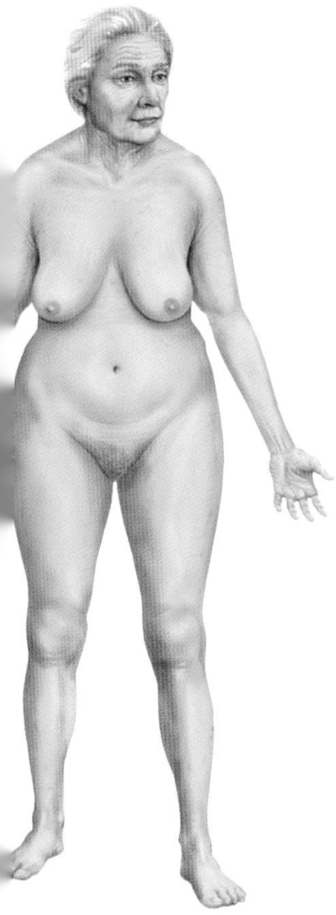

70세

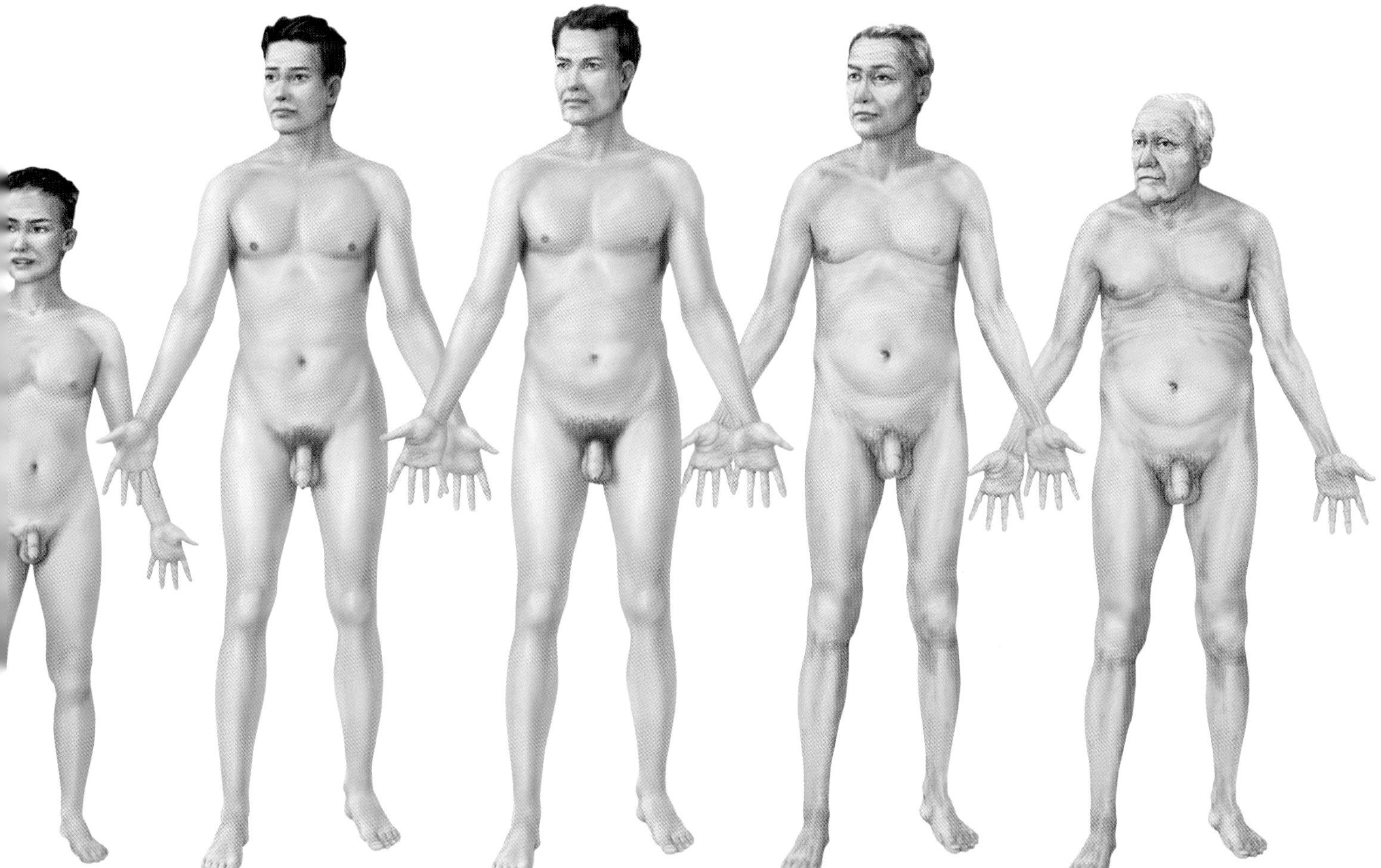

10세 18세 30세 55세 70세

생식능력

생식능력은 임신할 수 있는 능력을 말하는데, 여성과 남성 각자의 생식능력이 좌우한다. 임신이 되려면 남성의 고환에서 활동적이고 왕성한 정자를 적절하게 생산해야 한다.

여성에게서는 난자의 생성 능력이 생식능력을 좌우하는 가장 중요한 요인이다. 하지만 그 밖에도 질 내부의 환경이 정자에게 적합해야 하고, 자궁목의 점액 장벽이 정자 세포가 진입할 수 있을 만큼 얇아야 하며, 정자가 난자를 향해 이동할 수 있게끔 자궁관과 자궁이 수축해야 하는 등 여러 요인이 충족돼야 임신에 성공할 수 있다.

골반염증질환(골반염)은 자궁관폐색을 일으킬 수 있어 여성 불임의 원인이 되는 경우가 더러 있다. 남성 불임은 고환에서 정자 생성 능력이 저하됨에 따라 나타난다. 정자의 형태적 기형 또는 운동능력의 저하도 생식능력을 떨어뜨리는 요인으로 작용한다.

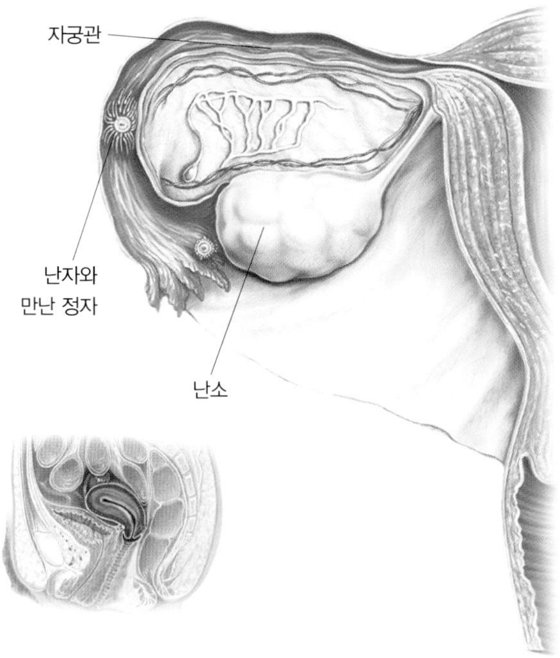

여성의 생식능력

여성의 생식능력은 건강한 난자를 규칙적으로 생성하고 건강한 자궁 내 환경이 조성됐는지에 따라 달라진다. 난소에서 배란된 난자는 자궁관으로 진입해 자궁 쪽으로 이동한다. 자궁관은 난자가 정자를 만나 수정이 이뤄지는 곳이기도 하다.

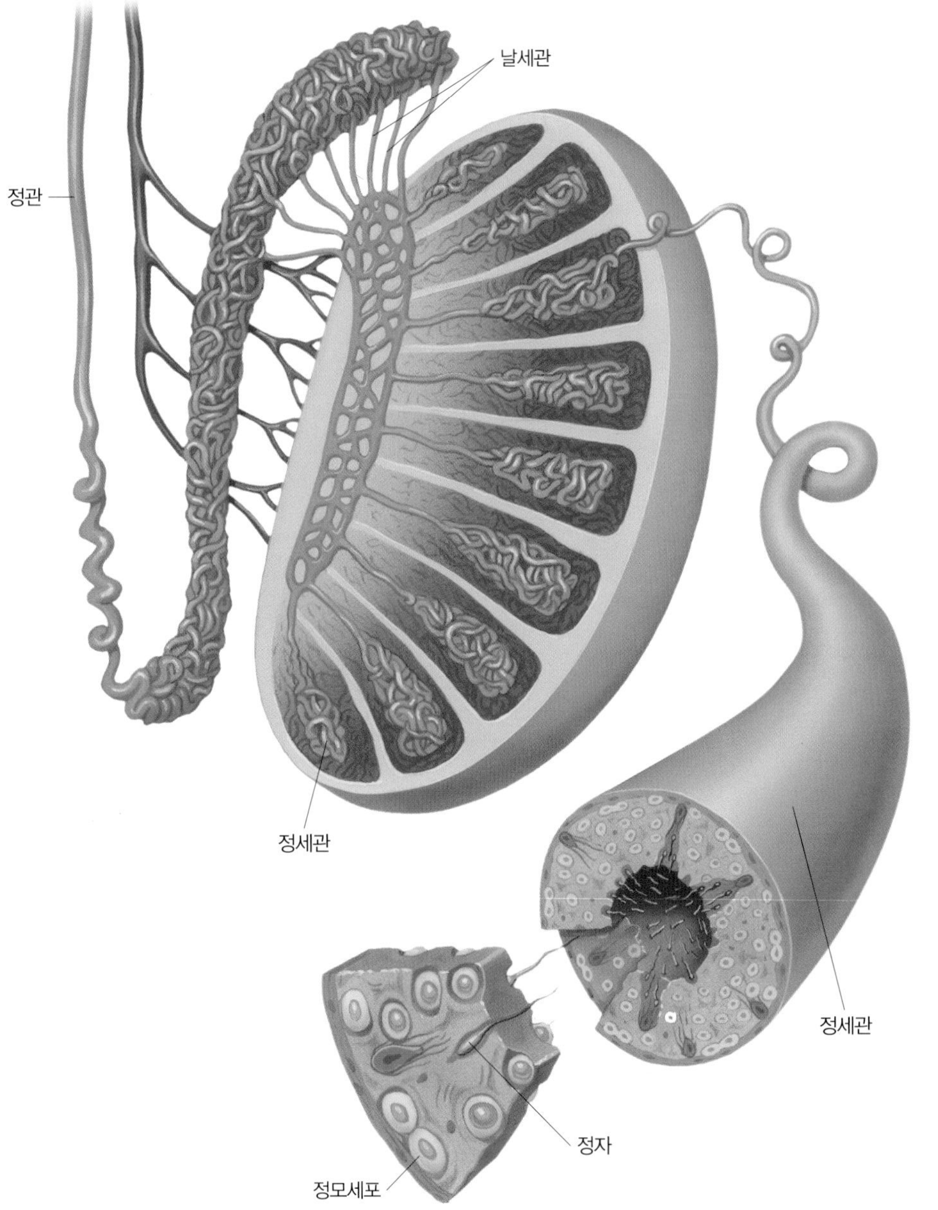

남성의 생식능력

남성의 생식능력은 활발한 정자 세포를 얼마만큼 생성할 수 있는지가 좌우한다. 정자는 고환의 정세관에서 생성된다.

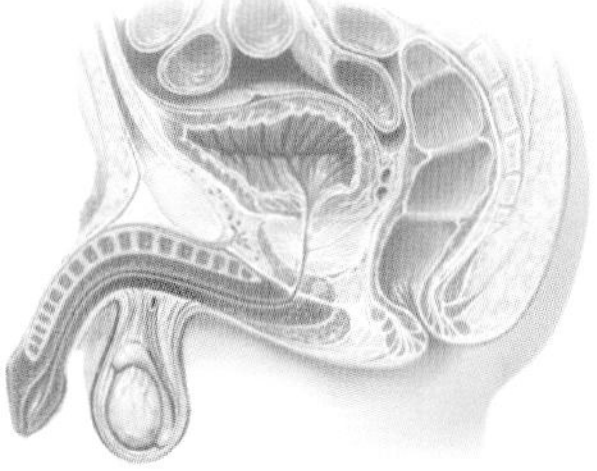

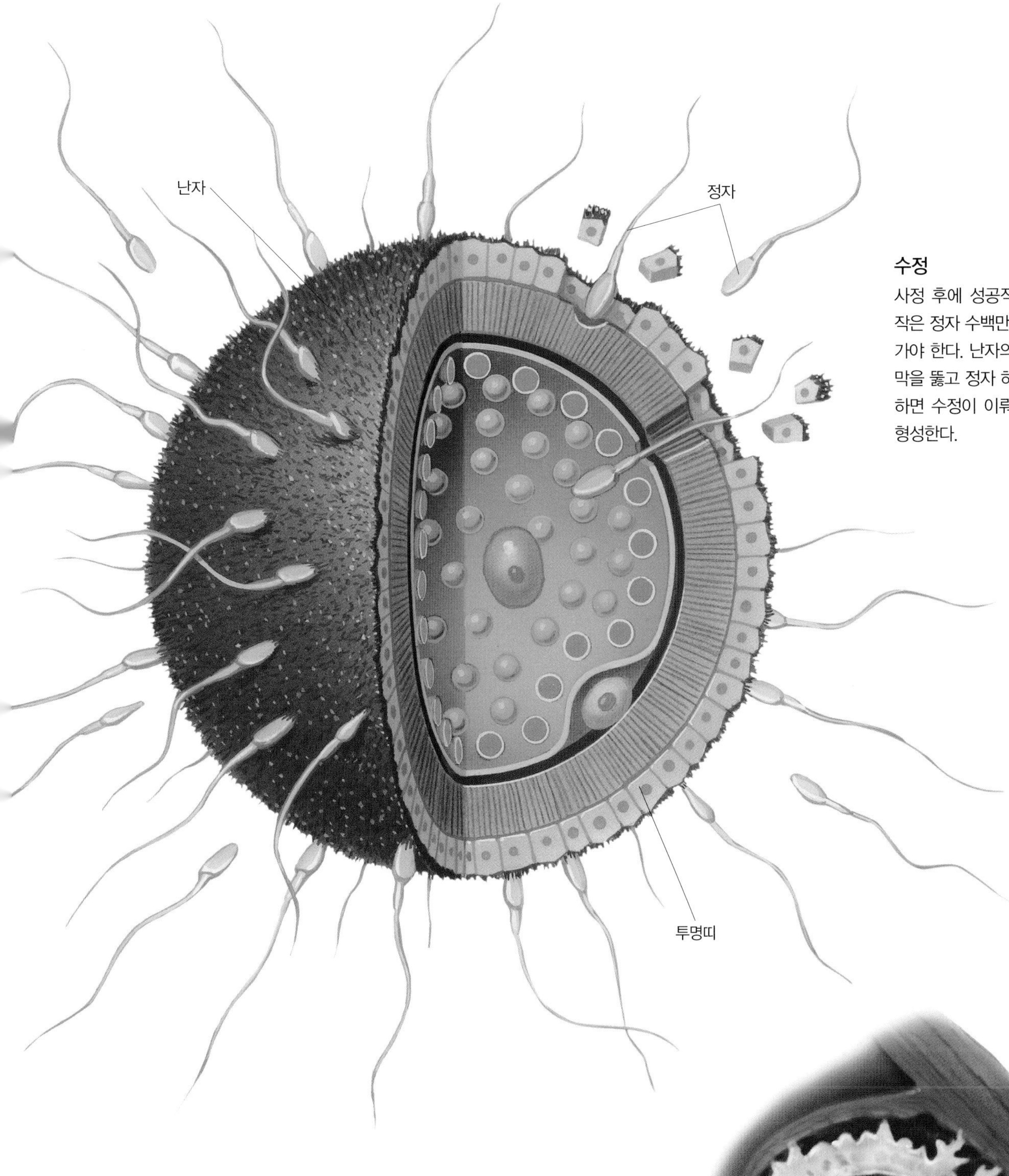

수정
사정 후에 성공적인 수정이 일어나려면 작은 정자 수백만 개가 여성의 질로 들어가야 한다. 난자의 표면을 둘러싼 바깥쪽 막을 뚫고 정자 하나가 난자 속으로 침투하면 수정이 이뤄지며, 마침내 접합자를 형성한다.

배아

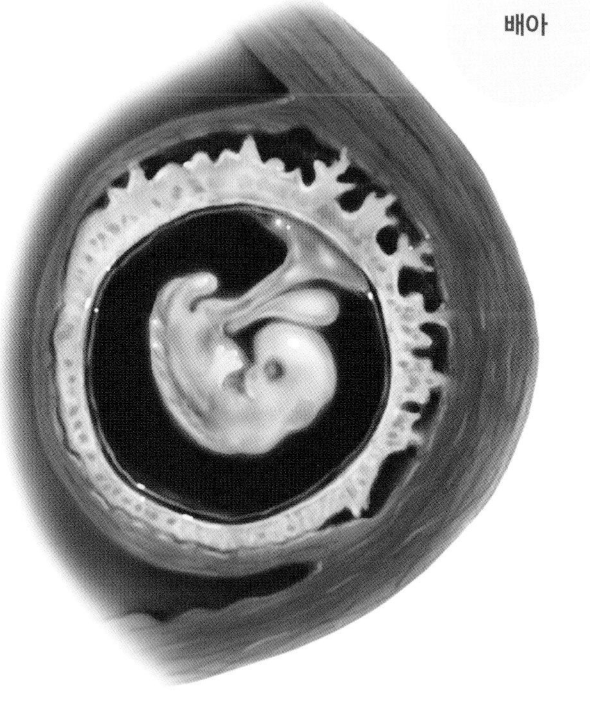

수정

수정은 정자와 난자가 결합해 접합자라고 불리는 세포(배아)를 형성하는 것을 의미한다. 사정 후에는 정자 수백만 개가 질 안쪽으로 이동하는데, 이 중에서도 여성의 생식기관에 도달하는 정자는 극히 일부에 불과하다. 정자 200여 개 정도가 자궁관의 중간 부분인 팽대부에 도달하면, 그곳에서 수정이 일어난다.

정자는 난자를 둘러싼 막을 분해하는데, 오직 정자 하나만 난자에 침투할 수 있다. 수정이 일어나면 정자는 난자와 결합해 접합자를 형성한다. 수정된 난자는 자궁으로 이동해 착상하고, 배아로서 발달 과정을 거친다.

태아의 발달

태아의 뇌 발달

배아 단계가 시작되고 첫 3주가 지날 무렵에는 신경관이 형성된다. 이때 형성되는 신경관은 훗날 뇌와 척수로 분화될 폐쇄형 신경관이다. 9개월의 임신 기간 동안 이 관의 앞쪽이 커지면서 점차 앞뇌, 중뇌, 마름뇌로 발달해 마침내 성숙한 태아의 뇌를 형성하고, 나머지 신경관 부분은 척수가 된다. 태아가 성장하는 9개월 동안 뇌에 주름이 잡히고 구부러지면서, 뇌를 이루는 여러 부위의 연관성은 끊임없이 변한다.

> **NOTE**
>
> 신생아 두개골의 숫구멍(천문)은 두개골 뼈 사이의 공간으로 섬유성 결합조직으로 이뤄진다. 이 공간은 뼈형성 과정이 진행되면서 자연적으로 닫힌다.

12주

연골로 이뤄진 부분이 자리를 잡아 두개골 모형이 된다.

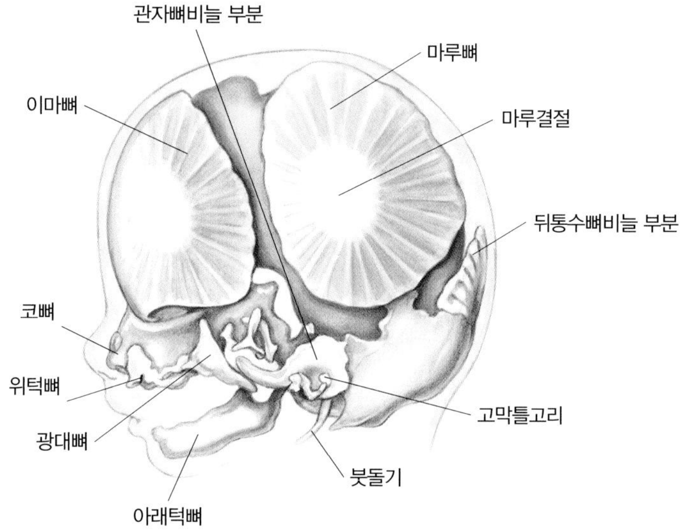

16주

연골의 뼈되기중심(골화중심)에서 연골이 점차 뼈로 바뀐다.

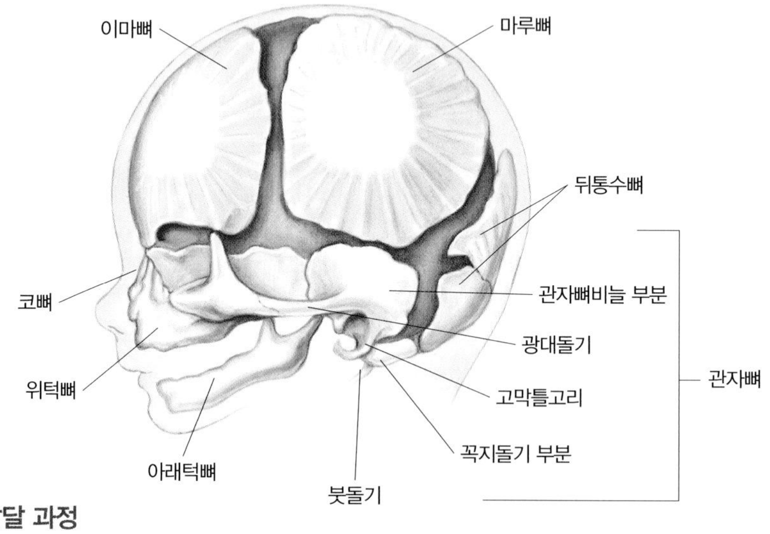

태아의 두개골 발달 과정

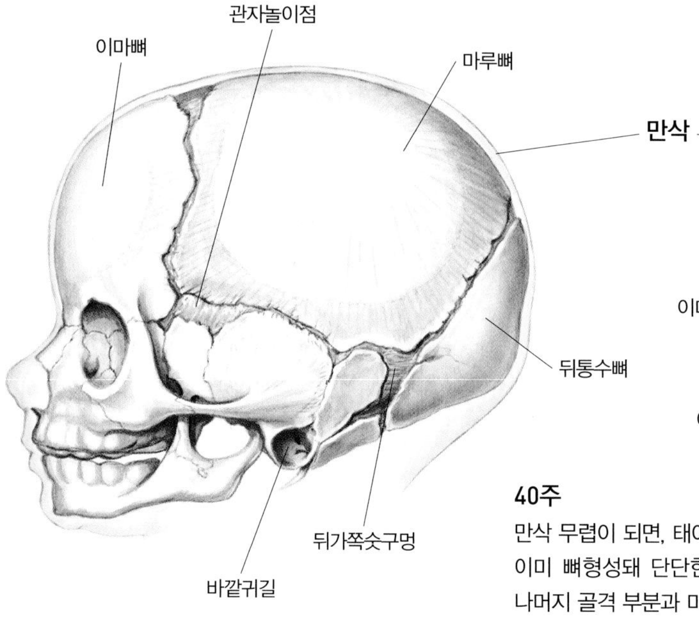

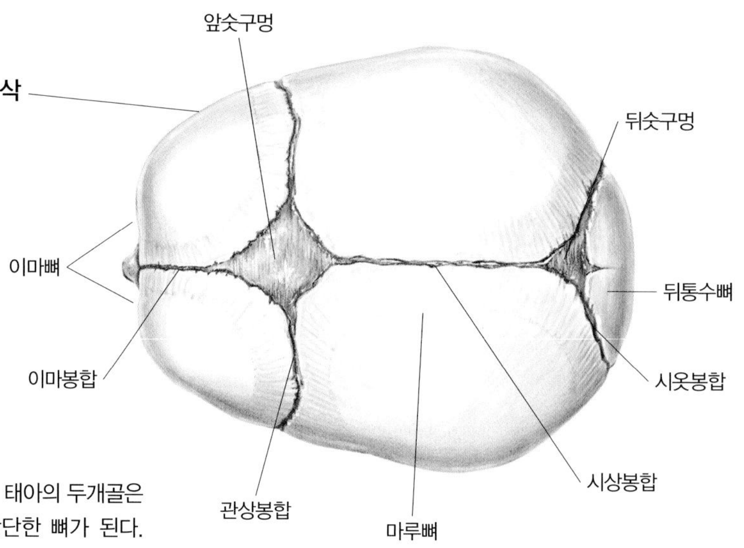

40주

만삭 무렵이 되면, 태아의 두개골은 이미 뼈형성돼 단단한 뼈가 된다. 나머지 골격 부분과 마찬가지로, 두개골 역시 뼈 부분이 점차 확장되면서 연골 물질을 대체해 나간다.

8주

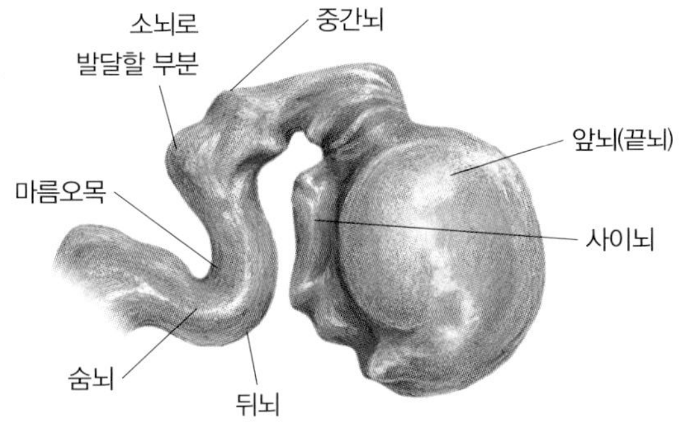

11주

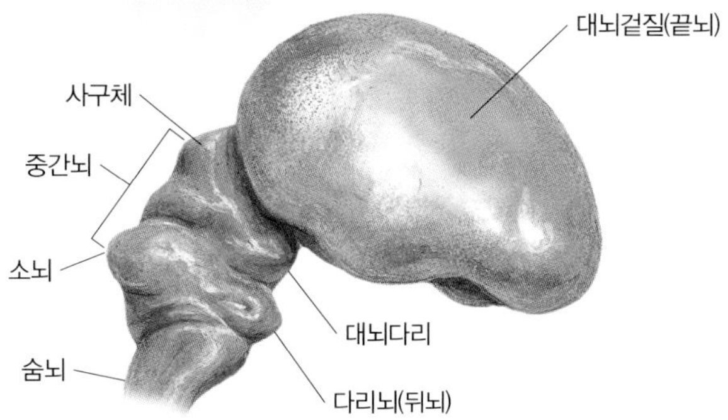

21주

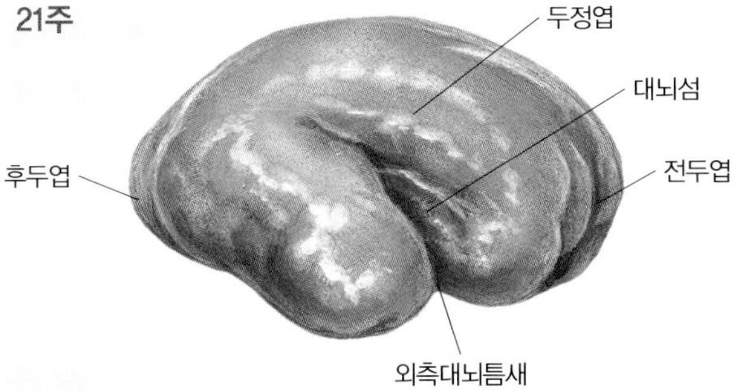

26주

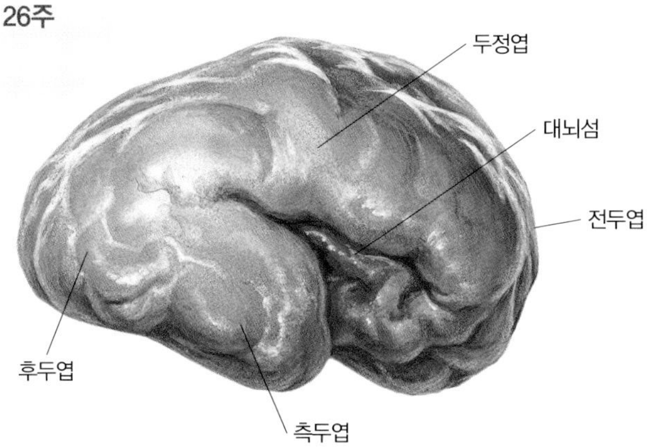

30주

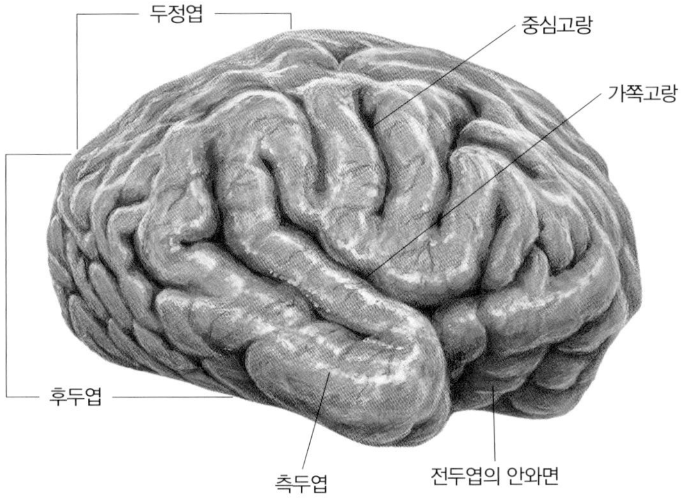

40주

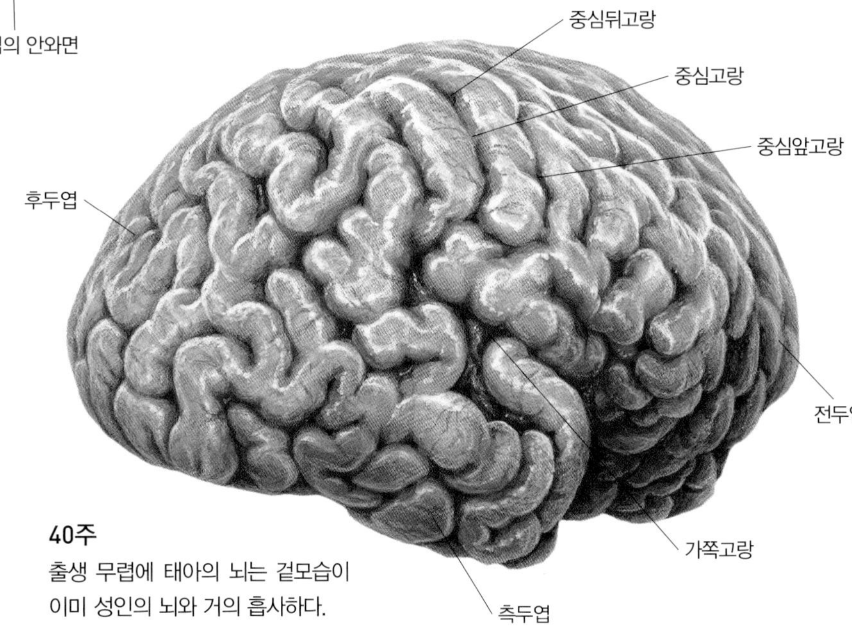

태아의 뇌 발달

9개월의 임신 기간 동안 태아의 원시 신경관은 앞뇌, 중간뇌, 마름뇌를 형성한다. 이후로 성숙한 뇌의 여러 부분으로 발달한다. 4주 무렵이면 앞뇌는 끝뇌(종뇌)와 사이뇌로 발달하고, 마름뇌는 숨뇌와 뒤뇌, 끝뇌는 대뇌반구로 이미 분화한다. 이 무렵이면 겉모습 전체는 벌써 성인 뇌와 거의 같다.

40주
출생 무렵에 태아의 뇌는 겉모습이 이미 성인의 뇌와 거의 흡사하다.

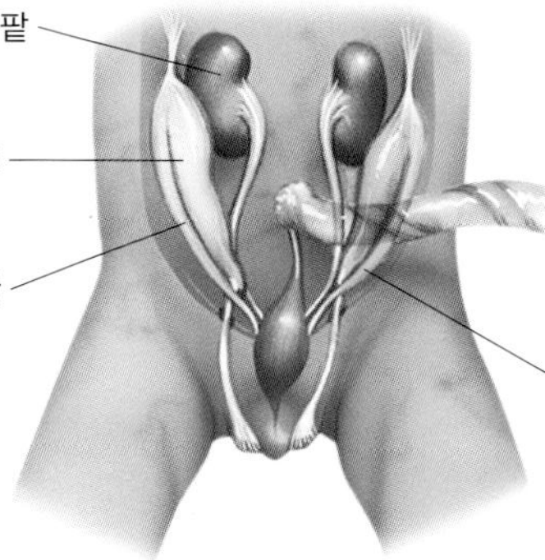

7주

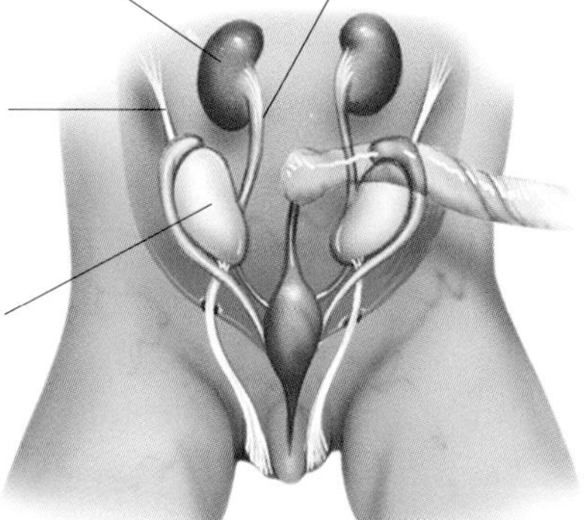

16주

태아의 고환내림

태아의 남성 생식선은 콩팥 가까이에 위치한 복부의 작은 조직에서 생성된다. 고환은 임신 30주 무렵이 되면 충분히 발달해 샅굴을 따라 아래쪽으로 이동하며, 마침내 음낭에 자리 잡는다.

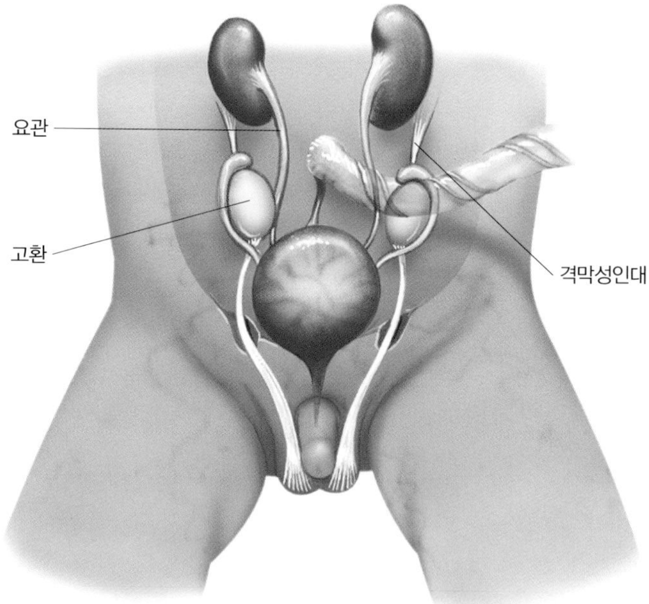

30주

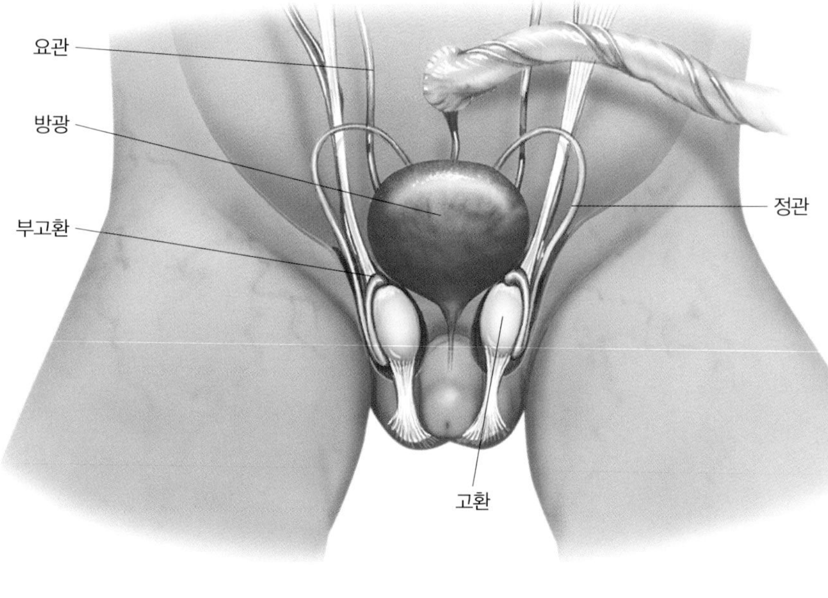

남아의 완성된 생식계통

NOTE

난자에는 23번 단일 X 염색체가 있고, 정자에는 23번 X 또는 23번 Y 염색체가 있다. 난자가 Y 염색체를 가진 정자와 만나 수정이 이뤄지면 태아의 성별은 남자가 되고, X 염색체를 가진 정자와 만나면 여아가 태어난다.

태아의 성 분화

태아의 생식기관은 2개월 무렵부터 생성되지만, 여성과 남성의 특징이 구별되는 시점은 12주 무렵부터다.

12주가 되기 전에는 태아의 생식기관이 단순한 생식기결절, 비뇨생식막, 요도주름 2개, 양쪽의 생식융기로 나타날 뿐이다.

12주 무렵이 되면 생식기결절과 요도주름이 음경으로 분화되고, 융기된 부분은 음낭이 된다. 여자 아기라면 결절이 클리토리스가 되고, 생식융기가 외음의 주름을 형성한다. 시간이 지나면서 남자 아기의 고환과 여자 아기의 난소가 몸 아래쪽으로 내려가는데, 남자 아기는 8개월이 끝나갈 무렵에 고환이 음낭 안에 자리 잡는다. 한 쌍의 세관이 양쪽에 하나씩 생겨나 고환과 연결되면서 요도로 열리고, 이 세관에 달린 주머니는 정낭이 된다.

여자 아기에게 생긴 한 쌍의 관은 한쪽 끝이 난소 옆에 자리 잡고, 다른 쪽 끝이 이후에 자궁과 질로 분화하는 관과 연결된다.

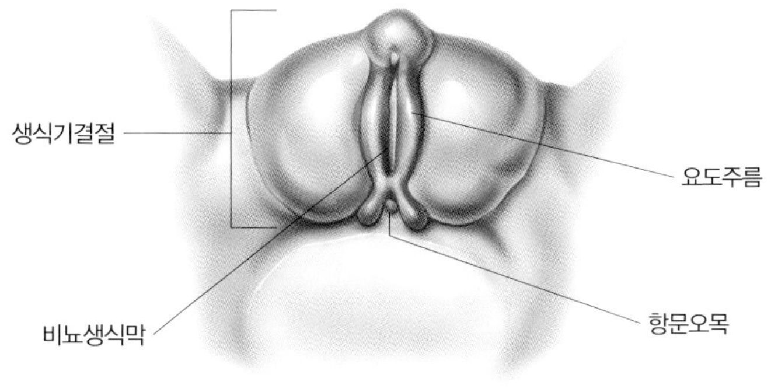

아직 분화되지 않은 상태

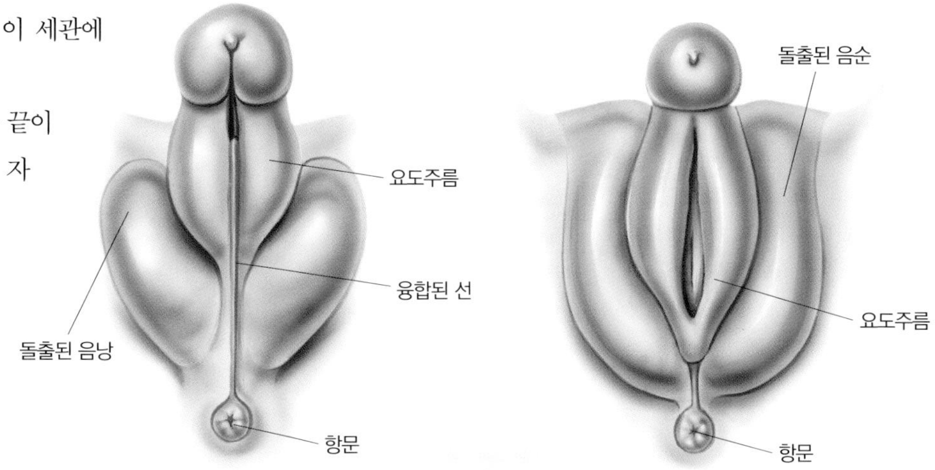

남자 아기　12주　여자 아기

태아의 성 분화
임신 12주가 되기 전이라면 남자 아기와 여자 아기의 외부 생식기는 별다른 차이 없이 생식기결절, 비뇨생식막, 한 쌍의 요도주름, 생식융기가 나타날 뿐이다. 하지만 12주 이후부터 각각 남자 아기의 음경과 음낭, 여자 아기의 클리토리스와 외음으로 분화한다.

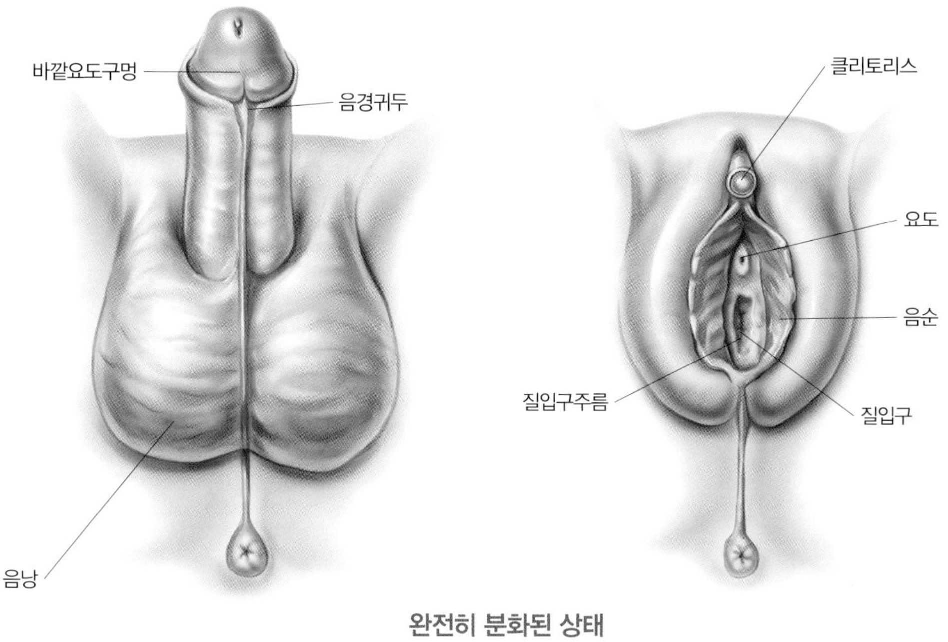

완전히 분화된 상태

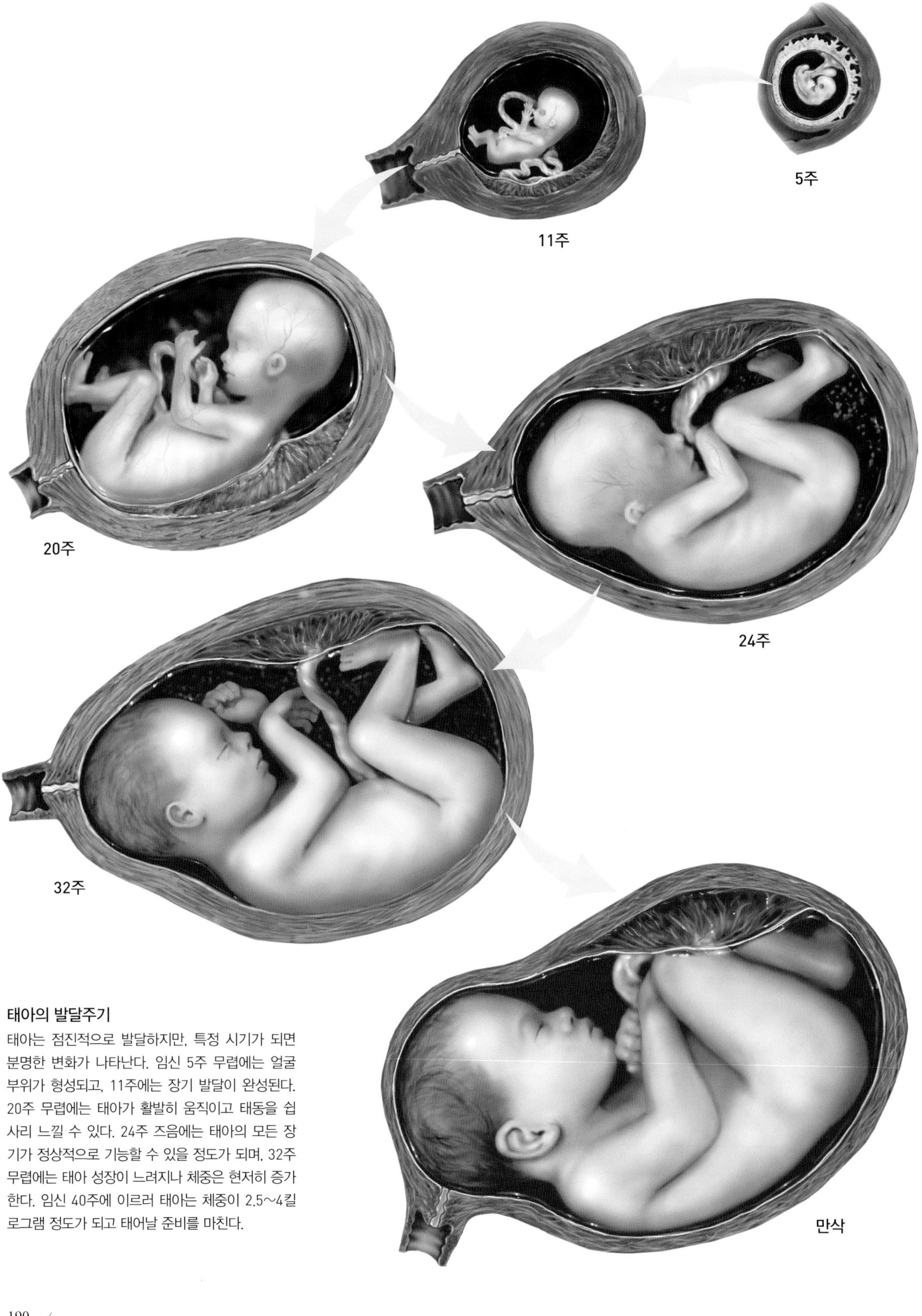

태아의 발달주기

태아는 점진적으로 발달하지만, 특정 시기가 되면 분명한 변화가 나타난다. 임신 5주 무렵에는 얼굴 부위가 형성되고, 11주에는 장기 발달이 완성된다. 20주 무렵에는 태아가 활발히 움직이고 태동을 쉽사리 느낄 수 있다. 24주 즈음에는 태아의 모든 장기가 정상적으로 기능할 수 있을 정도가 되며, 32주 무렵에는 태아 성장이 느려지나 체중은 현저히 증가한다. 임신 40주에 이르러 태아는 체중이 2.5~4킬로그램 정도가 되고 태어날 준비를 마친다.

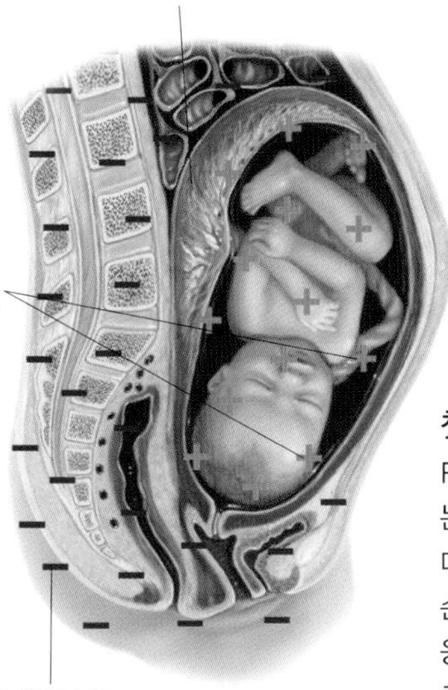

Rh 혈액형

Rh음성인 산모가 Rh양성 태아를 임신한 경우에 문제가 된다. 산모의 항체가 태아의 적혈구를 파괴할 수 있기 때문이며, 결과적으로 황달, 신생아 빈혈, 과량의 체액이 체내에 고여 몸이 퉁퉁 붓는 태아 수종 등이 나타날 수 있다.

첫째 임신

Rh음성인 산모가 첫째를 임신할 때는 큰 문제가 나타나지 않을 수 있다. 태아의 적혈구 세포가 산모의 순환계통에 유입되더라도 항체 반응을 일으키기 전에 빠르게 공격당해 파괴되기 때문이다.

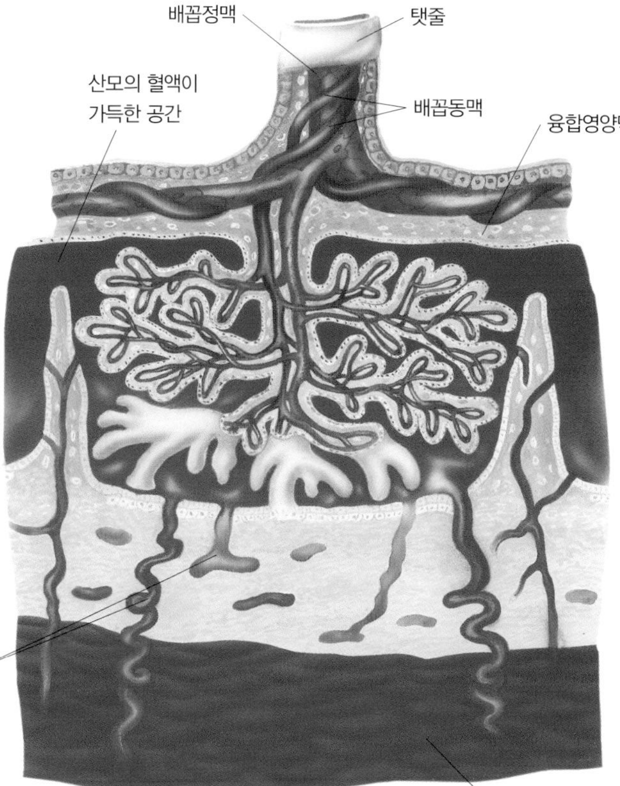

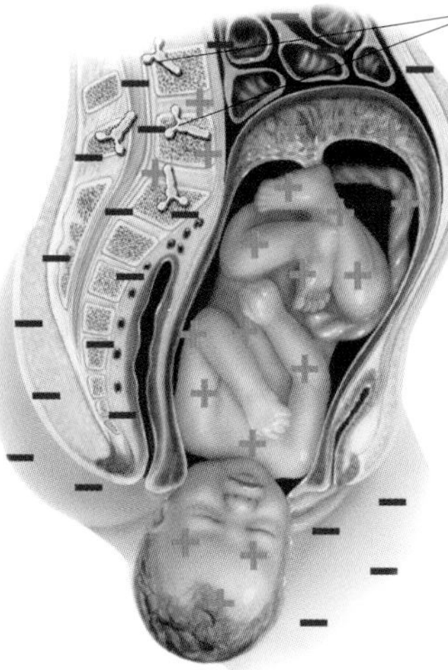

첫째 임신: 출산

출산이 진행되는 과정에는 태아의 혈액이 산모의 혈관에 많이 유입될 수 있으며, 이때 항체 반응을 유발할 수 있다. 그래서 Rh음성인 산모의 몸에서 Rh양성 혈액세포를 파괴하는 항체를 생산한다. 첫째를 임신했을 때 생성된 Rh양성 항체는 이후에 임신한 태아의 혈구 세포를 공격한다.

태반

태반은 산모와 태아를 탯줄로 연결한다. 태반 덕분에 태아가 제자리에 위치하고, 엄마의 몸으로부터 각종 영양소와 산소를 공급받으며 노폐물을 내보낼 수 있다. 태반은 호르몬을 생성하는 역할도 담당한다.

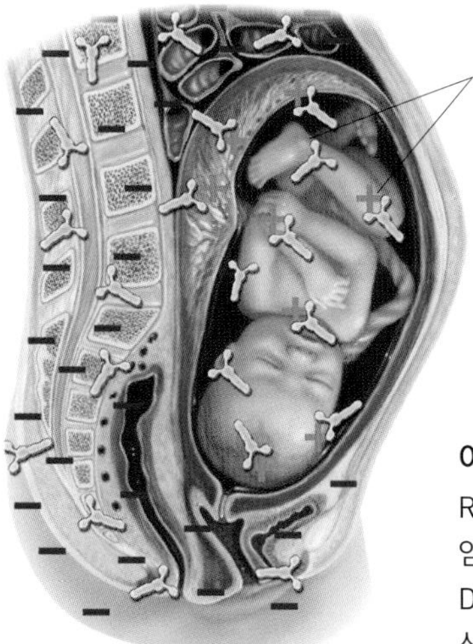

이후의 임신

Rh음성 혈액형을 가진 산모는 첫째 임신 이후에 항체가 생산되지 않도록 항D글로불린 주사를 맞아야 한다. 그렇지 않으면, 산모의 몸에서 만들어진 항체가 이후에 임신한 Rh양성 아기의 혈액 세포를 공격할 수 있다.

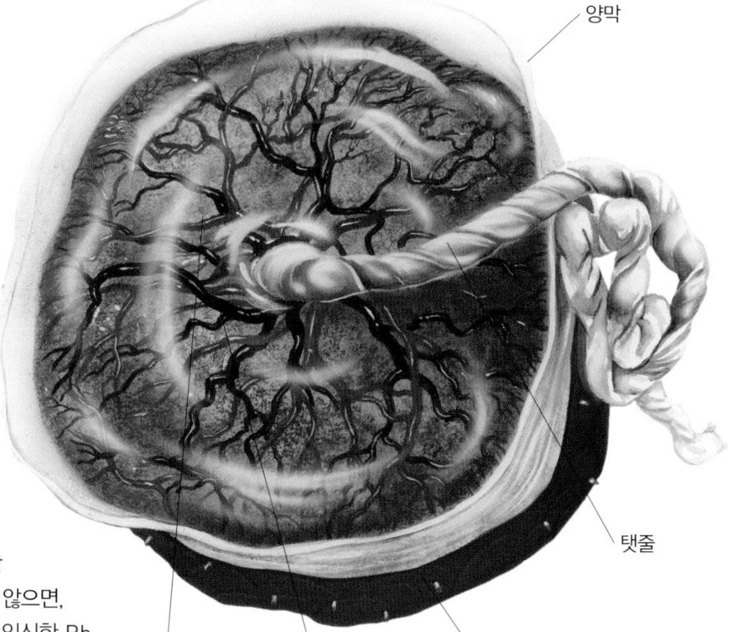

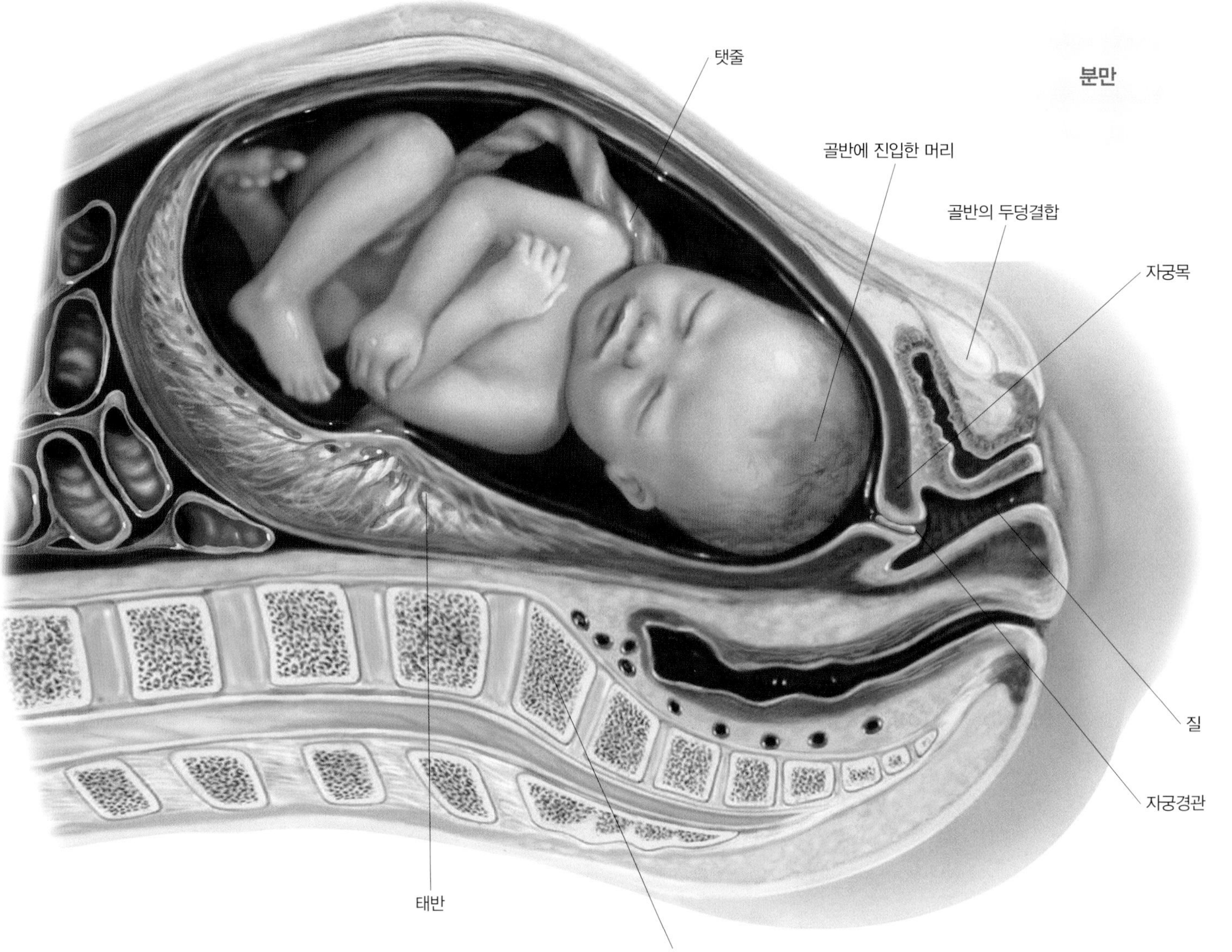

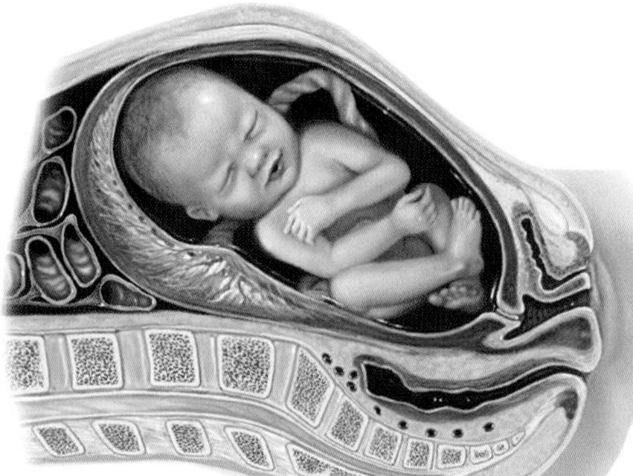

볼기분만

볼기분만은 전체 분만의 6% 정도를 차지하는데, 태아 머리가 산모의 치골을 향하고 있어 다리와 엉덩이가 산도로 먼저 진입하는 상태다. 조산사나 산부인과 의사가 자궁 내에서 태아를 돌려 정상분만을 유도하기도 한다. 하지만 태아를 돌리는 데에 실패하거나 시도할 수 없는 상황이라면 보통 선택적 제왕절개를 진행한다.

쌍둥이

이란성 쌍둥이는 각각의 태반에서 발달하며 둘의 성별이 다를 수 있다. 일란성 쌍둥이는 종종 수정란이 자궁내막에 이식한 후, 분열 과정에서 둘로 나뉘어 생긴다. 이들은 한 태반 안에서 함께 자라며 성별이 같다.

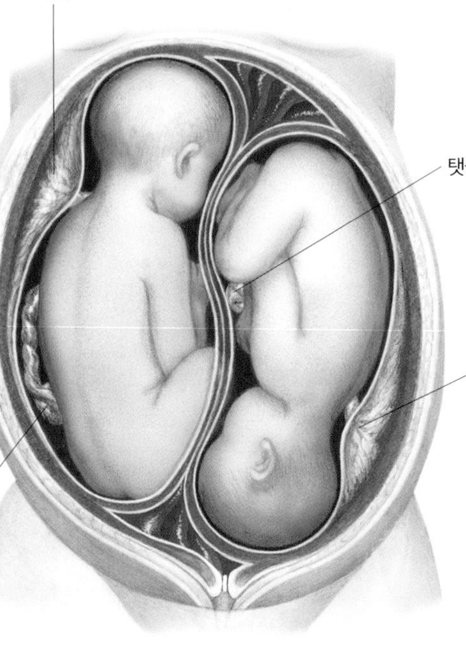

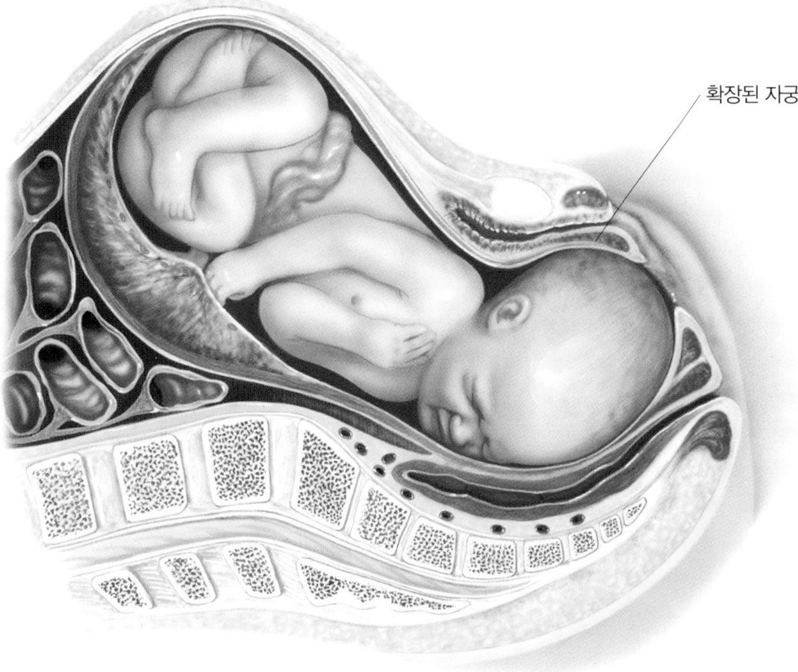

1단계 : 확장

아기가 산도로 진입해 출산이 진행되려면 자궁목이 완전히 확장돼야 한다. 호르몬은 자궁목을 짧고 부드럽게 만드는 작용을 해 자궁 수축에 도움을 준다. 자궁목이 완전히 확장되면 아기는 산도로 진입할 수 있다.

2단계 : 머리출현

산모는 아랫배에 힘을 줘서 아기를 산도로 밀어 넣는다. 몇 번 힘을 주고 나면 아기의 머리가 질 입구까지 밀려 내려와 보이는데, 이것을 '머리출현'이라고 한다.

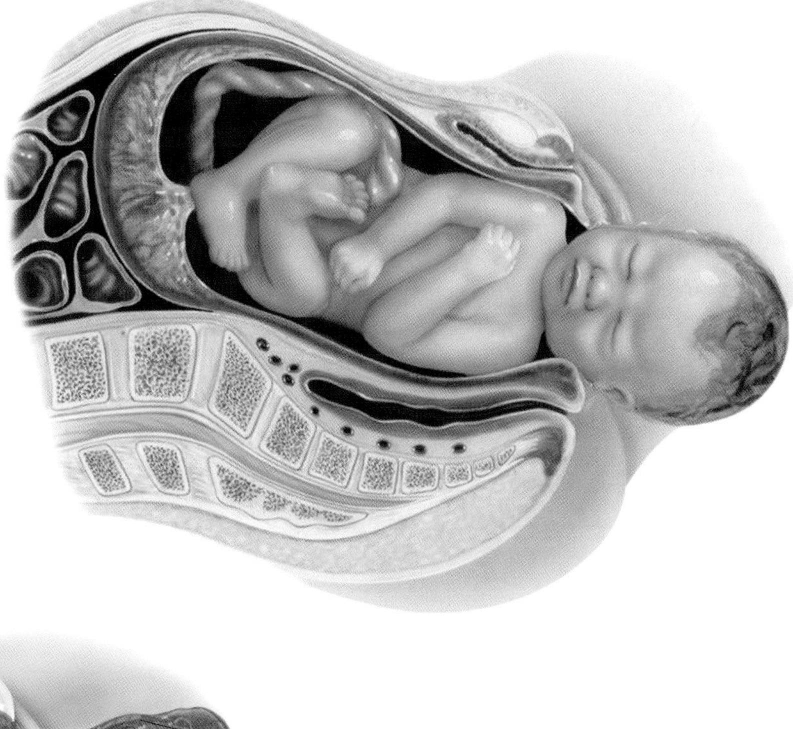

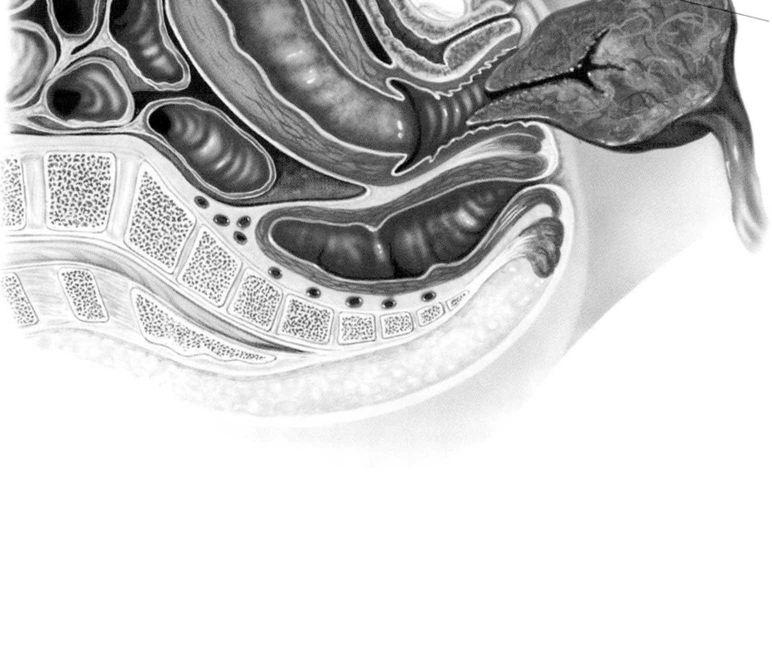

3단계 : 태반만출

아기는 이미 산도를 빠져나왔지만, 자궁 수축은 아직 진행 중이다. 호르몬의 영향을 받아 태반이 자궁에서 분리된다. 태반이 자궁벽에서 분리되면 산도를 따라 빠져나온다.

DNA

모든 세포의 핵에 존재하는 데옥시리보핵산 분자에는 유전적 특성을 결정짓는 유전정보가 담겨 있다. 이 정보는 인체의 성장과 화학반응에 사용되는 단백질의 합성을 조절하는 역할을 한다. 염색체의 생김새를 자세히 들여다보면, DNA는 인산기 2개와 당 고리에 부착된 염기서열이 이중으로 꼬인 나선을 형성한다. 이 사슬은 염기끼리 쌍을 이뤄 마치 사다리처럼 길게 늘어선 모양이다. DNA를 구성하는 네 종류의 염기는 아데닌과 티민, 시토신과 구아닌이다. 이들 염기는 서로 정해진 조합으로만 결합하는데, 아데닌은 항상 티민과 염기 쌍을 이루고, 시토신은 항상 구아닌과 결합한다. 단백질은 길게 연결된 아미노산의 사슬로 이뤄진다. DNA에 담긴 유전정보는 전령RNA로 전사된 다음, 세포질 내에서 '단백질 공장' 역할을 하는 리보솜에 전달된다.

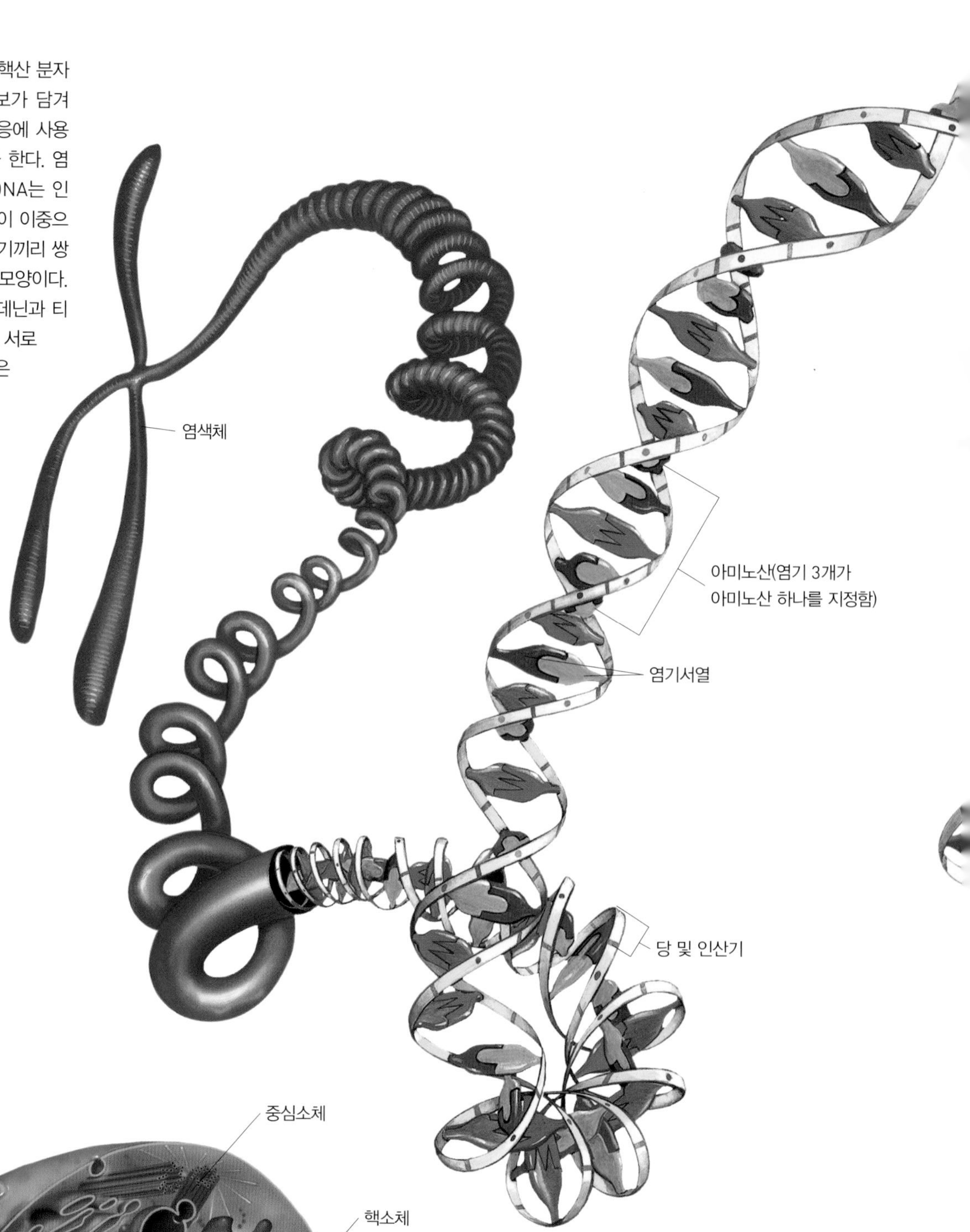

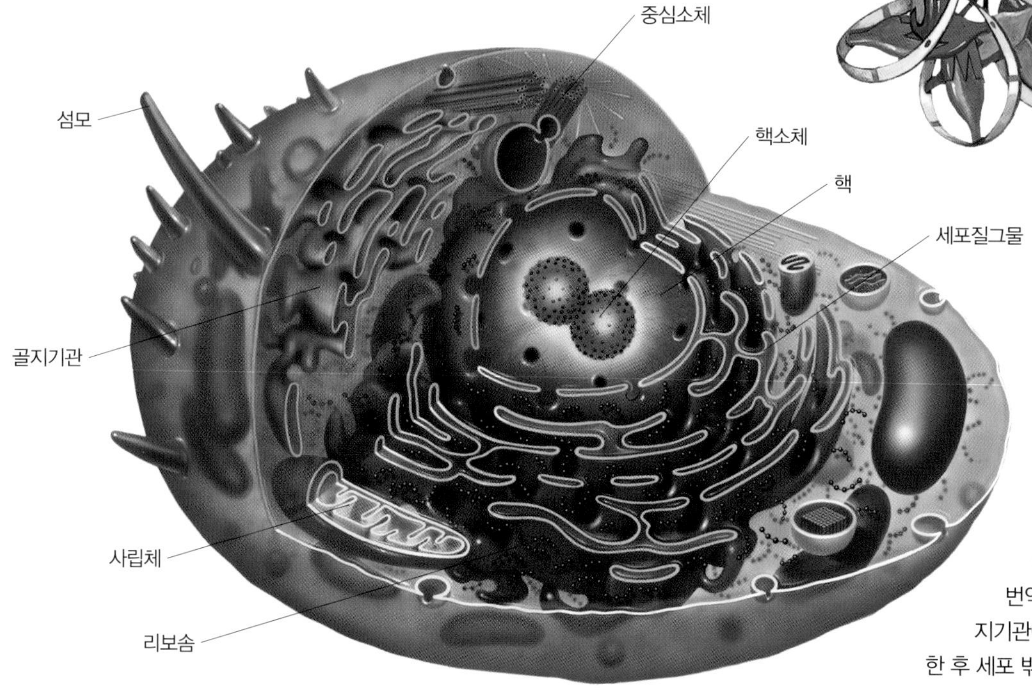

세포의 핵

세포의 핵 내부에 존재하는 DNA에는 그 생물체의 유전정보가 담겨 있다. 유전정보는 세포 내부의 핵소체에 들어 있는 전령RNA로 전사된 다음, 단백질을 합성하는 아미노산 서열로 번역된다. 그렇게 합성된 단백질은 골지기관에서 소낭에 싸여 세포막으로 이동한 후 세포 밖으로 분비된다.

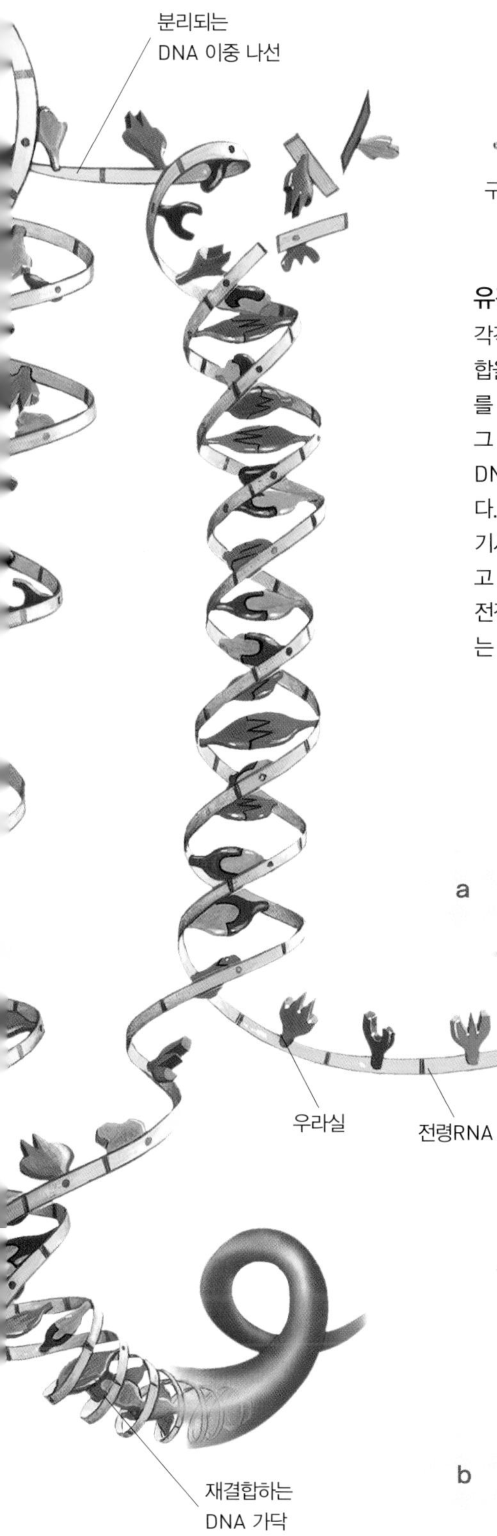

뉴클레오티드 염기

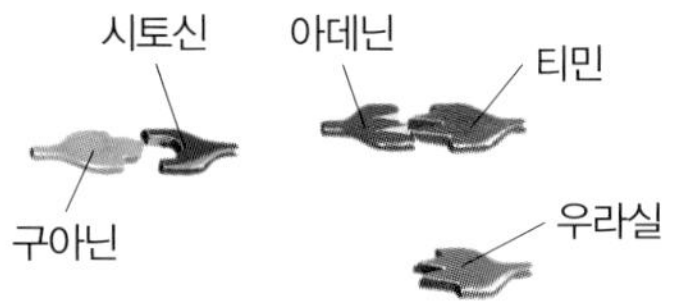

유전정보

각각의 뉴클레오티드는 특정 염기와 정해진 상보적 결합을 이룬다. 염기쌍 3개가 코돈을 이뤄 아미노산 하나를 암호화한다. 이때 각각의 염기가 배열되는 순서가 그 DNA 사슬에 담긴 유전정보를 결정짓고, 그 정보는 DNA 분자의 길이만큼 나열된 여러 염기의 조합에 담긴다. 유전자라는 것은 결국 특정 단백질을 암호화하는 염기서열을 의미하는 셈이다. 단백질은 화학반응을 촉매하고 세포와 조직을 구성하는 성분이 되며, 각 사람의 유전적 특징을 결정짓고, 그 특성을 다시 자손에게 물려주는 역할을 한다.

유전 형질

유전 형질 대부분은 하나 또는 그 이상의 쌍을 이루는 유전자에 담긴 두 가지 유전적 특성의 조합으로 나타난다. 하지만 개중에는 눈 색깔의 경우처럼, 단일 유전자에 의해 결정되는 형질도 있다. 이때는 우성 유전자가 다른 열성 유전자보다 영향력을 발휘한다. 열성 유전자의 형질이 나타나려면 두 열성 유전자가 만나 유전될 때만 가능하다. 예를 들어, 갈색 눈의 표현형을 나타내는 우성 유전자는 열성인 파란 눈의 유전자보다 유전적 영향력을 발휘한다. 둘 다 갈색 눈을 가진 부모라면, 자녀가 양쪽 부모로부터 열성 유전자를 물려받을 때에만 파란 눈을 가진 자녀를 낳을 수 있다. 만일 갈색 눈을 가진 한쪽 부모의 상동염색체가 우성인 갈색눈 유전자로만 쌍을 이뤘다면, 그 부모가 낳는 모든 자녀는 적어도 하나의 우성 유전자를 물려받을 것이므로 전부 갈색 눈을 갖고 태어난다. 하지만 양쪽 부모의 눈이 모두 파랗다면, 둘 다 열성 유전자만 가졌으므로 파란 눈을 가진 자녀가 태어날 수밖에 없다.

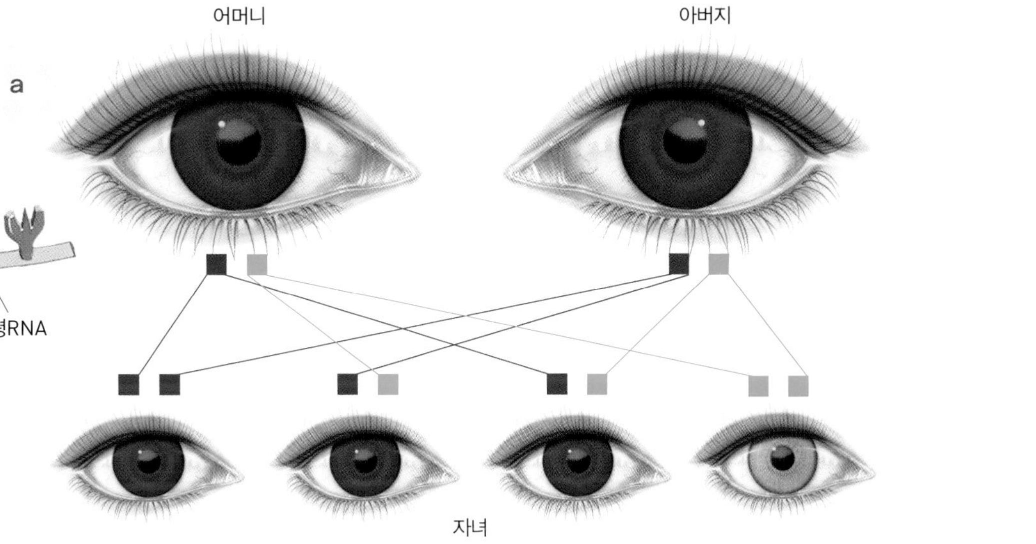

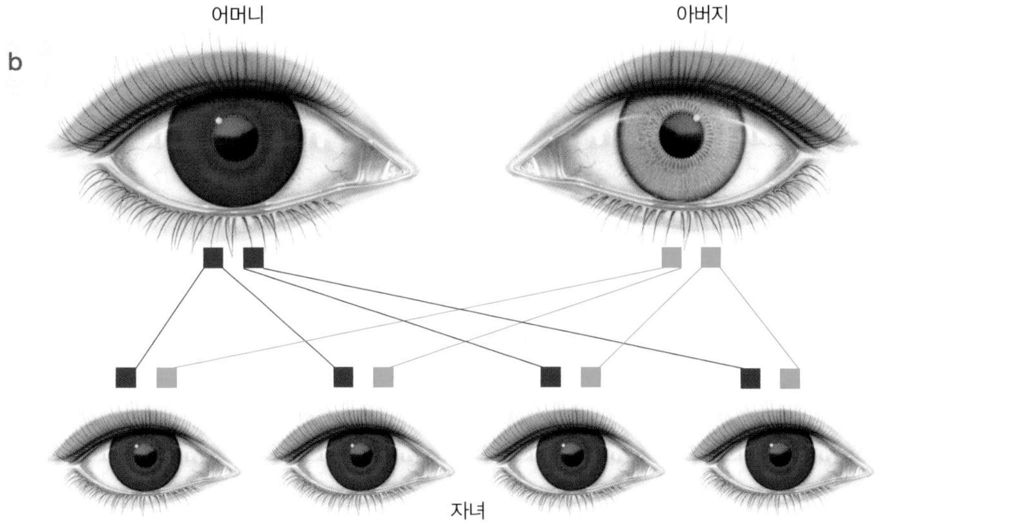

4개월
4개월 무렵이 되면, 거의 모든 아기는 어른이 붙잡아주지 않아도 잠깐 앉고 물건을 향해 손을 뻗거나 움켜쥘 수 있다.

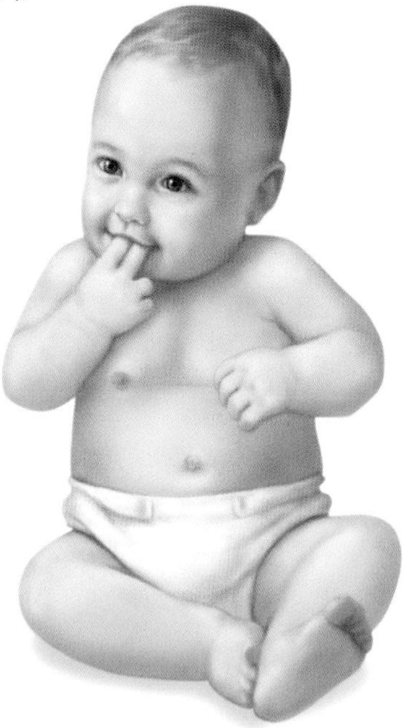

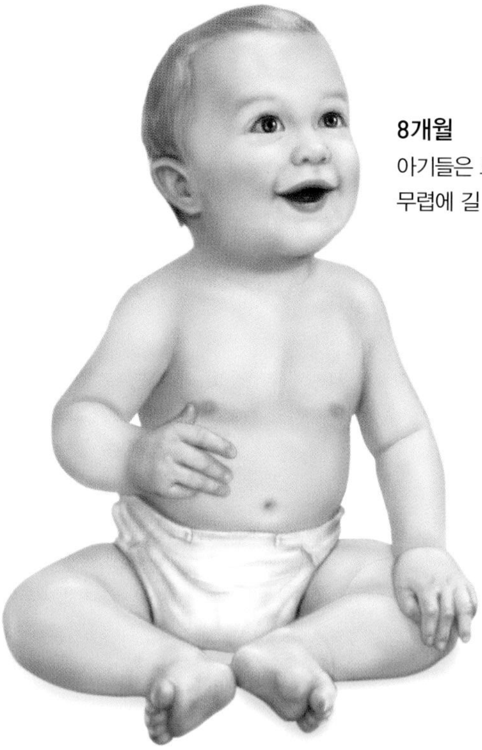

8개월
아기들은 보통 생후 7~10개월 무렵에 길 수 있다.

유아기
유아의 발달 속도는 각자 조금씩 다르지만, 발달이 진행되는 동안에는 단계별로 비슷한 변화를 경험한다. 예를 들면, 아기들은 머리를 가누는 법을 배운 다음에야 비로소 앉을 수 있다.

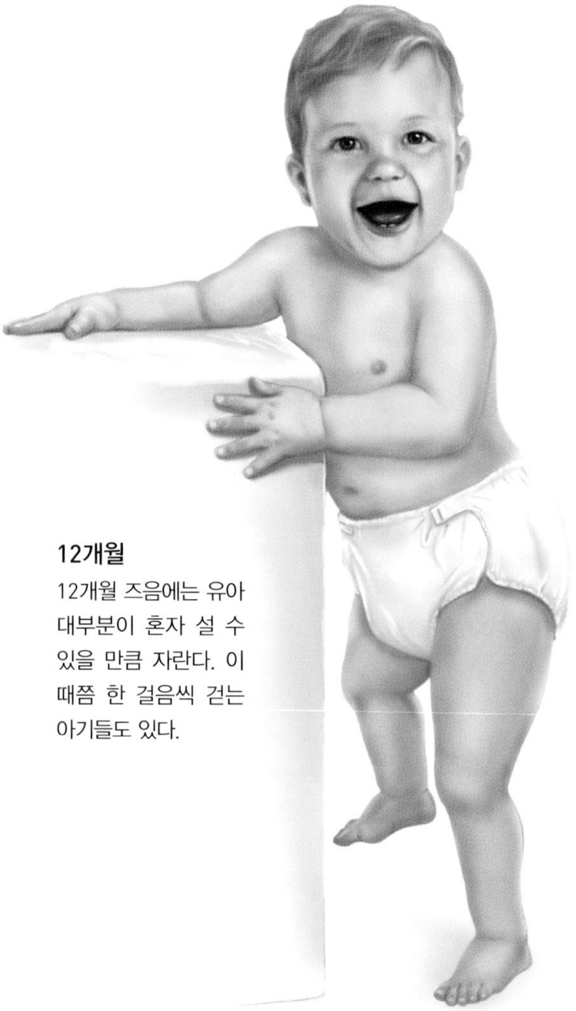

12개월
12개월 즈음에는 유아 대부분이 혼자 설 수 있을 만큼 자란다. 이 때쯤 한 걸음씩 걷는 아기들도 있다.

유아기

아기는 생후 첫 12개월 동안, 일생 중 가장 빠르게 성장하고 발달한다. 1년 동안 아기는 키가 자라고 몸무게가 증가하며, 말하고 걸으며 치아가 자란다. 또한 뇌세포의 숫자가 급증하면서, 생후 1년간 유아의 뇌는 무게가 거의 두 배가 될 만큼 급격히 자란다.

유아의 발달 속도는 각자 조금씩 다르다. 하지만 전체적인 발달 과정은 신경계통을 비롯한 몸의 전반적인 성숙 과정에 따라 일정한 단계를 거쳐 진행된다. 예를 들면, 아기는 목을 가누고 나서야 비로소 앉을 수 있다.

신체 발달 속도는 아이마다 조금씩 달라서, 어떤 아기는 비슷한 월령의 다른 아이들보다 언어 또는 사회적 발달이 앞서기도 한다. 이 시기에 울음과 웃음은 가장 먼저 나타나는 의사소통의 방법이며, 아기들은 보통 생후 6주 안에 웃을 수 있다. 아기는 출생 직후부터 다른 소리를 흉내 내지만, 실제 단어를 모방해 말하는 것은 12~18개월 무렵에나 가능하다.

유아는 입으로 빨고 손으로 움켜쥐고, 발로 차고 던지는 반사 행동을 보이면서 주위 환경을 탐색하고 느낀다. 생후 3개월 동안에는 이런 감각이 급격히 발달해, 태어난 지 3개월 정도 지난 아기는 형태와 색깔을 구별할 수 있다.

치아는 대개 6개월에서 9개월 사이에 처음 나며, 돌 무렵이 되면 대략 유치가 12~20개 정도 자라 있다. 치아는 빠르면 생후 3개월부터 자랄 수 있고, 늦게는 만 3세까지도 자라는 경우가 있다.

아기의 뇌는 자는 동안 어른보다 예민한 편이라 깊이 잠들기 어렵다. 그래서 아기들은 생후 3개월 무렵까지 깊이 잠들지 못한다. 그러다가 생후 6개월쯤 되면 좀 더 잠을 길게 잔다.

미숙아는 37주 이전에 출생한 신생아를 말한다. 예정일보다 4주 빨리 태어난 아기는 같은 시기에 태어났지만, 임신 기간을 꽉 채워 만삭에 출생한 아기에 비해 4주가량 발달이 늦다. 신생아가 태어나면 정기적으로 병원을 방문해 아기가 제대로 성장하고 발달하는지 검진해야 한다.

소아기

소아기는 유아기와 청소년기 사이를 일컫는다. 이 시기에 아동은 급격한 신체적·지적 성장을 경험하며, 이 시기에 아동이 경험하는 교육과 환경은 이후의 삶을 위한 기초가 된다.

아이는 저마다 다 다르며 유전적·사회적 영향에 따라 각기 다른 모습으로 자라지만, 발달 과정은 비슷한 단계를 거친다.

만 2세 정도 되면, 아이는 스스로 걷고 사람들과 교감하며, 컵으로 물을 마시고 간단한 지시와 질문에 반응할 수 있다. 만 3세에서 4세 무렵에는 걷고 뛰며, 달리거나 계단을 오르고 물체를 조작할 수도 있다. 이 시기가 되면 간단한 문장으로 말하고, 수백 단어 정도의 어휘를 구사할 수 있다. 만 5세 이후부터는 사고, 인지, 기억과 같은 학습 능력도 갖춘다.

아이들 대부분은 불규칙한 속도로 성장한다. 돌 이후에는 성장 속도가 눈에 띄게 둔화하고, 두 돌 무렵까지 꾸준히 유지되면서 십대가 될 때까지는 키가 매해 6센티미터 정도 자란다. 소아의 정상적인 성장은 적절한 영양과 운동과 휴식에 좌우된다. 소아기의 아이들은 대개 10~12시간 정도 밤잠을 자야 건강하다.

만 6세 무렵에는 유치가 모두 자랐고, 영구치가 하나씩 자라 유치를 대체한다. 태아 때는 연골이던 팔과 다리의 긴뼈가 소아기 동안 점차 뼈로 바뀐다.

아이의 뇌가 자람에 따라, 두개골을 이루는 납작한 뼈도 경계 부위가 확장되면서 점점 커진다. 아이의 뇌는 머리의 다른 부분처럼 몸의 다른 부위보다 일찍 발달하는 편이다. 6세 무렵의 아이는 성인 뇌 중량의 90%에 이른다.

지금까지 살펴본 발달이정표는 평균적인 지표에 불과하지만, 자녀의 정상적인 발달이 염려되는 부모는 의학의 도움을 찾아 나서야 한다. 하지만 체구가 좀 작거나 발달이 늦더라도, 아이들은 대부분 건강하게 잘 성장한다.

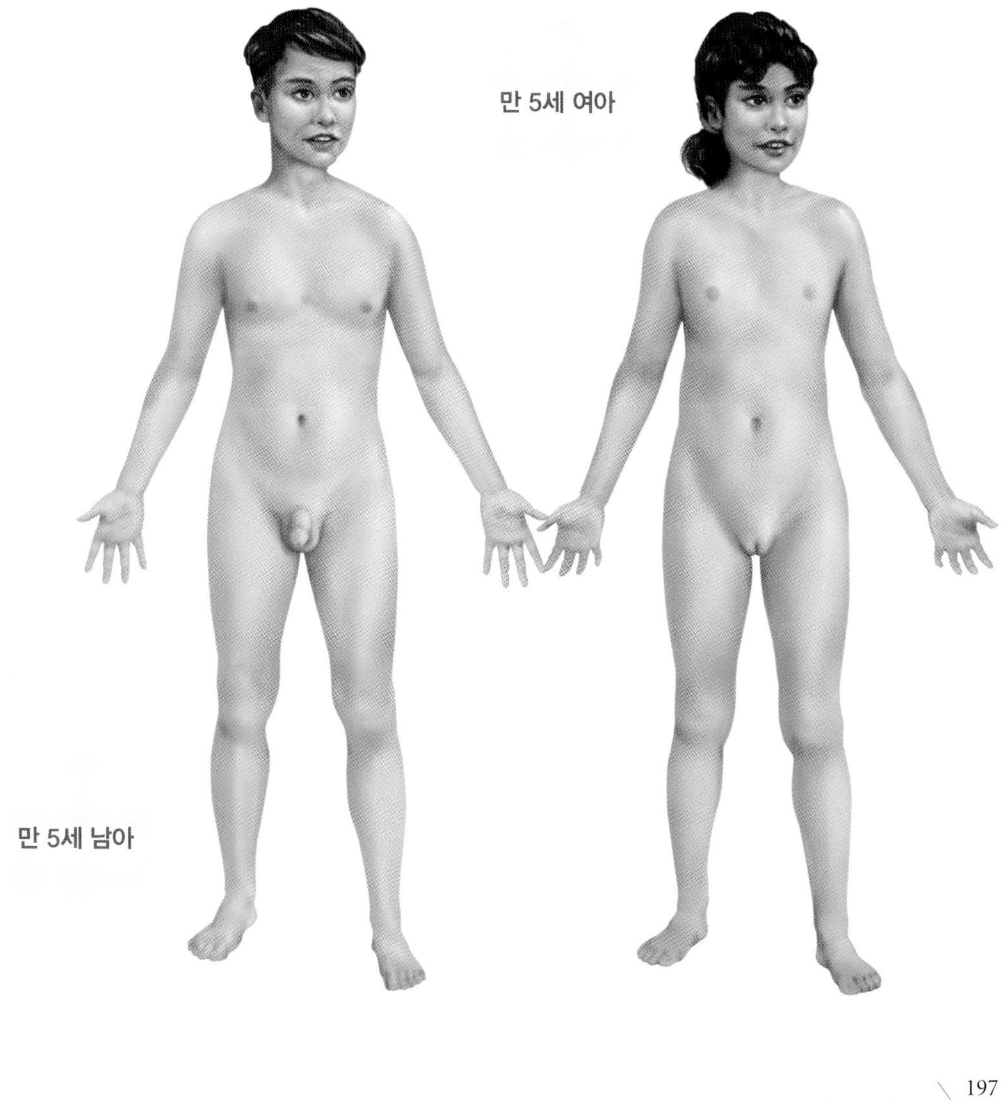

발달단계
아동의 발달 속도는 각기 다르다. 지적인 성장이 두드러진 아이가 있는 반면에, 또래보다 신체적 혹은 사회적 발달이 뛰어난 아이들도 있다.

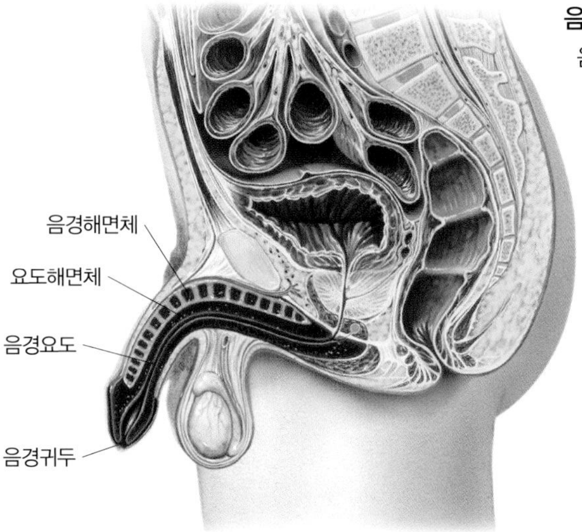

음경

음경 안에는 굵직한 관이 3개 있다. 2개는 음경해면체로, 스펀지 같은 혈관조직 덕분에 음경이 발기할 수 있다. 다른 하나는 요도해면체인데, 그 안쪽으로 비뇨계통에 속하는 요도가 내려온다. 음경은 결합조직에 의해 골반뼈에 부착되며, 성적 자극이 없는 상태에서는 축 늘어진 것처럼 달려 있다. 사춘기에는 음경의 길이와 둘레가 급격히 증가하는 변화가 나타난다.

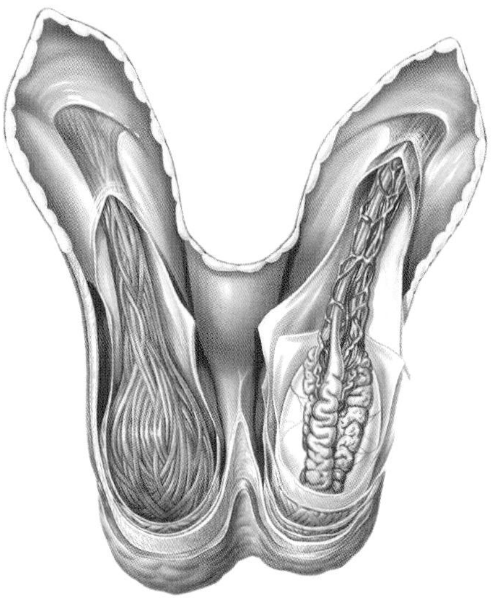

고환

고환은 몸 밖에 달린 음낭 안에 들어 있으며, 음경 바로 뒤에 위치한다. 고환은 남성 생식의 주요 기관으로, 정자를 만들고 테스토스테론을 포함한 남성호르몬을 생성해 분비한다.

남자의 사춘기

청소년기가 되면 이차성징이 나타나며 생식계통의 기능이 왕성해진다. 남자아이의 사춘기는 보통 만 13~14세 무렵에 시작된다. 이후로 몇 년 동안 신체 전반적으로 급격한 성장이 나타나고, 형태 변화와 함께 생식계통의 발달이 두드러진다.

남성의 이차성징이 나타나면 고환과 음경이 빠르게 성장하고 후두의 크기가 증가하며 온몸의 체모, 겨드랑이털, 음모가 자란다. 키도 급격히 성장하며, 음경의 크기가 커지고, 한두 해가 지나면 첫 사정을 경험한다. 이 모든 변화는 고환에서 정자와 테스토스테론을 분비하도록 명령하는 호르몬이 뇌하수체에서 분비되면서 시작된다.

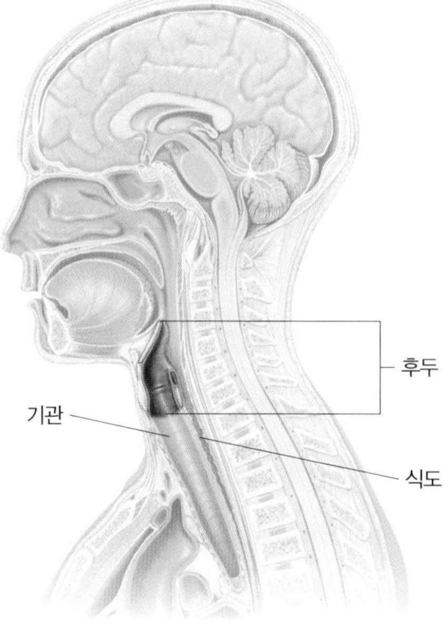

후두

남자아이들은 사춘기에 후두의 크기가 커지면서 목소리가 낮아지고, 목의 앞쪽 후두융기 부분이 커진다.

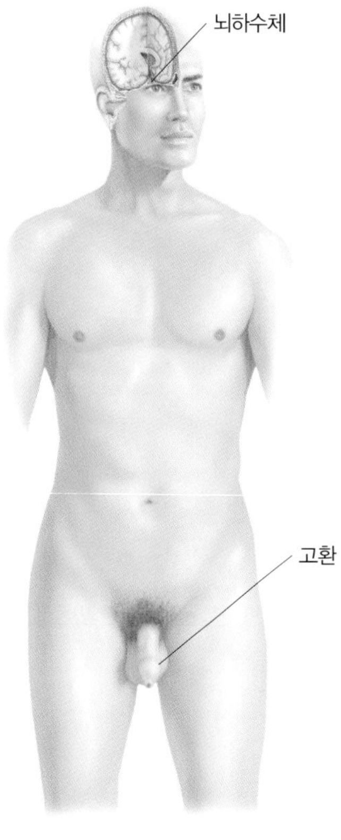

테스토스테론

남자아이의 사춘기에 나타나는 모든 변화는 남성호르몬인 테스토스테론에 의해 조절된다. 이 호르몬은 뇌하수체의 신호를 받아 고환에서 생성되며, 그 밖에도 인체의 각종 대사 과정과 근육의 성장과도 밀접한 관련이 있다.

테스토스테론은 뇌하수체전엽에서 분비된 난포자극호르몬과 황체형성호르몬의 자극을 받아 고환에서 생성된다. 청소년기에는 남녀 모두 샘기능의 활성이 증가하면서 아포크린샘의 분비 기능도 왕성해진다. 여자 및 남자아이의 피부기름샘도 더 활발히 기능하면서 여드름이 생기기도 한다.

사춘기에는 신체 변화와 함께 감정과 행동의 기복이 나타나기 마련이다. 이 시기에는 성적 감정이 일어나면서 성적 호기심과 충동이 급증하며, 첫 데이트를 시작하기도 한다.

유전적 특성, 영양 상태와 환경적 요인은 모두 청소년의 폭발적인 성장 및 성적 성숙이 시작되는 시기와 속도에 영향을 미친다.

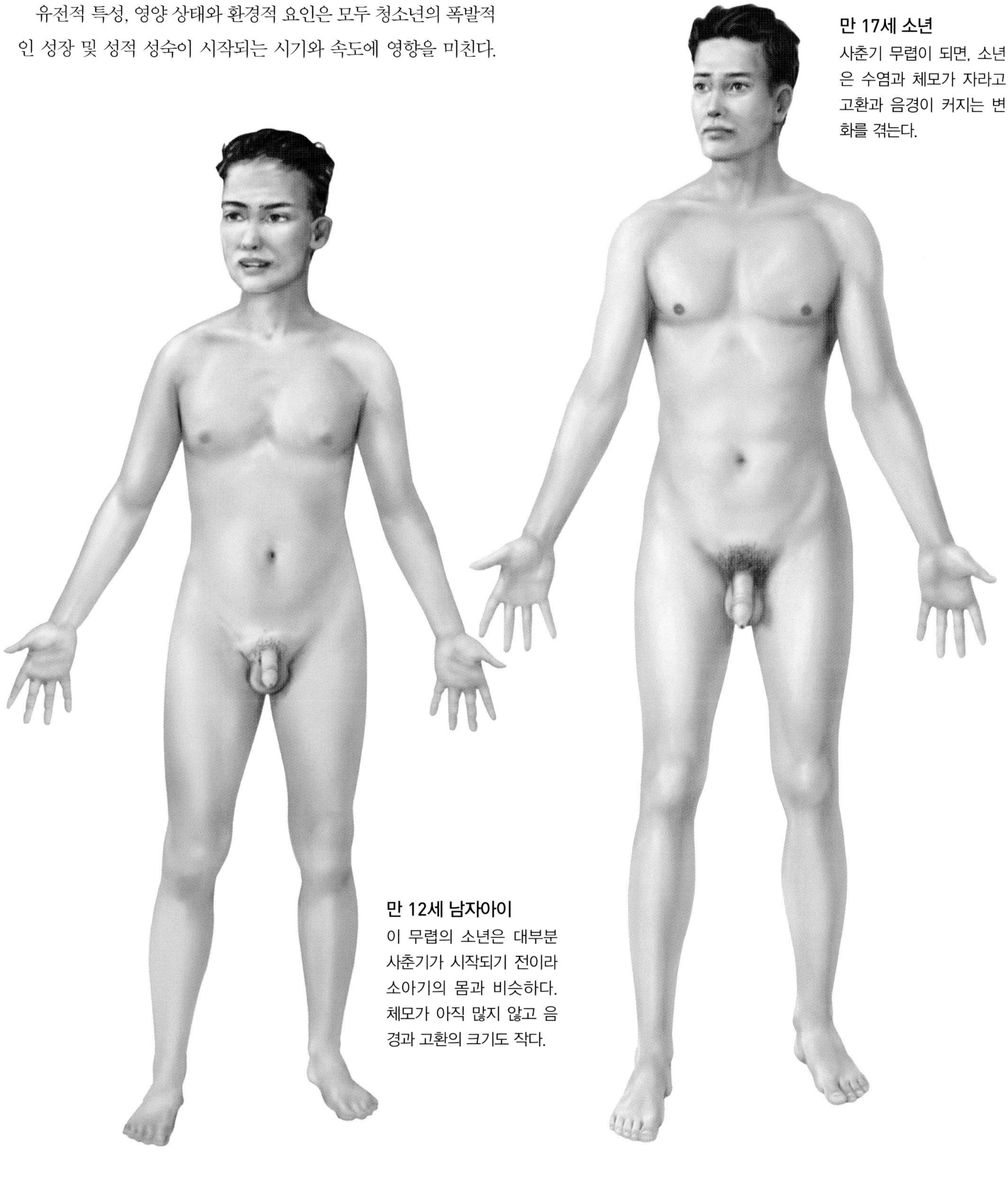

만 17세 소년
사춘기 무렵이 되면, 소년은 수염과 체모가 자라고 고환과 음경이 커지는 변화를 겪는다.

만 12세 남자아이
이 무렵의 소년은 대부분 사춘기가 시작되기 전이라 소아기의 몸과 비슷하다. 체모가 아직 많지 않고 음경과 고환의 크기도 작다.

여자의 사춘기

여자아이의 사춘기는 대개 만 11세 전후에 시작해서 만 16세 무렵까지 지속한다. 여자아이의 신체 변화는 남자아이보다 급격하게 진행되며, 성숙하는 속도도 훨씬 빠르다. 사춘기에 여자아이는 유방이 발달하고 골반이 넓어지며, 자궁이 빠르게 성장하고 겨드랑과 외음에는 음모가 자란다.

겉모습이 달라지는 신체 변화뿐만 아니라, 난소에서 분비하는 에스트로겐과 프로게스테론의 작용에 따른 호르몬 변화도 나타나는데, 이 과정은 뇌하수체의 통제를 받는다.

이 무렵에 여자아이의 자궁은 성인과 비슷한 모양을 갖추며 초경이라고 부르는 첫 월경을 시작한다. 한 달을 주기로 혈액과 자궁내막의 조직이 떨어져 나오는 월경은 보통 사춘기에 접어들고 약 2년 후에 시작된다. 월경을 시작하고 첫 몇 년 동안에는 월경주기가 불규칙하기 마련이다.

사춘기에는 신체 변화와 함께 감정과 행동의 기복이 나타난다. 이 시기에는 성적 감정이 움트고 성적인 호기심과 충동이 급증하며, 첫 데이트를 시작하기도 한다.

유전적 특성, 영양 상태와 환경적 요인은 모두 청소년의 폭발적인 성장 및 성적 성숙이 시작되는 시기와 속도에 영향을 미친다.

배란

배란은 매 월경주기의 중간 무렵에 일어난다. 성숙난포가 터지면서 난소벽을 뚫고 배란하면, 난자는 자궁관으로 들어가 자궁을 향해 이동한다. 난자는 이렇게 이동하는 동안 정자를 만나 수정되지 않으면 며칠 내로 퇴화한다. 배란 후, 난소에 남은 난포는 황체가 돼 비임신 주기의 26일 무렵까지 프로게스테론과 약간의 에스트로겐을 생성한다. 그 이후로 황체가 퇴화하면 에스트로겐과 프로게스테론 수치도 급격히 감소하면서 월경이 다시 시작된다.

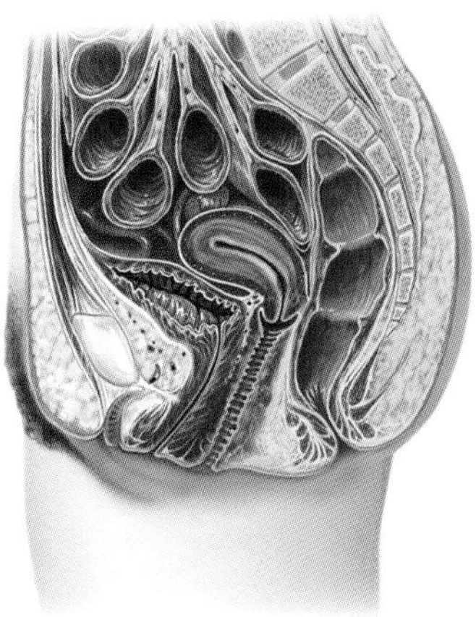

여성의 생식계통
질은 자궁목에서 외음까지 연결된 기다란 섬유근육성 관이다. 자궁은 방광의 뒤쪽, 곧창자 앞에 있다. 자궁 위쪽 3분의 2는 몸통을 이루고, 아래쪽 3분의 1은 자궁목을 형성한다.

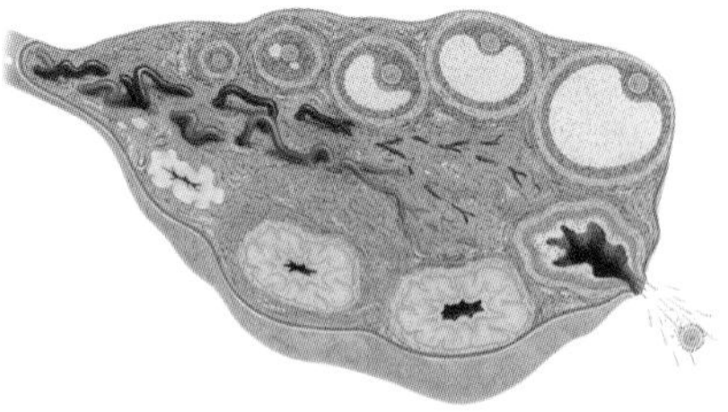

배란
월경주기의 14일 무렵에
난소에서 난자를 내보내는 것을 말한다.

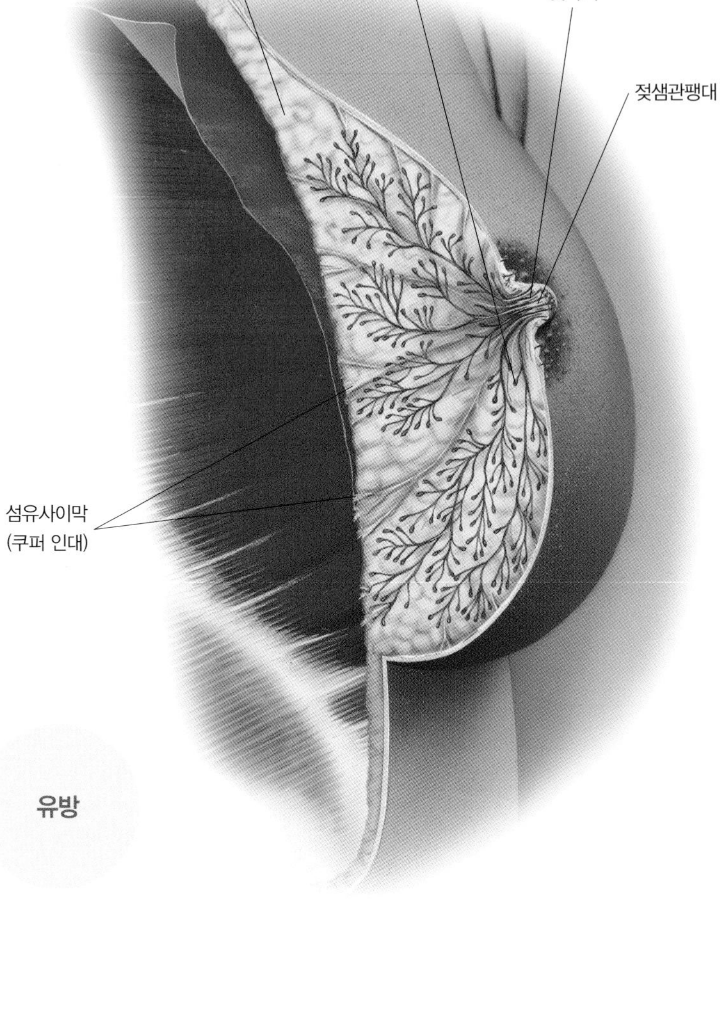

유방

유방

유방 또는 젖샘은 주로 지방세포와 주머니처럼 생긴 젖샘소엽이 빼곡하게 분포해 형성한다. 프로락틴과 같은 특정 호르몬의 자극을 받으면, 여성의 젖샘엽에서는 젖을 생성한다. 각 젖샘엽은 젖샘관을 통해 젖꼭지와 연결돼 있다.

사춘기가 되면 에스트로겐의 작용으로 유방 크기가 커지는데, 유방의 크기와 모양은 개인마다 다르며 이는 유전적 영향이 크다고 한다. 각 월경주기가 끝나갈 무렵에는 유방이 일시적으로 부풀어 오르고 부드러워지곤 하며, 임신 기간에는 에스트로겐 수치가 상승하면서 유방 크기도 커진다.

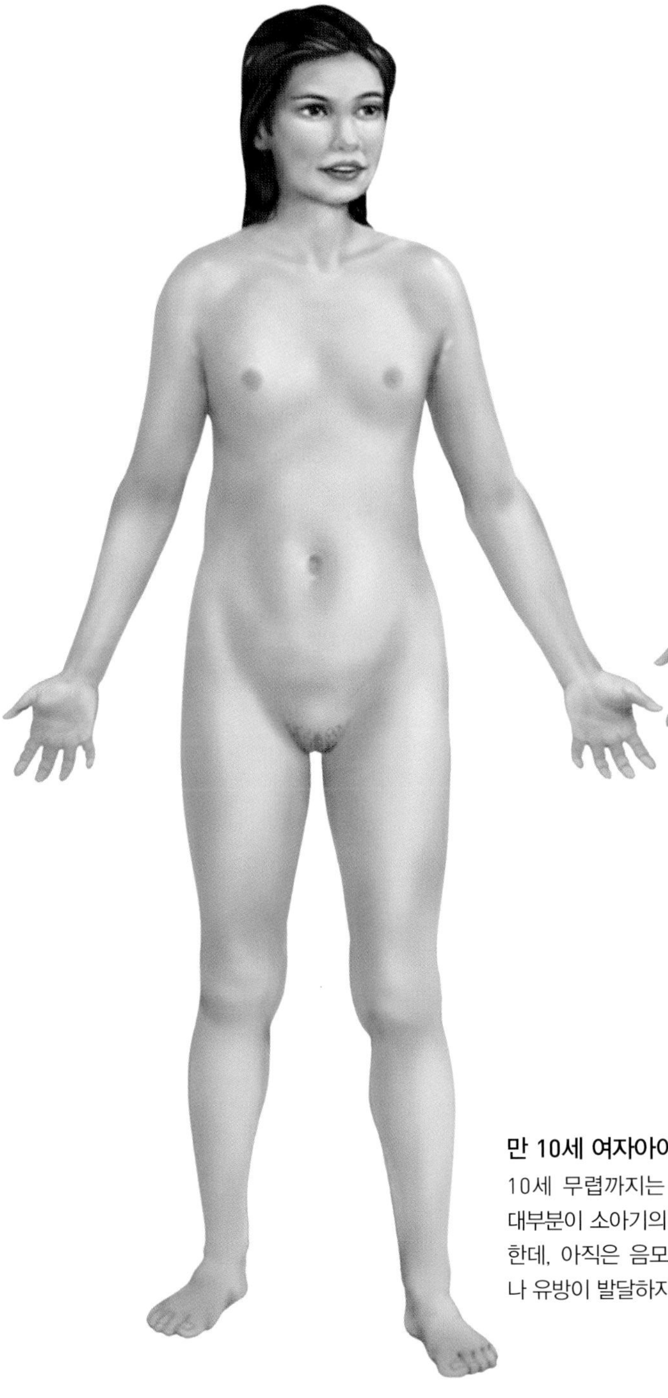

만 10세 여자아이

10세 무렵까지는 여자아이 대부분이 소아기의 몸과 비슷한데, 아직은 음모가 자라거나 유방이 발달하지 않는다.

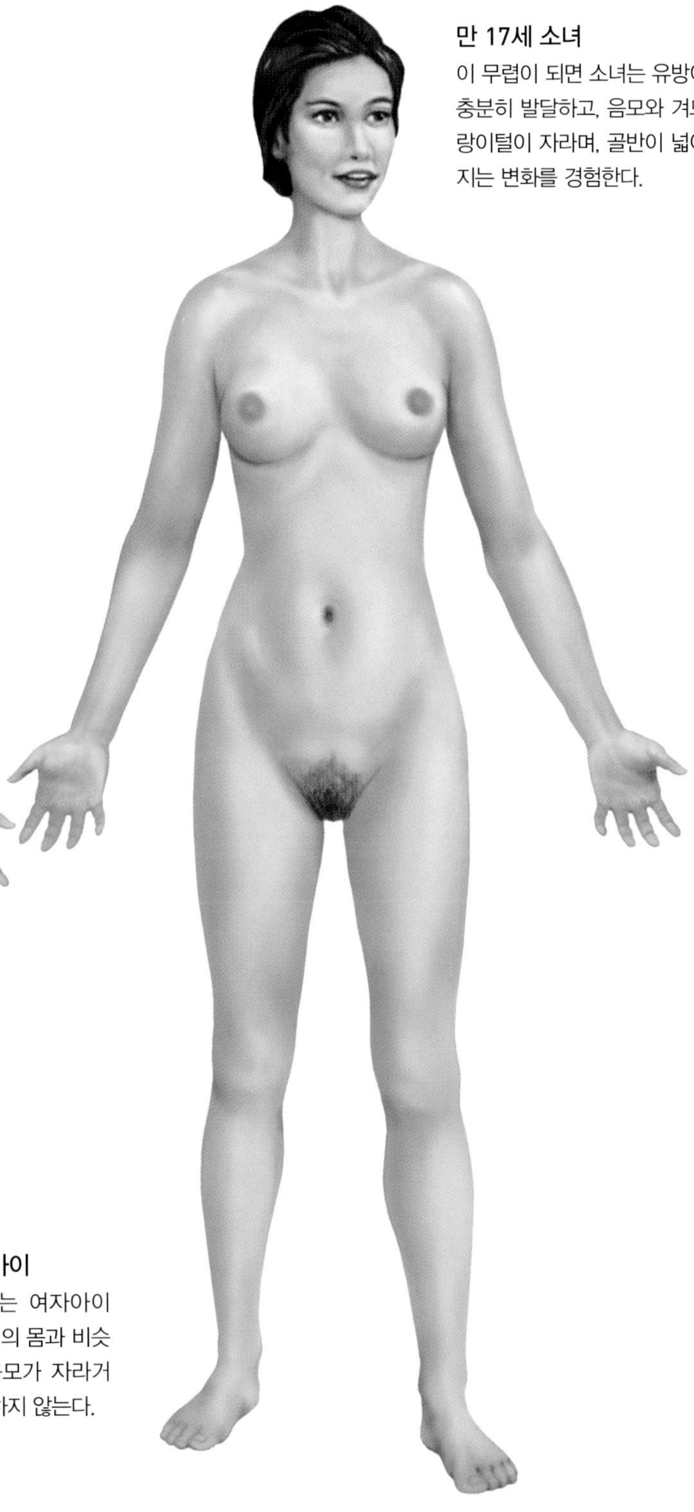

만 17세 소녀

이 무렵이 되면 소녀는 유방이 충분히 발달하고, 음모와 겨드랑이털이 자라며, 골반이 넓어지는 변화를 경험한다.

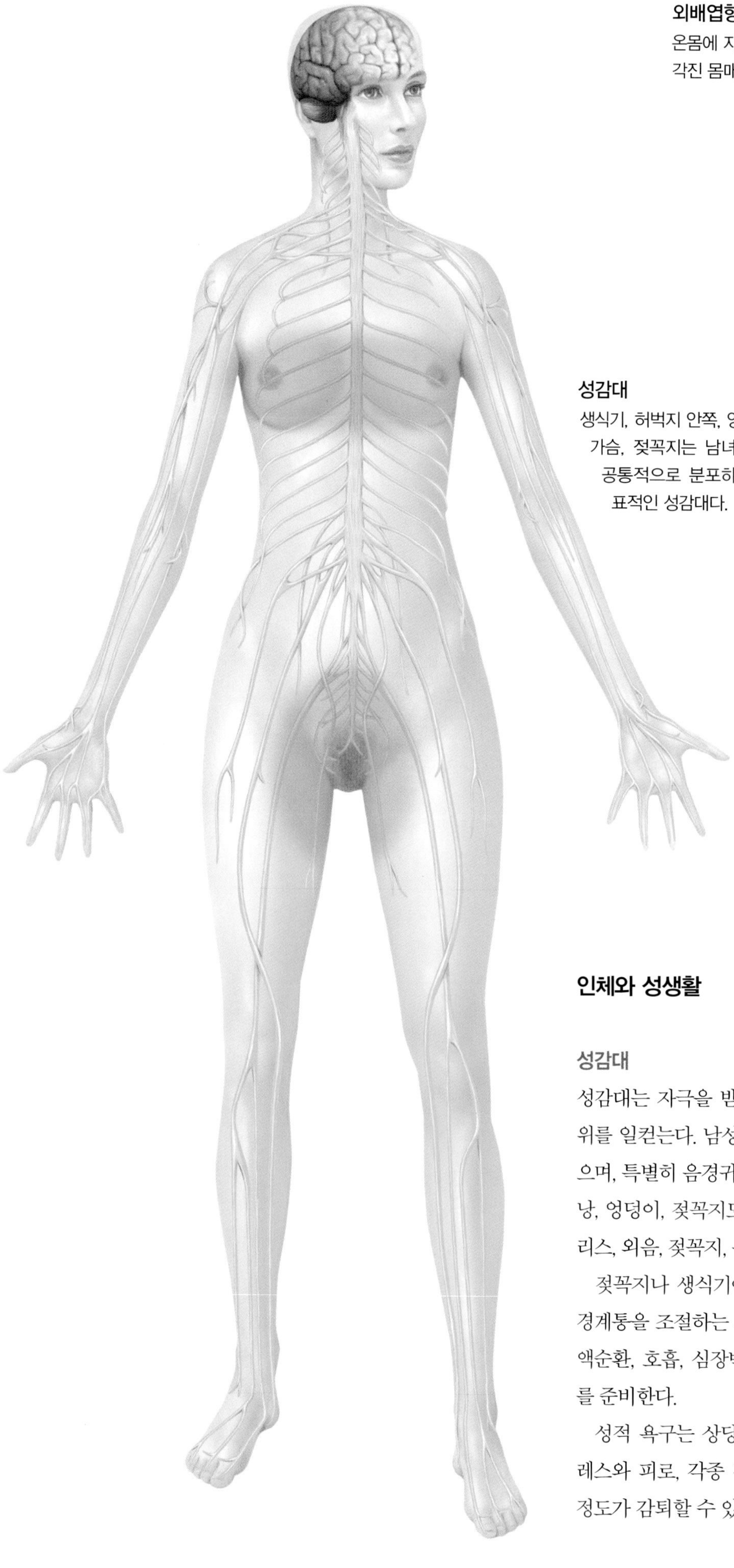

성감대
생식기, 허벅지 안쪽, 엉덩이, 가슴, 젖꼭지는 남녀 몸에 공통적으로 분포하는 대표적인 성감대다.

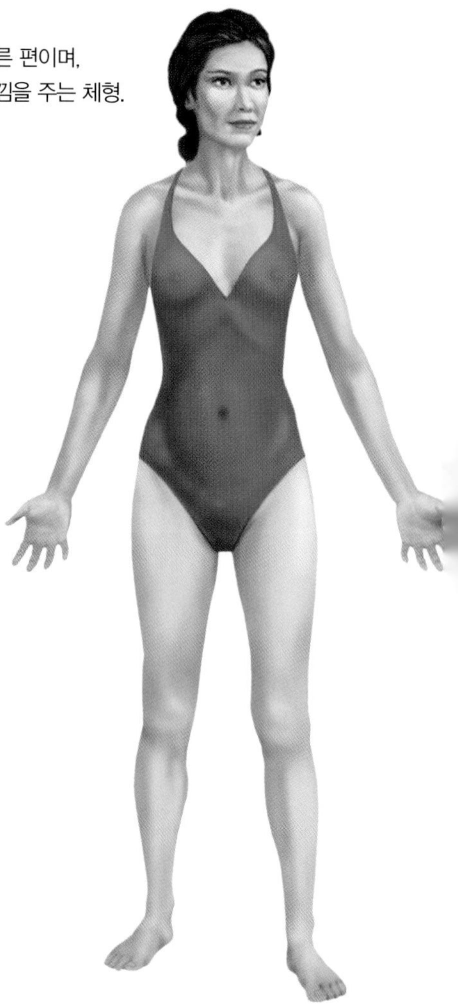

외배엽형
온몸에 지방이 적어 마른 편이며, 각진 몸매가 섬세한 느낌을 주는 체형.

인체와 성생활

성감대

성감대는 자극을 받으면 성적 흥분과 쾌감을 일으키는 인체 부위를 일컫는다. 남성의 몸에서는 주요 성감대로 음경을 들 수 있으며, 특별히 음경귀두가 더 예민하다. 그 밖에도 허벅지 안쪽, 음낭, 엉덩이, 젖꼭지도 자극에 민감하다. 여성의 몸에서는 클리토리스, 외음, 젖꼭지, 유방, 허벅지 안쪽 등이 대표적인 성감대다.

젖꼭지나 생식기에서 성적 자극을 받으면, 그 신호가 중추신경계통을 조절하는 시상하부로 전달된다. 성적으로 흥분하면 혈액순환, 호흡, 심장박동을 촉진하는 호르몬이 분비되면서, 성교를 준비한다.

성적 욕구는 상당히 복잡한 신체적·정서적 반응이므로 스트레스와 피로, 각종 질병 때문에 정상적인 성적 욕구 및 흥분의 정도가 감퇴할 수 있다.

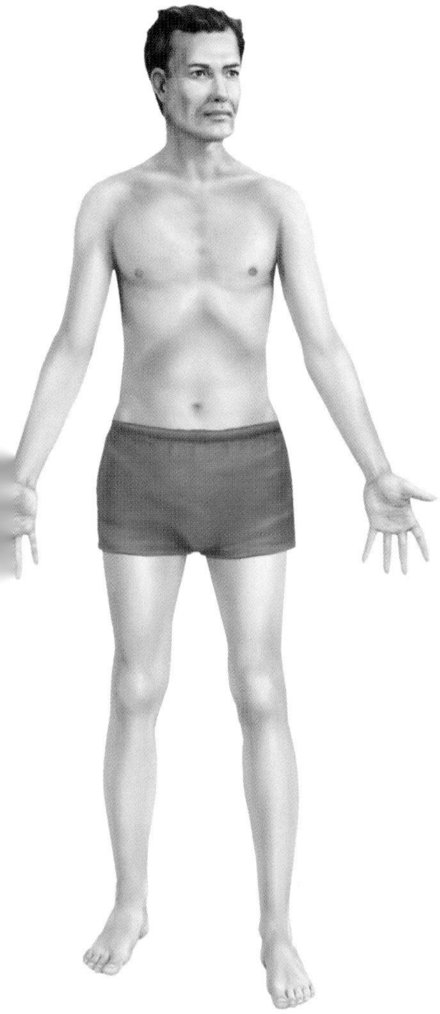

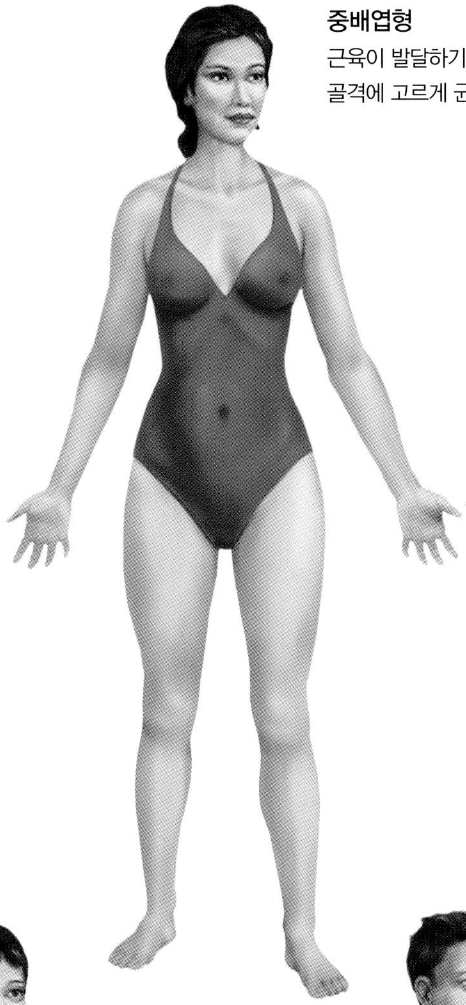

중배엽형
근육이 발달하기 쉽고, 단단한
골격에 고르게 균형 잡힌 체형.

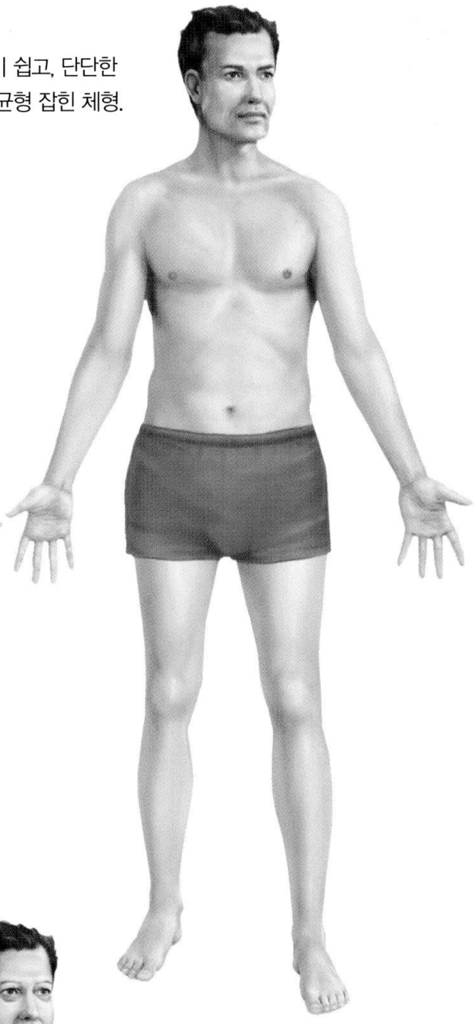

체형

사람의 체형은 크게 세 종류로 나눌 수 있다. 식이제한 또는 과식 때문에 기본 체형이 바뀌지는 않지만, 체지방의 양을 조절하면 외모가 달라 보일 수 있다. 운동이 체형에 영향을 줄 수는 있지만, 타고난 체형을 바꿀 수는 없다.

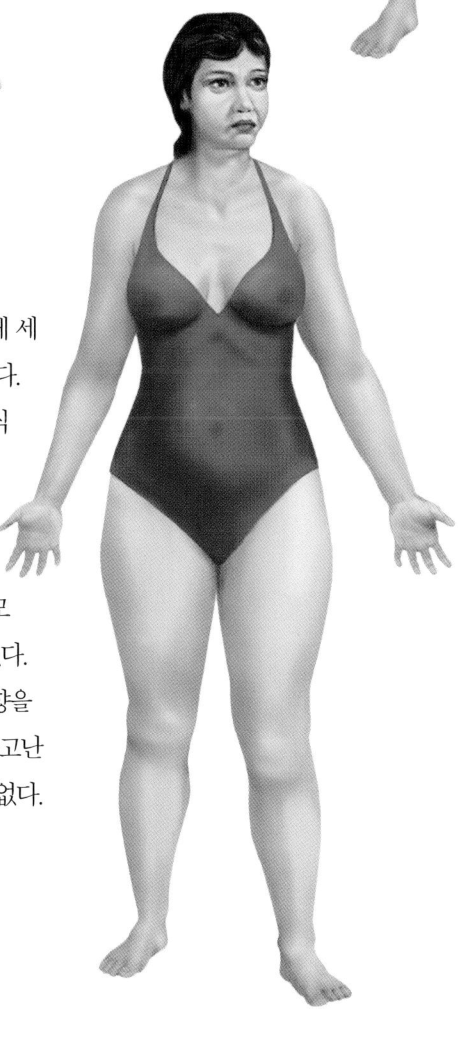

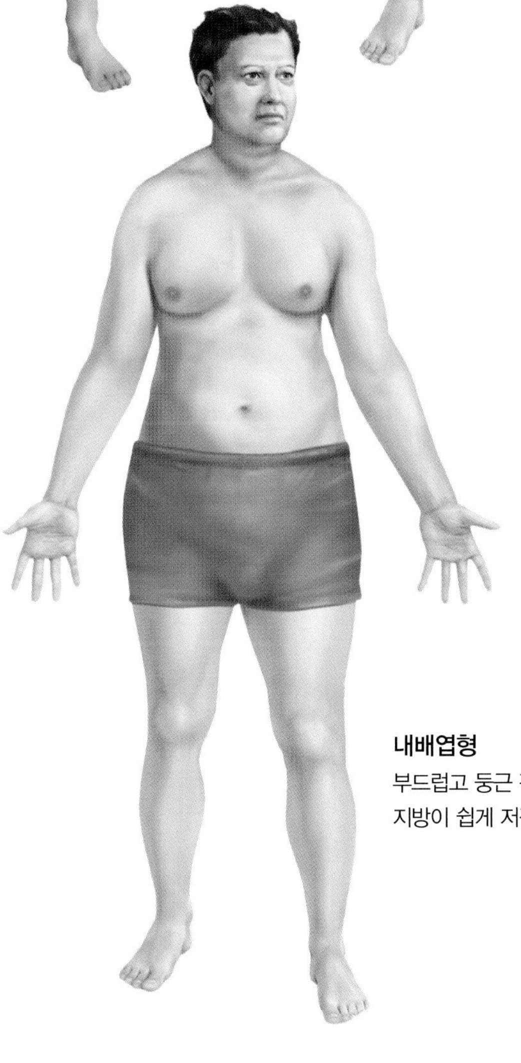

내배엽형
부드럽고 둥근 편이며
지방이 쉽게 저장되는 체형.

대사

대사는 인체가 살아 움직이도록 하는 여러 전반적인 화학반응을 아우르는 포괄적인 용어다. 갑상샘호르몬은 대사 과정의 속도를 조절하기 때문에, 항진되거나 저하된 갑상샘 기능은 인체의 대사 과정을 어지럽힐 수 있다. 갑상선 호르몬의 분비는 뇌하수체에서 조절한다.

대사가 진행되는 과정은 크게 두 가지로 나뉘는데, 하나는 에너지를 소비해 물질을 합성하는 합성대사(동화)의 형태이며, 다른 하나는 물질을 분해하고 에너지를 생산하는 분해대사(이화) 과정이다.

합성대사 과정에서는 단순한 분자가 좀 더 복잡한 분자와 물질로 변환된다. 이때는 에너지를 소비해야 하며 성장과 복구, 세포와 계통을 유지하는 모든 과정에서 이런 형태의 대사가 이뤄진다.

반대로 분해대사는 섭취한 음식물을 단순한 화합물로 전환해 에너지를 생성하는 과정이며, 그렇게 합성한 에너지는 이후에 우리 몸이 사용하도록 저장된다.

효소와 영양소는 인체에서 화학반응이 일어나는 데에 꼭 필요하다. 효소는 우리 몸에서 생성하지만, 영양소는 음식물로 섭취해야 한다.

체온의 조절

피부의 진피층과 표피층은 모두 체온을 조절하는 역할을 한다. 몸이 덥거나 뜨거울 때는 피부와 가까운 동맥 및 여러 혈관의 혈류가 증가해, 체온 방출을 촉진한다. 땀샘이 활성화돼 체액 배출량이 늘어나도 체온을 낮추는 효과가 있다. 반대로 추울 때는 동맥과 모공이 수축하고, 소름이 돋아 피부의 털을 세운다. 피부 표면에서 열이 빠져나가지 않도록 반응한다.

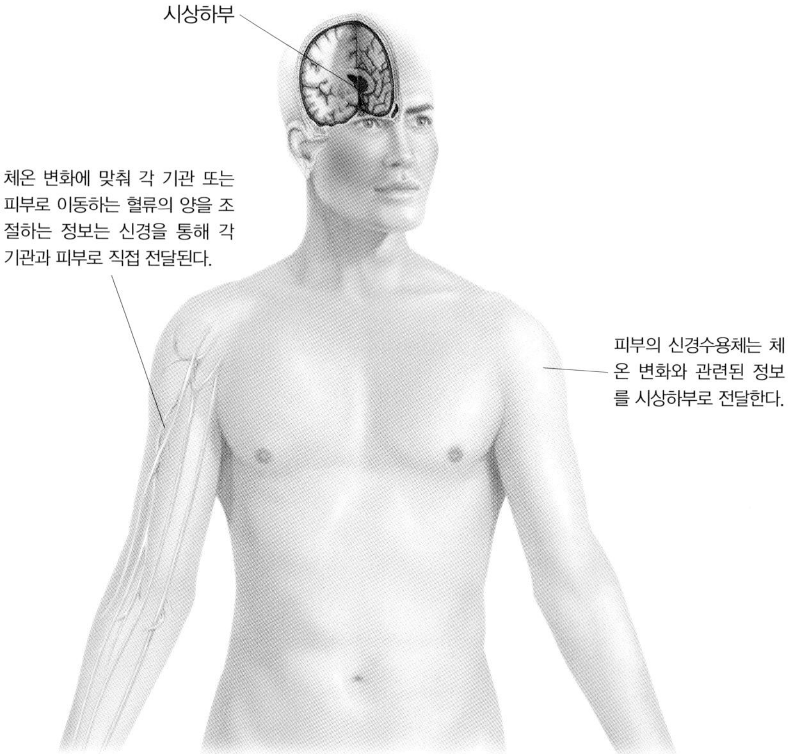

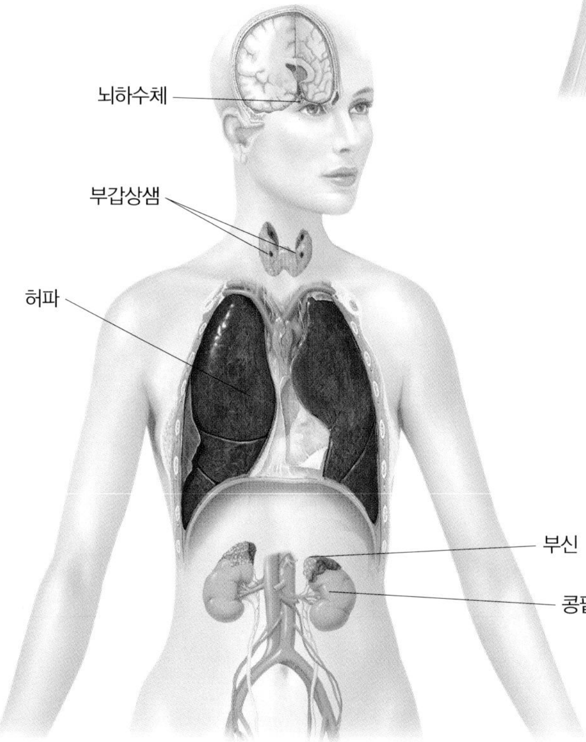

NOTE

성인이 매일 활동하는 데에 필요한 열량은 약 1,500~2,000킬로칼로리 정도다. 여성보다는 남성의 대사율이 높은 편이다.

전해질

혈액 속 전해질 농도는 여러 기관에서 조절한다. 부신은 나트륨과 칼륨 농도를 일정하게 유지하고, 뇌하수체는 전해질의 균형을 유지하는 호르몬을 분비한다. 부갑상샘은 칼슘과 인산염 수치를, 콩팥은 염화물 농도를 조절한다.

체온조절

인체는 일정한 체온을 유지하기 위한 메커니즘을 작동하며, 시상하부에서 이 과정을 제어한다. 몸 밖 기온에 변화가 생기면 피부 표면에 분포하는 신경종말이 시상하부로 정보를 전달한다. 춥다는 신호를 전달받으면, 시상하부는 대사율을 높여 인체의 발열 기능을 촉진한다. 더울 때는 시상하부에서 동맥을 확장하도록 신호를 보내서, 늘어난 혈류가 몸의 열기를 발산하도록 조절한다.

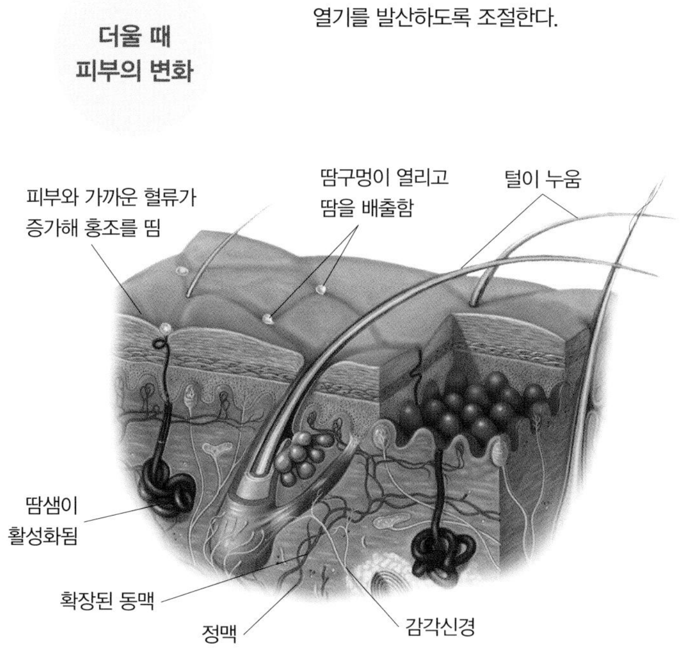

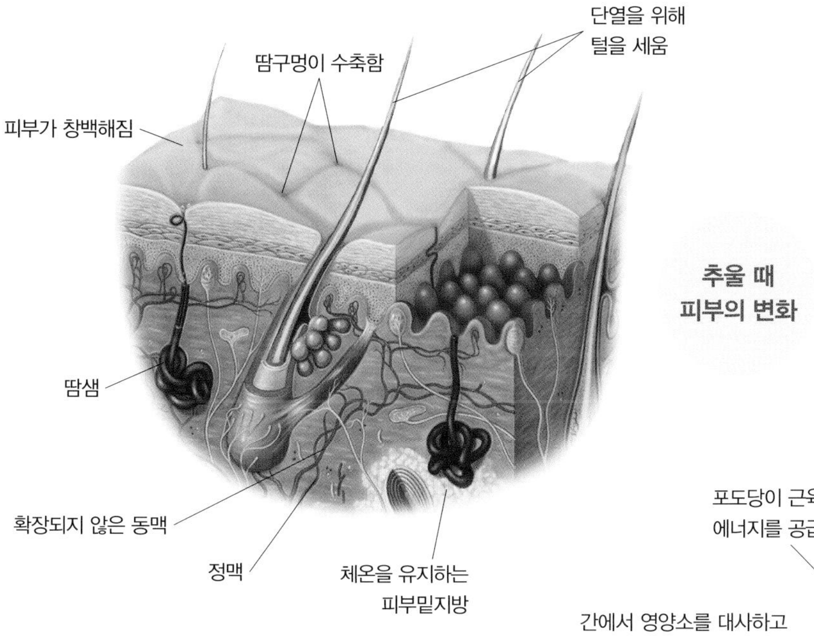

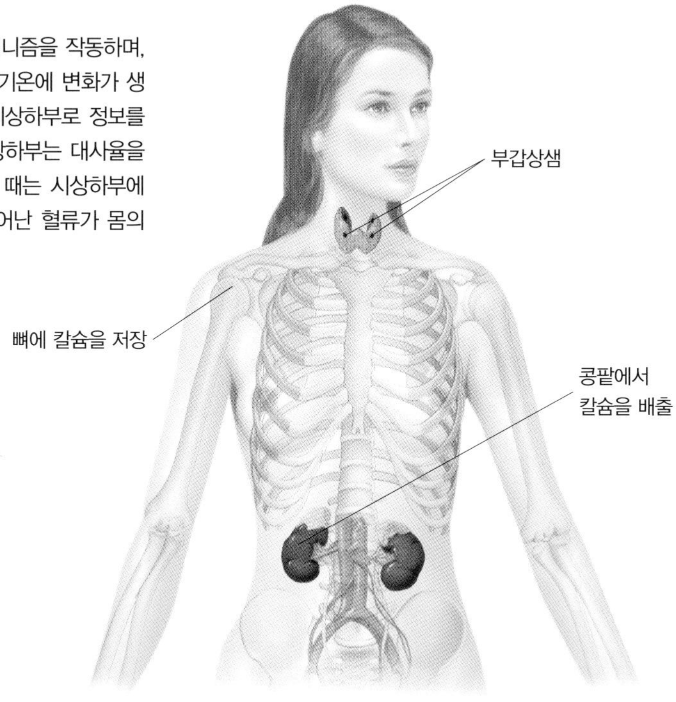

음성되먹임

인체는 음성되먹임이라는 기전을 이용해 몸속의 호르몬 농도를 조절한다. 어떤 호르몬이라도 농도가 조금만 높거나 낮아도 적정 수치로 조절하도록 신호가 전달된다. 예를 들어, 혈액 속 칼슘 농도는 부갑상샘호르몬에 의해 조절되는데, 온몸을 순환하는 혈중 칼슘 농도를 감지해 뼈에서 칼슘을 저장하거나 콩팥에서 배출하도록 신호를 보낸다. 칼슘 농도가 많이 감소하면 부갑상샘은 이 상황을 감지하고 부갑상샘호르몬을 분비해, 뼈에서 혈액으로 칼슘을 방출하도록 신호를 보낸다.

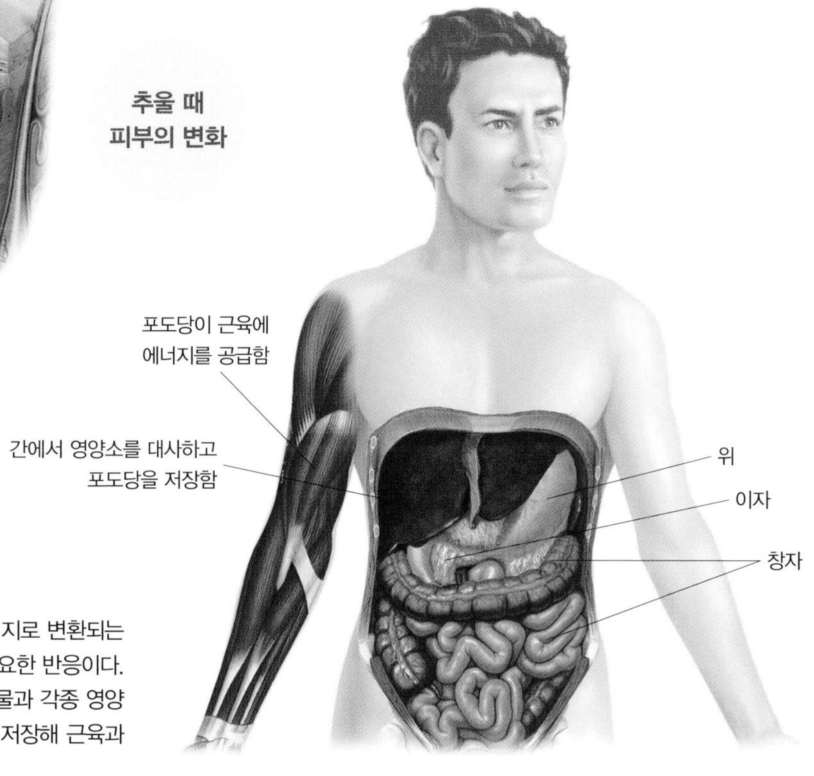

탄수화물과 포도당

탄수화물이 포도당으로 분해되고, 포도당이 에너지로 변환되는 과정은 인체의 모든 대사 과정 중에서도 매우 중요한 반응이다. 위, 창자, 이자에서 분비되는 화학물질은 탄수화물과 각종 영양소를 분해한다. 여기서 생성된 포도당은 간에서 저장해 근육과 세포에 에너지를 공급한다.

지방 분포의 변화

여성의 몸은 폐경기가 시작되고 에스트로겐과 프로게스테론 수치가 감소하면서 전체적으로 체지방이 분포하는 양상이 달라진다. 폐경기 전에는 엉덩이, 허벅지, 위팔, 유방에 약간의 지방이 저장될 뿐이지만, 폐경기가 시작되면서부터는 지방이 대부분 배, 허리, 유방에 집중된다.

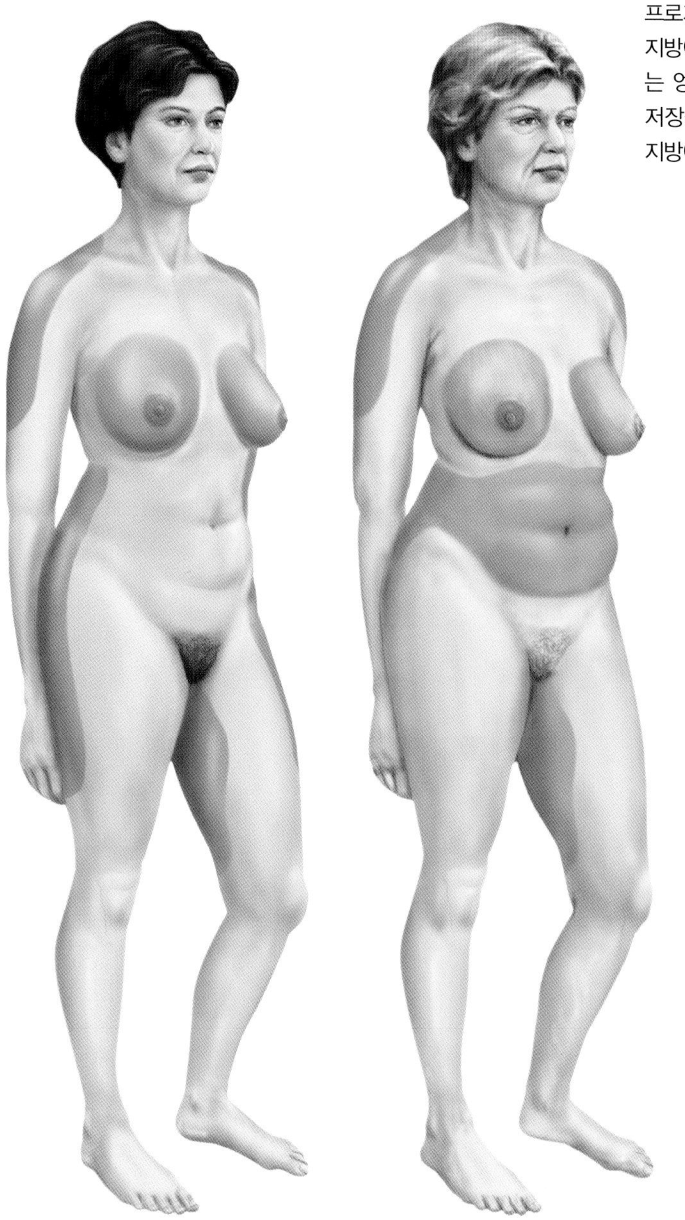

폐경기 이전의 지방 분포 　　 폐경기 이후의 지방 분포

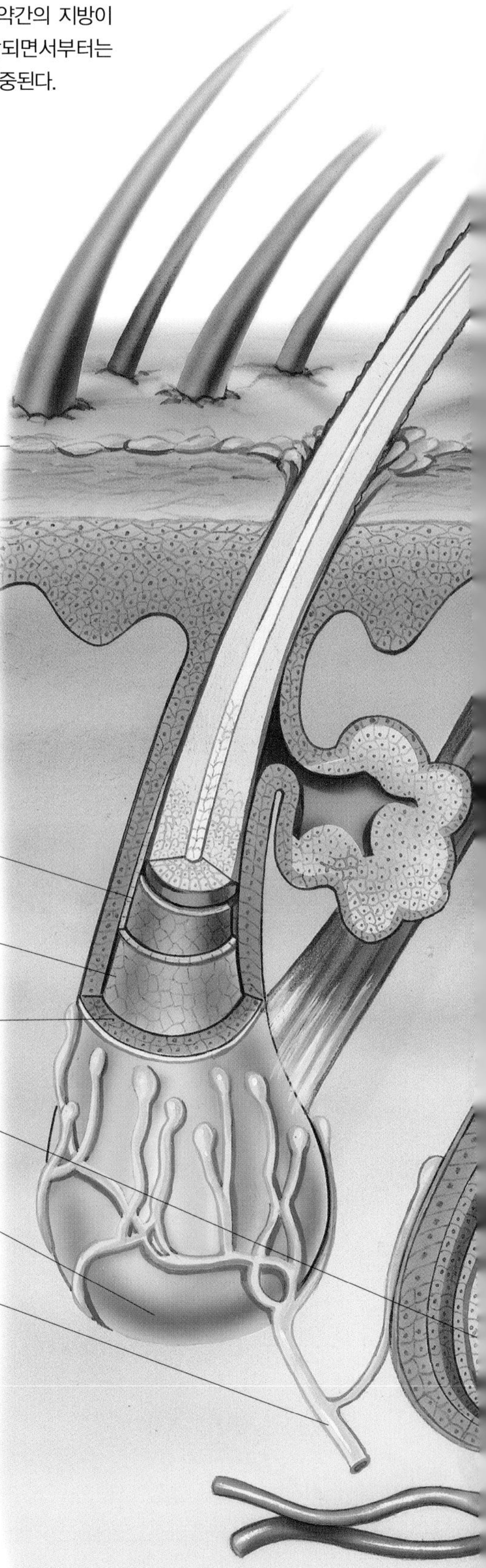

모낭

털줄기는 피부 표면 위로 뻗어 나간다. 털뿌리(모근)는 피부 속에 파묻혀 있는데, 모낭(털주머니)이라는 오목한 구조 안에 파묻혀 털망울을 형성한다.

여성의 갱년기

여성이 갱년기에 들면 난소 기능이 휴지에 들어가고, 호르몬 생성량이 줄어든다. 대개 40대에 시작돼 끝나기까지 몇 년이 걸리기도 하는데, 크게 세 단계로 진행된다. 첫 단계에서는 월경주기가 불규칙하게 변한다. 그다음에 찾아오는 폐경이행기에 안면홍조, 우울증, 수면 문제, 잠자는 동안의 식은땀, 질 건조증 등이 나타날 수 있다. 실제 폐경기는 월경이 중단되고 12개월이 지난 시점부터 시작된다고 간주하며, 대략 50세 무렵으로 보면 된다.

폐경기에 접어든 여성의 난소는 이제 에스트로겐과 프로게스테론을 생성하지 않는다. 에스트로겐은 여러 조직을 건강히 유지하는 데 필요하다. 에스트로겐 결핍 상태가 오랫동안 이어지면 골다공증이 나타나고 비뇨 생식기 조직의 변화, 방광의 조절 능력 감퇴, 피부 건조, 체중 증가, 근력 상실, 뇌졸중 및 심장 질환 등이 나타날 가능성이 증가한다.

이럴 때 호르몬 대체 요법이 도움을 주는 경우가 있지만, 오히려 다른 대안 요법이 잘 맞는 여성도 있다. 균형 잡힌 영양섭취, 운동, 정서적 안정을 위해 노력하고 인생의 변화를 마음 편안히 받아들이는 태도가 도움이 될 수 있다.

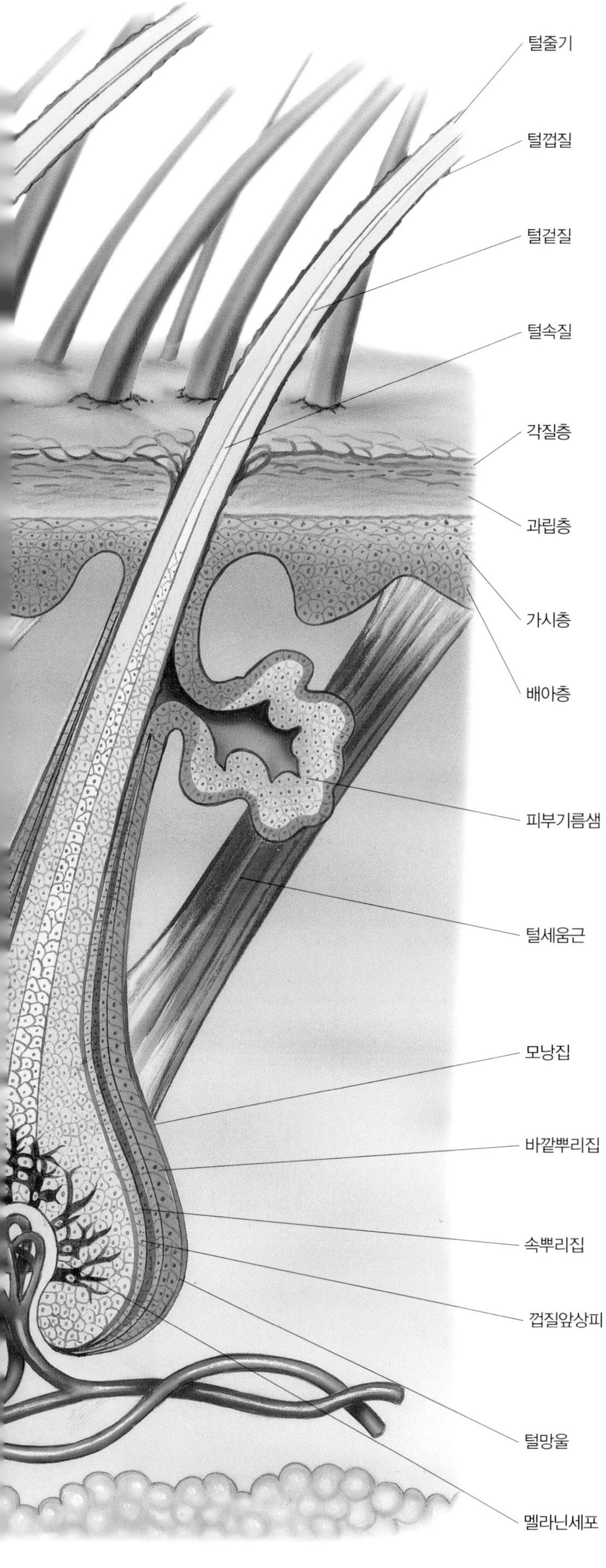

남성의 갱년기

남성 역시 호르몬, 특히 테스토스테론 수치의 급격한 변화 때문에 갱년기가 시작된다. 50대 남성에게서는 전립샘 비대 증상이 보편적으로 나타난다.

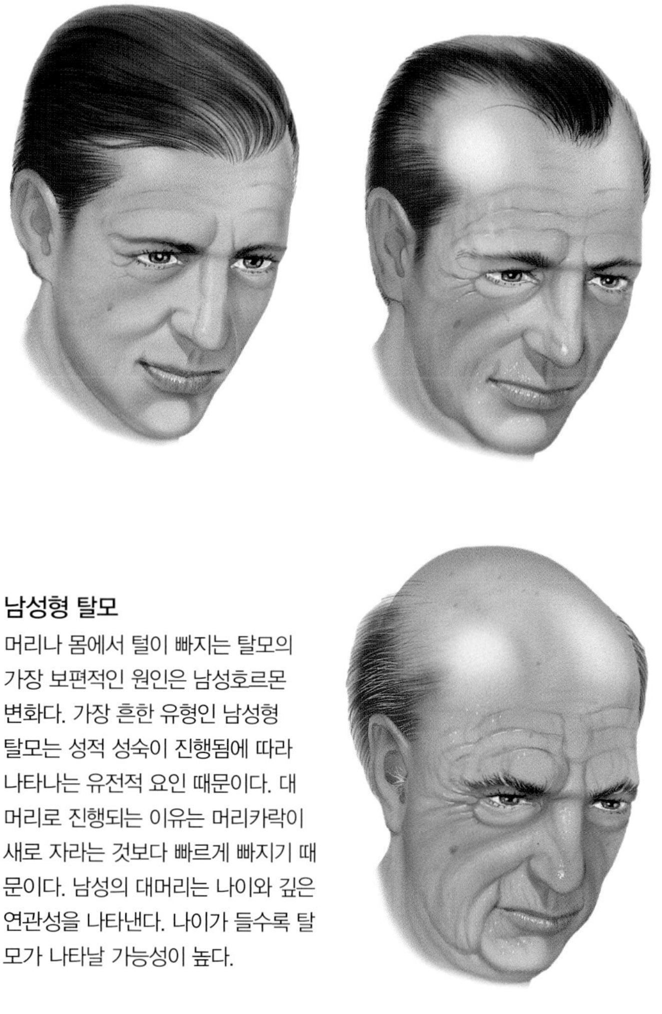

남성형 탈모

머리나 몸에서 털이 빠지는 탈모의 가장 보편적인 원인은 남성호르몬 변화다. 가장 흔한 유형인 남성형 탈모는 성적 성숙이 진행됨에 따라 나타나는 유전적 요인 때문이다. 대머리로 진행되는 이유는 머리카락이 새로 자라는 것보다 빠르게 빠지기 때문이다. 남성의 대머리는 나이와 깊은 연관성을 나타낸다. 나이가 들수록 탈모가 나타날 가능성이 높다.

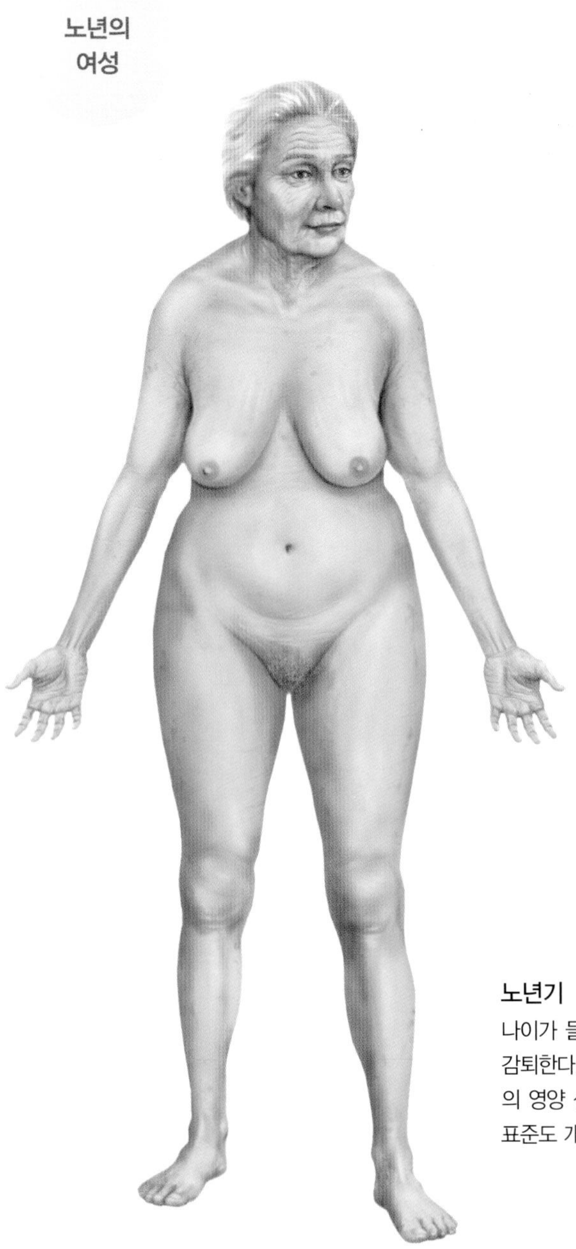

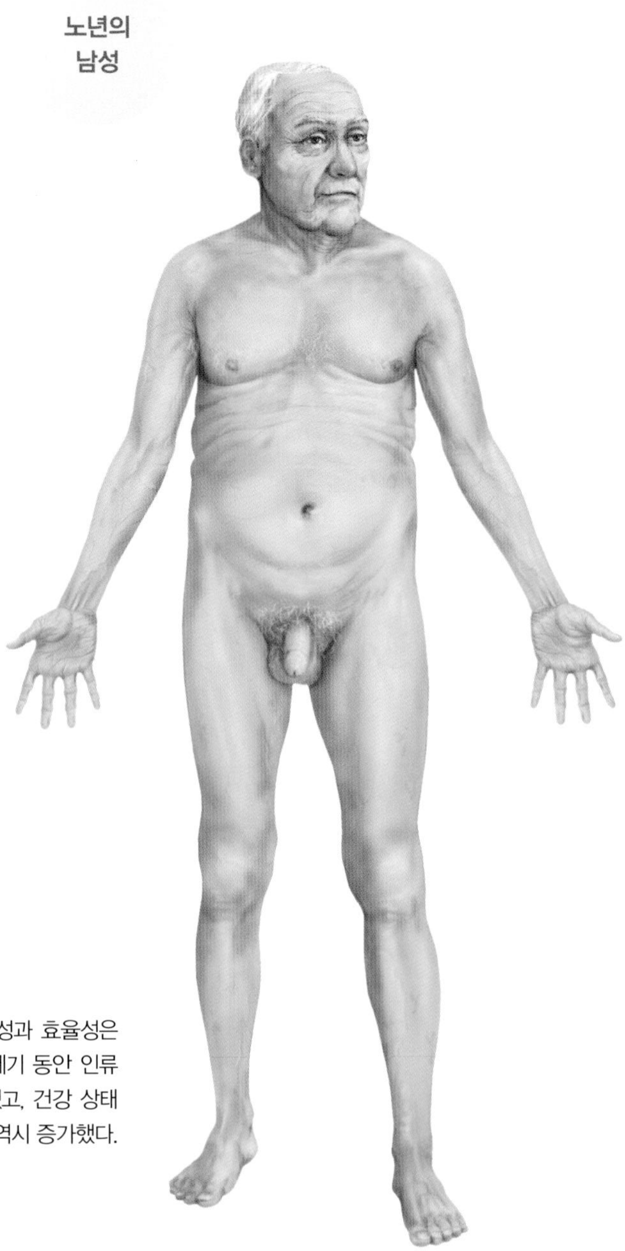

노년기
나이가 들수록 인체의 유연성과 효율성은 감퇴한다. 하지만 지난 한 세기 동안 인류의 영양 상태는 계속 좋아졌고, 건강 상태 표준도 개선됐다. 기대수명 역시 증가했다.

노년기

나이를 먹어도 육체 활동을 지속하고 균형 잡힌 영양을 섭취하면, 건강과 체력을 유지할 것이라고 기대할 만한 여러 이유가 있다. 물론 노화가 진행되면서 여러 질병과 장애를 피할 수 없는 것도 엄연한 현실이다.

인체 조직은 노화할수록 탄력을 잃고, 내부 장기의 효율성도 감퇴하기 마련이다. 노안이 심해지면 운전이나 독서 또는 물건 구매 같은 일도 불편하게 느껴진다. 고음이 잘 들리지 않게 되면서 다른 사람의 말을 듣고 이해하는 능력도 떨어진다. 호흡 및 순환계통의 문제는 더 빈번하게 나타나는데 간, 콩팥, 뇌로 전달되는 혈류의 양이 감소하면서 노폐물 처리 능력이 현저히 떨어진다. 허파 용적이 감소할 뿐만 아니라, 정신 문제도 특별하다고 할 수 없을 만큼 빈번하게 나타난다. 균형 감각과 협응 능력이 감퇴하며, 약해진 근육과 관절염 때문에 신체 활동이 제한될 수 있다.

노인이 되면 외모도 크게 달라지는데, 피부 탄력이 떨어져 주름이 생기고 골밀도가 감소한다. 척추에 분포하는 갯솜뼈가 다소 주저앉아 키가 줄어들기도 한다.

면역계통의 효율성도 떨어져서, 노인은 각종 감염원이나 암에 더 취약하기 마련이다. 그 밖에도 각종 골절, 심장마비, 골다공증, 파킨슨병, 전립샘 문제, 뇌졸중 등이 노인 건강에 영향을 미칠 수 있다.

찾아보기

A~Z

B림프구(B세포) B lymphocyte(B cell) 32, 36, 37

Rh양성/음성 rhesus(Rh) 191

T림프구(T세포) T lymphocyte(T cell) 32, 36, 37, 127

가

가는근육잔섬유 thin myofilamen 22

가락동맥 digital artery 165, 171

가로구멍(횡돌기공) transverse foramen 100, 108

가로돌기(횡돌기) transverse process 14, 100, 106, 108~110

가로돌기갈비오목(횡돌기늑골와) transverse costal facet 108

가로막 중심널힘줄 central tendon of diaphragm 126

가로막(횡경막) diaphragm 40, 42, 43, 103, 117, 122, 124~127, 129~131, 138, 144, 145

가로막신경(횡격막신경) phrenic nerve 126

가로무늬근육(횡문근) striated muscle 22

가로잘록창자(가로창자, 횡행결장) transverse colon 48, 129, 135

가로정맥굴(가로심장막굴) transverse sinus 63

가슴대동맥(흉부대동맥) thoracic aorta 119

가슴림프관(흉관) thoracic duct 34

가슴막(흉막) pleura(lung membrane) 121, 122, 126

가슴샘(흉선) thymus(lymph organ) 36, 37, 54, 122, 127

가슴세로칸(종격) mediastinum (chest) 122

가슴속근막(흉내근막) endothoracic fascia 44, 124

가슴안(흉강) chest cavity 42, 43, 114, 116, 119, 122, 125, 126, 127, 130

가슴우리(흉곽) thoracic cage 14, 15, 106, 107, 114, 116, 122, 124, 126

가시돌기(극돌기) spinous process 100, 106, 108, 109

가시아래근(극하근) infraspinatus muscle 23, 107, 164, 168

가시위근(극상근) supraspinatus muscle 107, 164, 168

가시층(극층) stratum spinosum 57, 207

가운데귀(중이) middle ear(tympanic cavity) 21, 61, 84~86, 101

가자미근 soleus muscle 20, 23, 172, 174

가쪽고랑(외측구) lateral sulcus 187

가쪽곧은근 lateral rectus muscle 81

가쪽관절융기 lateral condyle 175, 179

가쪽날개근(외측익돌근) lateral pterygoid muscle 77

가쪽넓은근(외측광근) vastus lateralis muscle 20, 23, 174, 176

가쪽뇌실(측뇌실) lateral ventricle 70

가쪽무릎체(외측슬상체) lateral geniculate body 66

가쪽무릎핵 lateral geniculate nuclei 82

가쪽반달(외측반월) lateral meniscus 179

가쪽오목 lateral recess 66

가쪽위관절융기 lateral epicondyle 166, 169, 175

각공막경계 corneoscleral junction(corneal limbus) 78

각막 cornea 78, 79, 82, 83

각질층 horny layer of skin 57, 207

간 liver 28, 38, 40, 41, 127～129, 134, 135, 138～141

간관 hepatic duct 140, 141

간동맥 hepatic artery 129, 138～141

간문 porta hepatis 138, 139

간문맥 portal vein 129, 134, 138～141

간소엽 liver lobules 140

간원인대 ligamentum teres 40, 138

간정맥 hepatic vein 139～141

갈고리돌기 coronoid process 18, 167, 169

갈고리뼈 hamate 170

갈고리오목(구돌와) coronoid fossa 166

갈고리인대(열공인대) lacunar ligament 111

갈비뼈(늑골) ribs 14, 15, 42, 43, 108, 109, 114, 116, 122, 124, 126, 129, 138, 144

갈비사이근(늑간근) intercostal muscle 42, 43, 124～126

갈비연골(늑연골) costal cartilage 14, 116

감각수용기 sensory receptor 72

갑상샘(갑상선) thyroid gland 54, 67, 98, 104, 105, 122, 204

갑상샘자극호르몬 thyroid-stimulating hormone(TSH) 54

갑상샘호르몬 thyroid hormone 104, 204

갓돌림신경 abducent nerve 25, 74

개구부 vaginal opening 53

갯솜뼈(해면골) cancellous(spongy) bone 16, 208

갱년기 climacteric 206, 207

거대핵세포(거핵구) megakaryocyte 32

거미막 arachnoid mater 36, 71, 112, 113

거미막밑공간(지주막하공간) subarachnoid space 70, 71, 112

거짓갈비뼈(가성늑골) false rib 14, 114

겉질뼈(피질골) cortical bone 16

겨드랑신경(액와신경) axillary nerve 165

겨드랑정맥(액와정맥) axillary vein 165

격막성인대 diaphragmatic ligament 188

결막(이음막) conjunctiva 80

경계고랑 sulcus limitans 66

경골쪽곁인대 tibial collateral ligament 179

경막 dura mater 71, 112

경막초 dural sheath(spinal cord) 112, 113

경질막바깥공간(경막외공간) epidural space 112

경첩관절 hinge joint 18, 162, 167, 169, 171, 179, 180

곁인대(측부인대) collateral ligament 179

계단끝통로(달팽이구멍) helicotrema 85

고리뼈(환추골) atlas 14, 18, 100, 106, 108, 109

고리뼈뒤고리 posterior arch of atlas 66

고막 eardrum(tympanic membrane) 84～87

고막긴장부 pars tensa 85

고막이완부 pars flaccida 85

고막틀고리(고실륜) tympanic ring 186

고삐 habenula 66

고실 tympanic cavity 84, 85

고실계단 scala tympani(tympanic duct) 86

고실관 tympanic duct 85

고실판 tympanic plate 62, 63

고유판 lamina propria 137

고환 testis(testes) 12, 50, 51, 54, 55, 152, 154, 155, 183, 184, 188, 189, 198, 199

고환그물(고환망) rete testis 155

고환길잡이(정소도대) gubernaculum testis 188

고환내림(고환하강) descent of the testes 188

고환동맥 testicular artery 47, 146, 155

고환세로칸(고환종격) mediastinum testis 155

고환소엽 testis lobule 154

고환올림근(고환거근) cremaster muscle 51, 154

고환올림근막(고환거근막) cremaster fascia 51, 154
고환정맥 testicular vein 47, 146
곧창자 rectum 28, 39, 40, 52, 53, 111, 129, 132, 134, 135, 157, 161, 200
골다공증(뼈엉성증) osteoporosis 207
골반 pelvis 15, 53, 108~110, 157, 192, 200, 201
골반가로막 pelvic diaphragm 110, 130, 131
골반바닥근육(골반저근육) pelvic floor muscle 49, 111, 131, 150, 156, 161
골반안(골반강) pelvic cavity 48, 110, 111, 150
골반염증질환(골반염) pelvic inflammatory disease 184
골수 bone marrow 16, 17, 32, 33, 37, 144
골수공간 marrow cavity 16
골지기관 golgi apparatus 194
공동 sinus 36, 144
공막(흰자위막) sclera 78, 80
과립층 stratum granulosum 57, 207
관상동맥(심장동맥) coronary artery 118, 119
관상봉합 coronal suture 62, 63, 186
관자근(측두근) temporalis muscle 20, 23, 60, 61, 75~77
관자놀이점 pterion (skull) 186
관자뼈 바위부분(측두골 추체부) petrous part of temporal bone 63
관자뼈(측두골) temporal bone 14, 61, 84, 85, 186
관자뼈비늘 부분(측두린) squamous part of temporal bone 62, 186
관자선(측두선) temporal line 62
관자엽(측두엽) temporal lobe 24, 25, 60, 64, 68, 70, 84, 86, 87
관절 articulations(joints) 14, 15, 17, 18
관절돌기 articular process (pelvis) 110
관절안(관절강) articular cavity 179
관절연골 articular cartilage 16, 18, 57, 168, 169, 171, 179
관절오목 glenoid cavity 166, 168
관절주머니(관절낭) joint capsule 18, 168, 169, 171, 179
광대뼈(관골) zygomatic bone 61~63, 77, 186
광대활(관골궁) zygomatic arch 63
광물부신겉질호르몬(광물코르티코이드) mineralocorticoids 55, 143
교감신경절 sympathetic ganglia 112
교통동맥 communicating artery 31, 65
구불잘록창자(구불결장) sigmoid colon 129, 134, 135
구불정맥굴(구불정맥동) sigmoid sinus 63
구아닌 guanine 194, 195
구협 fauces 101
굴모세혈관(굴맥관) sinusoidal vessel 139, 140, 143
굴심방결절(동심방결절) sinoatrial node 22, 119, 120
굵은근육잔섬유 thick myofilament 22
굽힘근지지띠 flexor retinaculum 164, 171, 181
궁둥두덩가지(좌골치골가지) ischiopubic ramus 110
궁둥뼈(좌골) ischium 14, 111, 176, 178
궁둥신경(좌골신경) sciatic nerve 177
귀 ear 84
귀구슬(이주) tragus 75
귀두관 corona glandis 146
귀둘레 helix 75
귀밑샘(이하선) parotid gland 75, 85, 93
귀밑샘림프절(이하선림프절) parotid node 34
귀조가비 auricular concha 84
귀지 cerumen(ear wax) 84
귓바퀴 auricle(pinna) 84
귓바퀴뒤림프절(이개후림프절) retroauricular node 34
귓불 lobule of the ear 75, 84
귓속뼈(중이소골) ossicle(middle ear) 84~87
극치감(오르가슴) orgasm 50
근방추 muscle spindle 27
근위지간관절 proximal interphalangeal joint 171
근육계통 muscular system 12, 20
근육다발 muscle bundle 22, 92
근육섬유 muscle fiber 22, 78, 163

근육층 muscularis 33, 40, 43, 93, 107, 124, 127, 130~134, 137, 154
근육층신경얼기 myenteric plexus 137
글루카곤 glucagon 55, 139, 142
글루코코르티코이드 glucocorticoids 55, 143
글리코겐(당원) glycogen 21, 138, 139
기계수용기 mechanoreceptors 72, 73, 86, 87
기관근육 trachealis muscle 44, 45, 102, 103, 123
기관연골 tracheal cartilage 102
기관지 bronchi 42, 44, 45, 74, 122~125
기관지나무 bronchial tree 42, 45, 117, 122~124
기관지동맥 bronchial artery 45, 124
기관지샘(기관지선) bronchial gland 123
기도(숨길) airway 12, 29, 36, 42, 44, 102, 103, 122, 124, 125
기둥세포 pillar cell (ear) 86
기억B세포 memory B cell 37
기체교환 gas exchange 12, 33, 43~45, 118, 119, 122~125
긴노쪽손목폄근(장요측수근신근) extensor carpi radialis longus muscle 164, 170
긴모음근(장내전근) adductor longus muscle 20, 131, 172, 174
긴발가락굽힘근(장지굴근) flexor digitorum longus 23, 174, 181
긴발가락폄근(장지신근) extensor digitorum longus muscle 20, 23, 172, 174, 181
긴뼈(장골) long bone 15, 17, 54, 166, 172, 175, 197
긴손바닥근(장수장근) palmaris longus muscle 20, 169
긴엄지굽힘근(장족무지굴근) flexor hallucis longus muscle 23, 164, 174, 181
긴엄지벌림근(장무지외전근) abductor pollicis longus 163, 164, 170
긴엄지폄근(장족무지신근) extensor hallucis longus muscle 164, 170, 181
긴종아리근(장비골근) peroneus longus muscle 20, 23, 174, 181
깃근 pennate muscle 163
깃근육(우상근) bipennate muscle 22
깊은손가락굽힘근(심수지굴근) flexor digitorum profundis 164
깊은혀동맥(심부설동맥) deep lingual artery 90
깊은혀정맥(심부설정맥) deep lingual vein 90
깔때기 infundibulum 53, 67, 157
깨물근(교근) masseter muscle 20, 60, 75~77
꼬리근(미골근) coccygeus muscle 111, 131
꼬리뼈(미골) tail bone, see coccyx 14, 106, 108, 109~111, 178
꼭대기겨드랑림프절 apical axillary nodes 34
꼭지근(유두근) papillary muscle 118
꼭지돌기(유돌기) mastoid process 61~63, 186
꽈리주머니 alveolar sac 42, 45, 124
꿈틀운동(연동) peristalsis 39, 132, 133
끝뇌(종뇌) telencephalon(forebrain pallium) 187

나

나비굴(접형동) sphenoidal sinus 88
나비뼈(접형골) sphenoid bone 61~63, 88
나선근육 spiral muscle 23
난모세포(난자) oocyte 158
난소 ovary(ovaries) 13, 52~55, 67, 156~161, 184, 189, 200, 206, 207
난소기질 ovarian stroma 53
난소동맥 ovarian artery 49, 147
난소정맥 ovarian vein 49, 147
난자 ovum 50~55, 152, 155~160, 183~185, 188, 200
난포 follicle 53, 158, 160, 200
난포막세포 thecal cell 53
난포방 antrum (ovary) 53
난포자극호르몬 follicle-stimulating hormone(FSH) 54, 55, 199
날개돌기 pterygoid process 62
날림프관 efferent lymphatic vessel 35

날문(유문) pylorus(pyloric canal) 38, 129, 132, 133

날문조임근(유문괄약근) pyloric sphincter 39, 129, 132, 133

날세관 efferent ductule 155, 184

날숨(호기) expiration 42~44, 120, 122, 124~126

남성형탈모 androgenetic alopecia 207

남성호르몬(안드로겐) androgens 51, 143, 198, 207

낫인대(겸상인대) falciform ligament 40, 129, 138

내림대동맥(하행대동맥) descending aorta 128

내림잘록창자(하행결장) descending colon 48, 135

내배엽형 endomorph 203

내분비계통(내분비계) endocrine system 12, 46, 54, 55, 67, 104, 142, 148

내장쪽가슴막(내장측흉막) visceral pleura 44, 124

내측선조체동맥 medial striate artery 64

내피세포 endothelial cell 35

넓은등근(광배근) latissimus dorsi muscle 23, 107

넙다리곧은근(대퇴직근) rectus femoris muscle 20, 23, 174, 176, 178

넙다리네갈래근(대퇴사두근) quadriceps femoris muscle 27, 174~176

넙다리네모근(대퇴방형근) quadratus femoris muscle 107, 174

넙다리동맥(대퇴동맥) femoral artery 177

넙다리두갈래근(대퇴이두근) biceps femoris muscle 173, 174, 176

넙다리뒤근육 hamstring muscle 27, 174, 176, 177, 179

넙다리빗근(봉공근) sartorius muscle 20, 23

넙다리뼈(넓적다리뼈, 대퇴골) femur 14, 18, 110, 172, 173, 175, 178, 179

넙다리신경(대퇴신경) femoral nerve 177

네갈래근육 quadricipital muscle 23

네모근육(방형근) quadrate muscle 22

네모막(사각막) quadrangular membrane 102

네모엎침근(방형회내근) pronator quadratus muscle 171

넷째뇌실정중구멍(제4뇌실정중공, 마겐디공) median aperture of fourth ventricle 66

노년기 senior years 153, 154, 183, 208

노동맥(요골동맥) radial artery 165, 171

노르에피네프린 norepinephrine 143

노뼈(요골) radius 14, 15, 18, 19, 162, 163, 166, 167, 169~171

노뼈거친면(요골조면) radial tuberosity 167

노신경(요골신경) radial nerve 165, 170, 171

노쪽손목굽힘근(요측수근굴근) flexor carpi radialis 164, 169, 171

노폐물 waste products(feces) 13, 32, 34, 39, 46, 47, 117, 122, 124, 132, 138, 140, 146, 148, 149, 191, 208

노화 aging 85, 153, 182, 183, 208

뇌 brain 24~27, 29, 31, 43, 54, 55, 60, 61, 63~74, 76, 82, 84, 87, 89, 94, 96, 97, 105, 112, 113, 182, 186, 187, 196, 197

뇌들보(뇌량) corpus callosum 64, 70

뇌들보주변동맥(뇌량변연동맥) callosomarginal artery 64

뇌막동맥구멍 foramen spinosum 63

뇌바닥동맥(뇌기저동맥) basilar artery 31, 65

뇌신경 cranial nerve 24, 25, 60, 72~74, 82, 84, 86, 89, 94

뇌실사이구멍(뇌실간공) interventricular foramen 70

뇌엽 lobes of the brain 64, 68

뇌줄기(뇌간) brain stem 24, 25, 43, 63, 65~67, 74, 76, 106, 124

뇌척수액 cerebrospinal fluid(CFS) 70, 71, 112, 113

뇌하수체 pituitary gland 54, 55, 67, 89, 104, 115, 154, 160, 198, 200, 204

뇌하수체오목 pituitary fossa 63

뇌하수체줄기 pituitary stalk 67

뇌활(뇌궁) fornix 70

눈 eye 78

눈구석동맥(안각동맥) angular artery 75

눈구석정맥(안각정맥) angular vein 75

눈꺼풀(안검) eyelid 56, 69, 74, 76, 78, 80, 81

눈꺼풀올림근(안검거근) levator palpebrae 81

눈꺼풀판샘(마이봄선) meibomian gland 80

눈돌림신경(동안신경) oculomotor nerve 25, 74

눈둘레근(안륜근) orbicularis oculi muscle 20, 75

눈물 tear 81, 88

눈물뼈(누골) lacrimal bone 62

눈물샘(누선) lacrimal gland 28, 76, 81, 88

눈물언덕 lacrimal caruncle 78

눈썹활 superciliary arch 61

눈확(안와) orbit(skull cavity) 14, 61, 81

눈확아래구멍(안와하공) infraorbital foramen 61

눈확위모서리 supraorbital margin 61

눈확위신경(안와상신경) supraorbital nerve 75

눈확위패임(안와상절흔) supraorbital notchappendicular skeleton 61, 62

뉴런 neuron 63, 69

뉴클레오티드 염기 nucleotide base 195

다

다리(하지) lower limbs 15, 172, 173

다리뇌(교뇌) pons 24, 66, 67, 187

다리이음뼈 pelvic girdle 15

다발층(부신) zona fasciculata 143

단단입천장(경구개) hard palate 60, 90, 92, 96, 97

단핵구 monocyte 32

달팽이(와우) cochlea 60, 84~87

달팽이관 cochlear duct 84~86

달팽이꼭대기 cochlear cupola 85

달팽이신경(와우신경) cochlear nerve 85, 86

달팽이창 cochlear window 85

담즙산염 bile salts 39, 139~141

대뇌 cerebrum 24, 63, 64, 71, 74

대뇌겉질 cerebral cortex 64, 66, 68, 69, 71, 72, 76, 187

대뇌낫 falx cerebri 71

대뇌다리 cerebral peduncle 66, 187

대뇌동맥 cerebral artery 31, 64, 65

대뇌동맥고리 circle of willis 31, 65

대뇌반구 cerebral hemisphere 64, 66, 187

대뇌수도관 cerebral aqueduct 70

대동맥 aorta 32, 35, 103, 119, 121, 126, 177

대동맥판막 aortic valve 31, 118~120

대동맥활 aortic arch 31, 112, 116~119, 122

대변 feces 29, 39, 40, 132, 134, 135

대사 metabolism 46, 204

대음순 labia majora 161

대퇴골관절융기 femoral condyle 175

더부신경 accessory nerve 75

덧이자관(부췌관) pancreatic duct-accessory 40, 129, 142

덮개막 tectorial membrane 86

데옥시리보핵산(DNA) deoxyribonucleic acid 194

도르래신경(활차신경) trochlear nerve 25, 66, 74

도르래위동맥 supratrochlear artery 75

도르래위정맥 supratrochlear vein 75

도르래패임 trochlear notch 167

도움T세포 helper T cell 37

돌기사이관절(추간관절) zygapophysial joints 106, 109

돌림근육층 circular muscle layer 133

돌림주름(장내측) plicae circulares (intestinal lining) 40, 136

돌창자(회장) ileum 38~40, 129, 134, 135

동공 pupil 29, 78, 79, 82, 83

동심원층판 concentric lamellae 16

두갈래근널힘줄 bicipital aponeurosis 20

두눈보기(양안시) binocular vision 82

두덩결합(치골결합) pubic symphysis 18, 110, 111, 178, 192

두덩뼈(치골) pubic bone(pubis) 14, 110, 111, 129, 178

두덩뼈결절(치골결절) pubic tubercle 110, 111

두덩뼈아래가지 inferior pubic ramus 110

두덩정강근(박근) gracilis muscle 20, 23, 172~174

두렁정맥(복재정맥) saphenous vein 177

두힘살근(이복근) digastric muscle 75

둘레계통(변연계) limbic system 70, 89

둥근주머니평형반(구형낭반) macule of saccule(macula sacculi) 73, 85, 87

뒤가쪽숫구멍(후측두천문) mastoid fontanelle 186

뒤뇌(후뇌) metencephalon 187

뒤뿔 dorsal horn (spinal cord) 112

뒤뿔 poserior horn (brain ventricle) 70

뒤섬유단 dorsal funiculus 112

뒤숫구멍(후천문, 소천문) posterior fontanelle 186

뒤십자인대(후십자인대) posterior cruciate ligament 179

뒤정강근(후경골근) tibialis posterior muscle 23, 174, 181

뒤정강동맥(후경골동맥) posterior tibial artery 181

뒤정중고랑(배측정중구) dorsal median sulcus 66

뒤콧구멍(후비공) posterior nasal aperture 63

뒤통수뼈(후두골) occipital bone 61~63, 109, 186

뒤통수뼈관절융기(후두과) occipital condyle 63

뒤통수뼈비늘 부분(후두린) squamous part of occipital bone 186

뒤통수이마근 occipitofrontalis muscle 75

뒤통수엽(후두엽) occipital lobe 24, 25, 64, 68, 82

뒷방(후방) posterior chamber 79

들림프관 afferent lymphatic vessel 35

들문(분문) cardia 132

들숨(흡기) inspiration 42, 43, 120, 124, 125, 130

등뼈(흉추) thoracic vertebra 14, 106, 108, 109, 114, 116

등세모근(승모근) trapezius muscle 20, 23, 60, 61, 75, 98, 99, 107, 109

등자근(등골근) stapedius muscle 21

등자뼈 stirrup (ear) 84~86

등쪽뿌리신경절 dorsal root ganglion 27

등쪽신경잔뿌리 dorsal rootlets (spinal cord) 27, 112

등허리근막(요배근막) lumbodorsal fascia 107

땀샘(한선) sweat glands 29, 56, 57, 181, 183, 204, 205

또리정맥(와정정맥) vorticose vein 80

뜬갈비뼈(부유늑골) floating ribs 14, 114

띠(소대, 섬모체띠, 모양소대) zonule (eye) 78, 79

띠근육 strap muscle 22

띠이랑(대상회) cingulate gyrus 70, 89

라

랑게르한스섬 islets of langerhans 55, 142

루시카공 Luschkas foramens 66

루피니 말단 ruffini ending 57

리보솜(리보소체) ribosome 194

림프관 lymph vessel 34, 35, 134, 136, 137, 148

림프구 lymphocyte 32, 35~37, 127, 137, 144

림프기관 lymph organ 34, 36, 93, 101, 127

림프소절 lymphatic nodule 137

림프절 lymph node 34, 35, 145

마

마디뼈 phalanx 162, 163, 170~172, 180

마루결절(두정결절) parietal tuber 186

마루뼈(두정골) parietal bone 14, 61~63, 186

마루엽(두정엽) parietal lobe 24, 25, 64, 68, 94

마름뇌(능형뇌) rhombencephalon 186, 187

마름오목(능형와) rhomboid fossa 187

마이스너소체(촉각소체) meissner corpuscle 57

막대세포(간상세포) rods 73, 79, 82

막창자(맹장) cecum 39, 40

막창자꼬리(충수) appendix 129, 135
말초신경계통(말초신경계) peripheral nervous system 13, 24, 26
말총 cauda equina 113
맘대로근(수의근) voluntary muscle 20
맛(미각) taste 24, 60, 73, 94, 95
망막 retina 73, 78~80, 82, 83
망막 신경절세포 retinal ganglion cell 82
망울요도샘(구요도선) bulbourethral gland 150, 153
망치뼈(추골) malleus(hammer) 84~86
맥락막(얼킴막) choroid (eye) 78~80
맥락막모세혈관층 choriocapillaris 80
맥락얼기 choroid plexus 25, 67
맥박 pulse 165, 177
맹관 blind-ended 34
머리뼈(두개골) cranium 12, 14, 15, 18, 24, 60~64, 71, 77, 81, 84, 88, 92, 101, 109
머리뼈바깥막(두개골막) pericranium 71
머리오목(골두와) fovea capitis 175
머리출현 crowning 193
멜라닌 melanin 56, 57
멜라닌세포 melanocyte 207
멜라닌세포자극호르몬 melanocyte-stimulating hormone(MSH) 54, 55
멜라토닌 melatonin 55
면역계통 immune system 13, 32, 34, 35, 37, 135, 144, 208
모루뼈(침골) anvil (ear) 84~86
모뿔연골 arytenoid cartilage 102
모뿔연골의 성대돌기 vocal process of arytenoid cartilage 102
모세혈관(실핏줄) capillary 30, 32, 33, 35, 36, 38, 44~46, 80, 91, 117, 120, 121, 124, 149
모세혈관계 capillary bed 33, 139
모유 breast milk 54, 115
목(경부) neck 98~101
목구멍(인두) throat 73, 84, 88, 90, 93, 94, 97, 101~103
목구멍편도(구개편도) palatine tonsils 90, 93, 97, 101
목동맥(경동맥) carotid artery 65, 74
목동맥관(경동맥관) carotid canal 63
목림프절 cervical node 34
목말뼈(거골) talus 14, 172, 175, 180
목빗근(흉쇄유돌근) sternocleidomastoid muscle 20, 60, 98, 99
목뼈(경추) cervical spine 14, 18, 60, 61, 98~100, 106, 108, 109
목뿔뼈(설골) hyoid bone 92
목정맥(경정맥) jugular vein 105
목정맥구멍(경정맥공) jugular foramen 63
목젖(구개수) uvula 90, 92, 97
몸감각겉질 somatsensory cortex 68, 72
몸감각연합영역 somatic sensory association area 68
몸통뼈대(축골격) axial skeleton 14, 15, 61
무릎(슬) knee 172, 175~177, 179
무릎관절(슬관절) knee joint 175, 176, 179
무릎뼈(슬개골) patella(kneecap) 14, 20, 27, 172, 175, 176, 179
무릎앞윤활주머니(슬개전낭) prepatellar bursa 179
무릎위주머니(슬개상낭) suprapatellar bursa 179
무릎인대(슬개인대) patellar ligament 27, 179
무지내전근 adductor pollicis muscle 164
물렁입천장(연구개) soft palate 74, 90, 92, 96, 97, 100
물렁조직(연조직) soft tissue 22, 91
뭇깃근육(다우상근) multipennate muscle 22
뭇꼬리근육(다미근) multicaudal muscle 22
미각세포 gustatory cell 94
미간(눈썹활사이) glabella 61
미끄럼관절(활강관절) gliding joint 18, 19, 162, 168, 180
미뢰 tast bud 73
미세융모 microvilli 134, 137
미숙아(조산아) premature babies 197
미주신경 vagus nerve 25, 74, 94
미즙 chyme 38~40, 132~134

미토콘드리아 mitochondria 155
민무늬근육(평활근) smooth muscle 20, 22, 38, 40, 54, 55, 103, 126, 132, 134, 136, 137, 150

바

바깥갈비사이근(외늑간근) external intercostal muscle 43, 107, 124
바깥귀길(외이도) external acoustic meatus(external ear canal) 62, 84, 186
바깥날개판 lateral pterygoid plate 77
바깥뒤통수뼈융기(외후두융기) external occipital protuberance 61~63
바깥막(외막) adventitia 33
바깥목정맥(외경정맥) external jugular vein 75, 105, 122
바깥엉덩동맥(외장골동맥) external iliac artery 146, 147, 177
바깥엉덩림프절(외장골결절) external iliac node 34
바깥엉덩정맥(외장골정맥) external iliac vein 146, 147
바깥요도구멍(외요도공) external urethral orifice 151, 152, 189
바깥털세포 outer hair cell 86
바닥쪽인대(장측인대) palmar ligament 57, 171
바닥층 stratum basale 56
바닥판(기저판, 치밀판) basal lamina 86
바닥핵(기저핵) basal ganglia 64
바소프레신(항이뇨호르몬) vasopressin(antidiuretic hormone) 54, 67
바이러스 virus 36, 37, 56, 101, 127
박동조율기 pacemaker 22, 119, 120
반가시근(반극형근) semispinalis capitis muscle 107
반고리뼈관 semicircular canals 60, 73, 84~87
반깃근육(반우상근) unipennate muscle 22
반막형근 semimembranous muscle 23, 173, 176
반월주름 plica semilunaris 78
반달판막 semilunar valve 31
반지방패관절(윤상갑상관절) cricothyroid joint 102
반지연골(윤상연골) cricoid cartilage 75, 99, 102
반힘줄근(반건형근) semitendinosus muscle 23, 173, 174, 176
발(족) foot 180, 181
발기 erection (penis) 152, 153, 183, 198
발꿈치뼈(종골) calcaneus 173, 180, 181
발꿈치뼈융기 calcaneal tuberosity 181
발꿈치힘줄(종골건) calcaneal tendon 23, 181
발달이정표 developmental milestone 197
발등얼기 dorsal plexus (foot) 34
발목 ankle 15, 69, 172, 175, 180
발목관절(족관절) ankle joint 175, 176, 180, 181
발목뼈(족근골) tarsal bone 14, 172, 180, 181
발바닥 sole 15, 34, 56, 176, 180, 181
발바닥쪽굽힘 plantarflexion 180
발배뼈(주상골) navicular bone 180
발허리뼈(중족골) metatarsal bone 14, 172, 180, 181
방광 bladder 13, 28, 46~49, 52, 53, 111, 146, 147, 150~153, 157, 161, 188, 200, 207
방광배뇨근 detrusor muscle (bladder) 151
방수 aqueous humor 79
방실판막 atrioventricular valve(s) 31, 118, 120
방추근육(방추상근) fusiform muscle 23
방패목뿔막(갑상설골막) thyrohyoid membrane 102
방패연골(갑상연골) thyroid cartilage 75, 99, 104, 122
배가로근(복횡근) transversus abdominis muscle 23, 130, 131
배곧은근(복직근) rectus abdominis muscle 20, 23, 131
배꼽 umbilicus 85
배꼽동맥(제동맥) umbilical artery 191
배꼽정맥(제정맥) umbilical vein 191
배대동맥 abdominal aorta 47, 49, 126, 129, 145~149
배란 ovulation 52~54, 158~161, 184, 200
배막(복막) peritoneum 128, 150, 156, 157
배바깥빗근(외복사근) external oblique abdominal muscle 20, 23, 107,

129, 131
배벽(복벽) abdominal wall 128, 145, 148
배설 excretion 46
배아 embryo 17, 36, 52, 53, 157, 185, 186
배아층 germinative layer 207
배안 abdominal cavity 46, 48, 110, 111, 127, 128, 130, 131, 134, 138
배쪽뿌리 ventral rootlet (spinal cord) 27
배쪽뿔 ventral horn(spinal cord) 26, 27, 112
백색막 tunica albuginea 155
백색속질 white pulp 36, 144
백색질 white matter 26, 27, 64, 112, 113
백색체(백체) corpus albicans 53
백혈구 leukocyte 32, 34, 46, 127
버섯유두 fungiform papilla 92～94
버팀세포(세르톨리세포) sertoli cell 155
벌집굴 ethmoid sinus 88
벌집뼈 수직판 perpendicular plate of ethmoid bone 61, 63
벌집뼈(사골) ethmoid bone 62, 63, 88, 89
베르니케 감각언어영역 wernicke's sensory speech area of brain 68
벽세포 parietal cell(oxyntic cell) 41
벽쪽가슴막(벽측흉막) parietal pleura 44, 124, 126
볏돌기(계관) crista galli (ehthmoid) 63
보습뼈(서골) vomer bone 63, 88
보우만주머니(토리주머니) Bowman's capsule 149
복강신경얼기 celiac plexus (solar plexus) 145
복부 abdomen 36, 128, 129, 136, 142～146, 178, 188
복사뼈 malleolus (ankle) 180
복장갈비 부분 sternocostal part 23, 109
복장꼭지근(흉골유돌근) sternomastoid muscle 75
복장목뿔근(흉설골근) sternohyoid muscle 20, 60, 75, 99
복장뼈(흉골) sternum(breast bone) 12, 14, 36, 42, 109, 114, 116, 126, 127
복장옆림프절 parasternal node 34
볼근(협근) buccinator muscle 23
볼근림프절 buccal node 34
볼기분만 breech birth 192
볼크만관 volkmann's canal 16
봉우리빗장관절(견봉쇄골관절) acromioclavicular joint 166, 168
봉우리빗장인대(견봉쇄골인대) acromioclavicular ligament 168
부갑상샘(부갑상선) parathyroid glan 54, 98, 104, 105, 204, 205
부갑상샘호르몬(부갑상선호르몬) parathyroid hormone 104, 105, 205
부고환 epididymis 50, 51, 152, 154, 155, 188
부리돌기 coracoid process 166, 168
부리위팔근(오훼완근) coracobrachialis muscle 23, 164
부신(콩팥위샘) adrenal gland(s) 46～48, 54, 143, 145, 148, 149, 204
부신동맥 suprarenal artery 143
부신속질(부신수질) medulla (adrenal gland) 28, 54, 143
부신겉질 adrenal cortex 54, 55, 143
부신겉질자극호르몬 adrenocorticotrophic hormone(ACTH) 54, 55
분계고랑 terminal sulcus 93
분만 childbirth 157, 160, 192
분해대사(이화) catabolism 204
붓돌기(경상돌기) styloid process 61～63, 186
붓목뿔근(경돌설돌근) stylohyoid muscle 101
붓인두근 stylopharyngeus muscle 101
브로카영역 broca's area 68, 96
비뇨계통(비뇨계) urinary system 46
비뇨생식막 urogenital membrane 189
비만세포 mast cell 37
빈창자(공장) jejunum 38, 40, 129, 134～137
빗근육층 oblique muscle layer 133
빗오금인대(경사슬와인대) oblique popliteal ligament 174
빗장밑정맥(쇄골하정맥) subclavian vein 165
빗장뼈(쇄골) clavicle(collar bone) 14, 15, 23, 109, 116, 162, 163, 165, 166, 168

빛수용기 photoreceptors 72, 73

뺨 cheeks 74, 90

뼈끝(골단) epiphysis (bone) 17, 166

뼈끝선(골단선) epiphyseal line 16

뼈단위(골원) osteon 17

뼈대계통(골격계) skeletal system 12, 14, 166, 175

뼈대근육(골격근) skeletal muscle 12, 22, 34, 68, 69

뼈되기중심(골화중심) ossification center 186

뼈막(골막) periosteum 16, 17

뼈막동맥(골막동맥) periosteal artery 16

뼈막정맥(골막정맥) periosteal vein 16

뼈몸통(골간) diaphysis(bone shaft) 17

뼈사이근(골간근) interosseous muscle 170

뼈속막(골내막) endosteum 16

뼈입천장(골구개) bony palate 63

뼈형성(뼈되기, 골화) ossification 17, 186

뿌리집 root sheath 206, 207

사

사구체 corpora quadrigemina 187

사구체(토리) glomerulus 149

사구체모세혈관(토리모세혈관) glomerular capillary 149

사기질 enamel of teeth 91

사랑니(지치) wisdom teeth 62, 63

사립체집(미토콘드리아초) mitochondrial sheath 155

사이뇌(간뇌) diencephalon 63, 66, 187

사이막(중격) septum 118, 155

사이신경세포(개재뉴런) interneuron 27

사이질액(간질액) interstitial fluid 13, 34

사이질층판(간질층판) interstitial lamellae 16

사정 ejaculation 51, 152, 155, 185, 198

사정관 ejaculatory duct 50, 146, 151, 152

사춘기 puberty 36, 54, 104, 115, 127, 153~155, 161, 178, 183, 198~201

살해T세포 killer T cell 37

삼각부 trigone 49, 147, 150

삼차신경 trigeminal nerve 25, 74

삼첨판막 tricuspid valve 31, 118~120

삼킴(연하) swallowing 74, 76, 101

상아질 dentine 91

샅고랑인대(서혜인대) inguinal ligament 20, 111, 131, 172

샅굴(서혜관) inguinal canal 50, 188

샅굴 부위(서혜부) groin(inguinal region) 35

새끼두덩근(소지구근) hypothenar muscle 20, 162, 170

새끼맞섬근(소지대립근) opponens digiti minimi muscle 164

새끼벌림근(소지외전근) abductor digiti minimi 164

샘뇌하수체(선뇌하수체) adenohypophysis 67

샘창자(십이지장) duodenum 38~40, 48, 132~135, 138~142

생식계통 reproductive system 13, 47, 50, 52, 127, 147, 150, 152, 154, 188, 198, 200

생식기 genitals 154, 189, 202

생식기결절 genital tubercle 189

생식샘(성선) gonads 51, 152, 188

생식선 sex gland 188

생식세포 germ cell 52, 53

생식융기 genital swelling 189

섬(대뇌섬) insula 187

섬모체 ciliary body (eye) 78, 79

섬모체근(모양체근) ciliary muscle 78, 79, 83

섬모체동맥(모양체동맥) ciliary artery 80

섬유기둥 trabecula 16, 35, 71

성감대 erogenous zone 115, 202

성곽유두 vallate papilla 92~94

성대 vocal cord 96, 97, 102
성대문(성문) glottis 97
성별 sexuality 155, 188, 192
성숙난포(삼차난포) graafian follicle 52, 53, 158, 160, 200
성인기 adulthood 183
성장 growth 12, 17, 52, 54, 55, 104, 156, 178, 182, 183, 186, 190, 194, 196~200, 204
성장호르몬 growth hormone 54, 55
세갈래근육 tricipital muscle 23, 164, 169
세기관지 bronchiole 42, 44, 45, 122~125
세동맥 arterioles 33, 149
세로근육층 longitudinal muscle layer 133
세모뼈 triquitrum bone 170
세정맥 venule 33, 121
세포매개면역반응 cell-mediated immune response 37
세포질그물(세포질세망) endoplasmic reticulum 194
작은결절 lesser tubercle 166
소뇌 cerebellum 24, 63, 65, 66, 187
소뇌다리 cerebellar peduncle 25
소변(요, 오줌) urine 29, 46~48, 146~153
소아기 childhood 54, 182, 197, 199, 201
소엽밑정맥(소엽하정맥) sublobular vein 140
소엽사이정맥 interlobular vein 149
소음순 labia minora 52, 161
소포곁세포 parafollicular cell 54
소화계통(소화계) digestive system 12, 22, 38
소화관 alimentary canal 36, 38, 41, 90, 91, 93, 132, 134
속갈비사이근(내늑간근) internal intercostal muscle 43, 124
속구멍(내공) internal os 157
속귀(내이) inner ear (labyrinth) 61, 84~87
속귀길(내이도) internal acoustic meatus 63
속귀신경(전정와우신경) vestibulocochlear nerve 25, 73, 74, 84, 86, 87
속눈썹 eyelash 80
속막(내막, 맥관내막) intima 33
속목정맥(내경정맥) internal jugular vein 75, 105, 122
속엉덩동맥(내장골동맥) internal iliac artery 47, 49, 146, 147
속엉덩림프절 internal iliac node 34
속엉덩정맥(내장골정맥) internal iliac vein 47, 49, 146, 147
속요도구멍 internal urethral opening 151
속주위층판 inner circumferential lamella 16
속털세포(귀) inner hair cell 86
손가락폄근 힘줄 tendons of extensors of the digits 163
손가락폄근(지신근) extensor digitorum muscle 163, 170
손뒤침근(회외근) supinator muscle 164
손등 dorsum (hand) 170
손등얼기 dorsal plexus (hand) 34
손목 wrist(carpus) 15, 69, 162, 165~167, 170, 171
손목관절(요골수근관절) wrist joint 19, 171
손목뼈(수근골) carpal bone 14, 19, 162, 163, 171
손목손허리관절(수근중수관절) carpometacarpal joint 171
손바닥 palm 15, 34, 56, 72, 170, 171
손바닥뼈사이근 palmar interosseous muscle 164
손발톱 nail 56, 57
손배뼈(주상골) scaphoid bone 19, 170
손톱반달 lunala (nail) 57, 171
손허리뼈(중수골) metacarpal bone 14, 19, 162, 163, 170, 171
손허리손가락관절(중수지관절) metacarpophalangeal joint 171
솔방울샘(송과체) pineal body 54, 55, 66
송곳니(견치) canine teeth 61, 63, 90, 91
수막 meninges 61, 71, 113
수정체 lens 78~80, 82, 83
수축기 systole 31, 120, 121
순환계통(순환계) circulatory system 13, 30, 33, 34, 47, 126, 191, 208
술모양주름 fimbriated fold 90
숨뇌(연수) medulla oblongata 24, 25, 66, 67, 94, 187

숫구멍(천문) fontanelle 186
슈반세포의 수초(미엘린초) myelin sheath of schwann cell 113
스테로이드호르몬 steroid hormones 143
승모판막 mitral valve 31, 118~121
시각(시력) vision 24, 25, 60, 68, 72, 73, 78, 80, 82, 93, 132
시각겉질(시각피질) visual cortex 68, 82, 83
시각교차(시각신경교차) optic chiasm 67, 79
시각로(시삭) optic tract 25, 67
시각연합영역 isual association area 68
시멘트질 cementum 91
시상 thalamus 25, 66, 67, 70, 72, 82, 89, 94
시상베개 pulvinar 66
시상봉합 sagittal suture 61, 62, 186
시상하부 hypothalamus 43, 54, 66, 67, 70, 89, 124, 202, 204, 205
시신경 optic nerve 25, 73, 78~83
시옷봉합(삼각봉합) lambdoid suture 61~63, 186
시옷점 lambda 61
시토신 cytosine 194, 195
식도 esophagus 38~41, 44, 60, 97~103, 122, 126, 127, 132, 133, 138, 198
신경계통 nervous system 13, 24, 54, 93, 196
신경뇌하수체 neurohypophysis 67
신경아교세포 glial cell 63
신경절세포 ganglion cell 73, 82
심방 atria (heart) 31, 118~122
심장 heart 13, 14, 20, 24, 28, 30~32, 34, 36, 42, 74, 105, 116~122, 126~128, 138, 140, 144, 165, 177
심장근육 cardiac muscle 20, 22, 118, 119
심장막 pericardium 118, 119, 122
심장막주머니(심낭) pericardial sac 126
심장주기 cardiac cycle 120, 121
십자근육 cruciate muscle 22
십자인대 cruciate ligament 179
쌍둥이 twins 192
쐐기뼈(설상골) cuneiform bone 180
쓸개(담낭) gallbladder 40, 41, 128, 129, 132, 138~141
쓸개 계통(담도계) biliary system 138
쓸개관(담관) bile ducts 141
쓸개동맥(담낭동맥) cystic artery 141
쓸개주머니관(담낭관) cystic duct 141
쓸개즙(담즙) bile 40
씹기(저작) mastication 69, 76, 77, 92

아

아데노이드(인두편도) adenoids(pharyngeal tonsils) 93, 101
아데닌 adenine 194, 195
아드레날린 adrenaline 143
아래갈비오목 inferior costal facet 108
아래곧은근 inferior rectus muscle 80
아래관절돌기 inferior articular process 66, 108
아래대정맥(하대정맥) inferior vena cava 31, 47, 49, 118~120, 126, 128, 129, 139, 140, 142, 146~149
아래둔덕(하구) inferior colliculus 66
아래뒤톱니근(하후거근) serratus posterior inferior muscle 107
아래목덜미선 inferior nuchal line 63
아래뿔 inferior horn(brain ventricle) 70
아래쌍둥이근(하쌍자근) gemellus inferior muscle 107, 174
아래인두수축근 inferior constrictor 101
아래입술내림근(하순하제근) depressor labii inferioris muscle 75, 96
아래종아리근지지띠(하비골근지대) inferior peroneal retinaculum 181
아래코선반 inferior concha 60, 61
아래턱뼈 근육돌기 coronoid process of mandible 62
아래턱뼈(하악골) mandible 14, 63, 77, 186

아래팔 forearm 69, 162, 164~167, 170, 171

아래폄근지지띠 inferior extensor retinaculum 20, 172, 181

아랫니 lower teeth 14, 61, 77

아미노산 amino acids 54, 134, 194, 195

아밀라아제 amylase 93

아킬레스힘줄(아킬레스건) achilles(calcaneal) tendon 174, 180, 181

아포크린샘 apocrine gland 199

안구 eyebal 78~82

안구결막 bulbar conjunctiva 78

안드로스테론 androsterone 50

안뜰(전정) vestibule 85

안뜰계단(전정계단) scala vestibuli 86

안뜰관 vestibular duct 85

안뜰막 vestibular membrane 86

안뜰신경 vestibular nerve 87

안뜰영역(전정영역) vestibular area 66

안뜰주름(전정주름) vestibular fold 97

안뜰창(타원창) vestibular window 84, 85

안장관절 saddle joint 18, 19, 162

안쪽곧은근(내측직근) medial rectus muscle 81, 83

안쪽관절융기 medial condyle 175

안쪽날개근(내측익상근) medial pterygoid muscle 77

안쪽날개판 medial pterygoid plate 63

안쪽넓은근(내측광근) vastus medialis muscle 20, 23, 174, 176

안쪽뒤통수뼈융기 internal occipital protuberance 63

안쪽무릎체(내측슬상체) medial geniculate body 66

안쪽반달(내측반월) medial meniscus 179

안쪽복사 medial malleolus 175, 180

안쪽위관절융기 medial epicondyle 166, 169, 175

알레르기반응 allergic reaction 32, 37

알레르기항원 allergen(s) 32, 37

알머리뼈 capitate bone 170

알부민 albumin 138, 139

앞결절 anterior tubercle(cervical vertebrae) 100, 108

앞고리 anterior arch(cervical vertebrae) 100, 108

앞뇌(전뇌) prosencephalon 186, 187

앞니(절치) incisor teeth 61, 63, 91

앞니오목(절치와) incisive fossa 63

앞대뇌동맥(전대뇌동맥) anterior cerebral artery 31, 65

앞방(전방)(눈) anterior chamber (eye) 79

앞뿔 anterior horn (brain ventricle) 70

앞숫구멍(대천문) anterior fontanelle 186

앞십자인대(전십자인대) anterior cruciate ligament 179

앞어금니(전구치) premolar teeth 61, 63, 90, 91

앞엉치꼬리인대(앞천미골인대) anterior sacrococcygeal ligament 111

앞엉치뼈구멍(골반천추공) pelvic sacral foramina 108, 110, 111

앞융기사이부위 anterior intercondylar area 175

앞정강근(전경골근) tibialis anterior muscle 20, 23, 172, 174, 176, 181

앞톱니근(전방거근) serratus anterior muscle 20, 131

양막 amnion 191

얕은샅림프절 superficial inguinal node 34

얕은손가락굽힘근(표재지굴근) flexor digitorum superficialis muscle 162, 169

어깨(견갑) shoulder 162, 164~166, 168

어깨목뿔근(견갑설골근) omohyoid muscle 75

어깨밑근(견갑하근) subscapularis 168

어깨뼈(견갑골) scapula(shoulder blade) 15, 109, 163, 166, 168

어깨뼈가시 spine of scapula 107, 163, 164, 166, 168

어깨뼈밑오목(견갑하와) subscapular fossa 166, 168

어깨뼈봉우리(견봉) acromion 163, 166, 168

어깨뼈패임(견갑상절흔) suprascapular notch 166

어깨세모근(삼각근육) deltoid muscle 20, 22, 23, 107, 162~164, 167, 168

어깨올림근(견갑거근) levator scapulae muscle 60, 99, 107

억제T세포 suppressor T cell 37

언어영역 sensory speech area 68, 96

얼굴(안면) face 14, 24, 25, 60, 61, 74~77, 100, 105, 183, 190
얼굴뼈(안면골) facial bone 74
얼굴신경(안면신경) facial nerve 25, 74~76, 94
얼굴신경둔덕 facial colliculus 66
엄지두덩근 thenar muscle 20, 162, 170, 171
엄지맞섬근(무지대립근) opponens pollicis muscle 164
엄지손가락(엄지) thumb 162, 170
엉덩근(장근) iliacus muscle 20, 111, 131
엉덩동맥(장골동맥) iliac artery 128
엉덩뼈(장골) iliac bone 14, 110, 111, 129, 178
엉덩뼈능선(장골능선) iliac crest 107, 110
엉덩이 hip 106, 109, 111, 172, 174, 177, 192, 202, 206
엉덩정강근막띠(장경대) iliotibial tract 20, 172, 173
엉덩허리근(장요근) iliopsoas muscle 20, 131, 172
엉치결절인대(천결절인대) sacrotuberous ligament 107, 174
엉치뼈(천골) sacrum 14, 29, 106, 108, 109~111, 178, 192
엉치뼈곶(천골곶) sacral promontory 108, 110, 111
엉치신경뿌리 sacral nerve root 113
엉치엉덩관절 sacroiliac joint 15, 108, 109~111
에브너샘(에브너선) ebner's gland (serous gland) 93
에스트로겐 estrogen 53, 55, 160, 161, 183, 200, 201, 206, 207
에피네프린 epinephrine (adrenaline) 143
연골 cartilage 17, 18, 44, 45, 84, 88, 97, 102, 103, 106, 109, 123, 126, 178, 179, 182, 186, 197
연막 pia mater 71, 112
열성 유전자 recessive genes 195
염색체 chromosomes 51, 155, 188, 194
영구치 permanent teeth 91, 182, 197
오금근(슬와근) popliteus muscle 174
오금동맥(슬와동맥) popliteal artery 177
오른간엽 right lobe of liver 40, 129, 138
오른쪽 반구 right hemisphere 24
오름대동맥(상행대동맥) ascending aorta 31, 118, 120
오름잘록창자(상행결장) ascending colon 48, 129, 135
옥시토신 oxytocin 54, 55, 67
온간관(총간관) common hepatic duct 129, 141
온간동맥 common hepatic artery 129, 139
온굽힘 힘줄 common flexor tendon 169
온목동맥(총경동맥) common carotid artery 105, 122
온몸순환(체순환) systemic circulation 13, 30, 31, 117, 119~121, 149
온엉덩동맥(총장골동맥) common iliac artery 47, 49, 146, 147
온엉덩림프절(총장골림프절) common iliac node 34
온엉덩정맥(총장골정맥) common iliac vein 47, 49, 146, 147
외근육층 muscularis externa 136, 137
외배엽형 ectomorph 202
외음 vulva 52, 53, 156, 161, 189, 200, 202
외이 outer ear 84
외측대뇌틈새 lateral fissure 187
왼간엽 left lobe of liver 40, 139
요관 ureter 13, 46~49, 146~151, 188
요도 urethra 13, 46~51, 146, 147, 150~153, 155, 161, 189, 198
요도구멍(요도구) urethral meatus 47, 146
요도둔덕 colliculus seminalis 146
요도주름 urethral fold 189
요도해면체 corpus spongiosum 51, 146, 152, 153, 198
운동겉질 motor cortex 68
운동능력 motor activity 184
원뿔세포 cones (eye) 73, 82
원시난포 primordial follicle 52, 53, 158, 161
원엎침근(원형회내근) pronator teres muscle 164, 169
원위지간관절 distal interphalangeal joint 171
월경 menstruation 158~161, 200, 206
월경주기 menstrual cycle 52, 53, 156~159, 200, 201, 206
위 stomach 38~41, 128, 132, 133
위관절돌기(상관절돌기) superior articular process 66, 108

위관절면 superior articular facet 100, 108, 175
위눈물유두 superior lacrimal papilla 78
위눈물점 superior lacrimal punctum 78
위대정맥(상대정맥) superior vena cava 31, 118~120, 122
위둔덕(상구) superior colliculus 25, 66
위뒤엉덩뼈가시 posterior superior iliac spine 107
위모서리(상연) superior border (spleen) 144
위목덜미선(상항선) superior nuchal line 61, 63
위빗근(상사근) superior oblique muscle 81
위식도조임근(위식도괄약근) esophageal sphincter 40
위쌍둥이근(상쌍자근) gemellus superior muscle 107, 174
위앞엉덩뼈가시(상전장골극) anterior superior iliac spine 110
위액 gastric juice 38~41, 132, 133
위입술올림근(상순거근) levator labii superioris 20, 75
위장관 gastrointestinal tract 38, 48, 139, 140
위창자간막동맥 superior mesenteric artery 129
위창자간막정맥 superior mesenteric vein 129
위턱굴 maxillary sinus 88
위턱뼈(상악골) maxilla 14, 61~63, 77, 88, 90, 92, 186
위팔근(상완근) brachialis muscle 20, 162, 164, 169
위팔노근(상완요골근) brachioradialis muscle 20, 23, 162~164, 169
위팔동맥(상완동맥) brachial artery 165
위팔두갈래근 긴갈래(상완이두근 장두) long head of biceps brachii 23, 164
위팔두갈래근 짧은갈래(상완이두근 단두) short head of biceps brachii 23, 164
위팔두갈래근(상완이두근) biceps brachii 20, 23, 162, 164, 167, 169
위팔뼈(상완골) humerus 14, 15, 18, 109, 162, 163, 166~169
위팔뼈도르래(상완골활차) trochlea (of humerus) 18, 166, 169
위팔뼈작은머리(상완골소두) capitulum 166, 169
위팔세갈래근 가쪽갈래 lateral head of triceps 164
위팔세갈래근 긴갈래 long head of triceps brachii muscle 163, 164
위팔세갈래근 힘줄(상완삼두건) tendon of triceps brachi 163, 164
위팔세갈래근(상완삼두근) triceps brachii muscle 20, 23, 162, 167~169
위폄근지지띠(상신근지대) superior extensor retinaculum 20, 172, 181
윗니 upper teeth 14, 61, 77, 92
유두(피부) papilla (skin) 57
유두(혀) papilla (tongue) 92~94
유두체 mamillary body 67, 70
유리체 vitreous body 79
유리체액 vitreous humor 82
유미관 lacteal 35, 38, 137
유방 breasts 54, 55, 115, 183, 200~202, 206
유스타키오관 eustachian(auditory) tube 85, 101
유전정보 genetic information 194, 195
윤활공간(활막강) synovial cavity 57
윤활막(활막) synovial membrane 18, 128, 168
윤활액(활액) synovial fluid 18, 19, 168, 178, 179
융기사이융기 intercondylar eminence 175
융모 villi 38, 40, 134, 136, 137
융합영양막(합포영양막) syncytial trophoblast, syncytiotrophoblast 191
음경 penis 13, 47, 50, 51, 150~155, 189, 198, 199, 202
음경귀두 glans of penis 47, 51, 72, 146, 153, 189, 198, 202
음경근막 fascia penis 153
음경꺼풀 foreskin(prepuce) 51, 146, 152, 153
음경망울 bulb of penis 146, 153
음경요도 penile urethra 153, 198
음낭 scrotum 47, 50, 51, 146, 154, 183, 188, 189, 198, 202
음모(거웃) pubic hair 154, 155, 161, 183, 198, 200, 201
음성되먹임 negative feedback 205
음순 labia 161, 189
음식물 덩어리 bolus 38, 39
음핵 clitoris 52, 161
음핵꺼풀 prepuce(clitoris) 52
이(치아) teeth 61, 91

이란성 쌍둥이 fraternal twin 192
이랑 gyrus(gyri) 24, 25, 64, 68, 76
이마굴(전두동) frontal sinus 60, 63, 88
이마근육(전두근) frontalis muscle 20, 23
이마봉합(전두봉합) metopic suture 186
이마뼈(전두골) frontal bone 14, 61~63, 88, 186
이마엽(전두엽) frontal lobe 24, 25, 64, 68, 89
이산화탄소 carbon dioxide 12, 30, 32, 33, 42~44, 117, 120, 122, 124, 125
이석기관 otolith organs 87
이자(췌장) pancreas 28, 38, 40, 41, 54, 55, 128, 129, 132, 134, 139, 142, 205
이자관(췌관) pancreatic duct 40, 129, 141
이자머리 head of pancreas 40, 129, 134, 141, 142
이틀돌기 alveolar process (teeth) 91
이틀동맥 alveolar artery 91
이틀신경 alveolar nerve 91
이틀정맥 alveolar vein 91
인두 pharynx 39, 41, 42, 44, 61, 74, 84, 88, 90, 99, 101~103, 124
인두근육 pharyngeal muscle 39
인두편도 pharyngal tonsil 93, 101
인슐린 insulin 55, 139, 142
일차난포 primary follicle 53, 158
일차운동겉질 primary mortor cortex 68
일차청각겉질 primary auditory cortex 86
임신 pregnancy 52, 55, 110, 115, 144, 156, 157, 160, 184, 186~191, 197, 201
입꼬리내림근(구각하제근) depressor anguli oris muscle 20, 75, 96
입둘레근(구륜근) orbicularis oris 20, 75, 96
입방뼈 cuboid bone 180
입술(구순) lips 56, 69, 72, 76, 90, 91, 96
입안(구강) mouth and oral cavity 38, 76, 90~96, 101
입인두 oropharynx 60, 90, 97, 101
입천장 roof of the mouth 73, 77, 88, 91~93
입천장돌기 palatine process 63
입천장뼈(구개골) palatine bone 63, 92
입천장인두근(구개인두근) palatopharyngeal muscle 93
입천장인두활(구개인두궁) palatopharyngeal arch 90, 93
입천장혀근 palatoglossal muscle 93
입천장혀활(구개설궁) palatoglossal arch 90, 93
잇몸(치은) gingiva (gums) 69, 76, 91
잎새유두 foliate papilla 93

자

자궁 uterus(womb) 13, 48, 52~55, 156~161, 184, 185, 189, 192, 193, 200
자궁관(난관) fallopian tube 13, 52, 53, 156~159, 184, 185, 200
자궁근육층 myometrium 53, 156, 157, 191
자궁내막(자궁속막) endometrium 52, 53, 156~160, 191, 192, 200
자궁넓은인대(넓은인대, 광인대) broad ligament 52, 53, 156~158
자궁목(자궁경부) cervix(uterine) 52, 53, 156
자궁잘록(자궁협부) isthmus(uterus) 53, 157
자동맥(척골동맥) ulnar artery 165, 171
자뼈(척골) ulna 14, 15, 18, 19, 162, 163, 166, 167, 169~171
자뼈거친면(척골조면) ulnar tuberosity 167
자뼈결절 ulnar tubercle 167
자신경(척골신경) ulnar nerve 165, 170, 171
자연살해세포(NK 세포) natural killer(NK) cell 32, 36, 37
자유신경종말 free nerve ending 57
자율신경계통 autonomic nervous system 29, 39, 66, 67, 78, 126, 137, 145, 152
교감신경 sympathetic division of ANS 28, 29, 51, 112

부교감신경 parasympathetic division of ANS 28, 29
자정맥(척골정맥) ulnar vein 171
자쪽손목굽힘근(척측수근굴근) flexor carpi ulnaris 163, 164, 169
작용근 agonist muscle 21
작은가슴근(소흉근) pectoralis minor muscle 23
작은광대근(소관골근) zygomaticus minor muscle 75, 96
작은돌기(소전자) lesser trochanter 175
작은뒤통수신경(소후두신경) lesser occipital nerve 75
작은마름근(소능형근) rhomboid minor muscle 23, 107
작은마름뼈(소능형골) trapezoid bone 170
작은볼기근(소둔근) gluteus minimus muscle 23, 107, 174, 178
작은원근(소원근) teres minor muscle 107, 164, 168
작은창자(소장) small intestine 28, 38~40, 111, 132, 134~137, 141
작은콩팥잔(소신배) minor calyx (renal) 47
작은허리근(소요근) psoas minor 111
잔뿔연골(소각연골) corniculate cartilage 102
잔뿔연골결절(소각결절) corniculate tubercle 102
잘록창자(결장) colon 39, 40, 132, 135, 144
장딴지근 가쪽갈래 lateral head of gastrocnemius 23, 173
장딴지근 안쪽갈래 medial head of gastrocnemius 173
장딴지근(비복근) gastrocnemius muscle 20, 23, 172
장딴지빗근(족척근) plantaris muscle 174
장막 serosa 136
적색속질 red pulp 36, 144
적혈구 erythrocyte(red blood cell) 32, 33, 46, 138, 139, 144, 191
적혈구형성인자(에리트로포이에틴) erythropoietin 148
전령RNA messenger RNA(mRNA) 194, 195
전립샘(전립선) prostate 13, 47, 48, 50, 51, 111, 146, 150~153, 155, 183, 207, 208
전립샘소실 prostatic utricle 47, 146
전립샘요도 prostatic urethra 150
전해질 electrolytes 13, 46, 47, 134, 204
절구관절 ball-and-socket joint 18, 19, 162, 166, 168, 175, 178
절구오목 acetabular fossa 18, 178
점막 mucous membrane(mucosa) 36, 40, 74, 80, 88, 92, 97, 123, 133, 137, 161
점막근육 muscularis mucosae 137
점막밑샘 submucosal gland 103
점막연관림프조직 mucosa-associated lymphoid tissue 36
접합자(접합체) zygote 185
정강뼈(경골) tibia 14, 20, 172, 173, 175, 176, 179~181
정강신경(경골신경) tibial nerve 181
정관 ductus deferense(vas deferens) 50, 51, 150~152, 154, 155, 184, 188
정낭 seminal vesicle 13, 50, 51, 111, 151~153, 155, 189
정모세포 spermatocyte 155, 184
정세관 semiferous tubule 51, 154, 155, 184
정액 seminal fluid 50, 51, 152, 153, 155
정자 sperm 46, 47, 50~52, 54, 146, 147, 150~156, 183~185, 188, 198, 200
정자세포 spermatid 51, 155
정중고랑(정중구) median sulcus 90, 93
정중신경 median nerve 170, 171
정중엉치뼈능선 median sacral crest 110
젖꼭지(유두) nipple 72, 115, 200~202
젖꽃판(유륜) areola 115
젖샘(유선) mammary gland 54, 55, 115
젖샘관(유관) lactiferous duct 115, 200, 201
젖샘관팽대(유관동) lactiferous sinus 115, 200
조임근(괄약근) sphincter muscle 111, 126, 132, 137, 151
종아리뼈(비골) fibula 14, 15, 172, 173, 175, 176, 179~181
종아리패임(비골절흔) fibular notch 175
주이자관(주췌관) pancreatic duct-main 40, 129, 141, 142
중간뇌 midbrain(mesencephalon) 24, 66, 67, 187
중간넓은근(중간광근) vastus intermedius muscle 23, 174, 176
중간뇌막동맥(중경막동맥) middle meningeal artery 63

중간목갈비근(중사각근) scalenus anterior muscle 122
중간볼기근(중둔근) gluteus medius muscle 23, 107, 173, 174, 178
중간코선반 middle concha 60
중간콩팥관(중신관) mesonephric duct 188
중격영역(대뇌변연계) septal area(limbic system) 70
중배엽형(중배엽형 체격자) mesomorph 203
중성구(호중구) neutrophils 32
중쇠관절(차축관절) pivot joint 18, 100, 108, 109, 167
중심고랑(중심구) central sulcus 187
중심뒤고랑 postcentral sulcus 187
중심방소엽동맥 paracentral artery 64
중심소체 centriole 155, 194
중심앞고랑 precentral sulcus 187
중심앞니 central incisor 90
중심앞이랑(중심전회) precentral gyrus(motor cortex) 68, 69, 76
중심정맥 central vein 140
중추신경계통(중추신경계) central nervous system (CNS) 24~27, 113, 202
중피(장막, 융모막) mesothelium(serosa) 136
지골세포(귀) phalangeal cell 86
지라 spleen 33, 36, 129, 139, 142, 144
지라동맥(비장동맥) splenic artery 144
지라정맥(비장정맥) splenic vein 144
지방조직 adipose tissue 115, 200
진피 dermis 56, 57
진피유두(모유두) dermal papilla 57
질 vagina 52, 53, 111, 151, 156, 157, 161, 184, 185, 189, 192, 193, 200
질어귀(외음) vestibule 161
질입구주름 hymen 161, 189
집합관 collecting vessel 46
집합정맥(간소엽) collecting vein (liver lobules) 140
짧은노쪽손목폄근(단요측수근신근) extensor carpi radialis brevis muscle 164, 169, 170
짧은모음근(단내전근) adductor brevis muscle 23, 174
짧은발가락폄근(단지신근) extensor digitorum brevis muscle 181
짧은새끼굽힘근(단소지굴근) flexor digiti minimi brevis 164
짧은손바닥근(단수장근) palmaris brevis muscle 162
짧은엄지굽힘근(단수무지굴근) flexor pollicis brevis muscle 164
짧은엄지벌림근(단무지외전근) abductor pollicis brevis 20, 164
짧은엄지폄근(단무지신근) extensor pollicis brevis muscle 163, 164, 170
짧은종아리근 fibularis brevis 181

차

참갈비뼈(진성늑골) true rib 14, 114
창모세혈관 fenestrated capillary 33, 137
창자간막(장간막) mesentery (intestinal membrane) 134, 136
척수 spinal cord 13, 24~27, 29, 66, 70~72, 98~100, 106, 112, 113, 186
척수더부신경(척수부신경) spinal accessory nerve 25, 66, 74
척수신경 spinal nerve 26, 106, 112, 113
척수신경고랑 groove for spinal nerve 100, 108
척수신경절 ganglion, spinal 27, 112
척주 vertebral column 14, 106, 109, 113, 126, 172
척주관 spinal canal 27, 100, 113
척주세움근(척주기립근) erector spinae muscle 107
척추뼈 vertebra 14, 15, 26, 46, 98~100, 106, 108, 109, 113, 126, 130
척추동맥 spinal(vertebral) artery 65
척추동맥고랑 groove for vertebral artery 66
척추뼈고리(척추궁) vertebral arch 113
척추뼈구멍 vertebral foramen 100, 108
척추사이원반(추간원판) intervertebral disc 14, 106, 109, 110

천공 fenestration 33
첨단체막 acrosomal membrane 51
첫젖(초유) colostrum 115
청각겉질(청각피질) auditory cortex 68, 84, 86
청각연합겉질(청각연합피질) auditory association cortex 86
청소년기 adolescence 127, 182, 197~199
청신경도관 auditory canal 84
체액성면역반응 humoral immune response 37
체온 body temperature 50, 154, 204, 205
체형 body shapes(somatotypes) 202, 203
촉각 touch sense 24~26, 56, 72, 112
추골주름 malleolar folds (ear) 85
축삭 axon 26, 113
측두골 광대돌기 zygomatic process of temporal bone 62
치골근 pectineus muscle 23
치근첨공 apical foramen 91
치수공간 pulp cavity (teeth) 91
치수공간의 모세혈관 capillary plexus in pulp cavity 91
치아돌기(치돌기) dens(cervical vertebrae) 100, 108
치아머리(관) crown (teeth) 91
치아뿌리관(치근관) root canal (teeth) 91
치주인대 periodontal ligament 91
침샘(타액선) salivary glands 28, 29, 38, 76, 90, 91~94

카

칼돌기(검상돌기) xiphoid process 116
칼시토닌 calcitonin 54, 104
코가시(비극) nasal spine 61
코곁굴(부비동) paranasal sinuses 88
코근(비근) nasalis muscle 75
코눈물관(비루관) nasolacrimal duct 62, 81, 88
코르티기관(나선기관) organ of corti 84, 86, 87
코뼈(비골) nasal bone 14, 61~63, 88, 186
코사이막(비중격) nasal septum 61, 88
코선반(비갑개) nasal concha 88
코안(비강) nasal cavity 42, 44, 73, 88, 89, 92
코인두 nasopharynx 60, 88, 101
콧구멍(비공) nostril 42, 88, 89
콩팥(신장) kidneys 13, 32, 46~50, 54, 55, 128, 138, 143, 144, 146~150, 188, 204, 205, 208
콩팥겉질(신장피질) renal cortex 47, 148
콩팥기둥(신장원주) renal column 47, 148
콩팥깔때기(신우) renal pelvis 46, 47
콩팥단위(네프론) nephron(renal tuble) 46, 49, 149
콩팥동맥 renal artery 46, 47, 148, 149
콩팥문 renal hilus 148, 149
콩팥요세관(신세뇨관) renal tubule (nephron) 55
콩팥유두(신장유두) renal papilla 47
콩팥잔(신배) calyx (renal) 47
콩팥정맥 Renal veins 47
콩팥피라미드(신장피라미드) renal pyramid (medulla) 46, 47, 148, 149
콩팥피막 renal capsule 148
쿠퍼샘(쿠퍼선) cowper's gland 146, 153
쿠퍼현수인대 cooper's suspensory ligament 115
크라우제끝망울 krause bulb 57
큰가슴근(대흉근) pectoralis major muscle 20, 23, 109, 122, 162, 164
큰광대근(대관골근) zygomaticus major muscle 20, 23, 75, 96
큰구멍(대공) foramen magnum 63
큰귓바퀴신경(대이개신경) great auricular nerve 75
큰그물막(대망) greater omentum 129
큰돌기(대전자) greater trochanter 175
큰마름근(대능형근) rhomboid major muscle 23, 107
큰마름뼈(대능형골) trapezium bone 19, 170

큰모음근(대내전근) adductor magnus muscle 20, 23, 173, 174
큰볼기근(대둔근) gluteus maximus muscle 21, 23, 107, 173, 174, 178
큰어금니(대구치) molar 61, 63
큰원근(대원형근) teres major muscle 107, 164, 168
큰질어귀샘(바르톨린샘) bartholin's gland 161
큰창자(대장) large intestine 28, 38~40, 111, 132, 134~136, 138
큰콩팥잔(대신배) major calyx 47
큰포식세포(대식세포) macrophage 32, 37
큰허리근(대요근) psoas major 111, 131

타

타원관절 ellipsoidal joint 18, 19
타원구멍 foramen ovale 63
타원주머니(타원낭) utricle 73, 84, 85
태반 placenta 52, 55, 157, 160, 191~193
태반엽 cotyledon 191
탯줄(제대) umbilical cord 191, 192
턱관절(악관절) temporomandibular joint 77
턱관절오목(하악와) mandibular fossa 63
턱끝결절 mental tubercle 61
턱끝구멍 mental foramen 61, 62
턱끝근육(이근) mentalis muscle 96
턱끝융기 mental protuberance 61, 62
턱목뿔근(하악설골근) mylohyoid muscle 75
턱밑샘(악하선) submandibular gland 93
턱밑샘관(악하선관) submandibular duct 90
턱뼈가지 ramus of mandible 61, 62, 77
턱뼈각 angle of mandible 61, 62
턱뼈머리 head of mandible 63
턱뼈몸통 body of mandible 61, 62, 77
턱뼈패임(하악절흔) mandibular notch 62, 63
털(모, 모발) hair 42, 57, 87, 88, 204~207
털겉질(모피질) cortex hair 207
털껍질 cuticle (hair) 207
털망울 hair bulb 206, 207
털세움근(입모근) arrector pili muscle 207
털주머니(모낭) hair follicle 56, 57, 71
털줄기 hair shaft 206, 207
테스토스테론 testosterone 50, 54, 154, 155, 198, 199, 207
토리쪽곱슬세관 proximal convoluted tubule 149
토리층(부신) zona glomerulosa 143
통각수용기 nociceptor 72
투명띠(투명층) zona pellucida 53, 185
특수감각 special sense 72, 73, 89, 94
틈새 fissure 24, 64, 68
티민 thymine 194, 195

파

파시니소체 pacinian corpuscle 57
파열구멍 foramen lacerum(jugular foramen) 63
판막 valve 31, 33~35, 105, 117~121, 177
팔꿈치 elbow 18, 69, 162, 164~167, 169
팔꿈치근(주근) anconeus 163, 164
팔꿈치림프절 cubital node 34
팔꿈치머리(자뼈팔꿈치돌기) olecranon 18, 163, 167, 169
팔꿈치머리윤활낭 olecranon bursa 169
팔다리(사지) limbs 32, 35, 106
팔다리뼈대(사지골격) appendicular skeleton 14, 15
팔머리동맥(완두동맥) brachiocephalic artery 118
팔머리정맥(완두정맥) brachiocephalic vein 31, 118, 122

팔신경얼기 brachial plexus 165
팔이음뼈 pectoral girdle(shoulder girdle) 15, 109, 168
팽대(귀) ampulla (ear) 85, 87
팽대(자궁) ampulla (uterus) 53, 157
편도 tonsils 90, 92, 93, 97, 101
편도체 amygdala 70, 89
폄근널힘줄 extensor expansion 170
폄근지지띠 extensor retinaculum 163
평형 equilibrium(balance) 65, 72~74, 84, 87
평형모래(평형사) otoconia 87
평형모래막(이석막) otolithic membrane 87
폐경 menopause 161, 183, 206, 207
폐쇄구멍(폐쇄공) obturator foramen 110
폐쇄신경 obturator nerve 177
포경수술(음경꺼풀절제술) circumcision 51, 152
포도막 uvea 78
표피 epidermis 56, 57, 204, 206
프로게스테론(황체호르몬) progesterone 12, 53~55, 160, 161, 200, 206, 207
프로락틴(젖분비호르몬) prolactin 54, 115, 201
피막(부신) capsule (adrenal gland) 143
피막동맥 capsular artery 143
피막하신경총 subcapsular plexus 143
피부 skin 56, 57
피부기름샘(피지선) sebaceous gland 56, 57, 183, 199, 207
피부밑조직(피하조직) subcutaneous tissue 56
피부분절 dermatomes 26, 113

하

하루주기리듬 circadian rhythm 55
하버스관 haversian canal 16, 70
합성대사(동화) anabolism 204
항문 anus 39~41, 72, 129, 132, 134, 135, 189
항문구멍 anal orifice 135
항문오목 anal pit 189
항문올림근(항문거근) levator ani muscle 111, 131
항문조임근(항문괄약근) anal sphincter 135
항원 antigens 36, 37
항이뇨호르몬 antidiuretic hormone(vasopressin) 54, 55, 67
항체 antibodies(gamma globulins) 32, 36, 37, 191
해마 hippocampus 70, 89
해면체 corpus cavernosum 51, 146, 152, 153, 198
핵소체 necleolus 194
허리근(요근) psoas muscle 20
허리네모근(요방형근) quadratus lumborum muscle 127, 131
허리뼈(요추) lumbar vertebra 14, 29, 100, 106, 108~111, 178
허파(폐) lung 14, 28, 42~45, 124~127
허파꽈리(폐포) alveoli(air sacs) 42~45, 120~125
허파꽈리관(폐포관) alveolar duct 45, 124
허파꽈리사이막 interalveolar septa 44
허파동맥 pulmonary artery 30, 31, 44, 45, 117~121, 124
허파동맥판막(폐동맥판) pulmonary valve 31, 118~121
허파순환 pulmonary circulation 30, 31, 118, 120, 121
허파정맥 pulmonary vein 31, 44, 118, 120, 121, 124
헨레고리 loop of henle 149
혀 tongue 25, 39, 61, 74~76, 90, 92~96
혀동맥(설동맥) lingual artery 90
혀등(설배) dorsum (tongue) 92, 97, 100
혀밑샘(설하선) sublingual gland 90, 93
혀밑샘관 sublingual duct 90
혀밑신경(설하신경) hypoglossal nerve 25, 74
혀밑언덕 sublingual caruncle 90
혀밑주름 sublingual fold 90

허신경(설신경) lingual nerve 90

허인두신경(설인신경) glossopharyngeal nerve 25, 74, 94

허주름띠 frenulum of tongue 90

허편도(설편도) lingual tonsil 93, 101

혈관 blood vessel 32~34

혈소판 platelet 32, 33

혈액 blood 30

혈액응고 clotting of blood 32, 33, 138, 139

혈장 plasma 32, 46

호산구 eosinophil 32

호염기구 basophils 32

호흡계통 respiratory system 12, 42, 44, 45, 60, 88~90

호흡점막 respiratory mucosa 88

호흡중추 respiratory centers 43, 124

홍순경계 vermilion border 56

홍채 iris (eye) 78, 80, 82, 83

화학수용체 chemoreceptors 88, 89

확장기 diastole 31, 119~121

황체 corpus luteum 53, 67, 158, 160, 200

황체형성호르몬 luteinising hormone 54, 55, 199

회색질 gray matter(CNS) 26, 27, 64, 112, 113

회전근개근육 rotator cuff muscle 168

후각로(후삭) olfactory tract 89

후각망울 olfactory bulb 25, 89

후각수용기 olfactory receptors 89

후각신경 olfactory nerve 73, 74, 89

후각점막 olfactory mucosa 88, 89

후각중추 olfactory centers 73, 89

후두 larynx(voice box) 42, 44, 60, 74, 96~99, 100~104, 155, 198

후두근(뒤통수힘살) occipitalis muscle 20, 61

후두덮개(후두개) epiglottis 42, 44, 60, 92, 97, 99~102

후두융기 adam's apple(laryngeal prominence) 75, 105, 198

후두인두 laryngopharynx 100, 101

뒤결절 posterior tubercle(cervical vertegrae) 66, 100, 108

흉벽 chest wall 114

히스타민 histamine 37

힘줄(건) tendon 16, 72, 171

힘줄끈(건삭) chordae tendineae(heart strings) 118

힘줄집(건초) tendon sheath 171, 180, 181

옮긴이 한소영
이화여자대학교 대학원 생명과학과를 졸업하고 서울대학교병원에서 근무했다. 현재 번역 에이전시 엔터스코리아에서 아동서 전문 번역가로 활동한다. 옮긴 책으로《경이로운 생명 : 온 우주와 연결된 우리의 놀라운 이야기》《바다를 병들게 하는 플라스틱》《더미를 위한 양극성 장애》등이 있다.

인체 해부학 대백과
내 몸이 아플 때 찾아보는 해부학 교수의 인체 의학 도감

1판 1쇄 펴낸 날 2023년 4월 25일
1판 2쇄 펴낸 날 2023년 11월 15일

지은이 켄 에슈웰 외
그림 데이비드 캐롤, 피터 차일드 외
옮긴이 한소영

펴낸이 박윤태
펴낸곳 보누스
등록 2001년 8월 17일 제313-2002-179호
주소 서울시 마포구 동교로12안길 31 보누스 4층
전화 02-333-3114
팩스 02-3143-3254
이메일 bonus@bonusbook.co.kr

ISBN 978-89-6494-600-8 03510

• 책값은 뒤표지에 있습니다.